임상바이러스학

Clinical Virology

대표저자 : 조경순
저　　자 : 김우주 · 계인숙 · 김성대 · 김성원 · 김진목
성희경 · 이남걸 · 이동석 · 진성현

고려의학
KOMB Korea Medical Book Publishing Company

머 리 말

바이러스는 "독"이라는 뜻을 가지고 있으며 인류보다 훨씬 오래 전부터 지구에서 살아왔었고 지구상에 존재하는 가장 작은 크기의 미생물이지만 첨단 의학도 무력하다고 할 정도로 스페인 인플루엔자, 에볼라바이러스, 에이즈바이러스 및 한탄바이러스 등에 의해 인류는 수천만 명이나 사망하였다. 사람에게 병을 일으킬 수 있는 바이러스는 대략 200가지 이상 있으나 최근 20년 동안에 환경생태계의 파괴 및 기후변화 등으로 약 30여 개의 새로운 감염병이 확인되고 있는데 이 중 거의 대부분이 바이러스성 감염병들이며, 이들 신종감염병은 국가간 인적물적 교류의 증가로 세계적으로 확산될 가능성이 크다.

AIDS는 자각증상의 미약함으로 인하여 감염 여부가 늦게 판명되어 그 사이에 많은 사람에게 감염되는 악성 질환이다. 또한 교통수단의 발달로 인하여 여러 가지 바이러스 감염 기회가 넓어지고 있고, 우리나라에서도 최근 설사 바이러스 감염에 의한 환자 집단발생이 늘어나고 있으며, 2000년부터 인플루엔자바이러스는 법정감염병 3군으로 지정되었고 사스, 조류인플루엔자 감염증은 법정감염병 4군으로 지정되었다. 오늘날 문제시되고 있는 동물의 바이러스 감염병으로는 구제역, 광우병 및 오제스키병 등이 유행하고 있고 크로이츠펠트-야콥병, 웨스트나일열, 수족구병, 설사바이러스 등은 법정감염병의 지정감염병으로 편입 고시되었다.

바이러스 감염증은 세균 감염증에 비하여 감염성이 강하여 전국적, 세계적으로 전파되나 치료제가 거의 개발되지 않고 있으므로 예방백신을 통한 예방이 최선의 방법이지만, 아직 백신이 개발되지 않은 감염성 바이러스가 많은 실정이다. 그러므로 평소 유행예측조사를 함으로서 바이러스 질환 발생 시 조기 발견하여 대중매체를 통한 언론홍보 및 예방교육으로 감염확산 방지에 만전을 기하여야 할 것이다. 이에 따라 실험실에서는 감염 바이러스를 분리하고 확인 동정하는 기술의 숙련이 중요하며 감염병을 관리하는 보건당국에서는 바이러스 감염병에 관한 이해와 지식의 축적이 필요할 것으로 생각된다.

최근에 신종인플루엔자 등 바이러스 신종감염병이 세계적으로 유행하고 있어 문제시되고 있으므로 국내 보건의료기관에서도 바이러스 감염증의 최신진단 확충과 전문요원들의 교육을 위해 많은 노력이 이루어지고 있으며, 대학에서도 바이러스 진단기술의 강의가 절실히 요구되고 있어 필자가 부산광역시 보건환경연구원에서 20여년간 바이러스 진단 연구에 집중해 오면서 축적된 노하우와 평소 임상바이러스학 강의에 주로 사용했던 첨단의 자료들을 참고하여 본서를 출간하였으므로 보건관계자, 의과대학, 간호학과, 임상병리학과 학생들에게 많은 도움이 되었으면 하는 간절한 바램이다.

본서의 내용을 간략하게 소개하면

1. 감염된 인체 부위별로 바이러스를 분류하여 임상에서 알기 쉽게 하였고

2. 국내 · 외적으로 현재 유행하고 있는 바이러스를 중점적으로 다루었으며

3. 임상현장에서 꼭 필요한 실무 중심으로 집필하였다

본문 내용은 호흡기계, 소화기계, 설사 바이러스, 성병, 발진성, 종양바이러스, 유행성눈병 등의 병원체, 감염경로, 임상증상, 역학, 예방대책, 검체 채취방법, 실험 및 진단방법을 알기 쉽게 정리하였고, 감염병 감시체계, 법정감염병, 감염병 역학조사서 양식, 예방접종, 식중독관리, 생물무기 및 원인불명 질환대응 등을 수록하였다.

제한된 시간과 지면에 다양한 내용을 다루다 보니 아직도 미비한 점이 많을 것으로 사료되오니 부족한 부분은 동학제현들의 고견을 겸허하게 받아 개정판에서 보완할 것을 약속합니다.

본서가 출간되기까지 원고정리와 물심양면으로 많은 도움을 주신 고려의학 최병진 사장님과 부산광역시 보건환경연구원 직원 동료 여러분께 진심으로 감사를 드립니다.

2017년 1월

저자

차 례

Chapter 1 바이러스의 개념

I. 바이러스의 개념

1. 바이러스의 정의

바이러스는 여러 미생물 가운데서도 구조, 생화학 성상, 증식방식 등이 세균이나 곰팡이와 다르게 실존하는 생명체(entity)이다. Lowff가 정의하기를 "바이러스는 전적으로 세포 내 기생체이면서 감염을 통하여 병원성을 나타낼 수 있는 미생물로서 (1) 한 종류의 바이러스는 한 종류의 핵산만을 보유하며, (2) 증식은 그 염색체(유전물질)로부터 비롯되며, (3) 성장할 수 없으며 또 2분열법으로 증식하지 못하며, (4) ATP생산에 관여하는 효소계를 갖지 않는다"고 하였다. 게놈(genome)은 핵산으로 이루어져 있으며, 세포의 합성기구를 이용하여 바이러스의 게놈을 다른 세포로 옮기는데 쓰일 구조물들을 합성하면서 살아있는 세포 속에서만 증식하고 바이러스가 병을 일으킬 수 있는 것은 200여 종류이다.

바이러스의 개념은 다음 8가지로 정리해 볼 수 있다.

(1) **가장 작은 감염인자로서 세균여과기를 통과할 수 있다.**
크기는 대개 20~400nm이며 광학현미경으로는 볼 수 없고 전자현미경으로 관찰이 가능하다.

(2) **핵산은 한 종류만을 갖는다.**
유전자로서 DNA나 RNA 어느 한쪽의 핵산만을 가지고 각 핵산은 단일 나선이거나 이중나선이다.

(3) **세포에 기생해서만 살 수 있다.**
동식물의 세포나 세균세포에 기생한다. 배양에는 동물접종법, 발육계란 배양법, 조직 또는 세포배양법 등이 이용되고 있다. 숙주세포에 특이성이 있고 숙주세포의 범위가 제한되어 있다.

(4) **이분법이 아닌 특유한 방법으로 증식한다.**
감염성을 보이지 않고 바이러스가 소실된 것처럼 보이는 잠복기가 있다. 보통 이 기간에 RNA나 단백질의 합성이 진행된다.

(5) **단백질 합성계나 에너지 생산계가 없다.**

따라서 기생한 숙주세포의 대사계를 이용한다(숙주의존성).

(6) **증식은 인터페론에 의해 억제된다.**

세균에 나타나는 효과적인 항생물질 같은 바이러스 증식억제 물질이 개발되어 있지 않다.

(7) **기생한 숙주세포에는 특이한 변화가 일어난다.**

이것을 세포변성효과(cytopathic effect)라고 한다. 숙주세포의 변성과 용해, 융합체(syncytium)의 형성, 세포의 응집, 봉입체(inclusion body)의 형성 등의 현상이 일어난다.

(8) **감염 후 대개의 경우 숙주에 중화항체가 생성되어 면역이 된다.**

감염예방으로 백신접종이 사용되고 있다.

2. 바이러스의 형태 및 구조

바이러스로 인정되는 미생물을 바이러스가 아닌 다른 형태의 미생물, 즉 세균, 마이코플라스마, 리켓치아, 클라미디아 등과 비교해 보면 아래와 같다. 즉 바이러스는 세균 등과는 판이하여 생명이 없는 인공배지에서는 증식하지 못하며, 또 2분열법(binary fission)에 의해서 증식하지 않으며 핵산은 한가지만을 보유한다. 바이러스 입자 내에 리보솜을 갖고 있지 않으며 인터페론에 의하여 세포 내 증식이 억제될 수 있는 등의 생물학적 특성을 지녔다.

바이러스는 감염세포에서 나오며(방출) 다음 숙주세포에 감염할 때까지의 기간은 감염성은 있으나 증식성은 없다. 이런 상태의 바이러스를 우리가 관찰하는 것이 가능하다. 바이러스는 입자상으로 관찰되며 이런 바이러스 입자를 비리온(virion)이라고 한다. 바이러스의 형태나 구조는 바이러스의 종류에 따라 다르며 유전하여 자손에게 전해지지만 바이러스간의 공통적인 기본적인 구조가 있다.

A. 외피비보유 바이러스

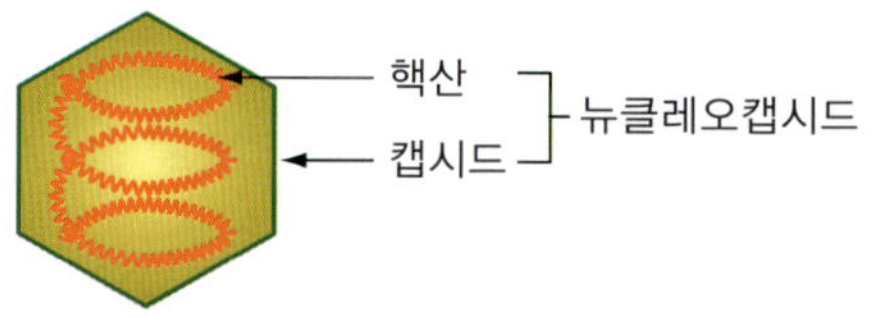

B. 외피보유 바이러스

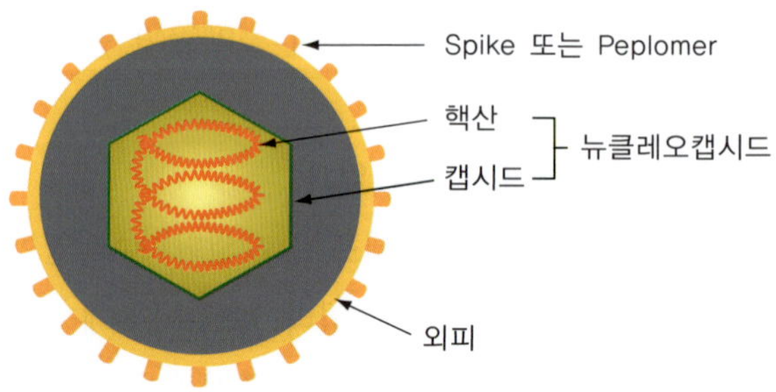

1) 비리온과 바이러스

(1) 비리온

성숙한 바이러스입자로 증식이 정지하고 있는 형이다. 핵산과 이를 보호하는 단백질인 캡시드(capsid)로 구성되어 있고 핵산과 단백질은 혼합하여 뉴클레오캡시드(nucleocapsid)를 형성하고 있다. 숙주세포에 접하지 않은 바이러스를 바이러스 입자 혹은 virion이라고 하여 일종의 입자처럼 간주한다.

바이러스 입자(virion)

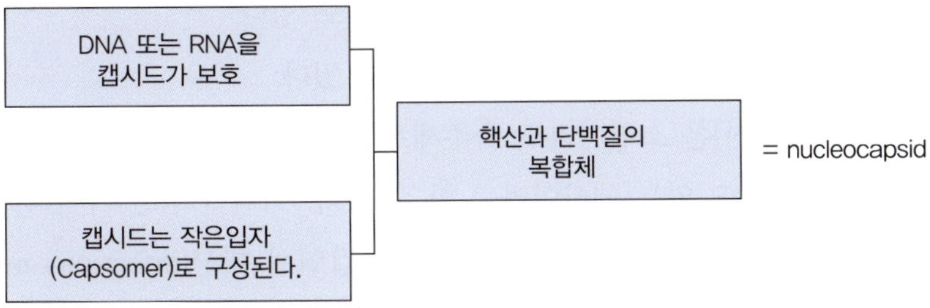

(2) 바이러스

바이러스는 살아있는 숙주세포 내에서만 자기복제와 증식이 가능한 “세포내 기생체”이다. 따라서 스스로 증식하지 못하고 숙주세포 내에 기생하여야만 증식이 가능하고 숙주세포에 감염하여 자손을 번식할 경우 바이러스라고 하여 생물체로 간주한다. 바이러스는 숙주에 매우 특이적으로 감염하여 동물바이러스가 식물에 감염하지는 않고, 같은 동물바이러스라도 감염할 수 있는 동물의 종류가 매우 제한적이다. 사람에게 감염하여 질병을 일으키는 병원성바이러스 역시 대부분 사람에게만 제한적으로 감염한다.

2) 바이러스의 구조

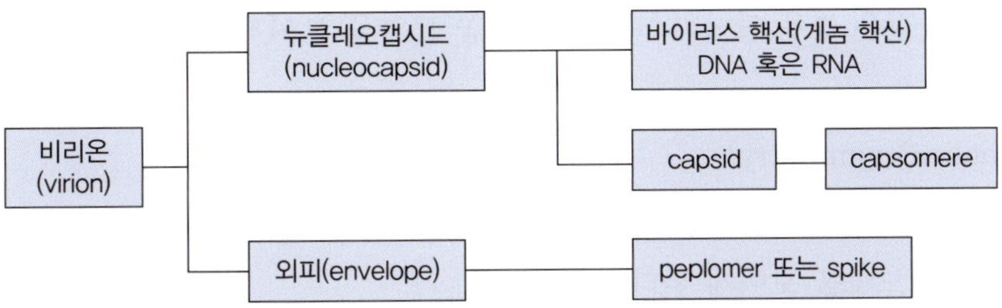

(1) 바이러스의 핵산

형상은 각양각색이며 분자량은 1×10^6부터 160×10^6까지 있다.

가. DNA의 형태

단일나선과 이중나선이 있다. 이중나선은 환상과 선상으로 구별할 수 있다.

나. RNA의 형태

DNA와 마찬가지로 단일나선과 이중나선이 있고 유전물질로서의 RNA(게놈)는 1개로 이루어진 RNA와 일정한 수의 조각난 RNA가 짝지어져서 형성된 것도 있다.

단일나선의 RNA는 (+)와 (−)나선 두 가지로 구분할 수 있다.

바이러스의 핵산(노출된 핵산)은 소형이라도 숙주세포 내에서는 자손을 만드는 기능을 가지고 있어, 복제에 필요한 정보를 지니고 있는 핵산이라고 할 수 있다. 이러한 점은 바이러스의 핵산이 다른 핵산과는 다른 특징이라고 할 수 있다. 이와 같은 핵산은 감염성 핵산(infectious nucleic acid)이라고 하며, 이와 같은 숙주세포에서 노출된 핵산에 의한 감염을 세균의 감염과 구별하여 transfection이라고 한다.

(2) 캡시드

이것은 바이러스핵산을 싸서 보호하고 있는 단백질로 외부와 핵산을 분리하는 기능을 하고 있다. 캡시드는 폴리펩타이드로 되어 있는 입자가 규칙적으로 배열하여 형성한다. 이 작은 입자는 몇 개가 모여서 형태적인 단위를 이루고 있다. 이런 단위를 capsomere라고 하며 유전정보에 따라 형성된다. 캡시드와 바이러스핵산의 결합체를 nucleocapsid라고 한다. 어떤 종류의 바이러스에서는 nucleocapsid 자체가 바이러스입자(비리온)가 되어 있는 경우도 있다. 캡시드 또는 뉴클레오캡시드는 그 형태의 대칭성에 따라 2종류로 나눌 수 있다.

가. 입방 대칭(cubic symmetry)

캡소미어가 정20면체 모양으로 배열하여 12개의 정점을 지니고 정점은 모두 5개의 정삼각형으로 구성되어 있다. 이와 같은 경우 바이러스는 형태의 공 모양을 보이게 된다.

나. 나선 대칭(helical symmetry)

중심축에 정렬하여 캡소미어가 핵산을 사이에 낀 형태로 나선모양을 형성한다. 이와 같은 경우 바이러스의 모양은 막대모양을 보이게 된다.

(3) 외피(envelope)

이것은 비리온의 외층이며 지질단백질로 형성되어 있다. 이것에 싸여있는 바이러스는 외피보유바이러스(envelope virus)라고 부른다.

가. 형태

외피는 2중막으로 구성되어 있으며 이 막에 바이러스가 형성한 당단백질의 구조체의 말단이 끼어들어가고 다른 부분의 말단은 외부로 돌출 되어있다. 이 돌출부분은 외관상으로 스파이크(spike)라고 하며, 당단백질 구조체를 페플로머(peplomer)라고 한다.

나. 의의

① 세포의 수용체(receptor)를 인지하여 결합한다. 즉 바이러스가 어떤 세포에 감염되는가를 결정하는 역할을 한다.

② 적혈구응집(hemagglutination)을 일으킨다. 즉 적혈구응집소를 스파이크에 지니고 바이러스의 정량, 항체 역가의 측정에 이용하고 있다.

③ 뉴라미니데이즈(neuraminidase, NAase, NA)활성을 스파이크에 있는 이 효소는 수용체 파괴효소라고도 칭하며, 세포의 수용체를 파괴하여 바이러스가 세포에서 유리할 때, 또 적혈구 수용체를 파괴하여 적혈구의 응집을 풀어버리는 등의 작용을 가지고 있으며 HA와 함께 바이러스의 항원성에도 관여한다.

④ 중화항체를 생산한다. 즉 외피의 성분에 대한 항체이며 감염방어의 역할을 한다.

3) 바이러스 입자의 크기

바이러스 입자는 그 범위가 20~400 nm (1 nm는 1 mm의 100만 분의 1, 1Å=10 nm)이며, 이론적으로 가장 작은 바이러스 입자의 크기는 14 nm정도로 추측되고 있다. 바이러스 입자의 크기가 광학 현미경의 해상능(resolving power of light microscope)의 테두리보다 큰 바이러스(250~300 nm 이상 크기)는 광학현미경으로 그 존재를 인정할 수 있다. 가장 큰 DNA virus들인 poxvirus의 경우에는 광학현미경하에서 그 실체가 해상되어 바이러스 입자 관찰이 가능하지만 이보다 크기가 작은 바이러스들은 전자현미경으로만 관찰할 수 있다.

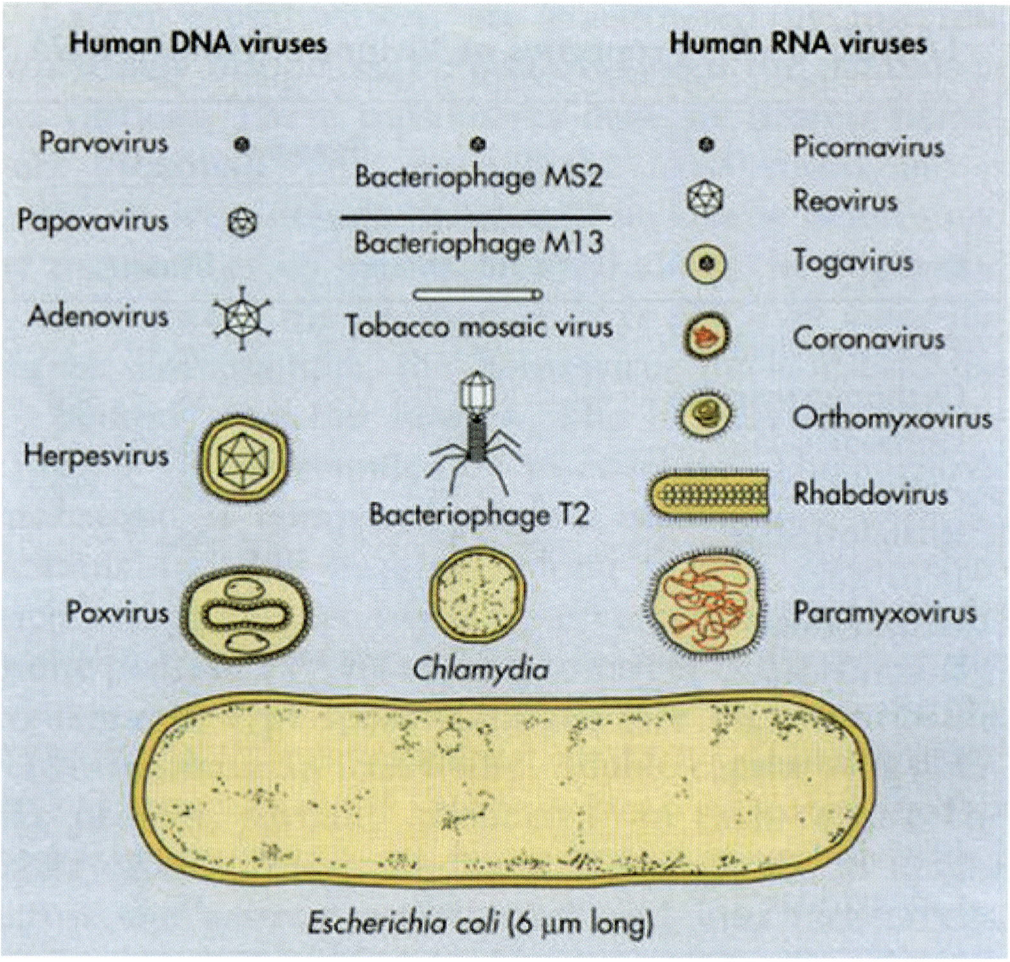

그림 1-1. 바이러스 크기에 의한 상대적 형태

3. 바이러스의 분류

1) 바이러스학 분류

DNA, RNA형으로 대별되고, 핵산 분자의 구성, 분자량, 비리온의 형태, 외피의 유무 등을 기준으로 분류한다.

2) 숙주 세포를 기준하여 분류

① 동물 바이러스(animal virus)
② 식물 바이러스(plant virus)
③ 세균 바이러스(bacterial virus, 또는 bacteriophage)
④ 곤충 바이러스(insect virus)

3) 표적장기나 조직(target organs or tissues)을 기준하여 분류

① 신경친화 바이러스(neurotropic virus)
② 내장친화 바이러스(viscerotropic virus)
③ 피부친화 바이러스(dermatotropic virus)
④ 범친화 바이러스(pantropic virus)

표 1-1. 바이러스의 분류

핵산	캡시드 대칭형	외피	캡시드 형성부위	외피 형성부위	에테르 감수성	캡소메아수	입자의 직경	핵산 분자량	핵산의 구조	과 명	주요 바이러스
DNA	정20면체	무	핵내		내성	32	18~26	1.5~2.0	단일나선	파르보바이러스	
						72	45~55	3.0~5.0	이중나선	파보바이러스	
						252	70~90	20~30	이중나선	아데노바이러스	아데노바이러스
		유	핵내		감수성	162	100	30~150	이중나선	헤르페스 바이러스	단순헤르페스바이러스 수두풍진바이러스 사이토메갈로바이러스 EBV
	복잡	복잡	세포질내		내성		230×300	160	이중나선	폭스바이러스	두창바이러스 백시니아바이러스 감염성연우종바이러스
RNA	정20면체	무	세포질내		내성	32	24~30	2.5	단일나선	피코로나 바이러스	엔테로바이러스 폴리오바이러스 콕사키바이러스 에코바이러스 엔테로바이러스68-72 라이노(72, A형간염)바이러스
						32	35~39	2.6	단일나선	카리시바이러스	카리시바이러스
						32·92	60~80	12~15	이중나선	레오바이러스	레오바이러스 로라바이러스
		유	세포질내		감수성	30 or 42	40~70	3.0~4.0	단일나선	토가바이러스	
	나선형	유	세포질내	세포질막	감수성		80~120	4.0~5.0	단일나선	오르소믹소	인플루엔자바이러스
							150~300	5.0~8.0	단일나선	파라믹소바이러스	파라인플루엔자바이러스 멈프스바이러스 뉴카슬바이러스 홍역바이러스 RS바이러스
							6×80	3.5~4.6	단일나선	라브도바이러스	광견병바이러스 마르브르크바이러스 에보라바이러스
				세포질 내막	감수성		80~130	5.6~6.0	단일나선	코로나바이러스	코로나바이러스
							80~100	6.0~7.0	단일나선	번야바이러스	신증후성바이러스
	불명	복잡	세포질내	세포질막	감수성		80~100	6.0~7.0	단일나선	레트로바이러스	HIV(AIDS 바이러스)
							50~300	3.0~5.0	단일나선	아레나바이러스	라싸

4. 바이러스의 증식

[증식과정]

숙주세포에 흡착
⬇
세포내로 침입
⬇
탈외각
⬇
mRNA의 전사
⬇
초기 단백질의 생산
⬇
바이러스 DNA의 복제
⬇
mRNA의 전사
⬇
후기단백질의 생산
⬇
바이러스입자의 저립 및 성숙
⬇
방 출

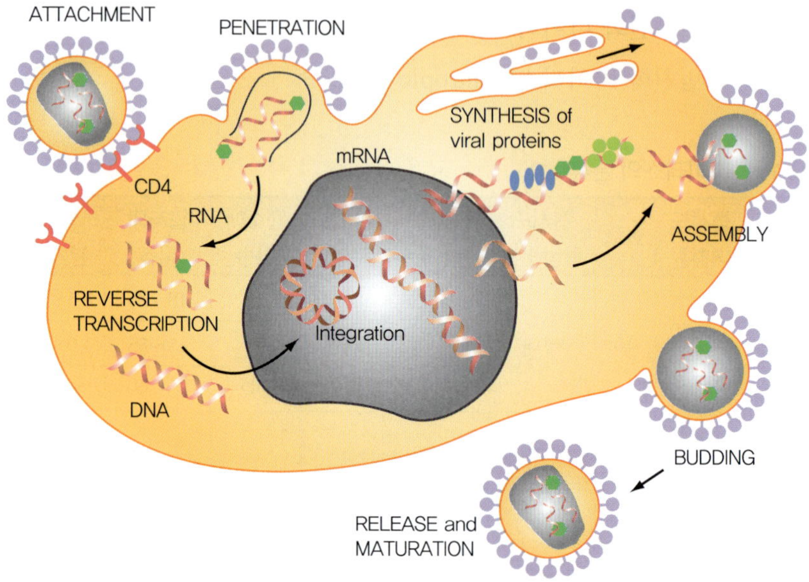

그림 1-2. 바이러스 크기에 의한 상대적 형태

1) 흡착(adsorption, attachment)

바이러스입자 비리온은 브라운 운동에 의해 세포에 접근하고, 세포표면이 바이러스 수용체의 당단백질 부위가 있으면 그곳에 달라붙게 된다. 바이러스단백질과 수용체는 열쇠와 자물쇠의 관계이며 특이성이 있는 상보적 결합이다. 이러한 것은 그 바이러스에 있어서 세포측에 수용체가 없으면, 숙주세포로 인지하여 칩입하지 못하며 따라서 감염이 일어나지 않는다. 흡착은 바이러스와 수용체간의 정전기적 반응에서 시작되고, Ca^{++}, Mg^{++} 등의 2가 이온이 필요하게 된다.

2) 세포 내로의 침투(Invasion)

세포에 흡착한 비리온은 세포 내에 침입한다. 이 침입양식은 다음 3가지 설이 있다.

① 세포의 탐식

피노사이토시스(pinocytosis)에 의거한다는 설 : 비리온이 세포막에 흡착하면 인접부위와의 사이에 전위차를 일으켜 ATPase 활성에 의해 세포막에 함입이 일어난다. 이것은 탐식소포(pinocytosis vesicle)라고 하며, 이 속에 흡수되는 상태로 침입한다는 가설이다.

② 세포막을 깨고 침입한다는 가설이다.

③ 외피를 가진 일부 바이러스에서는 외피와 세포막이 융합하여 바이러스의 뉴클레오캡시드만이 직접 침입한다는 가설이다.

3) 탈외각(Uncoating)

바이러스가 세포 내로 침입할 때 혹은 침입 후 외피나 캡시드의 일부가 파괴되어 뉴클레오캡시드 일부가 노출된 상태, 즉 핵산이 노출되게 된다. 이런 과정을 탈외각이라고 한다. 탈외각은 세포가 지니고 있는 단백분해 효소에 의해 발생하지만 백시니아 바이러스에서는 자기자신이 효소를 생성한다고 한다. 또 탈외각 후, 노출된 바이러스를 분리하여도 이미 감염력을 잃어버린 상태이며, 바이러스의 모습은 없고 소실한 것과 같은 모습을 보인다.

4) 전사와 번역(Transcription and Translation)

일반적으로 이중나선 DNA에서 전사에 의해 mRNA가 생기고 전사효소에 의해 단백질이 생긴다. 그러나 바이러스의 경우는 이중나선 DNA 이외에 단일나선 DNA 바이러스, 이중나선 RNA나 단일나선 RNA 바이러스 등이 있기 때문에 복잡하며, 특히 DNA 바이러스와 RNA 바이러스와는 mRNA 합성에 이르는 과정이 크게 다른 모습을 보여준다.

(1) DNA 바이러스

폭스 바이러스는 세포질 내에서 증식하며, 기타 헤르페스바이러스, 아데노바이러스, 파포바 바이러스, 파르보바이러스는 핵 내에서 증식한다. 세포 내에서 탈외각 현상이 일어나고 핵 내로 이동된 다음에 초기 단백질을 합성하고 증식에 필요한 물질의 합성을 한다. 새로 생긴 바이러스의 이중나선 DNA는 제일 먼저 그 일부가 주형이 되어 초기전사로서 mRNA를 생산한다. 이것을 초기 mRNA라고 한다. 이 초기 mRNA(early mRNA)에 의해 바이러스 DNA의 복제에 필요한 핵산합성효소가 생산된다. 이것을 초기 단백질이라고 한다. 다음으로 초기 단백질의 작용에 의해 바이러스의 DNA가 복제(replication)되고 이것의 후기전사에 의해 후기 mRNA가 생산되고 리보좀에서 후기 단백질이 생산된다. 단일사슬 DNA 바이러스에서는 이중사슬 DNA를 매개로 하여 mRNA로 전사가 이루어진다.

(2) RNA 바이러스

RNA 바이러스는 RNA를 주형으로 하여 RNA를 복제하는 RNA 의존 RNA polymerase나 replicase를 바이러스 자신이 가지고 있다.

5) 바이러스 입자의 성숙과 방출

핵 혹은 세포질내의 특정부위에 모인 바이러스 구성성분들은 비로소 조합이 이루어지고 이 최종단계를 성숙기라고 한다. 이 시기에 초기 입자를 발육형, 후기 입자를 성숙형이라고 부른다. 일반적으로 발육형의 내부구조는 성숙형에 비해서 단순하다.

성숙한 바이러스는 세포 외로 방출된다. 다음 두 가지 증식방법으로 분류할 수 있다.

① 성숙바이러스가 세포 내에 특정부위에 축적되고 세포의 붕괴에 의해 방출되는 증식양식. 여기에는 폴리오바이러스, 아데노바이러스가 있다.

② 세포의 표면에서 방출되는 경우에는 성숙바이러스가 되고 세포의 붕괴에 의해 방출되는 증식양식, 오르소믹소 바이러스가 여기에 속한다.

6) 숙주세포의 고분자 합성능의 영향

바이러스에 감염되면 숙주세포의 DNA, RNA 단백질 등의 합성이 억제된다. 백시니아바이러스나 헤르페스바이러스는 급속히 억제가 나타나며 아데노바이러스는 천천히 나타난다. 파포바바이러스나 사이토메갈로 바이러스에서는 숙주세포의 DNA, RNA 합성을 유도하는 현상이 알려져 있다.

숙주세포가 바이러스의 감염에 의해서 고분자 합성의 저해나 세포장해를 입어서, 세포형태가 변화하는 수가 많다. 이와 같은 변화를 바이러스의 세포변성효과(cytopathic effect : CPE)라고 한다.

7) 바이러스의 이상증식

(1) 유산감염(abortion infection)

바이러스가 감염하면 숙주세포는 바이러스의 성숙입자를 세포 외로 방출한다. 이와 같은 세포를 허용세포(permissive cell)라고 한다. 이것에 대하여 성숙입자를 생산하지 않는 세포를 비 허용세포(nonpermissive cell)라고 하며, 이와 같은 감염을 유산감염이라고 한다.

2) 손실바이러스와 보조바이러스

유전적 결함이 있는 라우스 육종바이러스는 백혈병 바이러스의 도움을 받아서 감염성의 바이러스 입자를 방출한다. 이와 같은 바이러스를 손실바이러스라고 한다. 다른 보기로는 아데노 위성 바이러스는 단독으로는 증식할 수 없으나 아데노바이러스가 동시에 감염되면 증식이 가능하다. 또한 사람 아데노바이러스가 원숭이의 세포에 감염되면 증식할 수 없지만 SV 40이 동시에 감염되면 원숭이 세포에서도 증식이 가능하게 된다. 이상의 백혈병 바이러스, 아데노바이러스, SV 40과 같은 작용을 하는 바이러스를 보조바이러스(helper virus)라고 한다.

5. 개체수준에서의 바이러스 감염

1) 바이러스의 감염양식

(1) 현성 감염(apparent infection)

감염에 의해서 명백한 증상을 나타내는 경우를 말한다.

(2) 불현성 감염(inapparent infection)

감염에 의해서 항체생산이 인식되지만 명백한 증상이 보이지 않는 경우를 말한다.
바이러스 질환의 대부분이 이런 형태의 경로를 밟는다.

(3) 국소 감염

감염부위에서 바이러스가 증식하고 인접한 세포에 감염하여 병변이 일정부위에 한정되어 나타나는 경우를 말한다.

[예] 단순헤르페스 바이러스 - 구강점막, 아데노바이러스 - 소화관

(4) 전신 감염

바이러스 감염이 전신에 확산되는 경우이며 다음과 같이 전파된다.

가. 바이러스가 감염부위 혹은 소속 림프절에서 증식한다.
나. 혈류나 림프를 매개로 하여 제1차 바이러스 혈증에 의해 간, 비장, 심장, 타액선 등의 장기에 도달한다.
다. 다음에 이들의 장기에서 바이러스가 증식한다. 여기서는 증상이 확실하지 않은 경우도 있다.
라. 또는 바이러스는 이들 장기에서 제2차 바이러스 혈증에 의해 다른 장기에 전파되고 그곳에서 증식한다. 그리고 발병하게 되는 것이다.
바이러스 혈증에는 다음 4가지 형이 알려져 있다.

① 혈류 중에 유리상태로 되어 있는 것

[예] 폴리오바이러스, 황열바이러스

② 림프구나 단핵구에 감염되어 있는 것

[예] 홍역바이러스, 헤르페스바이러스

③ 적혈구에 흡착되어 있는 것

[예] 토가바이러스

④ 혈소판에 존재해 있는 것

[예] 생쥐백혈병바이러스(MuLV)

(5) 지속감염(persistent infection)

바이러스가 감염세포에서 증식하는데, 숙주세포의 장애를 받지 않고 분열을 계속하여 장기간 숙주세포와 공존하고 있는 상태를 말한다. 이런 경우, 숙주는 바이러스 보유자가 된다. 지속감염은 그 발현방법에서 다음 3가지로 분류된다.

가. 잠재 감염(latent infection)

숙주가 무증상으로 존재하고 원인바이러스는 오랜 기간 동안 체내에 존재한다. 그 후, 발열 외상 등의 자극에 의해 병이 발생하는 경우가 있다.

[예] 헤르페스바이러스, 수두바이러스

나. 만성 감염(chronic infection)

감염이 만성적으로 이루어져 항상 바이러스의 존재가 명확하게 증명되는 경우를 말한다. 이런 형태는 급성감염에서 회복한 후에도 장기간 바이러스가 검출되는 경우를 말하며 넓은 의미로는 바이러스 보유의 상태가 지속되고 증상이 그 이상으로 진행하지 않는 것이 보통이다.

[예] EB 바이러스, B형 간염바이러스

다. 슬로우 감염(slow infection)

잠복기가 길고 바이러스는 서서히 증식하고 발병은 완만하지만 진행형으로 존재한다. 수개월에서 수년까지 지나고 나서 증상이 나타나는 경우도 있다.

[예] 다발성경화증, 구루병, 아급성경화성전뇌염 등.

(6) 선천성 감염(congenital infection)

바이러스를 보유하고 있는 모친에게서 태아에게 감염이 옮겨지는 경우를 말한다. 태아의 장기나 발육에 바이러스가 관여하여 선천성 기형이 나타나는 수도 있다.

[예] 풍진바이러스, 사이토메갈로바이러스, B형 간염바이러스

6. 바이러스 감염증의 일반증상

1) 화농병소가 없고 전신성 질환을 일으킨다.
2) 대부분 발열 증상이 있다(내인성 발열물질이 발열중추를 자극하기 때문)
3) 백혈구 증가는 없고 임파구 증가를 약간 나타내며, 흔히 이형 임파구가 출현한다.
4) 항생물질은 효력이 없다.
5) 발진이 수반되지 않을 때가 많다.
6) 면역 때문에 재감염 되는 일이 적다.
7) 동일한 바이러스라도 다채로운 증상을 나타내기 때문에 임상증상만으로 바이러스를 진단하기 어렵다.

7. 면역방어

1) 항체에 의한 바이러스의 방어

비리온의 표면에 항체가 결합하고, 감염할 수 없게 해버리는 것을 중화라고 한다. 어떤 세포에는 감염할 수 없지만, 다른 별개의 세포에는 감염할 수 있는 경우도 있다. 중화에 의한 감염저해는 다음 5가지 경우가 있다.

① 흡착을 저해한다.
② 침입을 저해한다.
③ 탈외피를 저해한다.
④ 비리온과의 응집에 의한 감염 역가를 저하시킨다.
⑤ 바이러스 입자를 용해한다.

2) 항체에 의한 바이러스 감염세포의 파괴

가. 보체매개세포독성 : 감염세포 표면에 새로운 항원이 형성되고 이것에 대한 항체가 생산되어 항원과 항체에 보체가 결합하여 세포를 파괴한다.

나. 항체의존세포매개 세포독성(antibody dependent cell-mediated cytotoxicity; ADCC) : IgG 항체가 결합한 감염세포를 Fc 수용체를 가지고 있는 살해세포(B cell, macrophage, neutrophil, null cell 등)이 결합하여 세포를 파괴한다.

3) 세포성 면역반응에 의한 바이러스 감염세포의 파괴

바이러스 감염세포에 대하여 특이적으로 반응하는 감작 T 림프구가 마크로파아지 활성화 T세포를 생산하거나, lymphokine을 생산하거나, 세포독성 T세포의 출현을 초래하여 세포를 파괴한다.

8. 바이러스의 불활성화

바이러스의 불활성화는 세균에 대한 멸균소독법에 준하는 것으로, 바이러스의 감염성이 소실해 버리는 것을 바이러스의 불활성화라고 한다.

1) 물리적 불활성화

① 온도 : 일반적으로는 온도에 민감하고 100℃의 증기로 수분처리로 사멸된다. 저온에는 상당히 안정하다.

② pH : pH 5~9에서 안정하고 이외의 pH에서는 불활성화되기 쉽다.

③ 방사선 : γ선 이외에 χ선, 자외선 등이 핵산을 상해, 불활성화시킨다.

④ 삼투압 : 외피가 파괴되어 불활성화된다.

2) 화학적 불활성화

세균의 소독에 사용되는 페놀, 크레졸, 역성비누, 계면활성제 등이며 바이러스는 불활성화되지 않는다.

① 유기용매 : 에테르, 클로로포름 등은 외피를 가진 바이러스를 용이하게 불활성화 시킨다.

② 알코올류 : 특히 에탄올은 85~90% 이상의 것이 일반적으로 사용된다.

③ 차아염소산나트륨 : 0.1~1%, 60분 이상 침적한다.

④ 글루타르알데히드 : 2% 용액

⑤ 에틸렌옥사이드 : 기재의 소독에 일반적으로 사용되지만 바이러스가 오염된 것에는 사용하지 않는다.

9. 바이러스 감염증의 예방과 치료

1) 예방법

감염증의 예방은 다음 3가지 점에서 어느 하나로든 병원체의 전파를 절단하면 되는 것이다.

(1) 감염원 대책

이것은 병원바이러스 보유자와 병원바이러스에 대한 대책이다. 전자는 조기발견과 격리가 필요하다.

(2) 감염경로 대책

이것은 중요한 대책이며 감염경로를 숙지하는 것에서 시작하지 않으면 안 된다. 물, 식품의 소독, 바이러스 보유자와의 접촉, 기생해충에 대한 지식과 대책이 필요하다.

(3) 감수성숙주 대책

건강의 유지와 증진에 힘쓰는 이외, 백신접종, 감염병유행예방사업, 감염증보험사업 등의 실시가 필요하다.

2) 예방접종

바이러스 감염증에 대한 치료약이 충분하지 못한 지금, 백신에 의해 면역을 주는 것이 필요하다. 바이러스 백신은 바이러스 입자의 면역원성을 파괴하지 않고 독력만을 저하시킨 바이러스에 의해 만들어진다. 백신제조법은 다음 3가지가 있다.

(1) 불활성화 백신(inactivated vaccine)

불활성화 조작에 의해 바이러스 입자의 감염력을 없앤 것

[예] 일본뇌염백신, 광견병백신

(2) 생백신(live vaccine)

발병성이 극히 낮은 변이주를 사용하는 것

[예] 홍역생백신

(3) 성분백신(component vaccine)

불활성백신의 부작용은 백신에 포함된 불순물에 의해서 발생한다. 필요한 성분만을 취하여 만들어진 백신을 성분백신 또는 스플리트(split)백신이라고 한다.

[예] 인플루엔자 HA백신 : B형 간염백신

이외에도 다양한 역가를 가진 다역가 백신이라는 것이 있다. 이것은 병원체가 여러 가지 형으로 분류되어 있는 경우 각형을 결집하여 만들어진 백신을 말한다.

[예] 인플루엔자 HA백신 : A형과 B형의 2가 백신

경구 생폴리오백신 : I형, II형, III형의 3가 백신

3) 치료법

(1) 면역요법

항체를 주사하는 수동적인 면역법에 의한 치료법이다.

[예] 회복기 환자혈청 또는 면역글로불린 제재 : A형 간염, B형 간염, 마진, 수두 등의 치료 및 발병예방

면역부전(γ-글로불린이 없거나 낮은 혈증, 백혈병)환자 : IgM, IgG 항체. 다만 주사된 IgM의 반감기는 5일, IgG는 23일 정도라고 하며, 장기투여는 하지 않는다.

2) 화학요법

바이러스 감염증의 화학요법은 바이러스의 증식이 숙주세포의 대사기구를 빌려서 행하게 됨으로 바이러스에 대한 선택적 독성을 가진 약제의 개발을 매우 어렵게 하고있다.

[예] 염산아만타딘(바이러스 탈외피저해제) : 인플루엔자바이러스 A형

리팜피신(전사저해제) : 폭스, 대상허피스, RNA 종양바이러스 및 감염세포의 악성 변환

2-(α-하이드록시벤질)-벤지미다졸(HBB) 핵산복제저해제 : 피코르나바이러스

5-요오드-2데옥시우리딘(IUdR) 핵산복제저해제 : 허피스바이러스(각막염, 구진허피스)

아데닌아라비노시드(Ara-A), 시토신아라비노시드(Ara-C) 핵산복제저해제 : 헤르페스 바이러스(각막염)

아시크로빌 : 헤르페스바이러스, 수두 · 대상포진바이러스

아지드티미딘(AZT) : HIV

3) 인터페론

10. 바이러스와 다른 미생물과의 비교

표 1-2. 바이러스와 다른 미생물과의 비교

구 분 / 미생물	인공배지에서의 증식	2분열법에 의한 증식	DNA 및 RNA 동시함유	리보솜 함유	세균에 유효한 항생물질에 대한 감수성	인터페론에 대한 감수성
세 균	+	+	+	+	+	-
미코플라스마	+	+	+	+	+	-
리케차	-	+	+	+	+	-
클라미디아	-	+	+	+	+	+
바이러스	-	-	-	-	-	+

Chapter

2 호흡기 바이러스

호흡기 질환은 더위와 습도가 높아지면 사그라졌다가 재출현 하며 바이러스로 인한 호흡기 질환은 감염경로 상 가장 이환율이 높은 질병이며, 미국의 통계 및 우리나라의 발생 추정치는 모든 감염 질환 발생의 절반 정도를 차지하는 것으로 파악되고 있다. 사람의 호흡기 질환에는 많은 종류의 바이러스가 직접 또는 간접적으로 관련되어 있으며 바이러스로 인한 호흡기 질환의 대표적인 바이러스인 인플루엔자바이러스는 A, B, C형이 있고 잦은 변이의 발생으로 인하여 많은 아형이 존재한다. 또한 가장 흔히 발생하는 일반 감기의 병원체인 라이노바이러스는 100여종의 혈청형이 있고, 아데노바이러스는 52여종의 관련된 혈청형과 파라인플루엔자 바이러스 등 그 외 많은 병원체가 관련되어 있다.

호흡기 질환을 일으키는 여러 바이러스들은 감염의 유형에 따라 일차로 기도에 감염을 일으키는 경우와 다른 인체 기관에 감염을 일으키지만 이차적으로 호흡기 감염을 일으키는 경우 등 질병의 한 범주를 이루고 있다.

표 2-1. 호흡기 질환을 일으키는 바이러스와 임상 증상

병원 바이러스	형수(型數)	임상증상
Influenza virus	A, B, C	인플루엔자, 인두염, 기관지염, 폐렴
Parainfluenza virus	1, 2, 3, 4	감기, 인두염, 크루프, 쉰 목소리
R. S. virus	1	폐렴, 인두염, 기관지염
Adenovirus	1~39	감기, 인두염
Rhinovirus	1~102	인두염, 인두결막염, 이형 폐렴
Coxsackieviruses	A군 23	여름철 감기
	B군 6	
Echoviruses	31	여름철 감기
코로나 바이러스	3	무열성의 상기도 질환
레오 바이러스	3	
멈프스 바이러스	1	유행성이하선염
뉴모 바이러스	1	기관지염, 폐렴

기도에 감염되는 호흡기 질환 바이러스들은 보통 직접적인 접촉으로 감염되고 비말에 의한 빈도는 적으며 감염의 초기 임상 증상은 서로 비슷하여 임상적 증상만으로는 명확한 원인 병원체의 구분은 어렵다. 유행지역의 범위도 다양하여 호흡기 바이러스가 기도에 감염되어 국소적 지역 유행이

일어나거나 혹은 일시에 전세계적인 유행을 일으키는 경우도 흔히 발생하고 있다. 인플루엔자, 파라인플루엔자, RS바이러스는 비슷한 유행시기에 대체로 지역적으로 넓게 유행하고, 아데노바이러스, 코로나바이러스, 라이노바이러스는 국소적인 지역유행을 한다. 대상 연령층은 모든 연령층의 사람들이 호흡기 바이러스에 감수성이 있지만 특히 어린이들이 일반적으로 성인에 비해 2배 이상의 감수성이 있다. 호흡기 바이러스 질환은 일반 감기와 같은 비교적 경증인 상기도 질환의 경우와 폐렴과 기관지염을 동반하는 중증의 심한 하기도 감염을 일으키기도 한다. 한 종류의 바이러스에 의한 단일 감염은 성인 폐렴의 약 15%가 관련되며, 특히 이들 원인 병원체 가운데 인플루엔자바이러스는 성인 폐렴의 10% 정도가 관련되어 있다.

질병의 경중에 관련된 복합적 요인들은 바이러스의 특징, 감염의 정도, 연령, 건강 상태, 면역상태 등의 숙주 요인이 포함되어 있으며, 사회/경제적 하위 계층과 영양 부족은 호흡기성 질환에 매우 위험한 요인이 된다.

이 진단에 관련되는 실험 방법을 대별하면

① 비강 혹은 구강, 인두도찰 검체로 배양세포에서 바이러스를 분리하여 직접 동정하던가, 호흡기 분비물을 이용하여 효소면역측정법(EIA, EnzymeImmunoAssay), 형광효소측정법(IF, ImmunoFluorescence) 등의 방법이나 TR-FIA (Time-Resolved Fluorescence Immunoassay)로 박리된 세포에서 바이러스를 탐색하는 방법이다.

표 2-2. Laboratory Methods Used to Detect Selected Viruses

Virus	Diagnostic Methods					
	Direct Visualization	PCR	Culture	Ag Detection (EIA, IF, RIA)	Nucleic acid detection	HA, HI
Adenoviruses	++	+	+++	+	+	
Influenza virus		+	+++	++	+	+
Measles virus		+	++	+	+	
Mumps virus		+	+			
Parainfluenza virus		+	+++	++	+	
Rhinovirus		+	+++	+	+	
Rubella virus		+	++			

+, Method mainly used in research setting; ++, method available in specialized reference laboratories; +++, method readily available and frequently used in many virology laboratories.

② 효소면역측정법(EIA, EnzymeImmunoAssay), 보체결합(CF, ComplementFixation), 혈구응집억제시험(HI, hemagglutination Inhibition)등과 같은 여러 혈청학적 분석방법 가운데 하나를

사용하여 질병의 급성기와 회복기 동안 항체 증가시험(항체 역가가 동일 시험법으로 판정함)이나 질병의 급성기 동안 IgM 특이 항체의 수준에 대한 분석 등이다.

EIA, TR-FIA, IFA에 기초한 새로 개발된 신속 진단법은 실험 속도에서뿐만 아니라 바이러스 분리법의 기준과 비교했을 때 민감도와 특이도가 높은 수준을 나타낸다.

표 2-3. Comparison of Laboratory Methods Used in the Diagnosis of Viral Infections

Method	Sensitivity	Specificity	Cost	Time to Dx	Availability
Electron Microscopy	+	+	Moderate	< 1 day	Reference lab
Direct cytology	+	+	Least	<1 day	Clinical lab
Tissue culture	++/+++	+++	Expensive	> 3 days	Clinical lab
Animal culture	++	+	Expensive	> 3 days	Reference lab
Immunofluorescence	++	++	Moderate	< 1 day	Clinical lab
Immunocytology	++	++	Moderate	< 1 day	Clinical lab
Radioimmunoassay	++	++	Moderate	1~3 days	Reference lab
Enzyme immunoassay	++	++	Least	< 1 day	Clinical lab
Dot blot hybridization	++	++	Expensive	1~3 days	Reference lab
Southern hybridization	++	++	Expensive	1~3 days	Reference lab
In Situ hybridization	++	++	Expensive	1~3 days	Reference lab
Polymerase chain reaction	+++	++/+++	Moderate/expensive	< 1 day	Reference lab
Branched DNA amplification	++	++	Moderate/expensive	< 1 day	Reference lab

+, Relatively low; ++ moderate; +++, high.

감염 환자의 진단 목적상 바람직한 진단 방향은 시간과 비용이 많이 소모되는 바이러스 분리법을 지양하여 바이러스의 신속 진단이 이루어지는 것이 주된 접근 방식으로 나타나고 있다. 신속한 바이러스 진단은 부적당한 항생제의 사용을 억제할 수 있고 유행 양상에 대한 정보를 제공하는 효과가 있다.

I. 인플루엔자바이러스

인플루엔자는 매년 9월부터 다음해 4월(절기)까지 유행하는 계절성 감염병으로 흔히 "독감"이라고 불리며 인플루엔자바이러스에 의한 급성 호흡기성 감염질환이다. Influenza(독감)는 겨울부터 봄에 걸쳐 해마다 유행하는 바이러스 감염증이다. 비말감염으로 교실이나 직장에서 급속히 전파되며 다시 가정으로 옮겨 오게 된다. 1~2일간의 잠복기후 거쳐 높은 열과 두통, 근육통, 관절통, 전신권태 등의 전신증상이 다른 감기에 비해 심한 것이 특징이다.

인플루엔자는 대단히 감염성이 강한 질병으로 유행이 시작되면 2~3주 내에 환자 발생 지역 주민의 10% 이상이 감염되는 역사적으로도 많은 일화를 가진 질병이다. B.C.412년에 Hippocrates가 이 질환에 대해 기록하였고, 1918~1919년 스페인 인플루엔자는 많은 희생자를 낸 것으로 유명하다. 분류학상 인플루엔자바이러스가 속하는 Orthomyxoviridae의 "myxo"란 mucus를 뜻하는 말로 mucin에 친화성을 가지고 있다는 것을 의미하며 기도로 감염되는 모든 바이러스 가운데 인플루엔자바이러스는 급성 호흡기 질환의 가장 대표적인 병원체이다. 숙주로는 사람은 물론 돼지, 조류, 말, 바다표범 등에도 감염되어 질병을 일으킨다.

인플루엔자바이러스의 분리는 1920년대의 후반에 Richard E. Shope에 의해 돼지 인플루엔자 바이러스가 여과성이라는 것을 확인하여 원인 병원체가 바이러스라는 것을 암시하였으며, 1933년에 Wilson Smith와 Christopher Andrew 등에 의해 사람의 비강 분비물에서 분리되었고, B형은 1940년, C형 바이러스는 1951년에 분리되었다.

인플루엔자증상은 고열(섭씨 37.8도이상)과 인후통 혹은 기침이다. 어떤 사람은 감염이 되어도 증상이 없거나 아주 경한 증상만 나타날 수 있는데 이런 사람도 다른 사람을 감염시킬 수 있다. 잠복기는 보통 2일 정도이고 최장 7일이다. 감염 가능 기간은 대개 발병 1일 전부터 발병 후 2일까지이고 7일까지도 감염시킬 수 있다(더 길어질 수도 있다). 어린이의 경우 감염력이 더 높다. 매년 맞는 계절독감 백신은 신종인플루엔자에는 효과가 없다.

인플루엔자 바이러스는 평편한 고체표면에서 72시간(24시간 감염력 유지), 옷, 이불, 책자 등 부드러운 표면에서는 12시간(15분간 감염력), 손에서는 5분간 살아 있을 수 있다.

1.8 m 이내에서 기침, 지채기를 할 때 비말로 감염된다(통상적으로 공기감염이라고 하지만 사실은 공기 중에는 바이러스가 존재하지 않는다). 바이러스에 오염된 표면을 만진 후 얼굴(눈, 코, 입)을 만질 때 감염된다. 락스등 가정용 소독제를 40배 희석하여 소독을 할 수 있다.

치료약과 백신이 훌륭한 무기이긴 하지만 치료약의 양이 한정되어 있고 또 언제 내성을 가진 바이러스가 나타날지 알 수 없고, 백신이 나오기까지 6개월 이상이 걸린다(현재 5개월경과). 그러나 이 백신의 나오더라도 부작용과 물량 부족이 걱정된다. 그래도 치사율이 낮은 것이 큰 위안이다. 개인에 따라서는 큰 공포감을 느끼는 사람들도 많으리라 생각되는데 치사율이 0.1% 정도인 것으로 추측되고 있으니 너무 지나친 걱정은 건강에 더 해로우리라 생각된다.

1. 역학

세계적으로 인플루엔자는 유행절기동안 전 세계인구 3~5백만명 중증감염을 유발한다. 우리나라에서는 1918년 10월부터 전국적으로 유행하는 악성감기는 1919년 1월까지 4개월 동안에 무려 14

만 518명이라는 엄청난 사망자를 내었다(매일신보, 1919.1.30).

항원 대변이를 통해 약 10년에서 40년 마다 인플루엔자 대유행이 발생하고 그 기간 사이에 소변이로 인해 매년 또는 2~3년마다 소유행이 발생한다. 지역적인 유행은 특징적인 양상이 나타나는데, 유행은 갑자기 시작되어 2~3주에 걸쳐 정점을 이루며 5~6주간 지속된다. 인플루엔자의 유행 시기는 일반적으로 겨울이 시작하는 늦가을에서 이른봄에 다발하게 된다. 먼저 소아에서 급성호흡기 질환자가 급증하는 것이 첫 신호이다. 경우에 따라 시설에서 수용중인 환자들에서 급성 열성 호흡기 질환의 증가가 먼저 나타날 수도 있다. 이후에 성인에서의 인플루엔자 의사환자(influenza like illness)가 곧 증가하게되고, 다음으로 폐렴, 만성 심폐질환 환자의 증상악화, 입원의 증가가 따른다. 이시기에 인플루엔자 유행의 결과는 상당히 과도한 호흡기 질환의 이환율과 사망률로 설명된다. 역학적으로 특히 심장과 폐질환을 가진 여러 연령층과 어린 연령층의 인플루엔자바이러스에 의한 감염은 어떤 다른 호흡기 바이러스 질환보다 더욱 심각한 이환율과 치명률이 발생하며 생명을 위협하는 기도질환이다. 인플루엔자 A, B 바이러스가 의학적으로 더욱 중요하며 C 바이러스는 감염의 경우가 적거나 질환의 고통이 약한 정도이다. 인플루엔자바이러스 A가 1~3년, 인플루엔자바이러스 B는 4~7년의 순환이 있다. 인플루엔자바이러스 A의 세계적 유행은 대략 10~40년 간격의 주기가 있다. 유행 말에 새로운 형에 의한 유행이 있을 수 있는데 이러한 경우 다음 해에 유행할 인플루엔자 균주로서 예측 할 수 있다.

혈청역학조사에 의하면 1890년대에는 H2N2 인플루엔자, 1900년에는 H3N8 인플루엔자 바이러스가 유행한 것으로 추측된다. 20세기에 일어났던 가장 심했던 대유행은 1918년 H1N1 바이러스에 의한 스페인 독감으로 4000만 명의 사망자를 유발하였으며, 이는 가히 인류의 대 재앙이었다 할 수 있다. 환자에서 바이러스가 처음으로 분리된 1933년 이후의 조사에 의하면 1957년 H2N2에 의한 아시아 독감으로 약 100만 명이 사망했고, 1968년 H3N2에 의한 홍콩 독감으로 약 70만 명이 사망했으며, 1977년에는 1918년에 대유행을 일으켰던 H1N1이 다시 나타나 러시아 독감을 유발한 바 있다. 1968년에 새로운 H3N2에 의하여 지난 세기 마지막으로 유발된 홍콩 독감이후 현재까지 약 38년이 경과하였으며, 1995년 미국에서 열렸던 Pandemic Influenza Conferming a Re-emerging Threat 회의에서도 언급되었던 것처럼 향후 신형 인플루엔자의 출현이 임박했다는 것을 알 수 있다.

신형 인플루엔자의 출현에 대해서는 크게 세 가지 이론이 유력하게 제시되고 있다.

먼저 동물과 인간 바이러스 또는 인간 바이러스간에 유전 재조합설이다. 1957년 대유행을 일으켰던 H2N2형과 1968년의 H3N2형은 모두 조류 인플루엔자 바이러스로부터의 유전자와 인간 인플루엔자 바이러스로부터의 유전자를 함께 갖고 있었다. 인플루엔자 바이러스는 분절을 이루고 있기 때문에 중복 감염 시 유전자 재조합이 일어나기가 용이하다. H2N2는 5개의 분절은 H1N1으로부터 나머지 3개의 유전자 분절은 조류 인플루엔자 바이러스에서 기인했으며, 마찬가지로 H3N2는 6개의 분절은 H2N2로부터 나머지 2개의 유전자 분절은 조류 인플루엔자 바이러스에서 얻은 것이다. 이러한 인간 인플루엔자 바이러스와 조류 인플루엔자 바이러스와의 교잡은 돼지에서 일어날 수 있다.

두 번째 설명으로는 대유행을 일으킨 바이러스가 새로운 형이 아닌 과거에 유행을 일으켰던 바이러스형이 순환하며 대유행을 일으킨다는 것이다. 이러한 이론의 뒷받침은 혈청학적 검사를 통해 이루어졌는데 1889년에 대유행시에 H2에 대한 항원을 검출할 수 있었고, 또 1900년대에 H3에 대한 항원을 발견할 수 있었다. 그리고 1918년에 대유행을 일으켰던 H1N1이 다시 나타나 1977년에는 러시아 독감을 유발한바 있다.

세 번째 설명으로는 동물과 인간간에 직접적인 바이러스의 전파이며 유전학적 연구상 가장 가능성이 높은 것으로 평가된다. 1918년 대유행시 사망자의 조직으로부터 얻어낸 바이러스는 초기의 돼지 H1N1 바이러스와 유사한 것을 알 수 있었다.

1999년 홍콩에서 3월에 각각 13개월, 4세된 두 명의 여자 소아로부터 비전형적인 A형 바이러스가 분리되었으며, 표준시약으로 아형을 구분할 수 없었다. 따라서 바이러스를 미국 CDC, 영국의 The National Institute of Medical Research에 의뢰하였고, 1999년 4월 7일 두 기관 모두 인플루엔자 H9N2 바이러스로 분리 결과를 보고하였다. 이는 인플루엔자 H9N2에 의한 최초의 인간 감염인 것이다. 인플루엔자 H9N2의 유전자 분석 결과 인간 인플루엔자 바이러스와의 재조합없이 조류 바이러스로부터 인간에게 직접 감염을 유발하였음을 알 수 있었다. 이러한 결과들을 미루어 가금류가 주 감염원이며, 조류로부터 사람에게의 직접전파가 인플루엔자 H9N2의 주된 전파경로 인 것으로 나타났다.

표 2-4. 20세기 이후의 팬데믹 인플루엔자(PI) 발생과 피해 사례

PI	발생연도	최초 발생국 (subtype)	바이러스 종류	바이러스 유래	인체 감염 피해(사망)
스페인독감	1918	미국→유럽	H1N1	조류	4000만명
아시아독감	1957	중국 남부	H2N2	조류+사람	100만~200만명(미국 7만명)
홍콩독감	1968	홍콩	H3N2	조류+사람	100만명(미국 3만4000명)
러시아독감	1977	러시아	H1N1	러시아 실험실 유출로 유행 추정	
신종인플루엔자	2009	캘리포니아 · 멕시코	H1N1	돼지+사람	2만명

팬데믹 독감은 모두 라니냐 현상으로 해수면 온도가 정상 수준보다 낮아진 이후에 발생한 것으로 라니냐에 따른 기후변화로 철새의 이동 경로와 이동중 머무는 시간, 털갈이 시기 등이 달라지면서 철새들이 서로 뒤섞이게 되는데 이 과정에서 독감 바이러스들이 서로 유전적 물질은 교환하면서 인간이 미처 면역체계를 갖추지 못한 신종바이러스를 생성하는 것으로 본다.

가장 최근 발생한 1918년 스페인 독감, 1957년 아시아독감, 1968년 홍콩독감, 2009년 신종플루 등 4종류를 조사한 결과, 이들 독감은 모두 라니냐 현상으로 해수면 온도가 정상 수준 보다 낮아진 이후에 발생하였다.

1) H5N1 조류 인플루엔자의 유행

조류 인플루엔자는 소독에 약하기 때문에 일반적인 소독약제로도 효과를 볼 수가 있다. 홍콩에서 건강하던 3세 남아가 1997년 5월 9일부터 시작된 발열, 인후통, 기침 등이 지속되어 5월 15일에 입원하였다. 병세는 계속 악화되어 3일후인 18일 소아 중환자실에 옮겨졌고 5월 21일에 증상 발생 약 10일만에 급성호흡부전으로 사망하였다. 5월 19일 기도흡입물에서 A형 인플루엔자 바이러스를 분리했으나 표준 시약으로는 아형을 구분할 수 없었다. 따라서 이 바이러스는 미국 CDC, 영국의 National Institute of Medical Research, 네덜란드의 National Influenza Center에 보내져 모두 같은 결과를 얻었고 그것은 바로 조류 인플루엔자 바이러스인 A/HongKong/156/97/H5N1이었다. 이후 추가로 18례가 확진되었고 3례의 의심되는 사례가 추가 발생하였다. 확진된 사례 중 5례가 11월에 발생했고 나머지 13례는 12월에 일어났으나 12월 28일 이후에 추가발생은 일어나지 않았다. 인플루엔자 H5N1감염의 역학조사가 8월에 시작되었다. 환아 또는 가금류와 접촉자-환아 가족, 주변의 이웃, 환아가 다녔던 보육원의 아이들과 직원, 병원 직원, 가금류 농장 직원, 돼지 농장 직원 등-502명에 대한 혈청 검사를 실시했다. 또 218명의 건강한 소아들과 201명의 건강한 성인을 대조군으로 하여 검사하였다. 접촉군 중에서 9명(2%)이 양성결과를 보였고, 양성결과를 보인 사람들은 29명의 가금류 농장 직원 중 5명(17%), 54명의 병원 직원 중 1명(2%), 63명의 이웃 중 1명(2%), 73명의 검사실 직원 중 1명(1%), 261명의 보육원 아이들 중 1명(0.4%)이었다. 환아의 가족 4명, 18명의 돼지 농장직원, 419명의 대조군 모두에서 항체가는 음성이었다. 17%의 가금류 농장 직원들에서 항체가 양성을 보인 것, 또 환자들로부터 분리된 바이러스 분석결과 두 개의 바이러스는 유사했지만 다른 H5N1 바이러스들은 모두 구별되는 종으로서 이는 바이러스가 닭에서 사람으로 직접 전파했음을 시사하며 직접 접촉자의 1%에서만이 항체 양성이었던 것을 보아, 사람에서 사람으로의 전파는 거의 일어나지 않는 것으로 생각되었다.

인플루엔자 H5N1으로 확진된 환자들의 임상적 특징은 연령은 1세에서부터 60세까지로 평균 9세였다. 남녀비율은 1.4대 1이었다. 내원시 주증상은 발열이었으며 초기의 임상증상은 다른 인플루엔자 바이러스에 의한 증상과는 차이가 없었으나 인플루엔자 H5N1 감염은 H3N2나 H1N1에 의한 감염보다 합병증 발생이 현저히 많았다. 예전의 유행에서 폐렴은 대개 심혈관계 환자, 호흡기계 환자, 신질환자, 알콜중독자, 임산부 등에서 주로 발생했으나 이번 H5N1에서 이러한 양상을 보이지 않았다. 그외 복통, 구토, 설사 등의 소화기 증상, 간기능 악화, 급성심부전, 혈구감소증 등이 현저하게 나타났다. 연령에 따른 임상상이 구분되는 특징을 보였는데, 내원시에 폐렴의 양상을 보였던 7명 모두가 13세 이상이었던 반면 5세 이하의 소아들의 증상은 대개 경미한 양상을 보였다. 병의 중증도와 관계된 인자로는 고연령, 내원전 증상의 기간이 었던 경우, 폐렴, 백혈구 감소증, 림프구 감소증이 동반된 경우 등으로 중환자실 치료나 호흡보조치료 등의 심한 임상양상을 보였다. 사람으로부터 분리된 A/HongKong/156/97/H5N1와 닭에서 유행하는 바이러스인 A/chicken/HongKong/258/97에 대한 염기서열 분석을 비교해 보았 다. HA1서열에서는 3개의 아미노산만이 달랐으며 HA의 receptor 결합부위의 아미노산은 차이가 없었다. Neuraminidase 서열의 특징인 57개의 neucleotide 결손이 두 바이러스 모두 함께 관찰되었다. Hemagglutinin과 neuraminidase 이외의 다른 여섯 개의 유전자에서는 대부분의 서열이 90~95%에서 일치를 보여 두 바이러스가 유전학적으로 매우 밀접한 관계에 있는 것을 의미하였다. 이것으로 미루어 보아 인플루엔자 H5N1이 감염된 닭에서 환아에게 다른 중간 매개 포유동물 없이 직접 감염되었다는 것을 알 수 있었다. 즉 H5N1이 다른 포유류에 대한 사전 적응과정 없이 조류-인간 종간의 벽을 넘었다는 것이다.

11월에 들어 다시 인플루엔자 H5N1에 의한 환자가 발생하고 12월에 접어들며 증가하는 추세를 보이자 홍콩정부는 12월 29일부터 약 1300만 수의 감염이 의심되는 닭을 도살하였고 이후 더 이상의 추가발생은 보고되지 않았다. 이번 인플루엔자 H5N1 유행에 만약 이 시기에 다른 인간 인플루엔자가 함께 유행했다면 사람이 바이러스 유전자 재조합의 mixing vessel이 될 수도 있었다는 점이다. 만약 결과적으로 H5N2 등과 같이 사람에게 높은 병원성을 지닌 새로운 재조합 바이러스가 출현했다면 세계적으로 수백만명 이상의 목숨을 빼앗아 갈 수 있는 대유행이 발생했을 수도 있었을 것이다. 닭에서의 H5 유행이 그간 수십년간 있었지만 대유행을 일으킬만한 유전 재조합은 일어나지 않았다. 만약 H5 유전자 재조합이 발생한다해도 사람 숙주에 적응해서 사람에서 사람으로의 전파를 유발하기까지는 최소한 1년 이상은 소요될 것이다. 사람과 동물들에서 표본감시를 잘 유지해서 새로운 유전자 재조합 바이러스를 찾게 된다면 아마 이 시기는 새로운 백신을 개발하거나, 바이러스의 전파를 막는 방역조치를 위한 시간으로 이용할 수 있을 것이다.

2) H9N2 인플루엔자의 유행

1999년 홍콩에서 3월에 각각 13개월, 4세된 두 명의 여자 소아로부터 비전형적인 A형 바이러스가 분리되었으며 표준시약으로 아형을 구분할 수 없었다. 따라서 바이러스를 미국 CDC, 영국의 National Institute of Medical Research에 의뢰하였고 1999년 4월 7일 두 기관 모두 인플루엔자 H9N2 바이러스로 분리결과를 보고하였다. 이는 인플루엔자 H9N2에 의한 최초의 인체감염인 것이다. 이후 중국본토에서 5례가 더 보고되었으나 확진되지는 않았다. 이후에서 인플루엔자 H9N2에 의한 확진 또는 의심되는 사례가 더 보고되지는 않았고, 호흡기 질환의 증가 추세도 보이지 않았다.

인플루엔자 H9N2는 H5N1처럼 조류바이러스로서 대개 조류에 감염을 유발한다. 하지만 H5N1처럼 가금류에서 높은 사망을 보이지는 않으며 또 인플루엔자 H9N2에 감염된 두 명의 소아도 모두 완쾌되었다. 어떻게 두 소아가 인플루엔자 H9N2에 노출되었는지는 아직 밝혀지지 않고 있다. 인플루엔자 H9N2의 지역 사회에서의 감염의 범위, 전파경로, 위험인자, 가금류의 인플루엔자 H9N2의 감염과 다른 동물, 또는 인간과의 관계 등에 관한 연구가 시행되었다. 환자들의 자세한 병력 청취와 더불어 접촉한 가족, 학생, 병원에서의 대조군 등에서 인플루엔자 H9N2에 대한 항체를 검출했다. 또한 병원의 혈액 검체와 농장의 인부들에게서 채취해두었던 혈액도 지역사회에서의 감염률을 파악하기 위해 함께 검사하였다. 이와 동시에 가금류에 대한 검사도 병행되었다. 인플루엔자 H9N2 바이러스 항체는 검사한 접촉자 및 대조군 등 233명 중 한명(0.4%)에서만 검출되었다. 이 항체 양성 결과를 보여준 사람은 의료종사자(health care worker)로서 H9N2 바이러스의 유전자 분석결과 인간 인플루엔자 바이러스와의 재조합없이 조류 바이러스로부터 인간에게 직접 감염을 유발했음을 알 수 있었다. 이런 결과들을 미루어 가금류가 주감염원이며, 조류로부터 사람에게의 직접전파가 인플루엔자 H9N2의 주된 전파경로인 것으로 나타났다. 사람간의 전파에 대해서 아직은 단언할 수는 없지만 항체가가 여러 집단에서 모두 낮게 나온 것으로 미루어 보아 지역사회에서 인플루엔자 H9N2의 전파는 거의 없는 것으로 생각된다. 따라서 당장 인플루엔자 H9N2가 공중보건학상 큰 문제를 야기하지는 않을 것으로 생각된다.

3) H5N1 조류인플루엔자

2003년부터 인플루엔자 A/H5N1를 고병원성 인플루엔자 발생하여 440명 인체감염유발하여 262 (59.5%)명의 사망자 발생(2009.8.30), H5N1, H7N9, H7N7를 고병원성 조류인플루엔사 인체감염종바이러스를 신설(2013.9.13)조류인플루엔자는 식품으로 전파되지 않고 공기 · 호흡기로 전파된다. 인플루엔자 바이러스는 71℃ 이상 가열하면 사멸된다.

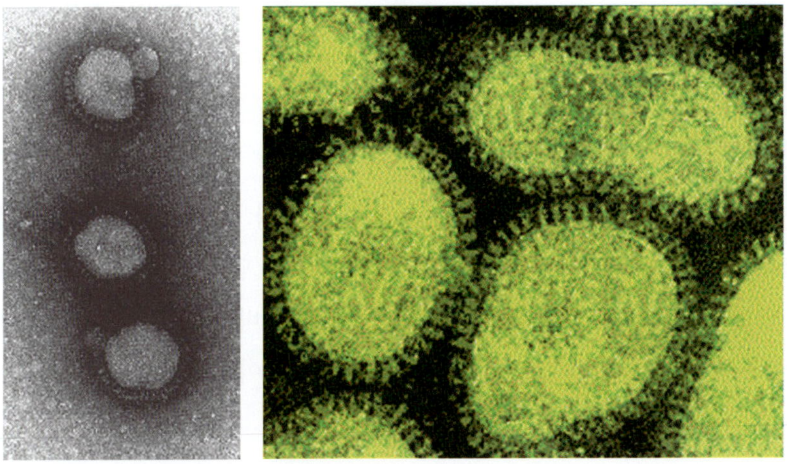

그림 2-1. 인플루엔자바이러스

2. 병원체

인플루엔자바이러스는 A, B, C형이 있고, A형과 B형은 인플루엔자바이러스 속이며 C형은 인플루엔자바이러스 C속에 속한다.

- 크기 : 비리온의 직경이 80~120 nm정도
- 형태 : 외부에 돌기가 있으며 대체적으로 구형을 하고 있으나 수정계란 및 감수성 세포 등에서 분리된 직후의 바이러스는 필라멘트 같은 특이한 형태를 취하는 경우도 있다. 외측에 스파이크가 배열되어있다.
- 엔벨로프 : A형, B형에는 HA와 NA의 스파이크가 있지만 C형에는 NA가 없으며, HA 활성과 수용체 파괴 활성기능을 지닌 당단백을 지니고 있다.
- 핵산 : 음성 분절 RNA 게놈으로 A와 B는 8개, C는 7개의 분절로 되어 있다.

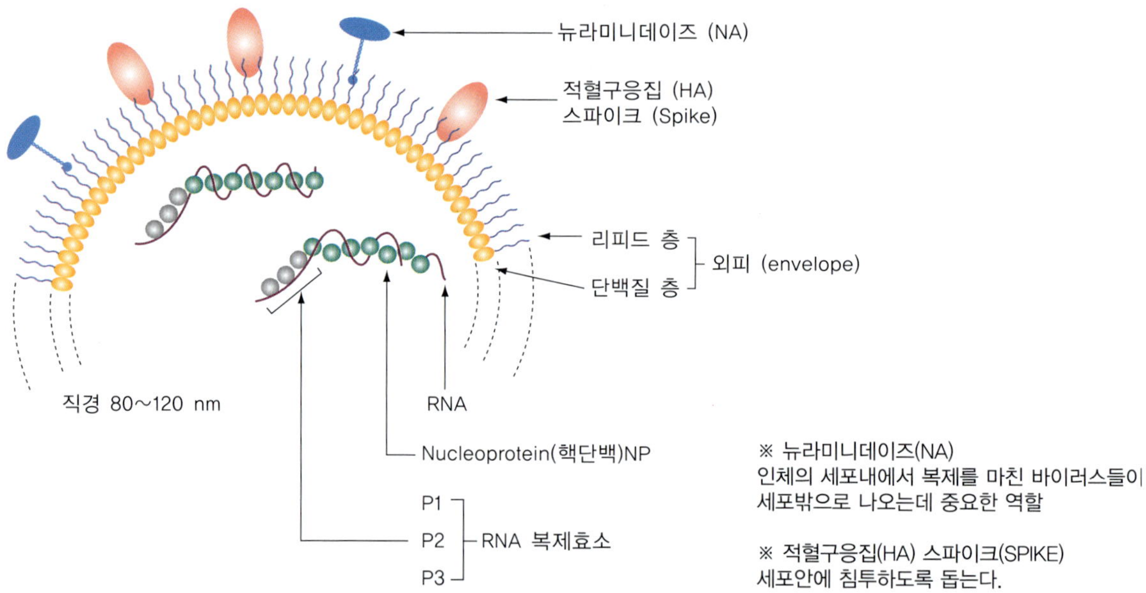

그림 2-2. 인플루엔자바이러스의 구조

피막을 가진 비리온은 7개의 구조 단백질을 포함하고 있다. 즉 matrix (M)단백질, nucleocapsid (NP)단백질 그리고 3개의 RNA 복제와 전사의 기능이 있는 단백질이 있고 외부의 페플로머 혹은 돌기는 두 개의 당단백질로 구성되어 있다. 즉 헤마글루틴은 바이러스가 세포에 침투시 바이러스의 부착을 용이하게 하며 뉴라미니데이즈는 세포에서 증식한 바이러스의 방출을 용이하게 한다.

표 2-5. 인플루엔자 바이러스 A, B, C형의 비교

형		A	B	C
혈구응집성		4℃-실온에서 닭, 기니아피그 등의 적혈구 응집	A형과 거의 같다	4℃ 에서만 응집하고 실온에서는 응집 없음.
자연계에서의 숙주		사람, 돼지, 말, 닭, 오리 등	주로 인간	인간에게만
배양		발육계란(10~11일), 양막강과 뇨막강, 33~36℃, 2~4일	A형과 거의 같다.	7~9일간의 양막강, 32~33℃, 4~5일
조직배양		MDCK(개의 신장조직)	좌와 동일	원숭이의 신장조직
임상	잠복기	1~4일	4일	
	발열	30~40℃	38~40℃	거의 없음.
	전신증상	+++	++	±
	합병증	폐렴, 크루프	Reye 증후군	없음.

이들 두 개의 당단백질은 기본적인 항원의 변이를 나타내는 것으로 특히 인플루엔자 A바이러스의 아형 사이에 잘 표현된다. 서로 형이 다른 바이러스가 한 개체 내에서 이중감염이 일어나 유전자 재조합을 일으켜 새로운 신형 바이러스가 생기고 이에 대한 면역력이 없는 사람들에게서 대유행을 일으키는 것으로 생각된다. 인플루엔자 바이러스는 항원변이라는 독특한 특징을 가지고 있다. 크고 작은 항원 변이는 거의 매년 일어나며 이러한 항원변이를 통해 계속적인 인플루엔자의 유행이 야기되는 것이다. 항원변이는 인플루엔자 바이러스 표면의 hemagglutinin (HA)과 neuraminidase (NA)가 중요하게 관여하며 이중 HA가 중요한데 HA에 대한 항체는 감염성을 중화하는 역할을 하기 때문이다. 인플루엔자 항원변이에는 항원대변이(antigenic shift)와 항원소변이(antigenic drift)의 2가지가 있다. 항원대변이(antigenic shift)는 hemagglutinin이나 neuraminidase의 변화에 의해 항원이 기존의 것과 전혀 다른 새로운 HA나 NA로 바뀌는 것이다.

인플루엔자 바이러스의 명명은 바이러스 Nucleoprotein 항원성/분리유래숙주(인간의 경우는 생략)/분리지명/분리주번호/분리연도, 또한 이후에 HA와 NA의 항원형을 괄호 안에 기입한다. 예를 들면 H3가 H2로, N1이 N2로 새롭게 바뀌는 것 등이다. 이런 항원의 대변이는 대유행과 연관이 되어왔다.

항원성의 변이는 인플루엔자바이러스의 명명법은 항원성의 변이가 빈번하고 많은 아형이 존재함으로써 이의 체계적인 관리와 인식의 정리를 위해서 다음과 같은 표기 방법을 사용하고 있다. 이것은 세계보건기구(WHO)에서 제안하여 현재 모든 나라에서 표기하는 방법이다. 예를 들어 Influenza A/swine/Iowa/15/30 (H3N2)에서와 같이 바이러스가 유래된 동물을 표기하고 위와 같이 사람에서 분리되었을 경우, 사람은 표기하지 않으며 기타사항은 동일하다. 이들 항원성의 H항원은 H1, H2-H12로 표현하며, N항원은 N1, N2-N9로 아형을 분류하고 있다.

표 2-6. 인플루엔자 바이러스의 H형과 N형의 분류

숙주	혈구응집소(HA)	뉴라미니데이즈(NA)
사람	H1, H2, H3, H5, H7	N1, N2
돼지	H1	N1
말	H3, H7	N7, N8
새	H3, H4, H5, H6, H7, H8, H9, H10, H11	N2, N3, N4, N5, N6, N7, N9

3. 임상증상

인플루엔자바이러스의 잠복기는 1~2일이며 질환은 38~40℃의 갑작스런 고열, 두통, 근육통, 비염, 기관지염, 인두염, 그리고 기침 등의 증세로 시작된다. 인플루엔자에 감염된 환자는 대체로 1주일 전후에 회복하게 되나 합병증이 발생하는 경우 인플루엔자바이러스로 인한 폐렴이 진행되고 박테리아 감염으로 발전된다. 특히 심장 혈관과 폐에 질환을 가진 어린 연령층에 심하며 이 경우 기침의 시작과 화농성 가래, 고열, 흉통, 그리고 호흡으로 알 수 있게 되며 박테리아에 의한 중감염은 Streptococcus pneumoniae, Staphylococcus와 Haemophilus influenzae가 일반적인 경우들이다. 이런 경우 적당한 항생제 투여가 빨리 시도되어야 하며 사망은 인플루엔자 폐렴에서 일반적으로 일어나고 특히 고 위험군에서 일반적이다.

라이 증후군

정의

1963년 호주의 병리학자 Reye 씨가 처음 보고한 이래 세계적으로 점차 증가하고 있는 질환으로, 급성 뇌증과 간의 지방변성이 동반되는 질환을 라이 증후군이라고 하며, 혈중 암모니아의 상승, 간의 효소 수치 상승, 저혈당, 뇌압 상승 등이 특징적인 임상 소견이다. 주로 2세 미만의 영아와 6세 전후의 유아에서 흔히 발생한다.

원인

원인은 아직 확실치 않다. 다만 바이러스 감염, 특히 인플루엔자나 수두 유행 후 발생 빈도가 증가하는 것이 역학적으로 확인되고 있다. 그리고 아스피린 등의 중독과도 관계가 있다고 하며, 1986년부터 미국에서는 아스피린이 함유된 모든 의약품에 라이 증후군에 대한 경고문을 표시하고 있습니다. 그러나 성인에서는 아스피린의 복용과 관련이 없다고 한다.

표 2-7. 사람, 하등동물, 조류에서 분리된 A형 인플루엔자 바이러스의 H형과 N형

Subtypes	Species of origin			
	Human	Swine	Horse	Birds
Hemagglutinin				
H1	PR/8/34	Sw/la/15/30	-	Dk/alb/35/76
H2	Sing/1/57	-	-	Dk/Ger/1215/73
H3	HK/1/68	Sw/Taiwan/70	Eq/Miami/1/63	Dk/Ukr/1/63
H4	-	-	-	Dk/Cz/56
H5	-	-	-	Tern/S.A./61
H6	-	-	-	Ty/Mass/3740/65
H7	-	-	Eq/Prague/1/56	FPV/Dutch/27
H8	-	-	-	Ty/Ont/6118/68
H9	-	-	-	Ty/Wis/1/66
H10	-	-	-	Gk/Ger/N/49
H11	-	-	-	Dk/Eng/56
H12	-	-	-	Dk/Alb/60/76
H13	-	-	-	Gull/MD/704/77
H14	-	-	-	Dk/Gurjev/263/82
H15	-	-	-	-
H16	-	-	-	-
Neuraminidase				
N1	PR/8/34	Sw/la/15/30	_	Ck/Scot/59
N2	Sing/157	Sw/Taiwan/70	-	Ty/Mass/3740/65
N3	-	-	-	Tern/S.A./61
N4	-	-	-	Ty/Ont/6118/68
N5	-	-	-	Sh/Austral/1/72
N6	-	-	-	Dk/Cz/56
N7	-	-	Eq/Pargue/1/56	FPV/Dutch/27
N8	-	-	Eq/Miami/1/63	Dk/Ukr/1/63
N9	-	-	-	Dk/Mem/546/74

4. 치료

1세대 항인플루엔자 치료제인 M2억제제 중 amantadine은 1966년, riamatadine는 1993년부터 미국에서 처음 시판되었다. 현재 국내에서는 M2 억제제들은 구하기 어렵고, 약제 자체의 부작용 및 내성발현 등 단점으로 말미암아 사용량이 매우 적으며, 증상을 경감시키는 치료가 주를 이루고 있다. 인플루엔자에 대한 특이치료가 이루어지지 않으므로 고위험군에서 합병증의 발생, 입원 내지 사망을 줄이는데 별 도움이 되지 않는 것으로 사료된다.

최근 전혀 새로운 작용기전의 2세대 항인플루엔자 치료제인 neuraminidase 억제제가 개발되므로써 환자의 치료에 새로운 무기를 갖게 되었다. Neuraminidase 억제제인 zanamivir와 oseltamivir는 1999년부터 유럽 및 미국 등지에서 인플루엔자 환자의 치료에 사용되기 시작하였다. Neuraminidase 억제제는 인플루엔자 예방효과도 있어서 인플루엔자 백신의 보조제로서 필요한 경우에 유용하게 사용될 것으로 기대된다.

치료약은 타미플루(성분명 오셀타미버) 75 mg 1캡슐을 하루 2번 5일간 복용한다.

표 2-8. 1957~2000년도 한국에서 분리한 인플루엔자 바이러스

Year	Influenza A virus	Influenza B virus
1957	A/Japan/57 (H2N2)	
1969	A/Hong Kong/1/68 (H3N2)	
1971	A/Hong Kong/1/68 (H3N2)	
1972	A/Hong Kong/5/72 (H3N2)	
1974	A/England/42/72 (H3N2), A/Port Charlmers/1/73 (H3N2)	
1975	A/Port Charlmers/1/73 (H3N2)	
1976	A/England/864/75 (H3N2)	
1977	A/Victoria/3/75 (H3N2), A/Victoria/112/76 (H3N2)	B/Wellington/1/75
1978	A/USSR/90/77 (H3N2)	
1979	A/Brazil/11/78 (H3N2)	
1980	A/Bangkok/1/79 (H3N2)	
1981	A/Bangkok/1/79 (H3N2)	
1982	A/Philippines/2/82 (H3N2)	
1983	A/Philippines/2/82 (H3N2)	
1985	A/Philippines/2/82 (H3N2), A/Mississippi/1/85 (H3N2)	
1986		B/Yamanishi/510/84
1987		B/Victoria/2/87
1988	A/Taiwan/1/86 (H1N1), A/Singapore/6/86 (H1N1) A/Shanhai/11/87 (H3N2), A/Sydney/1/87 (H3N2)	B/Shanghai/11/87
1989	A/Shanhai/11/87 (H3N2)	B/Yamagata/16/88
1990	A/Guizhou/54/89 (H3N2), A/England/427/88 (H3N2)	

Year	Influenza A virus	Influenza B virus
1990~1991	A/Guizhou/54/89 (H3N2)	
1991~1992	A/Washington/5/92 (H3N2)	
1992~1993		B/Panama/45/90
1994~1995	A/Shanhai/9/93 (H3N2)	
1995~1996	A/Taiwan/1/86 (H1N1)	
1996~1997		B/Beijing/184/93, B/Guangdong/262/95
1997~1998	A/Sydney/5/97 (H3N2), A/Johannesburg/33/94(H3N2)	B/Beijing/194/93, B/Guangdong/8/93
1998~1999	A/Sydney/5/97 (H3N2), A/Beijing/262/95 (H1N1)	B/Harbin/07/94
1999~2000	A/Sydney/5/97 (H3N2), A/Beijing/262/95 (H1N1)	B/Harbin/07/94
2000~2001	A/Panama/2007/99 (H3N2), A/Newcaledonia/20/99 (H1N1)	
2001~2002	A/New Caledonia/20/99(H1N1)-like virus, A/Moscow/10/99(H3N2)-like virus[7)]	B/Sichuan/379/99-like virus[9)]
2002~2003	A/New Caledonia/20/99(H1N1)-like virus, A/Moscow/10/99(H3N2)-like virus[7)]	B/Hong Kong/330/2001-like virus
2003~2004	A/New Caledonia/20/99(H1N1)-like virus, A/Moscow/10/99(H3N2)-like virus[7)]	B/Hong Kong/330/2001-like virus[8)]
2004~2005	A/New Caledonia/20/99(H1N1)-like virus, A/Fujian/411/2002(H3N2)-like virus[6)]	B/Shanghai/361/2002-like virus[5)]
2005~2006	A/New Caledonia/20/99(H1N1)-like virus, A/California/411/2002(H3N2)-like virus[4)]	B/Shanghai/361/2002-like virus[5)]
2006~2007	A/New Caledonia/20/99(H1N1)-like virus, A/Wisconsin/67/2005(H3N2)-like virus	B/Malaysia/2506/2004-like virus
2007~2008	A/Solomon lslands/3/2006(H1N1)-like virus, A/Wisconsin/67/2005(H3N2)-like virus[3)]	B/Malaysia/2506/2004-like virus
2008-2009	A/Brisbane/59/2007(H1N1)-like virus, A/Brisbance/10/2007(H3N2)-like virus[1)]	B/Florida/4/2006-like virus[2)]
2009~2010	A/Brisbane/59/2007(H1N1)-like virus, A/Brisbance/10/2007(H3N2)-like virus[1)]	B/Brisbance/60/2008-like virus
2010~2011	A/Califonia/7/2009(H1N1)-like virus A/Perth/16/2009(H3N2)-like virus	B/Brisbane/60/2008-like virus
2011~2012	A/Califonia/7/2009(H1N1)-like virus A/Perth/16/2009(H3N2)-like virus	B/Brisbane/60/2008-like virus
2012~2013	A/Califonia/7/2009(H1N1)-like virus A/Victoria/361/2011(H3N2)-like virus	B/Wisconsin/1/2010-like virus
2013~2014	A/Califonia/7/2009(H1N1)pdm09-like virus A/Victoria/361/2011(H3N2)-like virus	B/Massachusetts/2/2012-like virus

1) A/Brisbane/10/2007 현 남반구 백신주
2) B/Florida/4/2006 and B/Brisbane/3/2007(a B/Florida/4/2006-like virus)현 남반구 백신주
3) A/Hiroshima/52/2005와 항원성이 동일
4) A/New York/55/2004와 항원성이 동일
5) B/Jilin/20/2003, B/Jiangsu/10/2003와 항원성이 동일
6) A/Wyoming/3/2003, A/Kumamoto/102/2002와 항원성이 동일
7) A/Panama/2007/99와 항원성이 동일
8) B/Shandong/7/97, B/Hong Kong/330/2001. B/Hong Kong/1434/2002와 항원성이 동일
9) B/Johannesburg/5/99 또는 B/Victoria/504/200과 항원성이 동일

1) M2 억제제(amantadine, rimantadine)

Amantadine과 rimantadine은 인플루엔자 A 바이러스에만 특이하게 작용하는 약제로서 바이러스증식에 필수적인 세포막 단백인 M2 protein ion channel의 기능을 억제하여 바이러스 탈외피(uncoating)를 방해하여 작용하므로 M2억제제로 분류된다. 그러므로 M2 protein이 없는 B형 인플루엔자 바이러스에는 효과가 없다. amantadine과 rimantadine 모두 증상 시작 48시간 이내에 투약시 인플루엔자 A에 의한 발열 및 기타 전신증상의 기간을 단축시키기 위해 사용될 수 있다. M2 억제제는 A형 인플루엔자 바이러스에 의한 발병을 예방하는데 70~90%의 효과가 있다. 그러나 어디까지나 항바이러스제는 인플루엔자 백신의 대체제가 아닌 보조제로 사용되어야 한다. M2 억제제의 예방요법은 고위험군 환자 또는 병원근무자들에서 인플루엔자 유행 중에 백신 접종 후 항체가 형성되기 전까지 2주 동안 보조치료제로서, 양로원 및 집에서 고위험군을 간호하고 있는 백신 미접종자에서 감염의 전파를 막기 위해서, 면역저하환자들에서 백신 접종 후 항체 형성이 충분하지 못할 것으로 예견될 때, 인플루엔자 백신 접종이 금기사항인 고위험 환자군에서 사용될 수 있다.

M2 억제제에 의한 부작용으로 중추신경계(신경증, 불안, 집중력 장애, 두통등) 및 위장관계 증상(오심 및 식욕부진)이 있는데, 보통 경하며, 투약 중단 후 곧 소실된다. 계속 복용하면, 첫 1주 내에 대개 없어지거나 약해진다. 중추신경계 부작용은 rimantadine보다 amantadine 복용자에서 발생율이 더욱 높다. 건강한 성인에서 6주간 예방적투여시 200 mg/일 rimantadine 복용자의 약 6%, 동량의 amantadine 복용자에서 약 13%, 위약 대조군 4% 등이었다. 위장관 부작용은 위약군 1%에 비하여 두가지 중 한가지약 복용자의 약 1~3%에서 발생되었다. 중증 부작용(예, 행동장애, 혼미, 환각, 경련등)도 나타날 수 있는데, 특히 신부전, 경련성 질환, 정신질환 환자, 노인에서 예방적으로 200 mg/일 투여하는 경우들에서 더욱 빈번히 나타날 수 있다. 투여용량은 노인환자, 신장 또는 간장기능 부전환자에서 적절히 감량 조절되어야 한다

2) Neuraminidase 억제제

(1) 개발의 역사

일찍이 1942년 Hirst 등이 인플루엔자 바이러스 표면에 적혈구로부터 바이러스 수용체(receptor)를 제거하는 활성효소의 존재를 발견한 바 있으며, 이러한 효소를 억제하는 물질이 효과적인 항바이러스제가 될 수 있을 것으로 생각하였다. 1969년에 Meindl등에 의하여 개발된 첫 인플루엔자 바이러스 neuraminidase 억제제는 바이러스 증식을 억제하였으나, 낮은 활성과 특이성을 갖고 있었다. 1980년대 Coleman 등이 인플루엔자 바이러스 neuraminidase의 결정구조와 neuraminic acid와의 복합체를 규명하였고, 1993년 von Itzstein 등이 4-guadinino-Neu5Ac2en (GG167, zanamivir)

가 시험관내와 생체내에서 인플루엔자 바이러스 neuraminidase를 강력히 억제하는 것을 밝혀냈다. 1994년에 처음으로 임상연구가 시작된 zanamivir (Relenza)는 1999년에 호주, 영국, 미국 등지에서 시판허가를 받았다. 두 번째 약제인 oseltamivir (GS4d104, Tamiflu)는 1997년에 Kim등에 의해 발견되었으며, 스위스, 캐나다, 미국 등지에서 시판허가를 받았다. 세 번째인 RWJ-270201은 1999년에 임상연구에 들어가게 되었다.

(2) 화학구조

Neuraminidase가 인플루엔자 바이러스 증식에 있어 중요한 역할을 함에 따라 특이 억제제의 개발에 연구가 집중되어 왔다. 결정학적(crystallographic) 연구는 neuraminidase의 활성부위는 인플루엔자 A 및 B 바이러스 모두에 안정적으로 존재하므로 화학요법의 목표로서 적합하다는 것이 밝혀졌다. Neu5Ac2en (DANA)은 neuraminic acid의 탈수 유도체(dehydrated derivative)로서 neuraminidase 효소작용 시에 개재하게 된다. 컴퓨터 프로그램의 도움으로 neuraminidase 억제제가 합성되었다.

(3) 작용기전

인플루엔자 바이러스 표면 당단백(glycoproteins)인 hemagglutinin (HA)와 neuraminidase (NA)는 말단에 neuraminic acid residue를 포함한 수용체와 결합한다. HA는 세포 수용체와 결합하여 바이러스 침투를 시작하며, 바이러스와 세모의 막사이에 융합(fusion)을 조장한다. NA는 cytoplasmic tail, transmembrane domain, stalk region 및 globular head로 구성된 사중체(tetramer)로서 활성부위는 globular head 부위에 있는 함몰(depression)부위에 있으며, 이는 A 및 B형 인플루엔자 바이러스에 잘 보존되어 있다. NA는 주변부 oligosaccharide moiety와 말단 neuraminic acid residue를 연결하는 α-ketosidic bond를 절단하여 HA에 의해 인지된 수용체를 파괴한다. 이러한 절단은 바이러스가 호흡기의 감염부위로부터 들어가고 나가는 활동을 원활하게 해준다. 호흡기 점액(mucin)은 neuraminic acid residue를 갖고 있으므로 수용체 파괴는 분비물을 뚫고 바이러스가 호흡기 점막세포내로 침투하는데에 중요하다. Progeny virion은 세포표면으로 빠져 나온다. 세포표면 HA 수용체의 절단이 바이러스 배출의 선결요인이다. 바이러스 배출에의 또다른 장애는 새로이 합성된 HA 및 NA의 oligosaccharide chain의 neuraminic acid residue의 존재이다. 주변에 있는 virion이 HA가 이러한 neuraminic acid residue를 인지하여 결합하므로써 progeny virion의 self-aggregation을 초래한다. Virion 배출은 바이러스 표면 당단백과 세포막에 있는 NA의 수용체 파괴작용을 필요로 한다. NA 억제제의 존재하에서 virion은 감염된 세포막과 바이러스간에 그대로 붙어있게 되며, 따라서 바이러스 전파는 억제된다.

(4) 약리역동학적 특성, 항바이러스 효과 및 약제 상호작용

Zanamivir의 높은 극성(polar), zwitterionic 성상은 위장관 흡수율을 낮추며, 전신적 투여시에서 신속히 제거되므로 비말(aerosol)로 흡입 투여한다. 쥐실험에서 비강내 zanamivir는 복강내 또는 경구투여보다 폐장조직내 바이러스 숫자(virus titre)를 유의하게 낮추었다. anamivir는 비강 spray 또는 drops, nebulized mists, 또는 현재 상품화된 dry-powder aerosol 형태로 투여가 가능하다. 분말은 lactose와 혼합(5 mg zanamivir + 20 mg lactose)제재이다. Lactose 분자는 크고(>40 μm), 정상인에서 70~87%가 구인두(oropharynx)에 침착이 된다. 구강 흡입된 zanamivir의 13~15%는 기관지 분지(tracheobronchial tree) 및 폐에 침착이 되고, 4~17%가 전신적으로 흡수된다. 흡입된 zanamivir는 국소 호흡기 점막에 충분히 인플루엔자 A 및 B 바이러스 neuraminidase를 억제할 수 있을 정도로 충분히 높은 농도를 유지한다. Zanamivir 농도는 흡입후 6시간에 객담내 1000 ng/mL 이상을 유지하여 24시간 까지 검출될 정도로 유지된다. 비강내 투여시에도 비세척액중에 2~7일간 검출된다. Zanamivir는 2.5~5.1시간의 반감기를 가지며 변화되지 않은 채 소변으로 배설된다. 흡수되지 않은 약제는 대변으로 배설된다. 혈장농도는 낮으며 소변내 배설량을 기초로 한 전신전 노출은 투여량의 약 15%로 추정된다. 체내 분포용적은 세포외 용액(extracellular water)과 유사하다.

Oseltamivir ethyl ester의 생체 이용율(bioavailability)은 약 80%이며, 간내 esterase에 의해서 활성화된 활성을 갖고 있는 oseltamivir carboxylate로 신속히 대사된다. 전구약(prodrug) 경구 투여 후 oseltamivir의 전신적 노출은 oseltamivir carboxylate의 3~5%에 불과하다. 혈장농도는 약 1시간에 최고농도에 도달되며, 1~3시간의 반감기로 빠르게 감소된다. Oseltamivir carboxylate는 3~4시간에 최고농도, 반감기는 6~10시간이다. 안정적인 상태에서 oseltamivir carboxylate 농도는 노인에서 약 25% 높지만, 내약성은 우수하고 용량조절은 필요하지 않다. 동물실험에서 호흡기계에 우수한 약제분포를 나타내지만 인체에서의 연구결과는 없다. 식사와 함께 oseltamivir를 복용하여 최고혈장농도 또는 생체이용율에 별다른 영향을 끼치지는 못하지만 위장장애의 위험은 감소시킨다. Oseltamivir carboxylate는 신장을 통하여 대사 없이 사구체 여과 및 세뇨관 분비로 소변으로 배출된다. 중증 신부전시 용량조절이 필요하다. Zanamivir 및 oseltamivir 모두 긴 항바이러스 작용을 갖고 있어 치료에 있어 1일 2회, 예방에 있어서는 1일 1회로 충분하다.

Neuraminidase 억제제(zanamivir, oseltamivir, RWJ-270201)는 모두 시험관내에서 임상환자분리바이러스와 조류로부터 분리된 A형 인플루엔자 바이러스 모두에 우수한 활성을 나타내었다(표 2-10). 일반적으로 A형 인플루엔자 바이러스에 비하여 B형 인플루엔자 바이러스에 대한 활성이 낮다. 인플루엔자 바이러스 이외 sialidase에 대한 억제는 적어도 백만배 이상의 약제농도를 필요로 하며 세포독성은 알려진 바 없다. 세포배양상 임상분리 바이러스주에 대한 활성은 1,000배 이상 다양하다(zanamivir의 경우 2 nmol/L~16 μmol/L). 세 약제 모두 amantadine 및 rimantadine 내성 A형 인플루엔자 바이러스에 대해서도 활성을 나타내었으나 기타 호흡기 바이러스들은 억제하지 못하였다. 인플루엔자 동물실험에서 유행을 일으켰던 병독성이 높은 H5N1 감염을 예방할 수 있었다. NA 억제제에 대한 자생적인 내성은 발견된 바 없으나 zanamivir 또는 oseltamivir carboxylate 존재하에서 세포배양에서 인플루엔자 바이러스의 계대 배양시 내성이 유도되며 내성 변이주가 임상에서 현재 발견되고 있다.

Zanamivir 및 oseltamivir 모두 임상적으로 유의한 약제 상호작용은 나타내지 않는다. 시험관에서 두 약제 중 어느것도 cytochrome P450 isoenzymes을 억제 또는 유도하지는 않는다. 두 약제 모두 혈장단백결합율은 10% 이하이다. Neuraminidase 억제제(특히 zanamivir)는 불활화 인플루엔자 백신 접종 후 항체반응에 별다른 영향을 끼치지는 않는다. 그러므로 인플루엔자 유행 절기중에 뒤늦게 백신접종을 한 경우에 항체 형성전까지의 예방을 위하여 사용될 수 있다. 그러나 oseltamivir, zanamivir 모두 비강내 생-약독화 백신의 증식 및 면역원성을 감소시킬 수 있다.

표 2-9. Zanamivir와 oseltamivir의 약리학적 특성 비교

특성	Zanamivir	Oseltamivir
경구 흡수율(%)	매우 낮음(<5)	높음(~80)
제형	건조 분말 흡입	경구 캡슐 액체
분포(%)	인두(~80) 기관-기관지/폐(~15)	상부 및 하부 호흡기
생체 이용율(%)	12~17	~80
Tmax (시간)	0.75~1.5	2.5~5
최고 혈장농도(Cmax) (ng/mL)	30~50	~350
분포 용적(L)	16	23~26
혈장 제거반감기, $T\frac{1}{2}$ (시간)	2.5~5	7~9
대사	None	Deesterification
제거	신장	신장
신/간기능 장애시 용량조절	None/none	Yes/not studied

표 2-10. Neuraminidase 억제제의 인플루엔자 A 및 B 바이러스에 대한 억제효과

억제제	억제(IC_{50}, nmol/L)		
	A/N1	A/N2	B
Zanamivir	0.5~2.5	0.9~5.6	1.0~7.9
Oseltamivir	0.3~1.0	0.2~0.8	1.7~18.3
RWJ-270201	0.2~1.4	0.5~0.9	0.6~11.0

IC_{50} = 효소활성을 50% 감소시키는 약제 농도

(5) 임상치료효과

Zanamivir는 건강한 자원자에서 실험적 인플루엔자 A의 예방 및 조기 치료에 효과가 입증되었으며, 실험적인 인플루엔자 B에도 우수한 항바이러스 효과를 나타내었다. Zanamivir의 인플루엔자 환자에 대한 치료효과는 많이 연구되었는데 위약 대조군 연구결과 증상시작 48시간 이내에 1회 10 mg씩 1일 2회 투여 5일간 치료가 성인 및 12세 이상 청소년에서 증상 해소까지의 1~2.5일 단축시켰다. Zanamivir는 건조분말로서 동봉된 Diskhaler라는 플라스틱 기구를 이용하여 경구흡입하여 사용한다. 여러 연구결과들을 종합 분석한 결과 발열환자에서는 1.5일, 50세 이상 성인에서 3일 단축 효과가 있다. 인플루엔자 A 및 B 모두에 효과가 있으며, 평상시 업무로의 복귀도 빨라졌다. 인플루엔자로 확진된 환자에서 zanamivir 치료는 평균 유병기간을 1~1.5일간 단축시켰다. 정상생활로의 복귀까지의 평균 시간은 위약 대조군보다 2.8일 짧았다. 질환의 중증도 점수는 치료와 함께 호전되었으며 특히 증상 시작 30~36 시간 이내에 치료가 시작된 환자에서 효과가 뚜렷하였다. 2499명에서의 연구결과를 종합하면 흡인 zanamivir는 하부 호흡기 감염증으로 인한 항생제 사용빈도를 40% 감소시켰으나 상부호흡기 합병증에 대한 처방의 빈도를 낮추지는 못하였다. 비강내 zanamivir는 비강내 바이러스 분리를 감소시켰고 흡입 zanamivir는 인두부 바이러스 분리빈도를 낮추었다.

실험적 A형 인플루엔자 감염의 치료에 있어서 증상 소실까지의 평균시간이 oseltamivir 투여자 53시간, 위약 투여군 95시간이었다(P=0.03). Oseltamivir 투여군에서 바이러스 분비 중단까지의 시간 및 증상의 점수가 유의하게 감소되었다. Oseltamivir를 발열성 인플루엔자 환자에서 증상 시작 1.5일 이내에 경구용으로 1회 75 mg씩 1일 2회 5일간 투여는 증상기간은 1.2~1.4일간 단축하였으며 증상의 중증도를 30% 정도 낮추었다. 그리고 정상 활동으로 복귀시간을 단축시켰다. 발열기간, 기침, 보조요법의 필요, 바이러스 분비역가 등을 낮추었다. 치료는 증상 시작 40시간 이내에 시작되어야 한다. Oseltamivir 권장용량은 1일 1회 75 mg씩 2회 투여, 5일간이며 creatinine clearance가 30 mL/min이하인 신부전 환자에서 투여용량을 감량하여 1일 1회 75 mg, 5일간이다. 5~12세 아동에 있어서 인플루엔자의 치료는 흡입 zanamivir 투여가 증상해소까지의 시간을 1.25일 단축시켰고, 일상생활로의 복귀시간, 경과의 중증도, 보조요법제재의 사용 등을 감소시켰다. 임산부에서 이들 약제의 효능과 안전성은 확립되지 않았다.

1997년 병독성이 높은 H5N1 조류 인플루엔자 바이러스가 직접 사람에게 전파되어 18명중 6명이 사망하였다. 1999년에도 H9N2 바이러스가 2명의 소아에서 발생되어 다시 한번 조류 독감 바이러스가 사람에 전파될 수 있음이 입증되었다. 병독성이 높은 새로운 바이러스가 발생되었을 때, 즉시 사용할 수 있는 백신이 없는 상황에서 항바이러스제는 예방과 치료에 중요한 역할을 한다. Zanamivir는 시험관내에서 H5N1 바이러스의 증식을 억제하는데 효과적이었으며 쥐 감염실험에서 폐조직내 인플루엔자 바이러스의 양을 감소시켜 이병율과 사망률을 감소시켰다. GS4071(oseltamivir의 활성 대사물질)이 시험관내 및 동물실험에서 H5N1 및 H9N2 인플루엔자 바이러스의 증식을 효과적으로 억제하였다.

(6) 예방 효과

Neuraminidase 억제제는 인플루엔자의 발병을 예방하는 효과가 입증되었으나, 아직 인플루엔자의 예방을 위한 사용에 FDA의 허가는 얻지 못한 실정이다. Monto등은 1,107명의 젊은 성인들에서 인플루엔자 계절 시작부터 10 mg/일 zanamivir 투여군과 위약군으로 나누어 4주동안 구강흡인으로 투여하였다. Zanamivir는 발열을 수반한 환자들을 포함하여 검사실에서 확진된 인플루엔자의 발생율을 유의하게 감소시켰다. 약제의 예방효과는 67~84%이었고 특별한 부작용은 없었다. 백신접종을 받지 않은 젊은 성인들에서 4주간 1일 10 mg 1회 zanamivir 흡입은 바이러스 양성 인플루엔자 감염의 발생을 31%, 임상적인 인플루엔자 67%, 발열성 인플루엔자 84%씩을 감소시켰다. 건강한 가족 구성원중에 인플루엔자 환자 접촉 후 1일 1회 10일간 흡입 zanamivir 예방요법은 인플루엔자 발생율을 79% 감소시켰다. 단기간 비강내 zanamivir 예방요법은 효과가 없었다.

(7) 부작용 및 내성

합병증이 없는 단순 인플루엔자 환자에서 연구에 의하면 zanamivir 흡입 환자군과 위약(흡입 lactose vehicle 단독)대조군간에 부작용의 빈도에 유의한 차이가 없었다. 양군에서 가장 빈번히 관찰된 부작용은 설사, 오심, 부비동염, 비증상, 기관지염, 기침, 두통, 어지러움증, 이비인후과 감염 등이다. 대부분의 부작용들이 인플루엔자와 관련된 것들(비증상, 설사, 오심, 두통)로서 임상시험결과들을 종합하면 이러한 부작용들은 5% 이하의 환자들에서 관찰되었다. Zanamivir는 임상적으로 심각한 부작용은 나타내지 않았다. 단지 시판후 조사(postmarketing surveillance)에서 천식 또는 만성폐쇄성 폐질환의 기저질환을 가지고 있는 환자에서 zanamivir 흡입후 폐기능 장애를 나타내는 환자들이 보고되었다. Zanamivir는 천식 또는 만성폐쇄성폐질환 같은 기도질환(airway disease)이 있는 경우 기관수축(bronchospasm)의 위험성으로 투여를 피하여야 한다. 이들 환자에서 zanamivir를 사용해야 하는 경우는 약제 흡입시 속효성 흡입 기관지확장제를 가까이 준비하도록 하며, 호흡곤란을 느끼는 즉시 흡입을 중단하도록 한다.

Oseltamivir의 가장 빈번히 관찰되는 부작용은 오심이며, 구토는 덜 빈번히 관찰된다. 이런 증상은 첫 복용 후에 일시적으로 나타나며 대부분 계속 복용하면서 1~2일 내에 없어진다. 성인 인플루엔자 환자에서 오심 및 구토의 빈도는 위약 복용군에 비하여 8~10% 더 높게 관찰된다. 위장관 부작용은 노인 및 고위험군 환자에서 별다른 문제가 되지 않으며, 예방적으로 사용할 때 빈도는 더욱 낮다. 위장관 부작용의 빈도는 음식과 함께 복용시 감소된다.

5. 예방 및 관리

인플루엔자바이러스의 백신은 질병발생 위험성이 높은 사람에게 권장된다. 즉 65세 이상의 연령층과 심장 혈관, 폐질환을 가진 여러 연령층, 만성질환자 그리고 어린이, 장기적으로 아스피린 처치를 받는 고위험군의 사람 및 상기 위험군에 인플루엔자바이러스를 옮길 기회를 가진 사람도 마찬가지다. 일반적으로 인플루엔자바이러스 백신은 질병예방에 70% 정도의 효과가 있으며 적어도 예방접종은 대개 인플루엔자가 유행하기 시작하는 늦가을이 되기 전에 접종해야 하며 매년 접종을 받아야 한다. 인플루엔자백신 제조 바이러스주들은 백신 생산국들이 일반적으로 세계보건기구에서 일년단위로 발표하는 권장 바이러스주에 따라 제조하게 된다.

천병철 등은 인플루엔자 예방접종의 예방효과에 관한 연구로서 65세 이상 연령 군에서 인플루엔자 유행시기동안 인플루엔자양 질환의 발생률을 산출하여 비교하였다. 이를 위해 한 지역사회 노인인구를 선정하여 예방접종군 1,488명과 비접종자는 1,425명에 대하여 인플루엔자 유행기간 동안 5개월(98년 11월~99년 3월)을 관찰하였고, 유행하는 바이러스를 분리하는 작업을 하였으며 1999년 1월과 4월에 2번에 걸친 전화설문을 실시하였다. 전화설문의 신뢰도는 조사-재조사 방법을 실시하였다.

① 인플루엔자양 질환의 예방효과 : 인플루엔자양 질환을 '발열 또는 오한이 있으면서 기침이나 인후통이 있는 경우'로 정의한 경우, 접종군과 비접종군간의 성별, 연령, 흡연여부, 사회경제수준 등을 보정하고도 인플루엔자양 질환에 대한 예방효능은 32.1% (95% CI : 18.1~43.7)이었으며 이것은 인플루엔자양 질환의 정의를 다르게 하더라도 크게 변하지 않았고 계속 유의하였다.

② 인플루엔자양 질환의 경과변화 : 발열의 지속기간은 접종군에서 3.2일, 비접종군에서 3.6일 정도로 차이가 나는 것을 관찰할 수 있었고 이 차이는 유의하였으며 인후통의 지속기간도 유의하게 예방접종군에서 짧아진 것을 관찰할 수 있다.

③ 호흡기 질환 및 순환기 질환으로 인한 입원률의 감소는 매년 60~70%정도였다.

④ 조사의 신뢰도 검정 : 조사-재조사 방법으로 설문조사의 신뢰도를 검정하였다. 성별과 결혼상태, 감기에 걸렸는지의 여부, 98년 백신접종여부, 흡연력등은 96이상의 높은 γ일치율을 보였고, 주요 상기도 감염의 증상들에 대한 일치도에서도 증상은 주관적이기 때문에 역시 일치도 다른 변수들에 비해서 떨어지고는 있으나 대부분의 항목에서 γ값이 70이상으로 높게 유지되었다.

인플루엔자의 예방 겸 치료약으로서 Amantadine (1-adamantanamine hydrochloride, Symmetrel)이나 rimantadine은 인플루엔자 A 바이러스에만 효과적이며 1~2일 정도 병의 경과가 짧아진다. 치료 기전은 세포에 인플루엔자바이러스의 부착을 방지하는 방법으로 작용하기 때문에 사람이 감염되기 전이나 직후에 투약을 시작해야한다. 복용량은 한번에 100 mg tablet로 매일 2회이다. 효과는 백신과 비슷하지만, 인플루엔자 유행 기간 동안 계속 복용해야 하므로 국내라면 4개월 이상 복용해야 한다는 계산이다. 따라서 통상은 시행하지 않고, 1). 백신을 접종 받을 수 없고 인플루엔자 합병증이 생길 위험이 높은 사람에서, 2). 인플루엔자 백신을 받았지만 항체가 생기기까지 2주간 동안 사용한다. 인플루엔자 감염으로부터 사람을 보호하기 위하여 투약해야 할 가장 적절한 시기를 잘 선택해야 하며 이것은 인플루엔자를 치료하고 질병을 가볍게 하는 데 사용되고 있다.

인플루엔자 예방지침

1. 가정, 직장, 식당 등의 화장실 관리를 철저하게 한다(문고리, 세면대 등).
2. 귀가 후 손씻기, 세수, 양치질을 한다.
3. 밖에서도 손을 자주 씻고 얼굴(눈, 코, 입)을 만지지 않는다.
4. 흡연과 음주자제, 충분한 수면, 영양가 있는 음식 섭취 등으로 건강 상태를 유지한다.
5. 가능한 사람이 많이 모이는 곳(실내 공간)에 가지 않는다.
6. 신종인플루엔자 증상이 있는 사람은 가능한 외출을 삼가고 마스크를 낀다.
7. 기침, 재치기를 할 때는 휴지 등으로 입, 코를 막고, 사용한 휴지는 휴지통에 버린다.
8. 기침, 재치기를 한 후 비누로 손을 씻는다.
9. 아픈 사림과 접촉을 하지 않는다.
10. 의심 증세가 나타나면 병 · 의원의 진료를 받는다.

6. 실험실 진단

인플루엔자의 확진은 실험실 검사로 내려지며 개별환자의 치료, 감염관리에 중요한 역할을 하며, 아울러 공중보건학적으로 중요한 수단이 된다. 실험실 진단법은 인플루엔자바이러스 분리, 바이러스항원(단백)의 검출, 바이러스 핵산의 입증, 혈청학 검사 등 4가지로 대별될 수 있다. 검체로는 혈청학적 검사이외에는 비인두 및 인후 도찰물, 비강 흡인물등이 사용된다. 임상검체의 적절한 채취 및 처리가 양성진단의 확율을 높이는데 매우 중요하다. 어떤 검사법을 선택할지는 원하는 정보의 성격에 따라 달라진다. 항원 검사(antigen detection) 또는 직접면역형광 검사(DIF)등은 항바이러스제 치료 결정과 감염관리를 위한 신속한 진단이 생명인 일차 진료의 또는 병원내에서 매우 유용한 검사법이다. 이러한 검사법들은 신속하고 편리한 반면 인플루엔자 바이러스주를 분리할 수 없으므로 항원의 성격 규명이 되지 않는다. 반면에 인플루엔자 감시조사(surveillance)에 참여하는 표준 검사실에서는 부화란(embryonated egg) 또는 포유류 세포계(mammalian cell line)에서 배양된 바이러스주의 자세한 항원 규명에 필요한 검사를 갖추어 놓아야 한다. 특히 백신제조에 포함되는 바이러스주를 결정하는데 바이러스주의 성상 규명이 절대적으로 중요하다.

1) 바이러스 분리

바이러스 분리는 인플루엔자 실험실진단의 표준방법이다. 바이러스는 발병 3일 이내에 인후 및 비인두 도말로부터 분리할 수 있다. 배양은 바이러스 증식이 용이한 세포 배양 또는 계태양막 또는 요막강(amniotic or allantoic sac)에 접종하여 시행한다. 바이러스 성장을 확인하기 위하여 적어도 48시간이 필요하며, 바이러스형을 구분하기 위해서는 1~2일이 추가적으로 소요된다. 통상 양성 배양결과는 2~10일, 음성 결과는 10~21일이 소요된다. 몇몇 검사실에서 는 신속배양법(Shell vial culture)을 사용하는데 임상 검체를 단세포층에 놓고 원심분리를 한 후 면역형광법으로 바이러스 항원을 염색한다. 신속 배양 검사법은 시험관, shell vial, chamber slides, 또는 cell culture clusters에서 배양된 바이러스에 CPE (cytopathic effect)가 생기기전 접종후 1~3일에 상품화된 단클론항체를 이용하여 면역학적 방법으로 배양세포에서 바이러스를 검출하는 방법이다. 검사결과는 검체를 세포배양에 접종한 후 24~48시간에 알 수 있다. 검사 결과까지의 시간은 단축시켰으나, 신속 배양법도 임상에서 항바이러스 요법을 결정하는 데에 도움이 되지 못한다. 결과적으로 바이러스 배양은 시간이 많이 걸리므로 국소적인 유행의 원인을 규명하기 위해서 필수적이지만, 진료실에서 개별 환자들의 항바이러스 치료여부를 결정하는데 별 도움이 되지 않는다. 또한 바이러스분리는 바이러스주의 항원 및 유전적 특성 규명이 백신 생산에 포함되는 바이러스주들을 선택하는데 중요한 기초가 되므로 매우 중요하다.

(1) 검체

인플루엔자바이러스의 분리를 위한 검체의 채취 및 보존은 바이러스의 분리 성공 여부에 가장 중요한 요인이다. 일차적으로 바이러스수송배지(virus transport medium, Difco)는 검체를 채취하기 위하여 사용하게되는 배지이다.

수송 배지는 탈지면이 달린 면봉을 채취관에 넣고 무균적으로 취급하여야 한다. 일반적으로 환자 1인의 검체 채취에 사용되는 바이러스 수송 배지의 양은 2~3 mL이며, 배지의 양이 많을 경우 검체이 희석되어 바이러스 분리율이 좋지 않을 수 있다. 일반적인 검체의 채취 부위는 환자의 인후부 혹은 비강 부위를 바이러스수송배지의 면봉으로 도찰하거나 분비물을 그대로 채취관에 넣어 바이러스 분리용 검체로 사용하며, 채취 시기는 발병 1~3일 사이의 초기에 이루어져야한다.

수송은 숙주에 검체를 접종할 때까지 4℃로 유지해야하며 드라이아이스를 사용할 경우에는 드라이아이스에서 증발한 CO_2가 검체 채취관에 유입되어 바이러스가 비활성화 되지 않도록 유의하여야 한다. 만약 1~2일 사이에 바이러스 분리를 위한 검체의 접종이 용이치 않을 경우 −70℃이하에 검체를 보관하여야 하며, −20℃의 보관은 +4℃에서의 보관보다도 바이러스의 활성이 빨리 저하된다. 항체 증명을 위한 혈청 검체는 혈액 채취 후 일반적인 처리 방법에 따른다.

(2) 바이러스 배양 및 분리

인플루엔자바이러스 분리를 위해 수집된 검체는 빠른 시간 내에 검체의 처리방법에 따라 처리되어야 한다. 접종 배양액은 인플루엔자바이러스의 세포 내 침투를 용이하게 하기 위하여 단백질 분해효소인 트립신을 첨가한 배양액을 사용해야한다.

감수성 숙주는 대개 10~11일 배양된 수정계란이나 24공 조직배양 플레이트(24 well tissue culture plate)에 MDCK(Madin-Darby Canine Kidney) 세포주를 단층 배양하여 주로 사용하며, 기타 감수성 세포들로는 원숭이 신장세포등도 감수성이 있으나 세포병변효과는 나타나지 않는다. rhesus monkey primary kidney cell 혹은 cynomologous monkey kidney cell, LLC-MK2 세포주(rhesus monkey primary kidney cell)에서는 약 2~5일 사이에 바이러스가 증식한다.

가. 수집 검체의 처리 방법

① 검체를 수집하여 접종할 경우(−70℃에서 동결 보관한 경우에는 녹인다) 검체를 강하게 흔들고 수집관에 있는 면봉을 관 벽에 대고 눌러 짠다.

② 면봉을 꺼내고 항생제를 넣는다.

③ 검체 수집관의 무게 평형을 맞추고 4℃ 냉장 원심기에서 3000 rpm으로 20분 동안 원심분리 한다.

④ 멸균된 다른 시험관에 원심분리한 검체의 상층액을 무균적으로 옮겨 바이러스 분리액으로 사용한다.

나. 세포에서의 바이러스 분리

① 37℃, 5% CO_2 인큐베이터에서 24well 조직배양 플레이트에 증식배양액으로 MDCK 세포를 단층 배양한다.

② 24well 조직배양 플레이트의 세포 단층을 PBS로 2회 세척한다.

③ 검체 처리 방법에 의해서 처리한 바이러스 분리용 검체를 각 well 당 0.3 mL씩 접종한다.

④ 바이러스 분리용 배양액을 접종한 24well 조직 배양 플레이트에 각 well 당 0.3 mL씩을 분주 한다.

⑤ 34℃ 인큐베이터에서 배양한다.

⑥ 접종 다음 일부터 약 10일까지 매일 세포를 관찰하고 세포에 병변이 보이면 수확하여 보관 및 동정시험에 사용한다.

다. 수정계란에서의 바이러스 분리

① 수정계란을 38℃ 부화기에서 10~11일까지 배양하고 계태아의 건강상태를 검란하다.

② 처리된 접종용 검체는 수정계란 당 0.2 mL 씩 수정란의 양막강 및 뇨막강에 각각 접종한다.

③ 접종한 수정계란을 34℃에서 3~4일간 배양한다.

④ 계란의 혈관 수축을 위해 4℃에서 하룻밤 냉각시킨다.

⑤ 장뇨액이나 양수를 수확한다.

⑥ 수확한 배양액을 동정 시험이나 기타 시험에 이용한다.

(3) 동정

인플루엔자 진단 방법은 검체에서 항원의 존재를 증명하거나 혈청 내에서의 항체 증명으로 구분할 수 있다. 항원을 증명하는 경우 검체로부터 직접 바이러스를 분리하여 동정하던가 혹은 호흡기의 인후 분비물에 존재하는 상피세포의 조각에서 바이러스 항원을 직접 검색할 수 있다.

바이러스 존재의 증명은 기니아피그 혈구응집시험법(HA, hemagglutination test)으로 탐색할 수 있으며 혈구흡착저지(HAdI, hemadsorption inhibition)로 바이러스의 형을 결정한다. 혈구응집저지 시험(HI, hemagglutination inhibition test)을 이용한 분리주에 대한 아형의 탐색은 같은 날에 시험할 수 있으며 더욱 확실한 진단 결과는 분리주의 계대배양이 2~3일 더 필요하다. 신속 진단법은 바이러스 분리를 대신하여 기도에서 박리 된 상피세포의 바이러스 항원 탐색을 위한 면역형광법과 효소면역분석법 혹은 기도 분비물에서의 항원의 동정을 위한 RT-PCR 시험이 있다.

혈청학적 진단에 의한 인플루엔자바이러스의 형 결정은 기전 면역반응으로 인하여 복잡하게 될 수도 있다. 혈청학 진단을 위한 급성기 혈청은 인후 도찰물과 같은 시기에 채취되어야 하며 발병후 일주일이 지나지 않아야 한다. 그리고 회복기 혈청은 발병 후 2주에서 한 달 사이에 채취해야한다.

인플루엔자바이러스에 대한 IgM과 IgA 항체는 감염 후 약 14일에 최고 수준에 도달하고 IgG 특이 항체는 4~7주 후에 최고 수준에 도달한다. 회복 기 혈청이 역가 측정 후 급성기 혈청의 역가보다 4배 이상의 배수로 혈청 항체 역가가 증가하는 것은 급성 인플루엔자 감염의 증거가 된다.

인플루엔자에 대한 실험은 CF, HI, HA와 ELISA-IgM 등의 시험법을 이용할 수 있다. 이 혈청학적 검사방법은 급성기와 회복기 혈청 검체의 시험이 함께 요구되기 때문에 개별 환자들의 진단 계획에 제약이 따른다. 그러나 이 실험 방법은 지역사회의 인플루엔자 유행 여부를 추적하는데 유용하다.

2) 신속 항원 검사법(rapid antigen test)

인플루엔자 바이러스 단백의 검사법은 최근 많은 발전이 있었으며, 새로운 진단키트들(표 2-10)은 신속하고 편리한 장점이 있다. 이러한 상품화된 진단시약들은 배양 또는 PCR에 비하여 예민도가 낮으나, 실제 진료실에서 환자로부터 직접 검체를 채취하여 30분 이내에 진단함으로써 항바이러스 요법여부를 결정할 수 있는 장점이 있다. Directigen Flu A®(Becton Dickenson)는 가장 오랫동안 사용되어져 왔으며, 임상검체에 있는 바이러스를 단클론 항체를 이용한 enzyme-linked immunosorbent assay(ELISA)기법을 이용하여 직접 검사하는 것이다. 바이러스 배양에 비하여 예민도 67~96%를 나타내며 시간은 약 20분이 걸리고 비용은 19 $ 이다. 오직 A형 인플루엔자 바이러스만을 검출한다. FLU OIA®(Biostar)는 검체에 있는 바이러스 항원을 단클론 항체를 이용하여 optical immunoassay(OIA)로 검사한다. 예민도는 75~90%이며, A 및 B형 인플루엔자 바이러스를 검출하며 두 가지 형을 구분하지는 못한다. 약 15분 소요되며, 16 $ 정도이다. QuickView®(Quidel)도 단클론 항체를 이용한 EIA검사법으로 A, B형 인플루엔자 바이러스를 진단한다. ZstatFlu®(ZymeTx)는 앞의 3가지와 다른 원리의 검사로서 바이러스 neuraminidase활성을 colorimetric assay로 검사하여 바이러스의 존재를 증명한다. A 및 B형 인플루엔자를 검사하며 배양에 비하여 약 62%의 예민도를 나타내고 가격은 17~18 $ 이다. 이상 신속 항원 진단법은 선진국에서 사용중이나 바이러스 항원 특성 규명이 안되고 가격이 비싼 것이 단점이지만 간편 신속한 장점으로 사용이 늘어날 추세이다.

표 2-11. 진료실에서 사용 가능한 인플루엔자의 신속 진단 검사법

상품명	바이러스형	검출방법	시간/단계	예민도	특이도
Directigen Flu A® (Becton Dickenson)	A	Enzyme immunoassay (immunomembrane filter assay)	15분/8단계	67~96%	88~97%
ZstatFlu®(ZymeTx)	A, B	Colorimetric neuraminidase enzyme assay	30분/4단계	62%	99%
FLU OIA®(Biostar)	A, B	Optical EIA	17분/7단계	62~88%	52~90%
QuickView®(Quidel)	A, B	Enzyme immunoassay	15분/5단계	73~81%	96~99%

3) 바이러스 핵산의 검출

임상검체로부터 인플루엔자 바이러스 핵산(RNA)의 검출은 특이 oligonucleotide primer를 이용하여 reverse transcription PCR을 시행함으로써 가능하다. 인플루엔자 바이러스의 형 및 아형에 특이한 primer도 사용할 수 있으며, 기타 호흡기 바이러스(예, respiratory syncytial virus)등을 포함한 multiplex PCR로서 동시에 감별진단이 가능하다. PCR은 예민도가 매우 높은 검사법으로서, 실험실내에서 검체간 교차오염을 주의하여야한다.

4) 혈청학 검사

인플루엔자의 혈청학 진단은 급성기와 회복기 혈청간 IgG 인플루엔자 특이 항체가가 hemagglutination inhibition(HI), EIA, complement fixation 또는 neutralization 검사방법으로 4배 이상 유의하게 증가되는 것으로 한다. 가장 중요한 검사는 HI검사로서 바이러스가 사람 또는 닭의 적혈구와 응집하고, 특이 항체로 응집이 억제되는 것을 관찰하는 것이다. 발병 5일 이내 급성기 혈청, 10~21일 후 2차 혈청의 두 번 채취의 번거로움이 인플루엔자의 진단 및 치료에 있어서 혈청학 검사법의 약점이 되고 있다. 인플루엔자 항체 검사법은 환자의 치료 결정에는 쓰이지 않으며, 인플루엔자의 혈청 역학적 연구 및 전국적인 유행 감시사업의 수단으로써 유용하다.

7. 인플루엔자 감시 체계 현황

1) 세계보건기구(WHO)

국립 인플루엔자 센터로부터 전 세계의 유행 바이러스주의 항원 특성을 분석하여 새로운 변이주에 대한 현 백신의 효능을 검토하고 있다. 그 결과로써 다음 절기에 유행할 백신 예상주를 발표한다. 매년 2월 마지막 주에 유행하는 백신 예상주를 발표한다. 1998년부터는 2월에 북반구(11월부터 다음해 4월의 유행), 9월에는 남반구(다음 해 5월부터 10월의 유행)에 대한 권장주를 2회 발표하고 있다.

2) 우리나라의 인플루엔자 감시 체계

우리나라의 인플루엔자 감시체계는 1997년 10월 국립보건원이 주도하면서 시작되었다. 2000년 인플루엔자가 제3군법정전염병으로 지정됨에 따라 전국 규모의 임상감시와 실험실감시가 포함된 인플루엔자 표본감시체계(Korean Influenza Surveillance Scheme: KISS)로 확대되면서 계절 인플루엔자 유행에 대한 자료가 축적되었다. 인플루엔자 임상감시체계는 2005년에 추가된 "급성호흡기감염증감시사업"중 호흡기바이러스감시를 통합하여, 2009년 5월 이후 "인플루엔자 및 호흡기바이러스 실험실감시체계(Korea Influenza & Respiratory Viruses Surveillance System, KINRESS)"로 확대하여 운영되고 있다(http://cdc.go.kr/CDC/main.jsp).

임상감시체계는 표본감시기관으로부터 연령군별 인플루엔자 의사환자수를 수집하여 인플루엔자 발생 추이를 지속적으로 감시함으로써 유행을 조기에 인지하고 인플루엔자 관리대책 수립을 위한 기초자료를 제공하는데 목적이 있다. 인플루엔자 임상감시체계는 절기 단위로 운영되고 있으며 주간(week) 감시를 기반으로 하면서, 12월부터 익년 4월까지는 유행의 조기 인지를 위한 일일(daily) 감시도 동시에 운영된다. 임상 표본감시기관으로 지정된 의료기관은 해당 기관에 방문한 인플루엔자 의사환자(Influenza-like Illness: ILI)와 해당 주의 총 진료환자 수를 질병보건통합관리시스템(http://is.cdc.go.kr) 또는 전화, 팩스 전송 등을 통해 매주 신고하고 있다. 실험실감시체계에서는 인플루엔자 의사환자로부터 채취된 호흡기 검체에서 원인 바이러스를 분리하여 인플루엔자 바이러스의 시기별 유행 정도를 파악한다. 아울러 그 특성을 규명함으로써 신종 바이러스 출현을 감시하고 백신주 선정을 위한 기초 자료로 활용할 수 있도록 하고 있다. 감시에 참여하는 의료기관에서는 정해진 검체 채취일에 해당 기관에 내원한 급성호흡기 증상 환자 중 8명 내외를 대상으로 호흡기 검체를 채취하여, 검체수송업체를 통해 관할 시 · 도 보건환경 연구원에 검사를 의뢰하고 있으며, 보건환경연구원과 국립보건연구원에서 인플루엔자 바이러스 검사를 진행하고 있다.

인플루엔자 표본감시를 통해 수집, 분석된 자료는 인플루엔자 발생양상과 유행주를 파악하고 예방 백신의 효과를 분석하는 기초자료로 활용된다. 인플루엔자 유행 여부는 감시체계에서 수집된 자료를 이용하여 의사환자 분율(총 진료환자 수 1,000명 당 ILI 수)을 산출하여 결정한다. 인플루엔자 유행 판단기준은 대개 미국 CDC의 기준을 인용하는데, 해당 절기의 의사환자 분율이 과거 3년의 비유행기간 ILI 평균보다 표준편차의 2배 이상 증가하면 인플루엔자 유행으로 판단한다. 단, 유행주의보는 인플루엔자 의사환자 분율이 유행 판단기준을 초과하는 시점에서 자문회의를 거쳐 발령하게 된다.

인플루엔자 유행기준 일반공식(2007.7. 인플루엔자 분과위원회)

: 과거 3년간 비유행기간 평균 + 2 ×표준편차

유행주의보는 인플루엔자 의사환자 분율이 유행기준을 초과한 경우 자문회의를 거쳐 발령하고, 인플루엔자 의사환자 분율이 3주 연속 유행기준 이하일 경우 자문회의를 거쳐 유행을 해제함

8. Rapid Influenza Laboratory Surveillance

1) 배경

현재 인플루엔자 실험실 표본 감시에서 시행되고 있는 세포배양에 의한 바이러스분리는 결과를 얻기까지 상당한 시간이 소요되어 세포배양을 이용해 조기에 유행을 인지하거나 유행주를 신속히 알아내기가 어렵다는 단점을 갖고 있다.

1997~1998년 절기에 첫 인플루엔자 바이러스 분리는 1997년 12월 22일 대구와 강원도에서 분리된 인플루엔자 A형 바이러스였고, 1998~1999년 절기에는 1998년 11월 3일 부산에서,

1999~2000년 절기에도 1999년 10월 14일 역시 부산에서 인플루엔자 Influenza A/Sydney/05/97 바이러스가 처음으로 분리되었다. 바이러스가 분리된 시점은 전반적으로 인플루엔자 유행이 시작된 시점보다 늦어서, 기존의 세포배양은 인플루엔자 유행에만 의존한 경우 신속하게 감지하기에는 어려움이 있음을 알 수 있었다.

2) 목적

신속히 결과를 확인할 수 있고 방법이 간단한 인플루엔자 rapid antigen test를 인플루엔자 진단에 적용하여 유행의 조기파악이라는 시기적인 이점, 시행 용이성, 정확성, 민감도, 특이도 등을 기존의 세포배양에 의한 바이러스 분리 및 RT-PCR과 비교 분석한다.

축적된 자료를 근거로 보다 신속하게 국내에서의 인플루엔자 유행감지에 적용하고자 한다.

3) 사업내용

대상지역, 건수 및 의료기관 선정

① 현재 인플루엔자 실험실 표본 감시체계가 활발한 전국 각 지역의 의료기관중 참여 병원이 2개소

② 대상 건수 : 기관 당 4~8건/주

(1) 기관별 역할

표 2-12. 각 기관별 역할

기관		시행 검사	비고
의료기관		• 검체 채취(인후도찰물, 혈액) • rapid antigen test	
보건환경연구원		• 세포배양/ RT-PCR에 의한 바이러스 분리	HI
국립보건 연구원	인플루엔자 바이러스과	• RT-PCR • 아형 분석 • 염기서열 분석 • 결과 분석 및 자료 환류	HI

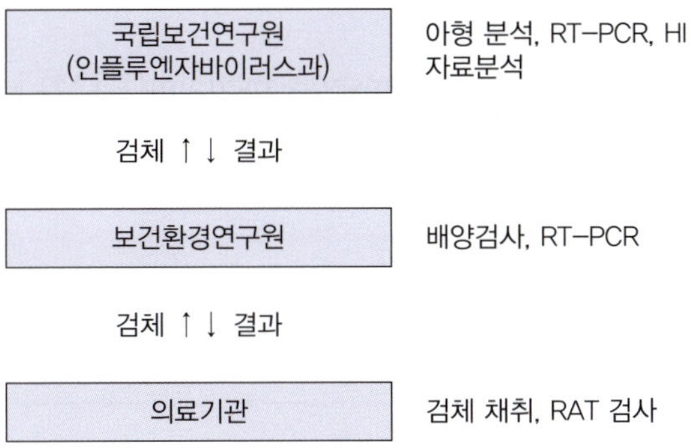

각 기관별 업무 흐름도

(2) 일선 의료기관 업무

인플루엔자로 의심되는 환자(인플루엔자 의사환자)로부터 바이러스 분리 및 RT-PCR을 위한 검체를 채취/rapid antigen test 시행/검체 의뢰서를 작성함.

가. 검체 채취 및 rapid antigen test

① 대상환자

내원한 환자 중 증상이 인플루엔자 의사환자에 적합한 환자를 대상으로 함.

발열을 주 증상으로 하고 호흡기증상이나 전신증상이 있는 환자를 대상으로 함.

인플루엔자 의사환자(ILI, Influenza-like illness)
37.8℃ 이상의 발열 + 전신증상(피로감, 근육통, 두통 등) or + 호흡기증상(기침, 인후통, 객담 등) 즉, 발열과 더불어 전신증상이나 호흡기증상 중 한 가지가 있는 경우

증상 시작일로부터 일주일 이내의 환자를 대상으로 함.

(기간이 길어지면 양성률 저하가 우려됨)

검체 채취 빈도(주별/월별 검체 채취수)

월	10	11	12	1	2	3	4
횟수							

② 바이러스 분리 및 PCR/rapid antigen test 검체 채취

한 명의 환자당 인후부에서 2회에 걸쳐 검체 채취

첫 번째 검체는 바이러스 분리에 사용한다.

▶ 바이러스분리 및 PCR 검체 : virus transport medium(VTM) kit를 이용하여 채취 후 4℃ 냉장고에 보관한다.(virus culture 및 PCR에 사용)

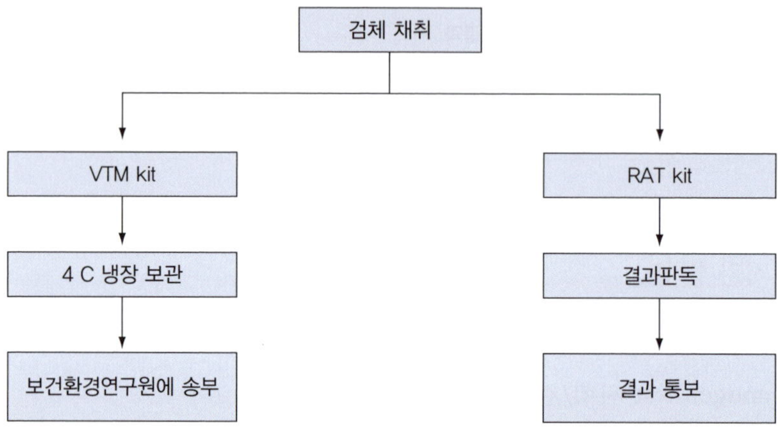

그림 2-5. 검체 채취 흐름도

두 번째 검체는 rapid antigen test에 사용한다.

▶ rapid antigen test 검체 : kit를 이용하여 검체 채취하고 검사한다(15분 이내 검사 완료).

③ HI 항체검사를 위한 채혈

참여 의사가 있는 의료기관을 대상으로 하여 시행한다.

채혈한 환자는 최소 1~3주 이후에 재채혈하여 항체가 상승 여부를 판단한다.

④ report sheet와 시험의뢰서를 각각 한 부씩 작성한다.

report sheet에는 환자의 간단한 인적사항, 임상상, rapid antigen test 결과등을 기재함(별첨 Rapid Antigen Test 결과 입력지).

⑤ 바이러스분리 검체 및 혈청 검체를 보건환경연구원으로 의뢰한다.

⑥ 검체 수송은 보건환경연구원과 임상 의료기관의 상황에 맞게 선택하여 시행

(3) 보건환경연구원

가. 임상의료기관에서 보건환경연구원으로 검체 수송

아래 제시된 방법 중에서 협의 후 보건환경연구원에서 편리한 방법으로 채택

① 보건환경연구원에서 주기적으로 의료기관을 방문하여 수거

② 택배 이용 등

나. 세포배양/RT-PCR에 의한 바이러스 검출

각 의료기관으로부터 의뢰된 검체를 세포배양과 RT-PCR 시행(RT-PCR은 보건환경연구원 상황에 따라 시행)

양성 검체를 국립보건원으로 송부

다. HI test

각 의료기관으로부터 의뢰된 혈청을 HI test 시행(보건환경연구원의 상황에 따라 시행)

혈청 일부를 국립보건원으로 송부

라. 환자 인적사항 및 정보

Rapid Antigen Test 결과입력지와 검체의뢰서를 fax를 이용하여 국립보건원 호흡기 바이러스과로 통보

마. 각 의뢰기관으로 신속히 회신할 수 있는 체계를 선정하여 결과 회신

전화, Fax, E-mail 등

바. 수송배지 및 rapid antigen test kit

rapid antigen test 시약 및 바이러스 수송배지 등을 각 의료기관에 배분

사. RT-PCR

(4) 국립보건연구원(인플루엔자 바이러스과)

가. 바이러스 배양

세포배양 양성을 보인 검체를 배양하여 동정

일부 검체를 CDC에 의뢰하여 최종 확인

나. RT-PCR/HI test

다. 자료 환류

검사 결과를 Fax, E-mail, 전화 등을 이용하여 보건환경연구원으로 결과를 통보

라. 결과 분석(인플루엔자 바이러스과)

검사 결과와 취합된 Rapid Antigen Test 결과 입력지 자료분석

마. 사업에 필요한 rapid antigen test 시약 및 바이러스 수송배지를 보건환경연구원에 공급

4) 기대 성과 및 활용방안

현재 시행되는 인플루엔자 바이러스 분리를 이용하여서는 신속한 유행예측에는 한계가 있다. 따라서 연구결과를 토대로 rapid antigen test의 검사의 시기적인 이점, 시행 용이성, 정확성, 민감도, 특이도 등을 평가해 인플루엔자 감시체계의 조기 유행 예측에 도움이 되고자 한다. 이러한 노력을

통하여 인플루엔자의 효과적인 예방 및 관리대책수립에 활용될 수 있을 것이다.

9. 인플루엔자 Rapid antigen test protocol – QuickVue Influenza Test –

1) 시험원리

QuickVue® Influenza Test는 인플루엔자 A형과 B형의 항원을 추출하여 검사하는 시약이다. 환자 검체를 Extraction Reagent Tube에 넣으면 검체 내의 바이러스 입자가 파괴되어 바이러스 내부의 항원이 노출되며, 이 Extraction Reagent Tube에 test strip을 담그면 검체 내에 있는 인플루엔자 바이러스의 nucleoprotein 항원과 test strip에 있는 시약이 반응한다.

만약 추출된 검체에 인플루엔자 항원이 있으면 푸른색의 control line과 함께 분홍빛 내지 적색의 test line이 test strip에 나타나 양성으로 판정한다. 그러나 인플루엔자 A형 혹은 B형 항원이 존재하지 않거나 매우 낮은 수준으로 존재할 경우에는 푸른색의 control line만 나타난다.

Rapid Antigen Test 결과 입력지

인적사항		
환자 성명		
인플루엔자 백신 접종력		
과거병력	☐ 당뇨병 ☐ 고혈압 ☐ 만성호흡기질환 ☐ 신장질환 ☐ 만성간질환 ☐ 악성종양 ☐ 면역저하질환 ☐ 기타( )	
증상		
발열감	☐ 유	☐ 무
기침	☐ 유	☐ 무
가래	☐ 유	☐ 무
근육통	☐ 유	☐ 무
오한	☐ 유	☐ 무
복통	☐ 유	☐ 무
두통	☐ 유	☐ 무
검사관련사항		
채취 검체	☐ throat swab ☐ nasal wash ☐ nasal aspirate ☐ 혈액	
Rapid Ag Test 결과	☐ 양성	☐ 음성
보건환경연구원 의뢰 항목	☐ 바이러스분리	☐ 혈청검사
의료기관명		
비고		

2) 시약의 구성

① Test strip
② 노란 뚜껑의 Plastic Tube : salt solution
③ 회색 뚜껑의 유리관 : detergent와 reducing agent가 포함된 동결건조 buffer
④ 멸균된 Foam Swab

3) 검체 채취 방법

본 검사의 검체로는 인후도찰물, 비강세척액 혹은 비강흡입액을 사용한다.

4) 검사방법

① 유리관에서 회색마개를 제거한 후 제공된 tray의 holder에 유리관을 세운다. 유리관 내의 내용물을 쏟지 않도록 주의한다.
② 노란 플라스틱 tube의 마개를 돌려서 제거하고 내용물을 유리관내로 짜 넣는다. 부드럽게 흔들어 유리관내의 내용물을 녹인다.
③ 환자의 인후부를 도찰한 Foam Swab을 유리관에 넣어 면봉의 끝을 유리관의 바닥과 벽에 댄 채 좌우로 3회 돌린다.
④ 면봉의 끝을 유리관 내부에 댄 채 Foam Swab을 검체가 잘 풀리도록 상하로 3회 돌리면서 빼낸다. 사용한 Foam Swab은 버린다.
⑤ Test Strip을 foil 포장에서 꺼내어 화살표가 아래쪽으로 향한 상태로 유리관에 담근다. 검사가 끝나 판독할 때까지 Test Strip을 만지거나 옮기지 않는다.
⑥ 10분후 결과를 판독한다.

5) 판정

① QuickVue Influenza Test는 kit내에 두 종류의 control을 가지고 있다.
② 푸른색의 Control Line이 나타나는 것은 Test Strip 내로의 충분한 모세관 현상과 Test Strip의 기능상이 완벽함을 나타낸다. 만약 10분이 지나도 푸른 Control Line이 안 나타나면 검사 결과에 문제가 있는 것으로 간주하여야 한다.
③ Test Strip 위의 background 붉은 선이 사라지면 검사가 제대로 수행되었다는 것을 의미하도록 Kit 내에 음성대조가 포함되었다. 10분 이내에 붉은 선은 흰색에서 연한 분홍색으로

변하여야 한다. 만약 이 background 색이 계속 존재하면 검사 결과에 문제가 있는 것으로 간주하고, 검사과정을 재검토하여 새로운 시약으로 다시 검사하여야 한다.

Control Line	Test Line	판정
푸른색	분홍에서 적색까지의 발색	인플루엔자 A형/B형 양성
푸른색		음성
발색 없음	분홍에서 적색까지의 발색	검사상 문제

6) 보관조건 및 유효기간

실온에서 12개월, 냉동보관하지 마십시오.

7) 즉시 검사를 할 수 없을 경우 처리방법

검체 채취 후 즉시 검사를 시행하지 못할 경우에는 아래 방법을 따른다.

① 시약 포장에 지시된 방법에 의거하여 검체를 채취한다.

② Test Strip을 넣지 않는다.

③ Extraction Tube에서 환자의 검체를 채취한 면봉을 제거하고 부드럽게 섞은 다음 회색의 고무마개를 사용하여 extraction tube를 밀봉한다.

④ 추출한 검체는 Test Strip을 넣기 전에 실온에서 24시간까지 보관 가능하다.

⑤ 필요할 경우, 추출된 환자 검체가 들어 있는 Extraction Tube는 검체 채취 후 24시간 내에 다른 실험실로 이송하여 검사할 수 있다.

10. 인플루엔자 예방접종 개요

1) 절기 인플루엔자 우선접종 권장대상자

① 만성폐질환자, 만성심장질환자

② 만성질환으로 사회복지시설 등 집단시설에서 치료, 요양, 수용 중인 사람

③ 만성간질환자, 만성신질환자, 신경-근육 질환, 혈액-종양 질환, 당뇨환자, 면역저하자(면역억제제 복용자), 아스피린 복용 중인 6개월~18세 소아

④ 65세 이상의 노인

⑤ 의료인

⑥ 만성질환자, 임신부, 65세 이상 노인과 함께 거주하는 자

⑦ 6개월 미만 영아를 돌보는 자

⑧ 임신부

⑨ 50~64세 인구

⑩ 생후 6개월~59개월 인구

⑪ 조류인플루엔자 대응 기관 종사자

⑫ 닭 · 오리 · 돼지농장 및 관련업계 종사자

건강한 청소년 및 성인은 우선접종 권장대상자는 아니나, 감염으로 인한 학습 및 직무 공백을 최소화하기 위해 자율적으로 접종 가능(예방접종은 민간의료기관 이용)

의료기관이 아닌 간이로 설치된 접종실에서 실시되는 단체접종은 안전성을 담보할 수 없어 제한하고 있음

2) 인플루엔자 백신 금기사항

인플루엔자 불활성화 백신	인플루엔자 약독화 생백신
• 인플루엔자 백신 접종 후 심한 과민반응을 보인 자 • 계란에 심한 과민반응을 보인 자 • 백신접종 후 6주 이내에 길랑-바레 증후군이나 다른 신경 이상이 생긴자 • 발열이 있는 사람은 열이 내리기 전까지는 접종하지 않는 것이 바람직하며, 열이 없는 상기도 감염은 접종 금기사항이 아님	• 인플루엔자 불활성화 백신 접종 금기자 • 생후 24개월 미만 영아 또는 50세 이상 성인 • 천식이 있거나 지난 1년 이내에 한번 이상 천명이 있었던 5세 이하의 소아 • 만성 질환자 • 호흡곤란이나 연하곤란을 일으킬 수 있는 근육 또는 신경 질환자 • 면역저하자 • 임신부 • 장기적으로 아스피린 투여중인 소아 및 청소년

3) 인플루엔자 예방접종 권장시기

예방접종 권장시기는 10~12월이며, 우선접종 권장대상자 중 미접종자는 12월 이후라도 예방접종 받을 것을 권장(인플루엔자 유행 중이라도 접종 권장)

4) 인플루엔자 예방접종 전 · 후 주의사항

① 접종당일, 건강한 상태에서 예방접종 받는 것이 중요합니다.
② 정해진 접종일정에 맞춰 의료기관을 방문하세요.
③ 따뜻한 옷을 입고 예방접종 받으러 오세요.
④ 예방접종을 위해 장시간 서서 기다리지 마세요.
⑤ 대기하시는 동안 수분을 충분히 섭취하세요.
⑥ 예진 시에는 평소 앓고 있는 만성질환이나, 현재 아픈 증세를 반드시 의료인에게 말씀 하세요.
⑦ 접종 후에는 30분간 접종기관에 머물면서 급성 이상반응 발생 여부를 관찰하세요.
⑧ 접종 당일은 몸에 무리가 가지 않도록 쉬시고, 접종 후 최소 3일간은 몸상태를 주의 깊게 살피세요.
⑨ 접종 후 경미한 이상반응으로 접종부위가 아프거나, 빨갛게 되거나, 부을 수 있습니다. 이런 증상은
예방접종 직후 발생하여 대부분 1~2일 이내에 사라집니다.
⑩ 예방접종 후 고열이나 호흡곤란, 두드러기, 현기증 등이 나타나면 즉시 의사의 진료를 받으세요.

5) 생활 속 인플루엔자 예방수칙

① 노약자, 만성질환 등 예방접종 권장대상자는 예방접종을 받습니다.
② 자주 손을 씻고, 손으로 눈 · 코 · 입을 만지지 않는 등 개인 위생수칙을 잘 지킵니다.
③ 기침이나 재채기를 할 때는 휴지, 옷깃 등으로 입을 가리는 기침 에티겟을 지킵니다.
④ 발열과 호흡기 증상(기침, 목 아픔, 콧물 등)이 있는 경우 마스크를 착용합니다.
⑤ 인플루엔자가 유행할 때에는 가급적 사람들이 많이 모이는 장소의 방문을 피합니다.
⑥ 인플루엔자 의심 증상이 있는 경우 즉시 의사의 진료를 받습니다.

II. 파라인플루엔자바이러스

파라인플루엔자(PIV, parainfluenza)는 인플루엔자와 상당히 유사한 바이러스로서 특히 유아나 어린이에 대해 급성 상 · 하기도 질병을 야기하는 바이러스 가운데 RS바이러스 다음으로 중요한 바이러스의 하나이다. 처음 파라인플루엔자바이러스는 실험실에서 사육하는 마우스에서 분리되었고(Sendai virus), 사람으로부터는 1956년에 처음으로 분리되었다. 1, 2, 3형은 하기도 질환의 어린이에게서, 4형은 젊은 성인의 상기도에서 분리되었다.

1. 역학

파라인플루엔자 바이러스 감염은 직접 접촉과 비말감염에 의해 전파된다. PIV 1, 2, 3 형은 세계적인 유행으로 일어나고 모든 연령층의 사람에 감염될 수 있다. PIV의 4A와 4B형은 유행이 매우 적다. PIV1은 계절의 변환기인 보통 가을에 유행이 일어난다. 반면에 PIV 2는 산발적으로 일어나며 PIV 3은 유행 지역에서 연중 일어난다. 일반적으로 재감염이 어린이나 성인 모두에게서 일어나며, 특히 3형은 주로 취학 전 어린이에서 재감염이 일어난다. 가족 상호간의 감염이 폭 넓게 일어나며 3형은 모성항체가 있는 생후 첫 달에 발생하기도 하나 1, 2형은 4개월 이하에서는 드물다. 혈청학적 검사의 증거로는 2살까지의 어린이에게서 적어도 60%가 3형에 의해 감염되고, 4살까지는 80%가 감염된다. 1, 2형은 그 뒤의 연령에 감염되나 5세 까지는 대부분 감염된다.

2. 병원체

- 크기 : 평균 직경 150~200 nm
- 형태 : 구상, 리피드 함유 엔벨로프에 싸여진 3종의 스파이크가 있다. 헤마글루티닌-뉴라미니데 이즈(H-N) 활성을 보이는 스파이크 이외에, 세포융합으로 활성을 보이는 스파이크(Fusion protein spike : F spike)이다. 바이러스의 혈청형은 5가지로 1, 2, 3, 4A, 4B로 구분된다.
- 핵산 : 단일나선 (−) RNA형

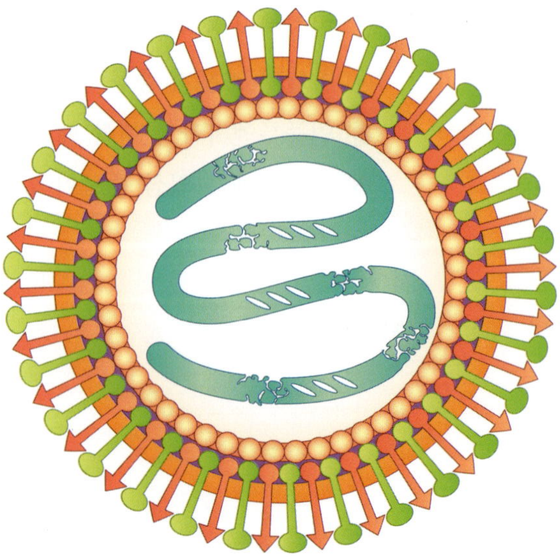

그림 2-3. 파라인플루엔자 바이러스

파라인플루엔자 바이러스는 파라믹소바이러스과와, 속에 속해 있고 하나의 단백질에 대해 각각 mRNA coding으로 6개의 mRNA가 암호화(encoding)되어 있는 음성 단일 가닥 RNA 게놈으로 구성되어 있다. 파라인플루엔자는 적어도 두 개의 헤마글루티닌-뉴라미니데이즈와 융합 단백질인 피막 당단백질을 가지고 있다. H-N은 세포 수용체에 비리온의 흡착과 세포로부터 방출되는 동안 바이러스 입자의 자가 응집을 방지하기 위하여 제거되어야 하는 바이러스의 sialic acid (neuraminidase acid) 잔기의 효소적인 절단을 중개하고, 융합성 당단백질은 세포 속에 바이러스의 침입을 촉진한다.

표 2-13. 파라인플루엔자 바이러스의 분류

형	인간형	동물형
1	hemadsorption type 2(HA2)	hemagglutinating virus of Japan (HVJ, Sendai virus) (생쥐, 돼지)
2	croup-associated(CA)	simian virus 5 (SV5) (원숭이) simian virus 41 (SV41) (원숭이)
3	hemadsorption type 1(HA1)	shipping fever (SF) virus (소)
4	subtype A (M25) subtype B (CH19503)	

3. 임상증상

잠복기는 보통 2~6일 사이이며 파라인플루엔자 3형과 더 작은 범위의 파라인플루엔자 바이러스 2형은 3세 이하의 어린이와 유아에 있어 위막성 후두염(croup)의 큰 부분을 차지하는 원인 병원체이다. 파라인플루엔자바이러스 3형은 어린이와 유아의 폐렴과 세기관지염(bronchiolitis)을 야기하고 이런 증세의 질병 발생은 RS바이러스 다음으로 중요하다. 파라인플루엔자 바이러스 4형은 빈도가 적게 일어나며 보통 상기도 질환에서 경증으로 나타난다. 파라인플루엔자 바이러스에 감염된 성인에서는 보통 상기도 질환이 경증 증세로 나타내고 드물게 폐렴으로 진행한다.

상기도의 파라인플루엔자 바이러스 감염은 보통 비염과 인두염(pharyngitis), 기관지염으로 나타나고 종종 발열을 동반하며, 비루(rhinorrhea), 기침과 인두의 홍반은 일반적이고 전형적인 짖는 소리 같은 기침을 하는 위막성 후두염으로 진행될 수 있다. 청색증(cyanosis)은 일반적이지는 않지만 상당한 기도 장애를 나타나게 되며, 지속적인 열과 하기도 주변에 객담을 수반하는 기침 증세를 보인다. 기관지염과 폐렴을 가진 유아나 어린이는 숨 헐떡임, 빈호흡(tarchyphnea), 수축(retraction), 때로는 청색증(cyanosis)을 나타낸다. 일차 감염은 면역학적인 몇 가지 측정 방법으로 증명되지만 그것은 완전하지도 계속되지도 않으며 면역은 코의 점막에 나타나는 분비 IgA의 양과 상당히 관련이 있다. 두 번째 감염은 1차 감염만큼 심한 경우는 드물며 재감염은 매우 일반적이고 일차 파라인플루엔자 바이러스 3형에 감염된 어린이에 대한 연구 보고에 의하면 17%가 9달 이내에 재감염을 일으키고 있는 것으로 나타났다. 성인은 감염 후 분비형 IgA항체를 분비하는데 수개월 밖에 지속하지 못하므로 재감염이 일어난다. 그러나 재감염시 이들 항체에 의하여 증상이 완화되어 감기증상만 나타난다.

4. 실험실 진단

1) 검체

파라인플루엔자 바이러스 분리를 위한 검체는 비인두도찰, 비강흡입, 객담으로부터 취한다. 검체는 적당한 세포 및 수정계란에 접종할 때까지 4℃에 두어야 한다. 바이러스수송배지는 viral transport medium, Difco를 사용하며 세균을 제거하기 위하여 0.45 μm의 막 여과기(membrane filter)로 여과하여 사용하기도 하나 검체 내의 여과 액은 바이러스 손실이 많다.

바이러스수송배지를 사용한 비인두도찰 검체는 이 액의 2~4 mL로 적어도 30초 정도 휘저어야 한다. 코 흡입물은 PBS(phosphate buffered saline)에 현탁시키고 파이펫으로 흡입분출을 반복해서 균질화 시킨다. 코흡입 검체는 단백질이 풍부하므로 PBS에 단백질을 첨가할 필요는 없다. 이 검체는 20분간 냉장 원심기에서 1000~1500 rpm으로 원심분리하여 상층액을 취한다.

2) 배양 및 분리

파라인플루엔자 바이러스의 분리를 위한 숙주는 주로 배양세포에 접종하거나 수정계란을 사용하며 배양세포의 사용은 취급상의 편리성 때문에 가장 보편적으로 사용하는 방법이다. 파라인플루엔자 바이러스의 감수성 세포로는 초대 원숭이 신장세포, 원숭이 신장세포 관련 세포주, 사람 초대 태아 신장 세포, HEp-2, HeLa 세포주 등에 감수성이 있으며 바이러스 접종 배양액은 주로 Eagle's minimum essential medium (EMEM)에 글루타민과 항생제를 포함하고 소태아혈청(fetal bovine serum, FBS)이 없는 배양액을 사용한다. 검체는 유지 배양액으로 세포 단층을 2회 세척하여 준비한 24well 세포배양 플레이트에 0.3 mL/well씩 가검물을 접종한 후 2시간 가량 흡착하고 2회 세척하여 검체로 인한 독성을 제거한 후 유지 배양액 0.3 mL을 가하여 33~35℃에서 약 10일 가량 배양한다.

3) 동정

기도에서 채취한 검체에 대한 바이러스 항원의 탐색 혹은 세포배양에서의 바이러스 분리 중 하나에 의해 동정할 수 있다. PIV가 세포배양에서 용해성 세포병변 (lytic CPE)을 형성하지 않기 때문에 바이러스의 증식은 혈구 응집법에 의해 관찰할 수 있고 분리주는 혈구 흡착저지를 이용하여 형별 동정을 할 수 있다.

신속 진단의 가장 일반적인 방법은 기도 분비물의 박리세포에서 IF나 ELISA, TR-FIA, RT-PCR을 이용하여 바이러스 항원을 확인할 수 있다.

4) 혈청 진단

혈청학적 진단으로는 이 질환의 회복기 혈청 항체에서 급성기 혈청에서의 항체 역가보다 4배 이상의 역가 증가가 있는 면역학적 반응은 감염의 명확성을 제공한다. 이 시험들은 CF, HI 혹은 NT(neutralization test) 시험을 이용할 수 있다. 감염을 나타내고 있는 PIV형에 대한 혈청학적 시험의 관련 해석은 몇몇 감염된 사람들에게서 보여진 이형적(heterotypic) 항체 반응에 의해 혼동이 될 수도 있다.

III. 호흡기세포융합 바이러스(Respiratory Syncytial Virus)

RS바이러스(Respiratory Syncytial Virus, RSV)는 어린이와 유아의 가장 중요한 기도질환의 원인 병원체 가운데 하나로서 처음 일반 감기와 유사한 증세가 있는 실험실 침팬지의 콧물에 서 분리되었다고 해서 “chimpanzee coryza agent”라 불렸었다. 1957년에 이 바이러스는 위막성 후두염을 가진 어린이와 폐렴을 가진 다른 어린이로부터 재분리되어 사람에 병변이 일어나는 것이 확인되었다. 조직세포 배양 시 현저한 융합체(syncytium)를 잘 형성하여 호흡기세포융합 바이러스이라 한다. 최근까지 RSV는 파라믹소바이러스 속으로 분류되었으나 헤마글루티닌과 뉴라미니데이즈 둘 다가 없으며, 뉴클레오캡시드의 직경이 12~15 nm로 PIV 18 nm에 비하여 작아, 현재 Pneumovirus속으로 따로 분류한다.

1. 역학

RS바이러스의 유행은 매년 온화한 겨울 기후 동안에 일어난다. 두 개의 아군은 동시에 같은 지역에 상호 순환할 수 있고 보통 아군 A가 우선적이다. 북부의 온화한 지역에서 유행은 보통 1월과 4월 사이이고, 열대 지역에서는 우기이다. 바이러스는 주로 6주와 6개월 사이의 유아와 어린이에 질병을 일으킨다. 성인 가운데 RS바이러스 감염은 일반적이지 않고 가벼운 상기도 질환을 일으키지만 어린 연령층은 심각한 RS바이러스 감염으로 발전할 수 있다. 특히 집단 수용된 성인들에서는 심각한 RS바이러스 감염의 발생 비율이 유아나 어린이에서와 같이 높지 않더라도 그러한 RS바이러스 감염은 중년에게 치명적일 수 있다. RS바이러스 감염은 환자와 가까이 접촉하는 동안 감염된다.

2. 병원체

RSV는 파라믹소 바이러스과의 Pneumovirus 속으로 감염세포가 합포체 거세포(syncytium)를 형성하는 것에서 RS 바이러스의 명칭이 있다.

- 크기 : 직경 80~150 nm에서 길이 2.5 μm의 길이 까지 있으며
- 형태 : 구형 혹은 필라멘트형의 모양으로 여러 형태이다. 스파이크를 지닌 외피에 싸여져 파라믹소 바이러스에 유사하지만 차이점이 있다. HA, NA 및 용혈능을 가지고 있지 않으며 구형 이외에 관상이 존재한다. 크기가 작고 균일하며 뉴클레오캡시드의 폭이 좁다.
- 핵산 : 단일나선 (−) RNA형

바이러스는 매우 약해서 55℃에서 10분내에 99%의 바이러스가 활성이 없어진다. 그리고 70℃에서는 천천히 활성이 줄어들며 pH5 이하에서는 급속히 비활성화 된다. 그러나 1M $MgSO_4$의 용액에서는 4℃에서 5주 동안 완전한 활성을 가진다.

비리온은 단일가닥 음성 극성 비분절 RNA게놈을 가진 피막이 있는 바이러스로 그것은 10개의 mRNA를 암호화하고 각 mRNA는 하나의 단백질을 암호화한다.

적어도 2개의 비리온 단백질은 구조적 외피 단백질이다. heavily glycosylated glycoprotein인 G 단백질은 세포에 부착을 매개하는 것으로 융합 단백질은 막 융합을 지원하다. 단크론항체 panel을 이용해 RS바이러스를 항원적으로 분석하면 A, B 2가지 아군으로 대별되는데 A와 B 아군의 바이러스주 사이의 큰 차이점은 G 당단백에서 발견되고 이종(heterogenecity)이고 역시 A, B 아형 내에 존재한다. 이 바이러스는 에테르, 크로로포름, 세제에서 감염력이 파괴된다.

3. 임상증상

잠복기는 4~5일 가량이고 주된 임상적 차이는 아군 A와 B주에 의해 야기되는 질병 사이에는 없으며 RSV는 상 · 하기도에 질환을 유발한다. 처음 감염은 코, 인두, 인후 등 상부 호흡기도 점막에서 시작되며 차츰 기관, 기관지, 모세 기관지, 폐포에까지 감염이 진행된다. 하기도가 감염될 때 환자는 기침, 열, 재채기, 천명, 과호흡, 중이염으로 발전한다.

현재로서는 RSV 감염을 피할 방법이 없고, RSV의 항원성의 다양성으로 인하여 유아에게서의 백신접종이 불가능하다. 3세 이후부터 RSV에 대한 특이적 항체 보유가 가능하다. 가슴 X선 사진은 항상 정상이지만, 종종 과팽대(hyperinflation)와 더욱 심한 환자에게는 폐 침윤이 나타난다. 호흡곤란, 과확장과 빈호흡이 발생할 수 있고 호흡장애가 일어날 수도 있다. 종종후두염, 기관지염 혹은 폐렴을 가진 어린이는 기관지삽관과 환기에 대한 필요에 의하여 병원치료를 필요로 하게 된다. RS바이러스는 합병증이 없고 회복은 7~12일 후에 된다. 일반적으로 치사율은 현대적인 집중적 치료에 의해 병원에 입원한 어린이의 경우 5% 이하이다. 그럼에도 불구하고 어린이가 청색증, 선천성 심장질환을 앓고 있을 때 환자의 치명률은 37%나 된다. 환자의 치명률이 증가하는 것과 연관되는 질환은 기관지, 폐의 질환, 신장질환, 면역억제를 포함한다. RS바이러스에 의해 신생아가 갑작스럽게 죽는 질환(SIDS, sudden infant death syndrome)으로 사망한 어린이로부터 분리되었지만 RS바이러스에 의한 것인지는 분명하지 않다. RS바이러스에 대한 재감염은 일반적이고 취학 연령기에 일어나며, 유행 시기 동안 RS바이러스 감염에 대한 위험은 약 20~40%이다. 아형 A주에 대한 초기 감염은 같은 종류의 두 번째 감염에서 약간의 방어력이 증명되지만 이종성 즉 바이러스의 아형에서는 방어력이 없다.

4. 실험실 진단

1) 검체

RS바이러스는 비인강(nasopharynx)의 호흡기 상피 세포에 증식하기 때문에 비인두의 도말(nasopharyngeal swab)혹은 비강 세척 검체는 바이러스 분리에 대한 가장 좋은 재료이다. 그러나 RS바이러스가 매우 약하기 때문에 검체는 시험 때까지 4℃를 유지해야하며 얼리고 녹이는 것을 반복하면 감염력이 상실된다.

2) 배양 및 분리

HEp-2세포는 RS바이러스 분리에 가장 적당한 세포로 알려져 있다. 바이러스 분리를 위해 접종 후 바이러스에 의해 감염된 세포와 주변의 비감염 세포의 융합에 의해 다핵 거대세포인 융합체체를 만든다. 보통 조직 배양에서 바이러스 증식의 세포병변효과를 나타내는 징후는 HEp-2세포에서 5~9일 가량 걸리며 다른 감수성 세포 배양에서도 마찬가지이다. 그러나 세포배양에서 RS바이러스의 분리 혹은 바이러스 항원의 직접적인 탐색이 좀더 빠른 결과를 만들기 때문에 진단을 위해서는 항원의 탐색이 오히려 좋다. 이 바이러스의 감수성 세포는 HEp-2세포주 이외에 HeLa, Vero, 사람 섬유아세포(HFF, WI-38)등에 감수성이 있으며, 접종 배양액은 1mM glutamin과 2% fetal bovine serum, 항생제가 포함된 MEM을 사용한다.

3) 동정

RS바이러스의 진단은 세포 배양상에서의 바이러스 분리법과 RT-PCR 시험을 하고 급성기와 회복기혈청을 비교하여 항체역가가 4배 이상 증가하는 것으로 판단한다. 많은 상업적인 신속 진단 EIA kit는 호흡기 분비물에서 RS바이러스 항원을 직접 동정하는 방법으로 고안된 것들도 있다. 일반적으로 이들 EIA kit 민감도와 특이도가 높은 수준을 보이고 있으며 개별적으로 EIA kit가 다소 다양하지만 그 결과는 일반적으로 수분에서 수 시간 내에 얻을 수 있다. TR-FIA시험은 37℃에서 단지 한시간 반응 후에 비인두 분비물에서 RS바이러스 항원이동정된다. CF, NT혹은 ELISA 법을 사용하여 탐색된 회복기 동안의 혈청 항체에 대한 반응은 RS바이러스 감염을 진단하는데 상용된다. 그러나 이 방법은 발병 시작 후 18~21일 사이에 얻어진 혈청 검체를 필요로 하므로 이러한 시도는 역학적이거나 연구의 목적에 대해 주로 사용된다. 더구나 4~9개월 된 어린이는 모성항체가 존재하므로 해석상에 혼란을 일으킬 수도 있다.

5. 예방 및 관리

RS바이러스 백신은 포르말린 고정 백신이나 약독화 백신 모두 성공적이지 못하다. 항바이러스제(ribavirion (virazole) synthetic nucleoside)는 심각한 RS바이러스 질환에 대한 높은 위험으로 진행되어 질병이 시작되는 유아에 대한 투약에서 중요하다. ribavirin은 질병이 시작되는 처음 여러 날 동안 매일 18~20시간 동안 20 mg/mL으로 계속적인 에어로솔로 투약하는 경우 회복을 빨리 할 수 있다. 이 항 바이러스제의 독성적인 부가효과는 최소한이며, 폐나 선천성 심장 질환을 가진 유아에 특히 유효하다.

IV. 아데노바이러스

아데노바이러스는 1953년에 어린이의 인두편도 조직의 초대 배양에서 분리되었다. 처음 Rowe 등이 감염 인자가 상피양세포의 손상을 일으키는 것을 찾아냈다. 그리고 미국에서 발열이 있는 군인들의 기도 질환에서 유사 바이러스를 분리해 냈고 이것들이 여러 복합적 혈청형이라는 것이 확인되었다. 1962년에는 설치류에서 12형이 종양을 일으킬 수 있다는 것을 확인하였으나 사람에서는 현재까지 확인되지 않았다. 현재 52개의 아데노바이러스 면역 혈청은 A에서 F의 6가지 아속으로 나뉘어 동정된다. 이것은 혈구응집의 여러 특징을 포함하며 혹은 그들의 DNA에서의 G+C 함량 비율이 분류 기준이 되기도 한다.

1. 역학

아데노바이러스는 주로 늦겨울, 봄, 이른 여름에 유행하며 유아나 어린이의 급성 상, 하기도 질병의 중요한 원인 바이러스이며 산업화된 나라들에 있어서 모든 급성 호흡기 질환의 2~5%를 일으킨다. 1, 2, 3, 5, 7형이 아데노바이러스 감염의 대부분을 차지한다. 감염은 전세계에서 일어나며 감염의 전파는 산발적인 유행질환으로 다양하게 일어난다. 유행은 보통 어린이나 군대 신병 사이에서 일어나며, 잠복기는 5~8일 정도이다. 분변과 입 경유 그리고 에어로솔에 의해 신생아와 어린이에 대한 감염이 확산된다. 아데노바이러스는 매우 안정적이기 때문에 그들은 안과의 기구 등 매개물에 의해서 전파될 수 있다. 감염의 첫째 부위는 결막, 구강인두 혹은 장관일 수 있고 그리고 결과적으로 감염은 주변의 편도조직에 확산된다. 드물지만 아데노바이러스는 폐, 태아의 뇌나 간, 신장에서 분리될 수 있다.

2. 병원체

- 크기 : 직경이 60~80 nm, 잠복기 : 1~10일
- 형태 : 피막이 없으며 20면체의 캡시드, 252개의 캡소머에 의해 둘러싸여 있는 대칭형 정6각형
- 핵산 : 이중나선 DNA형

아데노바이러스의 mRNA는 숙주 세포의 핵에서 합성되어 세포질의 polyribosome에 이동된다. 피막이 없으며 위(stomach)의 낮은 pH, 담낭으로부터의 담즙 혹은 췌장에서 분비된 단백분해 효

소의 영향을 받지 않는다. 그들은 위장관(gastrointestinal tract)에서 잘 증식한다. 20면체의 정점(vertex)에는 5개의 단체(monomer)가 모여서 이룩된 penton capsomer가 자리하며, 그 penton capsomer에는 penton fiber가 마치 인공위성의 안테나처럼 부착되어있다.

20면체 capsid의 면면에는 6개의 단체 결합체인 hexon capsomer가 자리잡고 있다. 아데노바이러스의 비리온 한 개에는 총 252개의 capsomer (penton capsomer 12개와 hexon capsomer 240개)가 존재한다.

점막, 각막, 기타 장기의 상피세포에 바이러스가 효율적으로 접촉하여 감염이 성립된다. 국소의 림프조직이나 아데노이드 조직에 자리잡고 잠재 감염상태 또는 호흡기, 결막, 각막 등에서 바이러스가 증식하며 질병을 야기한다. 최근 골수이식 환자에서 아데노바이러스 감염이 보다 고율로 발생하고 있다.

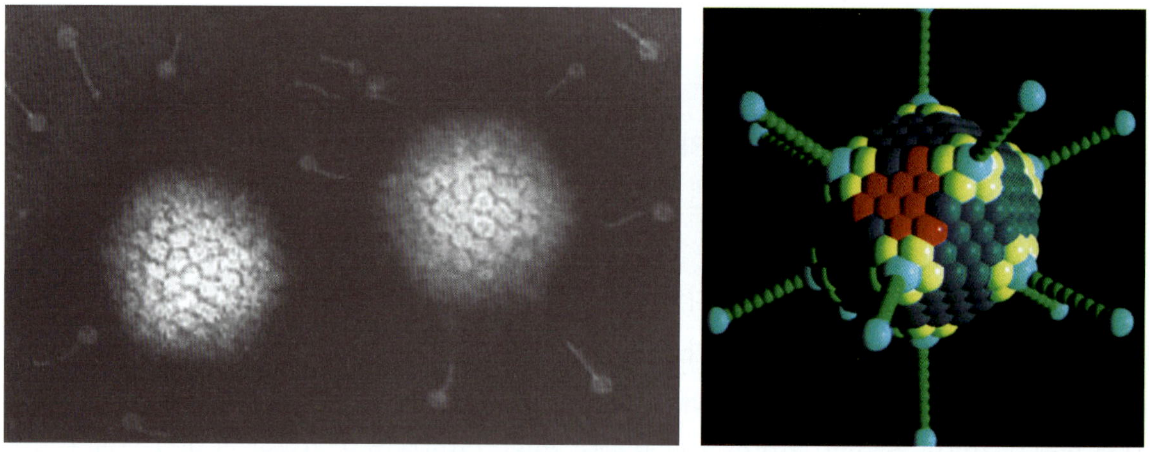

그림 2-4. 아데노바이러스

표 2-14. Human Adenovirus Serotypes

proto type			
type	strain	source	Diagnosis
1	Ad71	Adenoid	Hypertrophied tonsils and adenoids
2	Ad6	Adenoid	Hypertrophied tonsils and adenoids
3	GB	Nasal washing	Common cold(volunteer)
4	RI-67	Throat washing	Primary atypical pneumonia
5	Ad75	Adenoid	Hypertrophied tonsils and adenoids
6	Ton99	Tonsils	Hypertrophied tonsils and adenoids
7	Gomen	Throat washing	Pharyngitis
7a	S-1058	Throat swab	Undifferentiated respiratory infection

proto type			
type	strain	source	Diagnosis
8	Trim	Eye swab	Epidemic keratoconjunctivitis
9	Hicks	Stool	Rheumatoid arthritis
10	JJ	Eye swab	Conjunctivitis
11	Slobitski	Stool	Paralytic polio(type 1 poliovirus also recovered)
12	Huie	Stool	Non-Paralytic polio7
13	AA	Stool	Healthy child
14	DeWitt	Throat swab	Acute respiratory disease
15	Ch38	eye swab	Conjunctivitis (early trachoma?)
16	Ch79	eye swab	Conjunctivitis (early trachoma?)
17	Ch22	eye swab	Conjunctivitis (early trachoma?)
18	DC	Anal swab	Niemann-Pick disease?
19	587	Conjunctiva	Trachoma
20	931	Conjunctiva	Early Trachoma?
21	1645	Conjunctiva	Trachoma
22	2711	Conjunctiva	Trachoma
23	2732	Conjunctiva	Trachoma
24	3153	V	Trachoma
25	BP-1	Anal swab	No specific illness
26	BP-2	Anal swab	No specific illness
27	BP-4	Anal swab	No specific illness
28	BP-5	Anal swab	No specific illness
29	BP-6	Anal swab	No specific illness
30	BP-7	Anal swab	No specific illness
31	1315/63	Stool	Healthy child
32	HH	Anal swab	Healthy child
33	DJ	Anal swab	Healthy child
34	Compton	Urine	Renal transplant recipient
35	Holden	Lung and kidney	Renal transplant recipient
36	275	Stool	Enteritis
37	GW	Eye	keratoconjunctivitis
38	LJ	Anal swab	Bronchopneumonia
39	D335	Stool	Bronchitis
40	Dugan/Hovix	Stool	Gastroenteritis
41	Tak	Stool	Gastroenteritis

proto type			
type	strain	source	Diagnosis
42	54/82	Stool	Healthy child
43	1309	Rectal swab	AIDS
44	1584	Stool	AIDS
45	1590	Stool	AIDS
46	1594	Stool	AIDS
47	1601	Stool	AIDS
48	VR-1406	Stool	AIDS
49	VR-1407	Stool	human with no overt disease
50	VR-1501	Stool	AIDS (34-year-old patient)
51	VR-1502	Stool	AIDS (51-year-old patient)
52		?	

3. 임상증상

호흡기 질환 중에서 발열성 급성 인두염은 소아나 어린이에게서 주로 나타나며, C군 바이러스에 의한다. 대표적인 증상은 인후통과 열, 기침 등이다. 비인두 결막염은 어린이에게서 주로 나타나고 B군 바이러스에 의하며 오염된 수영장에서 빈번히 감염된다. 증상은 발열성 급성 인두염과 유사하다.

아데노바이러스에 감염되었던 군대 신병은 상부 호흡기 질환, 인후염 혹은 폐렴 중 어느 하나로 발전한다. 아속 B는 3, 7, 11, 14, 16, 21, 34, 35형을 포함하고 있으며 이 아속의 3, 7, 14, 21은 여러 형(type)들 가운데서 어린이와 군대 신병의 급성 기도 감염의 유행을 야기한다. 7형은 어린이 가운데 폐렴을 유발하고 영구적인 폐의 잠재적 손상이 생긴다. 1, 2, 5, 6형을 포함하는 아속 C는 기도질환과 5세 이하 어린이의 열증과 관련이 있다. 8~10, 13, 15, 17, 20, 22~30, 32, 33, 36~39, 42형의 아속 D는 혈청형이 가장 많고 여러 새로운 가능성 있는 후보 형(type)을 포함하고 있다. 아속 E는 4형만 포함하고 군대 신병 사이에 주로 일어나며 급성 상기도 질환, 인후염(pharyngitis) 그리고 폐렴을 야기한다. 아속 A와 B는 작은 실험동물에서 종양을 일으키지만 사람에 있어서는 야기하지 않는다.

아데노바이러스의 다른 급성 질환은 위장염(gastroenteritis), 결막염(conjunctivitis), 유행성 각결막염(epidemic keratoconjunctivitis), 급성출혈성 방광염(acute hemorrhagic cystitis), 백일해양 증후군(pertussis-like syndrome), 간염(hepatitis) 그리고 아데노이드 조직에 잠복 감염성 질환이 일어난다.

안질환 중에서 급성 여포성 결막염은 반투명성의 lymphoid hyperplasia를 동반한 농이 없는 감염성염증이 발생하며, 수영장에서 흔히 발생하는 결막염의 원인은 아데노바이러스이며 오염된 수영장에서 전파된다. 유행성 각결막염은 높은 감염성을 나타내며, 8형과 19형, 37형이 유행성 각결막염의 원인체이다.

표 2-15. 아데노바이러스의 질병 증상

분류	증상	관련 바이러스
1. 백일해양증후군	백일해성 기침	5형1, 2, 3형(다소의 관련) 4, 7형(주로 미국)
2. 급성 호흡기 질환	마른기침, 재채기, 열, 인두염, 오한, 권태, 근육통, 두통, 폐렴, 폐질환	3, 14, 21(아시아, 유럽)
3. 인후결막성열	열, 인후, 권태, 결막염, 두통, 설사, 발진, 경부림프절증	1~7, 11~17, 19~21, 29(빈도가 적다), 3, 4, 7(수영장 관련)
4. 유행성 각결막염	결막, 각막의 감염증	1~7, 9~11, 13~16, 21, 23, 29(산발적)
5. 급성 출혈성결막염	출혈성 결막염	2~8, 11, 14, 15, 19, 37 1, 21(경우에 따라)
6. 급성 출혈성방광염	혈뇨	1, 2, 4, 5, 7, 11, 21, 31, 34, 35
7. 위장관염	설사	40, 41
8. AIDS 관련 질환	방광염, 혈뇨, 골수염, 뇌하수체염	43~52

4. 실험실 진단

1) 검체

아데노바이러스는 결막, 구강인두, 대변(feces) 혹은 뇨에서 분리할 수 있으며 질병 초기에 적절한 채취 및 감수성 있는 숙주 세포에 신속하게 접종할 경우 바이러스의 분리율을 높일 수 있다. 혈청학적 검사를 위해서는 2회의 혈액 채취가 필요하며 첫 번째는 증세의 시작 후 가능한 한 빠른 시간 내에, 두 번째는 2~4주 후에 채취해야한다. 혈청의 보관은 −10 ~−20℃에 보관한다.

2) 배양 및 분리

Hep-2, Vero, RD, BGM 세포에서 사람 아데노바이러스는 모두 세포병변을 만든다. 아데노 바이러스는 종 특이적으로 리서스 원숭이 신장 세포와 같은 원숭이 세포에서 증식하며 감수성 세포에 접종 후 2~5일 경에 특징적인 세포확장, 둥글고 상당한 굴절성의 불규칙한 세포덩어리와 같은 특징적인 세포병변효과를 나타내므로 바이러스를 접종한 세포배양 상에서 동정할 수 있다.

3) 동정

면역학적 검정은 CF를 이용하거나 혹은 IF를 이용할 수 있고 그 바이러스주는 PCR, HI, NT, IF혹은 DNA제한 분석으로 혈청형의 결정시험을 할 수 있다. 아데노바이러스는 직접적으로 TR-FIA, ELISA와 IF를 사용하여 호흡기분비물에서 탐색될 수 있다. 형특이적 항체 반응들은 HI(hemagglutination inhibition), ELISA, NT등으로 탐색할 수 있으며 모든 아데노바이러스과에 대한 항체 반응은 CF로 탐색할 수 있다.

5. 예방 및 관리

아데노바이러스 4형과 7형에 대한 약독화 백신은 추천된 경우에 대해서만 군대 신병에 투여한다. 백신은 무증상의 장관감염을 일으켜 호흡기와 장관에 결과적으로 항체를 생산하여 노출된 신병 사이에서 질병을 상당히 제한하는 결과를 가져온다.

V. 코로나바이러스

코로나바이러스는 태양의 코로나와 바이러스 외막의 모양이 유사하여 붙여진 이름이다. 1968년에 처음 구분하여 분류하였고 사람과 닭, 마우스, 돼지, 래트(rat), 송아지, 칠면조, 개와 같은 동물 등 인수 공통 감염병을 일으키는 병원체이다. 사람으로부터 코로나바이러스 분리는 1965년에 Tyrrell과 Byonoe에 의해 전형적인 일반 감기 증세를 보이는 취학 아동에서 처음 분리되었다. 2002년에 사스코로나바이러스가 대유행 발생하였고, 2004년에는 HCOV-NL63, 2005년에는 HCOV-HKU1이 발생하였으며, 2012년 사우디아라비아에서 중동호흡기증후군 신종코로나바이러스가 최초로 발생하여 전세계적으로 영국, 프랑스, 이태리 등 200여명이 감염되어 치사율은 42%이었다(2014).

1. 역학

코로나바이러스의 감염은 세계 도처에서 일어나고 보통 겨울과 봄을 통하여 산발적으로 나타난다. 바이러스는 호흡기도를 거쳐 큰 비말에 의해 확산된다. 어린이들에게 코로나바이러스 감염은 일반적으로 일어나며 한 해에 한 어린이나 어른에서도 마찬가지로 종종 3회 가량 일어난다. 이들 감염은 상기도 질환의 약 5~15%와 관련 있다.

2. 병원체

코로나바이러스는 코로나바이러스과의 단일 속으로 에테르 감수성이 있으며, 산, 열에 약하다.

- 크기 : 지름 80~120 nm
- 형태 : 다면체로 약 20 nm의 꽃변 모양의 스파이크를 지니고 흡사 태양의 코로나상으로 보이는 수가 있다.
- 핵산 : 단일 가닥 양성 RNA게놈을 갖고 있다

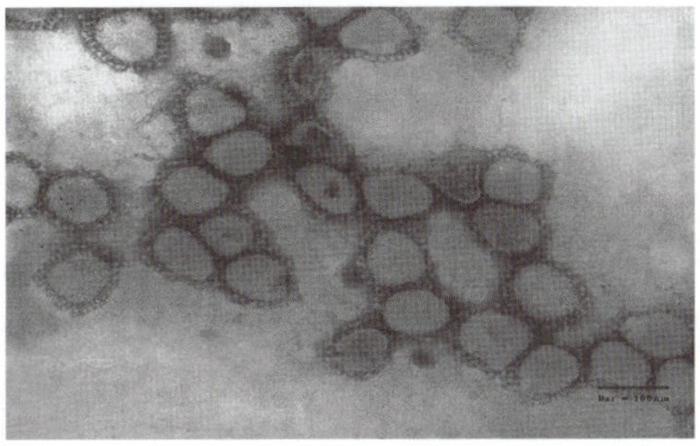

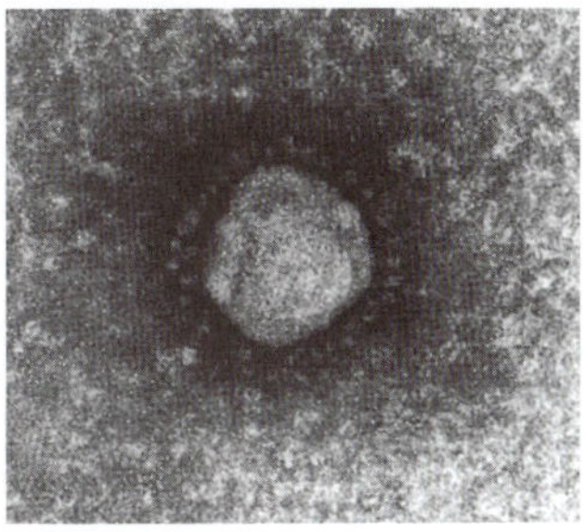

그림 2-5. 코로나바이러스

코로나바이러스 표준주는 (1) 229E와 LP, (2) OC 43과 OC 38, (3) B 814로 3개의 아군으로 구성되어 있다. 표준주 229E와 OC 43의 정제된 비리온은 4개의 주요 단백질을 갖는데 190 kd와 130 kd등 2개의 표면 peplomer(P) 당단백질(130kd)은 혈구응집능 바이러스주의 혈구응집소(hemagglutinin, H)에 해당과 핵단백질(nucleoprotein, N)과 막단백질(membrane protein, M)이다.

3. 임상증상

코로나바이러스는 무열성의 상기도 질환을 주로 일으키며 열질환, 폐렴, 치주질환과 관련있고, 드물게 중이염을 일으키기도 한다. 상기도 질환의 임상증세는 코감기, 비염, 비강충혈, 목의 통증 그리고 인후수종, 열두통이 있고 기침은 경미한 상기도 질환에서는 흔하지 않다. 잠복기는 2~5일이며 증상은 일주일 가량 계속되며 폐렴의 징후는 폐질환 바이러스에 의한 침투 사진과 일치한다. 성인에 있어 코로나바이러스에 의한 폐렴은 다른 바이러스성 폐렴과 임상적으로 구분할 수 있다. 형특이적 항체는 보통 하나만의 표준형 감염에 대해 반응이 있고 오랜 기간 동안 계속된다. 순환과 점막의 항체는 코로나바이러스의 감염으로부터 질병을 방어하게 되며 분비 IgA는 바이러스가 확산되는 짧은 시기에 관련되어 있다. 대부분의 성인은 코로나바이러스주 하나 혹은 그 이상의 표준형에 대해 순환 항체를 가지고 있다 그럼에도 불구하고 재감염은 일반적이다.

4. 실험실 진단

1) 검체 : 호흡기 분비물

2) 배양 및 분리

바이러스는 호흡기 분비물에서 분리된다. 예를 들어 229E 주는 MRC-C세포의 C-16 세포주에서 배양되나 감수성 세포의 범위는 좁고 바이러스의 분리가 어렵다.

3) 동정

코로나바이러스의 한 표준형에 대한 항체 역가의 변화나 존재는 다른 표준형에 대한 항체의 수준에 영향을 미치지 않는다. 코로나바이러스 감염에 대한 실험실적 진단은 회복기 혈청 내에서 급성기 혈청 항체가의 4배 이상의 역가 증가로 확인된다. 항체시험은 ELISA, NT, CF, radioimmunopricipition, 면역확산법, IF로 시험할 수 있다. 항체 반응의 일반적 진단은 ELISA, CF, NT, 혈구 응집주에 대한 HI 시험이며 바이러스 분리법은 연구 수준의 대상이다.

VI. 리노바이러스

리노(Rhino)란 라틴어로 코를 의미하는 것으로 옛날부터 감기의 주된 증상은 코감기라는 것을 알 수가 있다. 라이노바이러스는 "일반 감기 바이러스(common cold virus)"로서 기도에 침투하는 어떤 다른 바이러스 보다 더욱 일반적인 감기질환 병원체이다.

1. 역학

1956년에 첫 번째 라이노바이러스가 분리되었으며, 30년 동안의 많은 연구 결과로 라이노바이러스는 102개의 혈청형이 구분되었다. 라이노바이러스는 모든 연령층에서 사람의 상기도 감염 질환의 25~50%의 발생 빈도를 차지한다. 라이노바이러스 감염의 이환율은 대단히 크며 이 질환의 발생으로 매년 계산할 수 없는 많은 재정적 손실이 발생하게 된다. 라이노바이러스 감염은 연중 계속해서 일어나며 온대에서 초봄과 가을에 발생률이 최고이고, 열대에서서는 우기에 최고의 발생률을 나타낸다.

2. 병원체

리노바이러스는 picornavirus과의 가장 큰 아군이며 에테르내성, 열에 비교적 안정,

- 크기 : 비리온의 직경이 20~27 nm
- 형태 : 매우 작은(pico), 입방대칭 바이러스, 비리온은 구상, 외피(envelope)는 없다.
- 핵산 : 단일나선 (+) RNA형

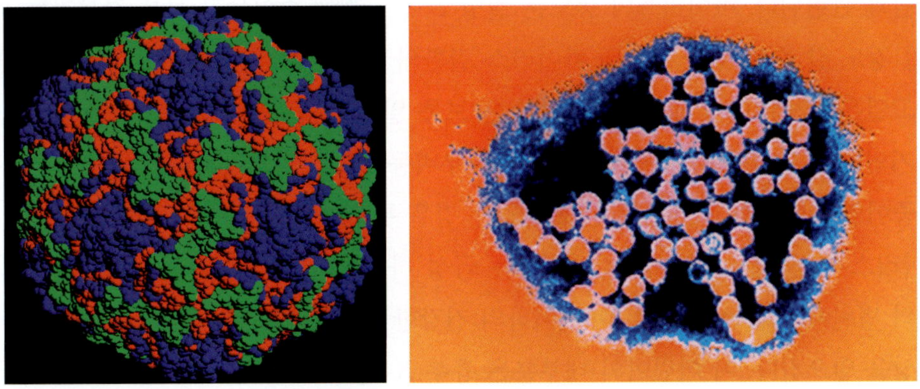

그림 2-6. 라이노바이러스

라이노바이러스는 엔테로바이러스와 달리 위장의 약산에 노출시 감염력을 상실하게 된다. 라이노바이러스는 세포에 부착하는 표면 수용체(surface receptor)의 이용에 기초하여 다수그룹(major group)과 소수 그룹(minor group)으로 구분된다. 102가지 혈청형 중에 91가지를 포함하는 다수그룹은 세포표면 리간드인 세포간 부착분자 1(ICAM-1)을 이용한다. 10가지 혈청형의 소수그룹은 아직 완전히 특징화되지 않은 120 kd의 단백질을 이용한다. 혈청형 87 혼자만이 세포에 부착을 위해 시알산을 요구한다.

3. 감염경로

감기는 이미 알려진 대로 호흡기 감염이다. 즉 환자의 기도 분비물이 기침 등을 통하여 대기중에 수포형태로 되면 그 속에 병원균이 존재하다 건강한 사람이 흡입하면 인체의 건강상태에 따라 발병하게 된다. 그러나 이런 호흡기 감염경로의 최근에 흥미 있는 감염경로가 밝혀져 관심을 끌고 있다. 즉 손을 통한 병원균(특히 바이러스)이 대기 중에만 분포되는 것이 아니고, 여러 가지 물건들의 표면에 부착되어 있어 건강한 사람들이 이 물건들을 만지면 손에 균이 오염되어, 이 오염된 손으로 눈이나 코 등을 비비게 되면 균이 감염되어 감기가 발병한다는 것이 밝혀져 유행성 감기가 극성을 부

릴 때는 외출했다 귀가 시 반드시 손을 씻는 간단한 습관을 들이는 것이 감기 감염경로 차단에 주요한 역할을 한다는 것이 밝혀졌다.

4. 임상증상

라이노바이러스로 인한 질환은 소수의 어린이에서 급성 중이염과 이미 원질환이 있는 유아나 어린이의 폐렴과 관련된다. 바이러스의 농도는 질병 2~3일 째에 줄어들고 보통 잠복기는 1~4일이며 증세는 7일 정도 갈 수도 있다. 라이노바이러스 질환의 증세는 비루, 코막힘, 재채기, 목통증, 기침, 두통이며 고열은 일반적이지 않다. 병의 지속은 보통 일주일 가량 계속되며 합병증은 미생물의 중감염에서 기인하나 드물게 일어난다. 예를 들어 부비동감염을 일으키는 라이노바이러스는 유아와 어린이의 중이염을 야기하고 다른 원인체가 없는 경우 무작위로 선택된 약 10%의 중이염 환자에서 라이노바이러스가 분리된다. 라이노바이러스는 급성 하기도 질환과 연관될 수도 있고, 박테리아와 곰팡이 등의 병원체가 없는 곳에서 2개월이하의 건강한 유아, 심한 원질환을 경험한 유아나 어린이도 기도이상을 일으킨다. 이 어린이의 대부분은 흉부 X-ray 상의 이상과 기침, 열, 천명 등이 있다.

5. 진단

감기의 진단은 대개 병력 및 임상증상만으로 가능한 경우가 많고, 임상적인 측면에서는 감기의 원인균까지 밝혀야만 하는 경우는 거의 없다고 해도 과언이 아니다. 그러나 역학적 통계 조사를 위해서나 또는 유행성 독감이 유행할 때 그 원인이 인플루엔자라는 것을 밝히기 위해서는 원인 바이러스의 규명이 필요한 경우도 있다. 이때는 환자의 혈청을 이용한 면역학적 진단법을 이용하여 비교적 정확하게 진단할 수 있다.

1) 실험실 진단

(1) 검체

라이노바이러스는 33~34℃에서 잘 증식한다. 비강에서의 라이노바이러스의 농도는 인후 분비물보다 10~100배 정도 크다. 라이노바이러스는 코의 점막 세포 속에서 증식한다.

(2) 배양 및 분리

구강 인후 도찰검체로부터 세포배양상에서의 바이러스 분리는 몇 일이 소요되지만 특히 검체를 발병초기에 채취하였을 때 매우 분리율이 높다. 라이노바이러스는 영장류의 사람 태아 섬유 아세포(HDF, human liploid fibroblast), 초대사람신장세포(HEK, human embryonic kidney), 원숭이 신장세포(MK, monkey kidney) 그러고 다른 사람 세포주에서 잘 증식한다. 코 점막의 오르간 배양은 특히 반응이 높지만 지금까지 연구 과제로 남아 있다.

(3) 동정

라이노바이러스 감염의 신속 진단법이 최근 개발되고 있으나 일상적 진단에 이 진단법의 이용은 문제점이 있다. 적어도 항-바이러스 처치가 효과적이고 안전할 경우 신속 진단의 이용 효과가 크며 불필요한 항생제의 투약을 줄일 수 있게 된다. 현재 라이노바이러스 질환의 진단은 임상적 현상에 의존하며, 임상적 발견은 라이노바이러스 감염의 특이적 진단에 대한 필요성을 요구한다. RT-PCR(polymerase chain reaction)혹은 항 라이노바이러스 토끼 항혈청을 사용한 ELISA가 이용될 수 있다. 라이노바이러스에 대한 특이항체는 중화 항체시험, 플라크 제한 시험 IgA항체를 탐색하기 위한 라이노바이러스 항원의 항체 포획 ELISA에 의해 시험할 수 있으나 이 시험들의 어느 것도 현재까지는 주된 진단에 이용할 수 없다.

6. 감기의 치료

인류가 앓아온 가장 흔한 질환중의 하나이면서도 눈부시게 발전한 현대의학으로서 특효약을 아직 개발 못하고 있는 실정으로, 감기의 치료는 원인균에 대한 근본적인 치료법을 시행 못하고, 다만 나타나는 환자의 증상에 따른 대중요법만이 최상의 치료법으로 인식되고 있다. 감기가 들면 충분한 휴식을 취하고 안정하며, 균형 있는 영양식을 섭취하여 환자의 전신상태를 좋게 하는 것이 가장 좋다. 약물요법으로는 증상에 따라 적절한 약제들을 투여한다. 즉 두통이나 관절통, 고열 등이 나타나는 환자의 경우는 진통 해열제를 투여하게 된다.

감기 자체는 자연치유가 가능한 질환으로 결코 무서운 질환이 아니다. 그러나 치료를 소홀히 하여 합병증이 발병되면 의외로 심한 고생을 하는 환자를 흔히 보게되고 치료에도 애를 먹는 경우를 보게 된다. 감기의 주요한 합병증으로는 축농증, 중이염, 폐염, 뇌막염 등이 있고, 드물게 심근염, 늑막염등이 발병할 수도 있다. 특히 기관지 천식, 기관지 확장증, 만성 폐쇄성 기도질환 등 만성 폐질환이 있는 경우도 감기로 인하여 급성호흡 부전증 등이 유발될 수 있고, 만성 심장질환이 있는 환자에서는 심부전증이 등이 야기될 수도 있어 각별한 주의를 요한다.

7. 예방 및 관리

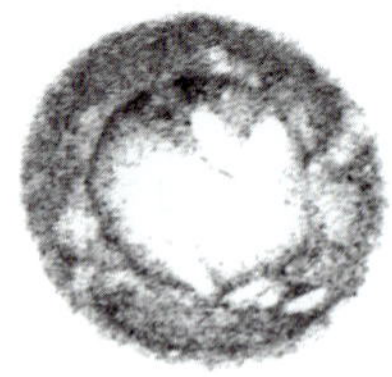

그림 2-7. 유행성 이하선염 바이러스

감기는 예방이 중요하다. 감기가 유행할 때는 충분한 휴식을 취하고 균형 있는 영양식을 섭취 하여 전신 건강상태를 높이는 것이 감기에의 저항력을 높여준다. 그리고 외출했다가 집에 귀가 시에는 손을 반드시 씻는다든지 소금물 등으로 양치질을 하는 등의 간단한 상식적인 예방법을 시행함으로써 감기의 감염빈도를 훨씬 낮출 수가 있다.

라이노바이러스에 의해 야기된 일반감기를 최근에 경험했던 환자는 보통 인체의 바이러스 저지와 인터페론의 국소적 생산에 기인하여 적어도 4주 이내에 다른 라이노바이러스에 의해 감염되지는 않는다. 감기를 일으킬 수 있는 원인 바이러스가 1백종 이상으로 너무 많아 현 단계에서는 실제 감기 예방주사의 실용화는 거의 불가능한 실정이다.

VII. 유행성이하선염 바이러스(Mumps Virus)

사람이 유행성 이하선염 바이러스의 유일한 숙주이고 타액과 호흡기 분비물의 접촉이나 비말에 의해 전파된다. Mumps는 BC 5세기 전후 히포크라테스에 의해 처음 기록되었다. Mumps란 이름은 이 질병으로 인하여 환자가 우물우물거리는 말 즉 "mumbling speech"에서 유래되었다고 생각된다. 1934년 Johnson과 Goodpasture에 의해 원인바이러스가 동정되었으며 1945년 계란의 양막강에서 처음 분리 보고되었다. 1966년에 Buynak과 Hilleman은 닭의 태아세포배양에서 바이러스를 계대배양하여 처음 성공적인 약독화 생 바이러스 백신을 개발하였다.

1. 역학

혈청역학적 조사는 성인의 80~90%에서 유행성 이하선염의 항체가 증명되며, 대략 85%는 처음 노출되었을 때 감염되고, 감염자의 25~50%는 무증상 일수 있다. 미국에서 1967년 보고된 유행성 이하선염 환자는 185,691명이었고 백신이 접종된 이후 1982년에는 5270명으로 환자 발생의 97%가 감소된 것으로 보고되었다. 발생빈도는 모든 연령층에서 90%이상 줄어들었으며 이 기간 즉 15년 동안 가장 발생비가 높은 연령층인 5~9세가 5세 이하로 낮아졌으며 이 2개 그룹이 전체 발생 환자의 30%이상을 차지한다. 유행성 이하선염의 연령 특이성은 풍진, 홍역과 같이 유행성 이하선염의 감염 위험이 변화하였고 이것은 취학 전, 초등학교 어린이에 실시하였던 예방접종 정책의 결과이다. 국내에서 유행성 이하선염은 1980년대 초에 예방접종이 이루어지기 시작하면서 그 발생이 다소 감소하였으나 간헐적으로 환자 발생은 끊이지 않고 있으며, 1998년 1999년에는 환자 발생이 크게 증가되어, 경기도 여주, 대전 및 제주도 등에서 큰 유행이 있었다. 이러한 보고들에서 보면 발생 연령군은 소아에서부터 초등학생, 중학생, 고등학생에 이르기까지 연령층이 다양하였다.

2. 병원체

바이러스는 상기도에서 증식하여 혈류로 침입하고, 최종적으로 침샘과 다른 기관들에 영향을 미치며 처음 임상적 탐지가 가능한 침샘의 확장 시기는 약 18일이 경과한 후 이다. 잠복기는 14~24일 소요되며, 감염성이 있는 기간은 그 후 9일까지이고, 바이러스는 질병이 시작한 후 14일까지 뇨로 배설된다.

- 크기 : 직경 85~300 nm
- 형태 : 외부에 피막이 있고 거기에 spike가 표면에 존재한다. 이 피막은 헤마글루티닌, 뉴라미니데이즈와 헤모리신을 포함하고 있다.
  다형성을 보인다.
- 핵산 : 단일나선 (−) RNA형

유행성 이하선염 바이러스는 Paramyxovirus과로 분류되며, Nucleocapsid를 둘러싼 외피(envelope) 세 층으로 되어 있으며 외층은 hemagglutinin, neruamindiase, cell fusion activity를 가진 당단백(glycoprotein)으로 되어있고 보체 결합항원인 V항원(viral antigen)도 여기 있다. 중간층은 지질(lipid)로 된 숙주세포성분이며 내층은 바이러스의 표면을 형성하고 있다. 내부는 거대 helically arranged nucleocapsid가 존재한다. Nucleocapsid에는 보체결합항원의 하나인 S항원(soluble antigen)과 다른 항원성물질이 있다. 혈구 응집소와 neuraminidase의 기능을 보유하면서 전형적인 점액친화성을 나타낸다. 인플루엔자바이러스와 유사한 세포막 수용체에 흡착하는 성질이 있다. 세포융합기능으로 합포체 형성, 조직배양에서 증식할 때 뉴클레오캡시드로 꽉 채워진 봉입체를 만든다. 유행성이하선염 바이러스의 감염성은 ether, 0.1% formaldehyde, -propiolactone, 자외선, 또는 50℃~60℃ (20분)가열로 없어지지만 4℃에서는 수 일간, −20℃에서는 수 주일간 감염성이 유지된다.

3. 감염경로

유행성이하선염 바이러스(Mumps virus)는 직접적인 접촉이나 작은 비말(droplet) 또는 다른 오염된 물질이 코나 입으로 들어가서 감염(비말감염)되며, 5~15세의 소아에 가장 많이 발생하며 계절적으로 봄에 주로 유행한다. 유행은 지역적으로 일어나나 세계의 모든 지역에서 발생하고 있다. 잠복기는 약 2~3주간이며, 감염기간은 발병 7일 전부터 발병 후 9일까지이다. 유행은 밀집생활을 하는 고아원, 기숙사, 병원, 군대 등에서 생기지만 소아질환이어서 학교에서 감염되어 가족에게 옮기는 경우가 많다. 군대 내에서는 성인에게 유행되는 수도 있다.

4. 임상증상

바이러스의 감염은 증상을 나타내거나 무 증상일 수도 있고, Mumps virus가 감염되면 잠복기(16~18일)를 거친 후에 발열, 두통, 근육통, 식욕부진, 구토 등의 전구증상이 1~2일간 나타난다. 침선(주로 귀밑샘)이 단단하게 부어 올라 동통과 압통을 느끼게 되며, 붓기 시작한 후 1~3일째 최고조에 도달해서 3~7일 이내에 차차 가라앉는다. 어린아이의 경우 국소적으로 발생하여 열과 구토가 동반된다.

보통 7~10일간 부풀어 오른 상태로 있게되나 체온은 거의 변화가 없다. 합병증으로는 뇌수막염(menigitis), 고환염, 부고환염, 난소염(ovaries), 췌장염 등이 발생할 수 있다. 대략 성인남자의 20~30%는 이하선염이 뒤따르는 1~2주 사이에 고환염으로 발전하고, 드물게 불임은 환자의 1~12%에서 나타나고 고환 위축에 따른 불임이 올 수 있다.

감염자의 약 1/3은 불현성 감염으로 무증상을 보인다. 드물지만 사망할 수도 있다. 유행성 이하선염 감염의 다른 합병증은 5~10%가 발생하는 수막뇌염이다. 뇌염은 중추신경계 합병증이지만 척수염, 뇌운동실조, 회백척수염 유사증후군 그리고 Guillain-Barre 증후군과 같은 다른 중추신경계 합병증과 연관된다. 유행성이하선염에 걸린 성인 여자의 약 5%는 난소염으로 진전될 수 있으나 난소위축이나 불임이 오지는 않는다. 췌장염, 갑상선염, 신경염, 안염 그리고 내이감염과 같은 다른 합병증에 걸릴 수 있다. 급성인후염, 기관지염, 폐렴으로 진행될 수 있으며, 사춘기를 지난 성인의 경우에는 중증으로 발전할 수 있다.

5. 진단

이하선(기타 타액선포함)에 병변이 있는 경우는 임상진단이 가능하다. 이들의 90%에서는 부어있을 때부터 약 10일간 혈청 아밀라제(amylase)가 증가하기 때문에 진단에 도움이 된다. 그러나 다른 부위에 생긴 병변은 임상증세만으로 유행성이하선염이라고 진단하기는 어렵다. 발병 전 2~3주일 동안에 유행성이하선염 환자와 접촉하였다는 병력이 있으면 진단에 도움이 된다.

확실한 진단방법으로는 보체결합반응으로 S항체나 V항체의 증가를 증명하는 방법, mumps IgM 항체를 간접면역 형광항체법이나 ELISA법으로 증명하는 방법, 면역형광염색으로 mumps항원을 동정하여 진단하는 방법이 있다.

1) 검체

유행성 이하선염은 공기에 희석된 바이러스가 포함된 침에 의해 비말이나 혹은 최근 오염된 개달물로 직접 전파된다. 척수액, 혈액, 타액, 그리고 소변으로부터의 바이러스 분리는 초기의 유행성 이하선염에 대한 진단으로 확실성이 있다. 이 바이러스는 비교적 안정하고 감염력은 4℃에서 수일 저장하면 약간 변하며, −20℃에서 수주, −70℃에서 저장했을 때 수개월간 안정하다. 1% 소 알부민, 0.5% 젤라틴 혹은 2% 혈청과 같은 단백질의 첨가시 로타바이러스의 안정성이 증가될 수 있다. 분리 연구를 위한 도찰물은 단백질 안정제와 항생제를 가한 적당한 배양액을 이용한다. 뇨와 뇌척수액과 같은 검체는 접종 시까지 수 시간 이내에는 4℃를 유지해야하며, 장시간 보관시 검체는 70℃를 유지해야 한다.

2) 배양 및 분리

초대 원숭이 신장세포는 바이러스 분리를 위한 감수성이 가장 높은 숙주세포이다. HeLa세포와 같은 사람 유래 세포주와 사람 양막 혹은 사람초대 태아신장세포의 배양도 바이러스증식을 위해서 역시 유용한 세포이다. 이 바이러스는 다핵성의 거대 세포인 융합체를 형성하는 특징적인 세포병변효과를 만든다. 그러나 유행성 이하선염 바이러스의 어떤 주는 이 세포 병변효과를 만들지 않는다.

3) 동정

유행성 이하선염의 임상적 진단은 전형적인 이하선염을 나타낼 때는 아주 단순하다. 그러나 무증상이나 비전형적인 경우에는 혈청학적이나 바이러스 분리에 의한 진단이 필요하다. 기니픽 혈구의 혈구 흡착법으로 이하선염의 동정에 이용하며 세포 배양상에서 유행성 이하선염 바이러스 분리의 신속 동정에 면역형광항체시험을 이용할 수 있다. 유행성 이하선염의 혈청학적 진단은 특히 이하선염이 없는 상태에서 일어나는 뇌막염 혹은 뇌염의 환자에 대해서 중요하다.

유행성 이하선염의 진단을 위한 혈청학적 방법은 보체결합시험, 혈구응집시험, 중화시험, 효소면역측정시험이 포함되며 보체결합시험과 혈구응집저지 시험보다 탐색 항체에 일반적으로 더욱 민감하다. 최근 연구에 의하면 급성기 혈청의 항체나 낮은 수준의 항체를 탐색하기 위해 HI보다는

ELISA가 민감도가 높다. IgM 탐색을 위한 ELISA시험은 하나의 혈청검체로서도 조기 진단에 특히 적당하다는 것을 보여준다.

6. 예방 및 관리

1) 유행성이하선염의 치료 및 주의사항

유행성이하선염은 자연 치유되며 대중요법으로 충분하다. 동통이 심할 때는 아스피린 등의 진통제를 사용하며, 신 것을 먹으면 동통이 더 심해지므로 신 음식은 피하도록 하며, 국소에 냉 또는 온습포를 하며, 수막뇌염이나 췌장염으로 구토가 심하여 탈수가 있을 때에는 수분 및 전해질 공급이 필요하다.

환자는 이하선염이 붓기 시작한 날부터 9일간 학교나 직장으로부터 격리시켜야 하며, 코나 목에서 나오는 분비물로 더럽혀진 물품들을 소독해야 한다.

2) 볼거리 백신의 유래

유행성 이하선염 바이러스에 의한 무균성 뇌막염의 빈도가 높고 이와 동반된 합병증의 우려로 이미 1930년대에 미국과 호주 등지에서 바이러스가 분리된 후 백신의 필요성이 대두되었다. 1950년대에 포르말린 불화성화 사백신을 개발하여 약 80%의 방어율을 보였으나 F단백질에 대한 항체를 생성하지 못하고 혈구 응집(hemagglutinin)과 neuraminidase(HN) 단백에 대한 IgG 항체 지속 기간이 너무 짧아 매년 재접종이 필요하여 중단되었다. 1967년에 Hilleman 등이 볼거리 바이러스를 약독화한 백신(Jeryl Lynn B주)을 개발하여 현재까지 약 20여년 이상 미국에서 안전하게 사용하고 있다.

이외에 일본에서 개발된 Urabe, Hoshino, Torii주 등이 유럽과 캐나다 등에서 광범위하게 사용되었다. 그러나 1988년 이후 캐나다. 유럽 등지에서 Urabe주에 의한 부작용으로 무균성 뇌막염이 발생하는 사례들이 증가하여 Urabe주 백신의 접종을 금지하고 있다. 1974년에 분리되어 Swiss Serum and Vaccine Institute에서 개발된 Rubini주는 인체 이배체 세포인 WI-38 세포와 계란에서 배양하고 마지막으로 MRC-5세포에서 계대배양하여 단계별로 이종 단백질이 혼입 가능성이 가장 적은 백신이다.

3) 예방접종

특이요법은 없고 MMR 백신을 접종하면 예방이 가능하다. 현재까지 국내에서 사용되던 백신 주가 Hoshino 와 Urabe 주였음을 상기할 때 국내에서도 예방 접종 후 무균성 뇌막염이 발생하였을 것으로 사료되나 아직 공식적으로 보고된 예는 없다. 약독화된 백신의 예방 효과는 95%이고 평생면역이 생긴다. 백신은 생후 12~15개월경과 투여하고 4~6세에 접종한다. 바이러스가 태반을 통과하므로 임신한 부인에게는 투여하지 않는다. 면역글로불린의 투여는 효과적이지 않다. 특이치료법은 없다. 신생아에서는 모체로부터 전달받은 항체에 의하여 방어효과가 나타나며, Mumps virus에 의한 현증 또는 불현 감염 모두 감염되었던 개체는 종신면역을 가진다.

VIII. 사람 메타뉴모바이러스

호흡기 감염 질환은 전세계적으로 이환율(morbidity)과 사망률(mortality)이 높은 질환이다. 특히, 5세 이하의 유아에서 호흡기 질환은 2번째로 주요한 사망원인이다. 미국의 보고를 보면, 모세기관지염(bronchiolitis)으로 입원한 소아는 1,000명당 31명이며, 이런 비율은 과거 몇 십년동안 계속 증가하고 있다. 그러나 호흡기 감염의 문제는 소아집단에 한정되어 있는 것은 아니다. 일년에 45,000명이 폐렴, 인플루엔자 그리고 인플루엔자유사질환으로 사망하고 있으며, 미국내 사망원인중 6번째이다. 매해 500,000명 이상이 폐렴으로 병원에 입원하며, 거의 4백만명이 지역사회획득 폐렴(community-acquired pneumonia)으로 외래를 방문한다.

임상적인 특징을 통해 호흡기 감염질환을 진단하지만, 그 질환의 원인이 되는 병원체를 파악하지 못하는 경우가 많은 실정이다. 지역사회획득 폐렴의 경우, PCR이나 항원검사(Agdetection method) 같이 민감도가 높은 진단법을 이용함에도 불구하고, 원인병원체가 규명된 경우는 50% 수준이다. 영유아에서 폐렴과 모세기관지염같은 하기도감염을 일으키는 주요 원인바이러스로 respiratory syncytial virus (RSV), parainfluenza virus (PIV), 그리고 influenza virus (INFV)가 일반적으로 알려져 있으나, 이런 환자들 중 1/3에서는 감염원이 동정되지 않았다. 이렇듯 병인(etiology)을 알 수 없는 호흡기 감염을 설명할 때 아직 알려지지 않은 다른 병원체가 존재할 수 있다는 가능성을 생각할 수 있다.

본고에서는 2001년에 네덜란드 연구자에 의해 발견된 신종호흡기 감염질환의 원인인 사람 메타뉴모바이러스에 대하여 소개하고자 한다.

1. 새로운 바이러스의 발견

2001년 6월 네덜란드 연구자들은 20년 이상 보관되어 있는 호흡기 검체중 28개 검체로부터 배양중인 세포에 병변효과(cytopathic effect)를 일으키는 새로운 병원체를 분리하였음을 보고하였다. 전자현미경상에서 실모양의 바이러스처럼 보이는 입자를 관찰하면서 이 병원체가 바이러스임을 추측하였다. 배양된 세포에서 분리된 병원체를 실험동물에 접종하였을 때 호흡기감염을 유발하였고, 감염된 동물로부터 병원체를 다시 분리할 수 있었다. RSV, PIV, INFV, 그리고 코로나바이러스와 같이 일반적으로 알려진 바이러스에 대한 혈청학적 및 분자생물학적 검사를 하였으나, 이 병원체는 모두 반응하지 않았다. 이런 실험결과를 토대로, 기존에 알려져 있는 호흡기 바이러스가 아닌 전혀 새로운 병원체임을 알 수 있었다. 결과적으로 이 병원체의 정체는 분자생물학적 방법으로 밝혀졌다. 연구자들은 random arbitrarily primer PCR(RAP-PCR)이라는 기술을 이용하여 이 병원체만의 특이적인 유전자 염기서열을 확인하였다. 이렇게 확인된 부분적인 유전자의 염기서열을 바탕으로 계통학적 분석을 한 결과, 이 새로운 병원체가 Paramyxovirus이며, 이전까지 알려진 *Metapneumovirus* 속의 유일한 종인 조류에 호흡기감염을 일으키는 avian pneumovirus(APV)와 밀접하게 연관되어 있음을 발견하였다. 이 바이러스는 *Paramyxoviridae*(family)과, *pneumovirinae*(subfamily)아과, *Metapneumovirus*(genus)속에 속하는 첫 포유류 병원체로 생각되었으며, 이러한 사실에 근거하여 human metapneumovirus (hMPV)로 명명되었다(그림 2-13).

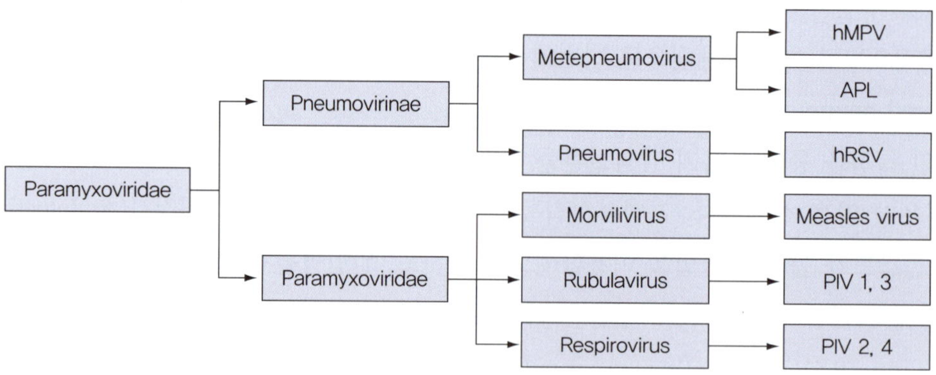

그림 2-8. Taxomy of the significant human and animal pathogens of the family of Paramyxoviridae; APV(avian pneumovirus), hMPV(human metapneumovirus), hRSV(human respiratory syncytial virus), PIV(parainfluenzae virus)

2002년에 hMPV의 유전자 말단 부분을 제외한 전체 유전자 염기서열이 보고 되었다. 사람에게 호흡기 감염질환을 일으키는 바이러스 중 가장 연관관계가 높은 virus *Pneumovirus* 속의 일종인 RSV로 감염에 의한 임상적 특징도 매우 유사하다. 그러나 hMPV 에서는 RSV에 있는 2개의 유전자 (NS 1, and 2)가 존재하지 않으며 유전자의 배열순서에도 차이가 있다. 염기서열에 의한 계통학적 분석으로 hMPV와 상동성이 가장 높은 종은 APV 였으며, 유전자의 구성 및 배열순서 등을 보았을 때 hMPV가 *Metapneumovirus* 속의 일원임을 재확인하였다. hMPV의 당단백유전자인 SH와 G를 APV의 유전자와 비교하였을 때 아미노산 서열상에 상동성이 낮은 것을 관찰할 수 있었다. 이러한 유전학적 차이를 바탕으로 두 바이러스 간에 보이는 숙주범위에서의 차이를 설명할 수 있는데, APV는 조류만 감염시키며, hMPV은 포유류만 특이적으로 감염시키는 것으로 알려져 있다.

네덜란드 연구자들은 2000년 겨울철에서부터 수집된 호흡기검체 중에서 병원성바이러스 즉, RSV, PIV, INFV, 코로나바이러스가 검출되지 않은 5세 이하 어린이의 68개 검체를 대상으로 실험한 결과 7검체(10%)에서 hMPV 감염을 확인하였다. 이러한 비율은 hMPV가 호흡기질환의 원인바이러스중 상당부분을 차지하고 있음을 나타낸다. 또한 수십년 전부터 보관되어 왔던 혈청중에 hMPV에 대한 항체가 함유되어있음을 확인함으로써 적어도 50여년 전부터 인류는 이 바이러스에 노출되어 왔으며, 이 바이러스가 계속 사람들 사이에 순환해왔다는 것을 알 수 있었다. 그 후 여러 나라에서도 5세 이상의 사람은 거의 모두 hMPV에 대한 항체를 갖고 있었으며, 검사대상의 10% 이상이 hMPV 감염에 양성인 것으로 보고되었다. 그렇다면 hMPV가 사람에서 호흡기감염을 일으키는 일반적인 병원체였음에도 불구하고 최근에서야 발견 된 이유는 무엇일까? 우선 실험실에서 바이러스분리에 일반적으로 사용하는 세포주에 접종했을 때 hMPV는 거의 복제하지 않고, 원숭이의 신장세포(LLC-MK2)에서만 비교적 느리게 복제하여 접종후 2~3주에야 세포병변 효과를 관찰할 수 있었다. 또한 일반적인 배지성분이 아닌 trypsin을 첨가해주어야 세포배양에서 증식되어 분리에 어려움이 있다. 아직은 hMPV 관련하여 질병의 임상양상, 지리적 분포 등에 대해 알려지지 않은 부분이 많이 있다.

2. 역학

처음 hMPV의 보고 이후 호주, 북미, 그리고 유럽뿐 아니라 아시아에서 hMPV 감염에 대한 많은 연구들이 보고되었다. 호흡기 질환 환자로부터 hMPV를 분리하여 특징을 연구한 보고들을 통해 hMPV의 역학적 특성이 점차 파악되고 있다. 우선 hMPV는 전세계적으로 널리 퍼져있는 것으로 생각된다. 이런 추측을 할 수 있는 것은, 각국에서 hMPV 감염이 있었으며, 모든 연령대의 환자들로부터 채취한 혈청 대부분에 바이러스에 대한 항체가 존재하고 있다는 사실에 기초한다. 네덜란드의 첫보고에서도 5세에서 10세의 모든 어린이의 혈청에 hMPV에 대한 항체가 존재하였다(표 2-16).

표 2-16. Clincal features of human metapneumovirus infection detected in Queensland Children in decreasing order of frequency

Age(years)	Immunofluorescence assays		Virus neutralization assays	
	n tested	*n* positive(%)	*n* tested	*n* postive(%)
0.5~1	20	5(25)	12	3(25)
1~2	20	11(55)	13	4(31)
2~5	20	14(70)	8	3(38)
5~10	20	20(100)	4	4(100)
10~20	20	20(100)	4	3(75)
>20	20	20(100)	4	3(75)
8~99*	72	72(100)	11	11(100)

* Sero-archeoogical analysis using sera collected in 1958

다른 나라에서도 유사한 결과들이 보고되었는데, 호주 퀸스랜드의 보고에 의하면 조사대상중 10세 연령그룹의 98%의 혈청에서 양성의 결과를 보여 hMPV의 높은 항체양성율을 재확인 하였다. 위의 Table 1에서 보듯 1958년에 수집된 혈청에서도 hMPV에 대한 항체검사에서 양성을 보인 것으로 보아, 적어도 45년전부터 사람들은 hMPV 감염이 있었다는 것을 알 수 있다.

hRSV와 같은 hMPV는 어린이 특히 영유아, 노인들 그리고 면역력이 약화된 환자들에게 중요한 호흡기 질병이다. hMPV감염을 처음 보고한 네덜란드의 연구에서 인용된 28명의 감염환자 중 27명(96%)은 5세 이하였고, 이들 중 13명(46%)은 1 세 미만의 유아였다. 최근 이탈리아에서 3년간 급성 호흡기 감염으로 입원한 환자 중 생후 24개월 이하 영유아를 대상으로 검사를 한 결과 90명의 환자 중 23명(25%)가 hMPV에 감염되었으며, 감염된 환자중 16명(70%)이 12개월 이하의 유아였다. 이렇듯, hMPV는 하기도감염을 앓고 있는 영유아에서 가장 많이 발견되고 있으며, 노인들과 골수이식 등의 이유로 면역력이 약화된 환자들의 호흡기 감염에 중요한 요인으로 생각되어진다. 그후 호주, 캐나다 그리고 영국에서의 보고를 보면 hMPV가 어린이뿐 아니라 다양한 연령대의 어른에서 호흡기 질환을 일으키는 것으로 밝혀졌다.

hMPV 감염의 계절적 분포는 아직 정확하게 알려지지 않았으나, 겨울에서 이른 봄까지로 보인다. 캐나다의 Quebec에서 지난 8년간 역으로 추정하여 확인된 37명의 환자들은 모두 12월에서 5월까지의 기간에 분포하였다. 핀란드에서는 hMPV가 1월에서 4월사이 기간에만 관찰되었다. 반면, 호주 퀸스랜드에서 2001년과 2002년에 발생한 환자들은 일반적으로 11월에 관찰되었다. 북반구와 남반구의 계절성에 차이가 있는 지 정확히 결정되지 않았으나 현재까지의 보고들에 기초하여보면 북반구에서 hMPV는 겨울에 가장 공통적으로 발생하는 것으로 보인다. 현재까지 hMPV 연구는 대부분 병원의 환자들에 집중되어 있기 때문에 hMPV 질환의 진정한 발생율(incidence)은 아직 정확히 파악되지 못한 실정이다. 그러나, 검체를 채취한 시기와 지역에 따라서 채취된 비인후 가검물의

10~20%에서 양성을 보이고 있다. 최근까지의 연구들에서 일반적인 호흡기 바이러스에 양성인 검체를 제외한 환자들을 대상으로 그와같은 결과를 얻었으나 최근 hRSV같은 다른 호흡기바이러스와 동시감염이 종종 발견되어, 실제 hMPV에 의한 호흡기감염질환이 상당히 많을 것으로 예상된다.

3. 임상양상

처음 보고되었을 때, hMPV감염의 임상적 특징은 hRSV감염과 매우 유사하였다. hMPV 감염에 양성인 환자들의 질병 범위는 심하지 않은 호흡기 증상에서부터 심함 기침, 모세기관지염 그리고 폐렴까지 넓은 편이다. 고열, 근육통(myalgia) 그리고 구토도 일반적으로 감염과 연관된 것으로 알려져 있다. 많은 환자들은 병원에 입원하였고, 기계호흡(mechanical ventilation)이 필요한 경우도 있었다.

hMPV에 감염되어 입원한 어린이 중 84%가 흉부 방사선상의 변화를 보였다. 특징은 하기도바이러스 감염이 의심되는 환자들로써 양측성 폐문주위의 침윤으로 기술된다.

hMPV는 hRSV와 마찬가지로 만성폐쇄성 폐질환의 위험이 높은 노인에서도 질병을 일으킨다. 캐나다의 연구에서는 hMPV의 감염자의 46%가 64세 이상의 연령그룹임을 보고하였다. 이들 노인에서 관찰되는 일반적인 증상은 기침, 고열 그리고 호흡곤란이었다. 영국에서 지역사회를 대상으로 시행한 겨울철 호흡기 질환에 대한 연구에서 40~64세 연령의 호흡기 질환 환자의 42%가 hMPV에 의한 감염에 의한 것이였다. 이들의 증상은 기침, 인후염, 그리고 가래, 고열, 천명음(wheeze), 기면(lethargy)과 콧물로 보고되어있다. hRSV와 같이 hMPV는 면역력이 저하된 환자에서 이환율이 높다. 또한 어린이에서 급성천식증상과 연관되어 나타나기도 한다. 표 2-17은 퀸슬랜드의 연구에서 hMPV 감염에 의한 증상들을 나열한 표이다.

hMPV 질환의 임상적 특징은 비교적 소수의 환자들에 기초한 것이지만, 소아 환자들 중 미숙아로 태어났거나, 선천성 심장질환, 폐질환, 그리고 면역저하 등의 병력을 갖고 있어 중증의 RSV 질환에 걸릴 위험이 큰 그룹이 보다 심각한 hMPV 질환에 걸리는 경향이 있음을 발견하였다.

또한 hRSV와 마찬가지로, hMPV 역시 노인연령층에서 심각한 질환을 유발할 수도 있다. hMPV에 감염된 노인층에서 일반적으로 관찰된 증상은 기침, 고열 그리고 호흡곤란(dyspnea)이었다.

아직까지 hMPV 감염과 연관된 임상적 범위가 밝혀지지 않았으며 임상증상과 hMPV의 연관성에 대한 연구들이 활발히 진행중이다. 예를 들면, Jatti T. 등은 hRSV 감염의 특징적인 증상인 천명음과 hMPV의 연관성을 연구하였는데 급성천식증상이 있는 소아의 8%에서 hMPV가 검출되었다. 이는 천명음이 들리는 환자의 14%에서 hRSV가 검출된 것과 비교해봤을 때 결코 낮은 비율이 아니라는 점에서 흥미롭다.

표 2-17. Clincal features of human metapneumovirus infection detected in Queensland Children in decreasing order of frequency

Cough	Sore Throat/pharyngitis
Rhinorrhoea	Otitis media
Fever	Conjunctivitis
Anorexia	Letharagy
Respiratory difficulty	Diarrhoea
Vomiting	Rash
Irritability	Cervical Iymphophathy

4. 진단

현재까지 hMPV감염으로 의심되는 환자의 진단은 비인후 흡인물(nasopharyngeal aspiration, NPA), 비인후 도말(nasopharyngeal swabs) 혹인 기관지폐포 세척물(bronchoalveolarlavage, BAL)을 포함하는 호흡기 가검물로부터 바이러스 RNA를 분리하고, hMPV의 유전자에 특이적인 primr를 이용하여 RT-PCR을 시행하는 방식으로 이루어진다. 동시에 이런 검체들은 직접형광항원법(direct fluorescent antigen, DFA) 혹은 효소면역분석(enzyme immunoassays, EIA)을 이용하여 공통 호흡기바이러스에 대한 검사를 통해 호흡기질환의 원인감염체를 규명한다.

5. 중증 급성호흡기 증후군(SARS)과 hMPV

2003년 봄부터 초여름까지 전세계적으로 충격을 주어 문제가 되었던 중증 급성호흡기증후군의 초기에 병인이 파악되지 않았을 때 연구자들은 모든 가능성에 대해 검사를 시행하였다. 중국의 Paul 등은 SARS의 유행 첫 주 동안 의심환자(suspected case)로 정의된 48명중 25명(52.1%)의 환자에서 hMPV를 분리하였다. 이 25명의 환자중 6명은 코로나바이러스에도 감염되어 있었다. 또한 캐나다에서도 6명의 SARS 환자중 5명에서 hMPV 감염이 있음을 발견하였다. 이 연구에서 환자6명 중 5명에서 코로나바이러스가 검출되었으며, 4명은 hMPV와 코로나바이러스에 함께 감염되어 있었다. 따라서 초기에는 최근에 새로이 발견된 hNPV가 SARS의 원인일수도 있다는 가능성이 제시되기도 하였다.

한 연구에서 SARS로 정의된 436명의 환자 중 329명(75%)에서 SARS-CoV 감염이 있었음을 하였으며, hMPV는 335명의 환자 중 41명(12%)에서 진단되었다. 이러한 사실들로 이 코로나바이러스는 단독 또는 hMPV나 다른 병원체와 함께 SARS를 유발시킨다는 것을 짐작할 수 있었다.

그러나 SARS 환자들에서 일관성있게 검출된 바이러스는 SARS-CoV 뿐이었다. 원숭이를 대상으로 시행한 동물실험에서 SATS에서 관찰되는 손상이 원숭이의 호흡기에서도 발생하는 지를 실험하였는데, 조직병리학적으로 SRRS-CoV가 전형적인 폐의 병변에 위치함을 발견하였다. 결과적으로 SARS는 SARS-CoV 감염에 의한 호흡기질환으로 보고 있으며, SARS 의심환자 중에는 유의한 정도는 아니지만, 동시감염이나 혹은 단일감염의 형태로 관찰된 사실로 미루어 증상의 정도나 다른 부분에 연관성이 있을 것이라는 가능성도 제시되고 있다.

6. 국내의 hMPV 연구 현황

국내에서도 2002년도부터 hMPV에 대한 연구가 추진되었다. 인플루엔자, RSV, PIV 등 주요 호흡기 바이러스에 대한 감수성이 있는 세포배양에 병변효과를 보이면서도 정확한 동정이 되지 않았던 108건의 검체에 대해 LLC-MK2 세포배양과 L(polymerase), F(fusion protein), 그리고 N(nucleoprotein) 유전자에 대한 RT-PCR을 시도한 결과 1건의 양성 검체를 얻어 이에 대한 상세한 연구를 수행중이다.

2001년 hMPV가 처음 보고 된 이후 여러 나라에서 분자생물학적인 기술을 바탕으로 현재까지 hMPV의 생물학적, 역학적, 그리고 임상적 특징을 밝혀내고자 하는 연구들이 많이 진행되고 있다. 앞서 소개한 것과 같이 hMPV는 최근에 발견되었음에도 불구하고 이미 오래전에 인류에게 호흡기 감염질환을 일으켜온 병원체로 생각된다. 우리나라에서는 아직 hMPV에 대해 많이 알려지지 않았으나 최근 국립보건원에 보관되어 있던 호흡기검체에서도 hMPV 감염을 RT-PCR을 통해 발견하였다. 동절기를 맞이하여 5세 이하 유아들의 호흡기 검체에 대해 향후 지속적으로 hMPVdp 대한 검사를 수행하고자 하며 이러한 시도는 현재 우리나라의 원인을 알 수 없는 호흡기질환 환자들의 정확한 진단에 기여할 수 있으리라 기대한다.

7. 핀란드의 hMPV 연구동향

의학저널 Lancet지의 최근호에 따르면 네델란드에서 2001년 최초로 발견된 새로운 호흡기바이러스인 인간 메타뉴모바이러스가 핀란드에서도 발견되었다고 한다. 핀란드의 한 병원에 호기성 천명을 주소로 입원한 132명의 소아(연령 중앙값 7개월, 범위 4~25개월) 중 10명(8%)에서 이 바이

【주】 2001년 네덜란드에서 van den Hoogen 등이 처음으로 이 바이러스를 기술한 이래로 호주, 캐나다, 영국에서도 이 바이러스가 보고되고 있어 인간메타뉴모바이러스는 전 세계적인 분포를 보이고 있는 것 같다. van den Hoogen 등은 2001년 원저에서 RS 바이러스(respiratory syncytial virus) 음성인 네델란드의 소아 28명에서 새로운 바이러스를 분리했는데 바이러스의 특성과 염기서열의 분석을 통해 paramyxovirus 과의 새로운 속으로 Metapneumovirus라는 가설을 제시하였고 이는 최근에 학계의 인정을 받았다. 인간 메타뉴모바이러스라고 잠정적으로 명명되고 있는 바이러스가 메타뉴모바이러스속의 유일한 종으로 임상.

러스가 PCR로 분리되었는데 환아들의 평균 입원 기간은 2.5일이었으며 호흡기 증상의 지속기간은 평균 19일이었으며 비분비물 검사상 백혈구, CRP와 RANTES(regulated upon activation, normal T-cell-expressed and T-cell-secreted)농도는 낮은 반면 IL-8(interleukin 8)의 농도는 높았다고 한다. 인간메타뉴모바이러스가 소아에서 급성 천명을 유발하는 임상적으로 중요한 바이러스의 하나로 여겨지고 있다고 한다.

아르헨티나, 소아에서 인플루엔자 바이러스 B/Hong Kong/330/01 유행아르헨티나 San Pedro[주] Misiones지역에서 2002년 8월 1일부터 26일까지 발열성 호흡기질환의 유행이 보고되었다. 890건의 환례가 보고되었으며 이들 대부분은 학동기 소아들로 주증상은 발열, 두통, 근육통, 기침과 전신무력감이였으며 18명 중 12명에서 인플루엔자 바이러스 B형이 분리되었고 두 환자에서는 B형과 A형(H3)가 함께 분리되었다. 또한 B형 바이러스는 Hemagglutin 항원성에 따른 분류상 B/Hong Kong/330/01와 동일한 것으로 밝혀졌다. [WHO의 2002년 8월 18일 Weekly Epidemiological Record에 의하면 2002년 9월 브라질에서 B형 인플루엔자 바이러스 유행이 발생한 이후 10월 둘째 주까지 바이러스가 분리되고 있으나 주로는 산발적인 발생이며 2002년 10월 첫째 주에는 칠레, 홍콩, 마다카스카르, 폴란드에서 산발적인 B형 인플루엔자 바이러스 감염 발생이 보고되고 있다고 한다.

IX. 사람보카바이러스(HBoV)

2005년 8월, 스웨덴 Karolinska대학 연구소의 Allander 등이 급성 호흡기 감염으로 입원한 소아의 비인두 흡입물을 조사하여 새로운 DNA 바이러스를 발견하였고 human Bocavirus (이하 HBoV)라 명명하였으며, 계통발생학적으로 Parvoviridae과의 Parvovirinae아과의 Bocavirus속에 속하며 아미노산 배열은 bovine parvovirus, canine minute virus와 유사하다고 발표하였다. 이후, 호주, 미국, 캐나다, 독일, 한국, 일본 등지에서 HBoV와 관련된 급성 호흡기 감염에 대한 연구들이 발표되었다. 하지만 국내에선 인제대의 첫 보고 이후 아직까지 호흡기 감염에 대한 HBoV의 의의와 임상적 특징 및 중요성에 대해 언급한 보고는 많지 않다.

2007년 부산지역 급성호흡기바이러스 감염환아의 인후토찰물 250건에서 23명(9.2%)이 검출되었고 PCR시험에서 347bp의 product size로 확인되었다.

- 비교적 최근 2005년에 발견된 바이러스로 영유아의 하기도감염증 유발 원인체임
- 전파경로 : 환자 비말을 통해 전파
- 잠복기 : 1~4일
- 증상 : 발열, 중이염, 비염, 호흡곤란, 폐렴, 설사, 구토, 인후통 등

Chapter
3 소화기 바이러스

소화기 감염을 일으키는 바이러스의 종류는 크게 간염바이러스, 엔테로바이러스, 설사바이러스 등으로 구분된다. 간염바이러스에는 A, B, C, D, E, G형 등이 있으며 엔테로바이러스는 Echovirus 1~34형, Coxsackievirus A군 1~24형, B군 1~6형, 기타 enterovirus (68~71), Poliovirus 1~3형 등으로 다시 구분되고 rotavirus, norovirus, astrovirus, enteric adenovirus (40, 41) 등이 설사를 일으키는 바이러스에 속한다.

엔테로바이러스는 유 · 소아층에 주로 침범하며 특히 위생상태가 나쁜 환경에서 흔히 볼 수 있는 감염성 병원체로서 전세계적으로 널리 분포되어 있으며 다양한 질병 양상을 보인다. 때로는 생명을 위협할 정도로 중증일 때가 있는가 하면 아주 경미할 때도 있다. 그러나 대부분의 경우는 거의 증상이 없는 불현성 감염으로 그치고 만다. 또한 서로 종류가 다른 엔테로바이러스가 임상 증상은 같은 경우가 있는가 하면, 종류가 같은 엔테로바이러스가 환경에 따라 여러 가지 다른 증상을 나타내는 경우도 있다.

엔테로바이러스는 *Picornaviridae*과(Family), Enterovirus속(Genus)에 속하며 24~30 nm 크기의 정 20면체의 envelope가 없는 바이러스로서 single-stranded positive sense RNA을 가지고 있고, 폴리오바이러스, 콕사키바이러스 A군, B군 및 에코바이러스와 기타 엔테로바이러스 등 현재까지 약 70여종이 알려져 있다.

엔테로바이러스의 capsid는 VP1, VP2, VP3, VP4등 네 가지 polypeptide로 이루어져 있으며, 이들이 32 mer의 capsomer를 구성하고 있다. 엔테로바이러스는 주로 경구적 경로로 전파되며 흔히 소아에게 바이러스 뇌수막염, 수족구병, 급성 이완성 마비 등과 같은 임상 증상을 일으키는 바이러스이나 불현성 감염에 그치는 경우도 흔하다.

엔테로바이러스의 종류는 매우 다양하여 70개 이상의 형으로 구분되며 단일한 바이러스 형이 여러 가지 임상증상을 나타내기도 하고 다른 바이러스 형들이 비슷한 증상을 초래하기도 한다. 폴리오바이러스를 비롯한 엔테로바이러스는 인체 내에 들어오면 구인두(oropharynx)와 소장 점막세포에서 일차적으로 증식하며 혈류를 타고 중추신경계, 간, 호흡기, 심근, 피부, 점막 등 체내의 여러 기관으로 바이러스가 퍼지게 되며 바이러스는 주로 분변과 호흡기도 분비물로 배출된다.

감염의 60% 이상이 불현성 감염으로 지나가며 현성감염(apparent infection) 중에서도 급성 상부호흡기 감염증(감기나 가벼운 열성질환 등)으로 지나가는 경우가 많으나 일부에서는 무균성수막염

(aseptic meningitis), encephalitis(뇌염), 급성마비, 심근염(myocarditis), 심낭염(pericarditis) 등의 중증질환을 일으킨다. 많은 종류의 엔테로바이러스에 의해 공통적으로 가장 흔하게 일어날 수 있는 질환은 무균성 수막염이나 이외에 바이러스의 종류에 따라 발진, 수족구병, 포진성 구협염, 심근염, 급성마비, 감기. 결막염 등의 다양한 증상을 유발한다. 에코바이러스 중 우리나라를 포함하여 전세계적으로 흔히 분리되고 있는 30형은 중추신경계에 친화성이 있어 뇌염을 유발할 확률이 다른 바이러스에 비해 비교적 높은 것으로 알려져 있으며 coxsackievirus B3의 경우 심근염의 원인이 되는 등 바이러스 형에 따라 인체의 다양한 기관에 친화력을 가져 그에 수반되는 임상 증상 또는 질환을 초래한다.

엔테로바이러스의 종류와 이에 수반되는 임상증상은 다음의 표와 같다. 표 3-1은 엔테로바이러스 감염증의 증상을 나타낸 것으로서 그 증상이 매우 다양하다는 것을 알 수 있다. 따라서 확실한 진단을 내리기 위해서는 바이러스 분리 시험과 한 쌍(급성 및 회복기)의 혈액에 대한 혈청학적 검사를 병행하는 것이 좋다. 엔테로바이러스는 종류와 형이 워낙 많고 또한 교차반응이 빈번하므로 바이러스의 분리 없이 혈청학적 시험만으로 진단을 내리는 것이 불가능 할 때가 많다.

인체 엔테로바이러스의 분류

Pollovirus : 1~3형
Coxsackievirus A : 1~24형(A23은 echovirus 9로 재분류)
B : 1~6형
Echovirus : 1~33형(10형 reovirus 1형, 28형은 rhinovirus 1A로 재분류)
Enterovirus : 68~72형(A형 간염 바이러스를 잠정적으로 72형으로 분류)

표 3-1. 엔테로바이러스의 종류와 이에 따른 임상증상

Virus related	임상증상	비고
Polioviruses Types 1~3	1. 소아마비 2. 바이러스 뇌수막염 3. 발열증	
Coxsackie virus Group A1~A24	1. Herpangia (Type 2~6, 8, 10) 2. 급성 임파선 또는 인두염(Type 10) 3. 무균성 수막염(Type 2, 4, 7, 9, 10) 4. 소아마비(type 7, 9) 5. 홍역(type 4, 6, 9, 16) 6. 수족구 질환(Type 5, 10, 16) 7. 소아성 폐렴(type 9, 16) 8. Common cold (Type 21, 24) 9. 간염(type 4, 9) 10. 유아성 설사(Type 18, 20~22, 24) 11. 급성 출혈성 결막염(Type 24)	Coxsackie A23은 Echo 9로 재분류

Virus related	임상증상	비고
Coxsackievirus Group B1~B6	1. 흉막염(Type 1~5) 2. 수막염(Type 1~6) 3. 소아마비 4. 심막염, 심근염(Type 1~5) 5. 호흡기질환과 폐렴(Type 4, 5) 6. 발진(Type 5) 7. 간염(Type 5) 8. 뇌염 9. 만성 피로증	
Echoviruses Type 1~34	1. 바이러스 뇌수막염(12, 24, 26, 29, 32~34 제외) 2. 소아마비(Type 4, 6, 9, 11, 30) 3. 뇌염, 기능장애 또는 Guillain-Berre증후군 (Type 2, 6, 9, 19) 4. 홍역(Type 2, 4, 6, 9, 11, 16, 18) 5. 호흡기 질환(Type 4, 9, 11, 20, 25) 6. 기타 : 설사, 유행성 류마티즘, 심막염과 심근염, 간장애	Echo 13은 2002년 국내 처음 분리 Echovirus10은 Rotavirus1로 재동정되었음 Echovirus28은 Rhinovirus 1A로 재동정되었음
Enteroviruses Type 68~71	1. 폐렴과 기관지염(Type 68) 2. 급성 출혈성 결막염(Type 70) 3. 소아마비 4. 무균성 뇌수막염 5. 수족구 질환	Enteroviruse71을 무균성 뇌수막염환자에서 처음 분리, 마비성질환, 수족구병의 병원체

I. 콕사키바이러스 (Coxsackievirus)

1984년에 Dalldorf 등이 소아마비에 관해 조사를 하던 중 뉴욕주의 Coxsackie town에서 바이러스를 분리했기 때문에 이러한 이름이 붙여졌다. 엔테로바이러스의 하나이며 불현성 감염이 많고 증상이 있을지라도 특징적인 것이 별로 없이 다양한 질병을 일으킨다.

1. 병원체

- 크기 ; 직경 28 nm, 폴리오 바이러스와 동일한 성상
- 형태 ; 외피가 없는 정20면체
- 핵산 ; 단일나선 (+) RNA형

BGM 정상세포

세포변성효과(CPE)

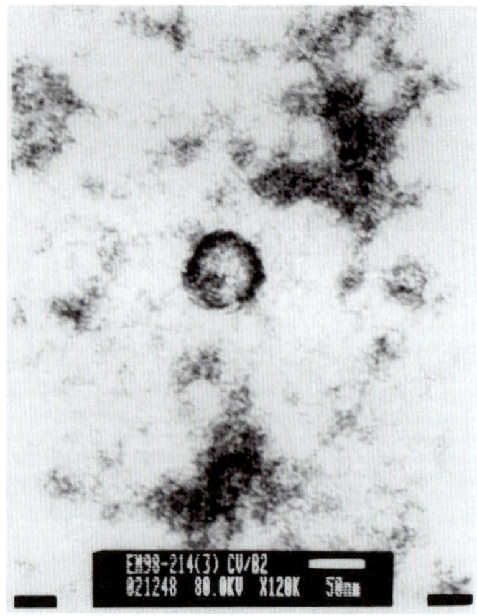

전자현미경 사진

그림 3-1. 콕사키바이러스의 전자현미경 및 CPE 사진

콕사키바이러스는 크게 A군 및 B군으로 나누어지며 A군은 1~24, B군은 B1~6로 다시 구분된다. 신생 마우스(newborn mouse)는 이 바이러스에 일반적으로 감수성을 가지며 콕사키 A7, 9, 16, 24형과 B군의 바이러스는 원숭이 신장세포에서도 증식한다. RD (rhabdomyosarcoma), Hep2, Vero 세포주가 콕사키바이러스 분리에 사용되나 A군 바이러스 중에서는 세포배양을 통한 바이러스 분리가 어려운 경우가 많다. 침팬지나 cynomolgus 원숭이에 감염시키면 주로 불현성으로 나타나며 혈중 및 인두에서 바이러스가 단기간 존재하는 것으로 알려져 있다. 콕사키바이러스 A14 (CVA14)형은 성숙한 마우스나 원숭이에 폴리오바이러스와 유사한 병변을 일으키나 젖먹이 마우스(suckling mouse)에는 근염을 일으키며 CVA7형 바이러스는 원숭이에게 마비를 일으키는 등 중추신경계를 침범한다. A군 콕사키바이러스는 신생 마우스의 골격근에 광범위한 근염을 발생시켜 이완성 마비를 일으키며 B군 콕사키바이러스는 국한성 근염, 뇌염을 일으키고 특징적인 괴사성 지방조직염을 일으켜 주로 태아의 지방소엽을 침범한다. 현재까지 29종의 콕사키바이러스 혈청형이 알려져 있어 그 중에서 23종이 A군으로 6종이 B군으로 분류되고 있다.

2. 임상증상

1) 바이러스 뇌수막염

바이러스, 세균성, 결핵성으로 나누고 바이러스은 감염율이 높다. 최근에 유행하는 무균성 뇌막염은 바이러스가 머리 속에 침범하여 뇌막 및 주위 뇌 조직에 염증성 반응을 일으키는 것으로 대부분은 가벼운 경과를 취하는 자율성 질환이나, 드물게는 심한 뇌염을 동반하여 심한 휴유증 혹은 사망에 이르는 다양한 임상경과를 취한다. 여자아이보다 활동성이 많은 남자아이에게 발생율이 2배 이상 높다.

(1) 병원체

원인균은 대부분이 바이러스에 의하며 장바이러스가 85%의 빈도로 가장 흔한 원인이며, 이 중에서도 특히 Coxsackievirus B5, Echovirus 4, 6, 9, 11가 가장 많은 빈도를 차지한다. 그 외 Arbovirus, Mumps virus, simplex virus도 무균성 뇌막염을 일으킨다. 과거에는 멈프스(볼거리)바이러스가 흔한 원인이었으나 예방접종으로 최근에는 점차 감소하는 추세이다.

국내 보고에서 무균성 뇌막염을 잘 일으키는 바이러스는 Echovirus 30, 11, Coxsackievirus type B로 전체 환아의 90%를 차지하며, 일본에서의 통계를 보면 1989년에는 Echovirus 30(38.5%), Echovirus 4, 11, Coxackievirus A9, B2, 4, 5의 순으로, 1990년에는 Echovirus 30, Echovirus 9, Coxackievirus B1의 순으로 무균성 뇌막염을 일으켰다고 보고되어 Echovirus 30이 뇌막염을 잘 일으키는 것으로 나타났다. 국내에서는 1990년도 유행되었던 뇌막염 환자에서 Echovirus 30, 1991년도에는 Coxackievirus B5가, 1993년에는 Echovirus 9이 분리 동정되었다.

우리 나라는 1993년 무균성 뇌막염의 국가적인 대유행이 있은 후 Echo 9와 Echo 30형 바이러스가 무균성 뇌막염의 주 원인체 이었음이 밝혀졌으며, 1994년에는 Echo 3 바이러스가 유행의 주 원인체임이 보고되었다.

1995년 서울지역에서 유행한 무균성뇌막염의 원인바이러스를 규명하고 이들 바이러스의 진단에 필수적인 5'-noncoding 부위의 염기서열을 분석한 연구에서는 48건의 환자 분변과 뇌척수액으로부터 Vero, HEP-2, RD 등의 세포배양을 통하여 바이러스를 분리하였다. 분리된 바이러스는 entero serum pool에 의한 중화시험 결과 분변검체에서 3건의 Echo 7 바이러스와 5건의 Coxsackie B3 바이러스가 동정되었고, 뇌척수액에서 Echo 7과 Coxsackie B3 바이러스의 혼합형인 바이러스가 1건 동정되었다. 분리된 바이러스로부터 enterovirus genome의 highly conserved 부위인 5'-noncoding 부분을 확인하기 위하여 바이러스 RNA를 분리하고 엔테로바이러스의 general primer를 이용한 RNA PCR을 실시한 결과 154 bp의 특이 밴드를 관찰하였다. 또한 확인된 DNA는 PCR product sequencing kit을 이용하여 염기서열을 읽고 DNASIS를 통하여 비교 분석한 결과 분리된 바이러스는 4곳에서 염기가 치환되어 있었고 같은 과(Family)내의 Polio 1형 바이러스와 유사함을 알 수 있었으며, 분리된 Echo 7 바이러스는 5'- noncoding부위에서 581번 염기 thymine이 cytosine으로 538번 염기 cytosine이 thymine으로 각각 치환되어 있음을 알 수 있었다. 결론으로 1995년 6월말부터 7월말 사이에 서울지역에서 유행했던 무균성뇌막염의 원인바이러스는 Coxsackie B3와 Echo 7 바이러스이었음을 확인했다. 최근에는 Coxsackie B2, B3, B4, Echovirus 6, 9, 11, 25, 30 혈청형이 분리되고 있다.

(2) 유행 시기

무균성 뇌막염의 유행시기는 온대지방에서는 여름과 가을로, 원인의 85%를 차지하는 장바이러스의 유행 시기와 일치한다는 보고도 있다. 우리 나라에서 발생되는 무균성 뇌막염의 월별 발생 빈도는 3월부터 증가하여 7, 8월에 가장 많았고, 계절적으로는 봄과 여름에 많이 발생되었다. 1999년도에는 4~8월에 집중적으로 발생하였고, 2000년도에는 1월과 2월에 분리되었다.

(3) 감염

공기를 통해 사람과 사람으로 전파되고, 4~6일의 잠복기를 갖는다. 바이러스의 전파는 분변-구강 경로에 의하지만 상부호흡기도의 감염증(감기 등)의 경우에는 비말감염이 가능해진다.

(4) 임상증상

임상증상은 무균성 뇌막염의 원인에 관계없이 주로 연령에 따라 차이가 있다. 연장자에서는 발열, 두통, 경부강직 등 전형적인 뇌막 자극 증상을 보이지만, 어린 영 · 유아에서는 발열과 보채는 등 비특이적인 증상이며, 두통이나 경부강직을 감지하기 어렵다. 그러므로 영유아에서는 전형적인 증상이 없다고 뇌막염이 아니라고 단정해서는 안 된다. 요즘 유행하는 뇌막염은 권태와 구역, 구토, 복통 및 인후통 등의 임상증상을 동반한다. 드물지만 이상한 행동, 의식장애 및 경련 등의 증상을 동반하는 경우도 있다.

(5) 진단

뇌척수액 검사를 시행해야 한다. 증상이 더 심하고 예후가 나쁜 다른 원인인 세균성 뇌막염이나, 기타 중추신경계 질환인 뇌농양, 경막내외막염 등과 감별을 해야 한다. 바이러스 뇌막염의 뇌척수액 소견은 단핵구 세포의 증가, 당은 예외인 경우도 있지만 일반적으로 세균성 뇌막염과는 다르게 정상이며, 단백은 약간 증가하거나 정상이다.

무균성 뇌막염에서 CSF finding은 WBC가 1,000~10,000/mcL이하이고 PMNs이 40~80%이다. 4~8 시간 후에 반복천자를 하면 lymphcyte가 우세하며 총 WBC 수에는 변화가 없고 protein은 100 mg/dL 이하이고, glucose는 동시에 측정한 혈중 glucose의 40% 이상이다. Enteroviral PCR이 확진이다.

(6) 치료

치료는 박테리아 뇌막염을 배제할 때까지 parenteral antibiotics를 투여하는 것과 증세를 경감시키기 위한 대증요법으로, 심한 두통에 대하여 뇌압 조절과 non-aspirin-containing analgesics 투여와 함께 환아의 휴식과 병실의 밝기를 낮추며, 소음을 줄이고 방문자를 제한한다. 발열에는 acetaminophen이 추천되어진다.

무균성 뇌막염은 대부분 후유증 없이 좋아지지만 심각한 결과를 가져올 수도 있는데 신생아실에서 장바이러스 감염시 사망율이 11%나 되며 비교군에 비해 두위, 지능, 언어발달이 뒤진다는 보고도 있다.

(7) 예방

현재 유행하는 장바이러스에 의한 경우에는, 예방접종이나 특별한 것이 없으며, 기타 소아마비, 홍역, 볼거리, 풍진과 일본뇌염에 대해서는 정기적인 예방접종을 시행하면 된다.

예후는 바이러스 뇌막염의 경우는 대부분 완전히 회복되나, 드물게 뇌염이 동반된 경우에는 예후가 상당히 좋지 않다. 장바이러스에 의한 뇌막염에서 2세미만의 환아 중 약10%에서 경련, 뇌압 상승 등의 급성 합병증을 볼 수 있으나 신경학적 예후는 좋다.

2) 수족구병

Coxsackie 바이러스 A16형과 Enterovirus71형이 두 종류가 주된 병원체로 서로 교대로 유행하며, 때때로 다른 종류의 Coxsackie A군, Ecovirus25에 의해서도 발생한다. 수족구병은 손과 발에 발진이나 수포, 구강점막에 점막진과 수포를 수반하는 질환이며, 신생아와 유아에서 주로 여름에 유행한다. Enterovirus71형은 무균성 수막염의 합병증을 일으키는 경우도 있다.

(1) 역학

Coxsackie 바이러스는 1904년대에 조직배양 세포를 사용하여 분변내에 존재하는 엔테로바이러스에 대한 조사가 한참 진행되고 있을 때 미국 뉴욕 근방에 위치한 Coxsackie 마을에서 분리되었다. 임상적으로는 마비형 폴리오를 앓고 있었던 어린이의 분변으로부터 처음으로 분리되었으며 폴리오바이러스와는 판이하게 마우스에 대하여 강력한 병원성(폴리오 바이러스는 마우스에 대하여 전혀 병원성이 없음)을 나타냈기에 폴리오바이러스와 구분하기 위하여 Coxsackie 바이러스라고 불리어지게 되었다. 이 뒤에 분리된 약 30여종에 이르는 Coxsackie 바이러스군은 마우스에 대한 병원성과 항원구조 여하에 따라 Coxsackie 바이러스 A군 (23개 혈청형)과 B군 (6개 혈청형)으로 나누어지고 있다. 한편 Coxsackie 바이러스의 발견과 비슷하게 분변 내에서 검출되는 엔테로바이러스 연구의 산물로 분리된 바이러스 중에서, 폴리오바이러스도 아니고 Coxsackie 바이러스도 아닌 바이러스들로서 배양세포에서 별나도록 강력한 세포 병변을 일으키지만 병원성 자체에 대하여 확고한 증거를 제시할 수 없었던 바이러스들이 분리되어 이른바 에코바이러스(Echovirus : enteric cytopathogenic human orphan)로 명명하게 되었다. 이 에코바이러스도 32개의 혈청형이 있으며 처음에는 병원성이 없이 떠돌아다니는 고아바이러스로 생각되었지만 오늘날에 있어서 에코바이러스는 분명한 병원성을 가진 엔테로바이러스들이다. 바이러스의 전파는 원칙적으로 폴리오바이러스의 경우와 마찬가지로 분변-구강경로에 의하지만 상부호흡기도의 감염증(감기 등)의 경우에는 비말감염이 가능해진다. 미국 뉴욕시의 경우 검사대상 어린이들의 분변으로부터 Coxsackievirus나 echovirus 분리되는 율은 2.4%에 불과했던데 비해, 미개발국의 어린이들을 대상으로 실시된 비슷한 검사에서는 그들의 약 80%에서 분변 등에서 Coxsackievirus나 echovirus가 존재함이 규명되었다.

(2) 감염 및 전파 경로

콕사키 바이러스는 감염된 사람의 비인두 분비물이나 대변이 주된 직접적인 감염원이다. 주로 10세 이하의 어린이가 감염되지만 청년기에서도 발생된다. 감염성이 높은 시기는 첫 증상이 나타날 때부터 수포성 발진이 사라질 때까지이나, 대변으로 배출되는 바이러스는 수 주일에 걸쳐 감염성이 있다. 공동생활을 하는 곳을 통해 급속하게 번지는 특성이 있고 입속에 수포가 생기면 단시간에 터져 지름 5~6 mm의 궤양이 생기기 때문에 통증이 심하여 식사를 못하는 수가 많으며, 이렇게 될 경우 탈수의 위험성이 크기 때문에 주의해야 한다.

(3) 증상

미열, 식욕부진, 콧물, 인후통 같은 초기증상이 콕사키바이러스에 노출된 지 3~5일 후에 나타날 수 있다. 보통 초기증상이 나타난지 1~2일 후에는 회색의 3~5 mm의 특이한 수포성 발진이 손바닥, 발바닥, 입술에 생기는 것이 특징이다. 이러한 증세는 4~8일이 지나면 없어지지만, 병변이 입에만 생긴 경우에는 헤르페스바이러스 감염증과 감별해야 한다. 증상은 경한 편이며, 합병증은 거의 없다. 특히 Enterovirus 71은 흔히 신경학적 후유증을 남기는 경우가 보고되어 있는데 일본에서는 Coxsackievirus A16에 의한 수족구병 유행시보다 Enterovirus 71에 의한 수족구병이 유행할 때 뇌염, 뇌막염, 소아마비성 운동마비등의 신경학적 후유증이 많이 나타남을 보고하였다.

(4) 진단 및 치료

콕사키바이러스(Coxsackie Virus)는 Poliovirus, Echovirus, Enterovirus(68~71형)와 혈청 반응(보체결합반응)이 교차되지만 중화반응으로 구분이 된다. 초기진단은 미열이 나는 어린이가 손, 발, 입에 수포성 발진을 보이면 수족구병으로 의심해 볼 수 있으며, 바이러스 검사로 확진이 가능하지만 비용이 비싸고 검사소요시간이 길기 때문에 바이러스검사는 드물게 실시한다. 특이한 치료방법은 없으며, 열을 조절해 주거나 구강상태를 청결하게 유지해 주는 것이 필요하다.

(5) 관리 및 예방

특별한 치료방법은 없고 유효한 백신도 기대하기 어렵다. 왜냐하면 역가가 높은 바이러스의 배양이 곤란하고, 면역효과가 너무 짧으며, 또한 여러 가지 형의 바이러스가 원인이 되어 있기 때문이다. Coxsackievirus나 echovirus의 유행은 다른 엔테로바이러스와 마찬가지로 세계곳곳에서 일어나고 있다. 장내세균은 장관에 항상 존재하나, 엔테로바이러스는 일과성의 감염이며, 어른보다도 어린이가 잘 감염되는 경향이 있다. 급성 열성질환, 특히 발진을 동반하는 환자와의 접촉을 피하는 것이 유아에게 요구된다. 신생아를 다루는 병원 근무자들은 Enterovirus의 보유여부를 조사해둘 필요가 있다. 신생아 사이에서 설사가 유행하고 있을 때에는 특히 주의가 필요하다.

수족구병이 있는 어린이는 일반적으로 첫 증상이 나타나면서부터 수포성 발진이 없어질 때까지 감염성이 높은 기간이므로 이 기간 동안에는 학교나 유치원 등 집단생활을 계속해서는 안 된다. 특히, 감염된 사람은 공동으로 사용하는 수돗가에서 손을 씻지 말아야 하며, 감염된 아기의 변이 묻은 기저귀를 아무렇게나 버리면 대변 속에 배출된 바이러스가 수 주일이나 감염력을 갖고 있기 때문에 위험하다. 예방접종 백신은 없으며, 한번 감염되면 면역이 생긴다. 그러나 다른 균주에 의해 감염되면 다시 수족구병을 앓게될 수도 있다.

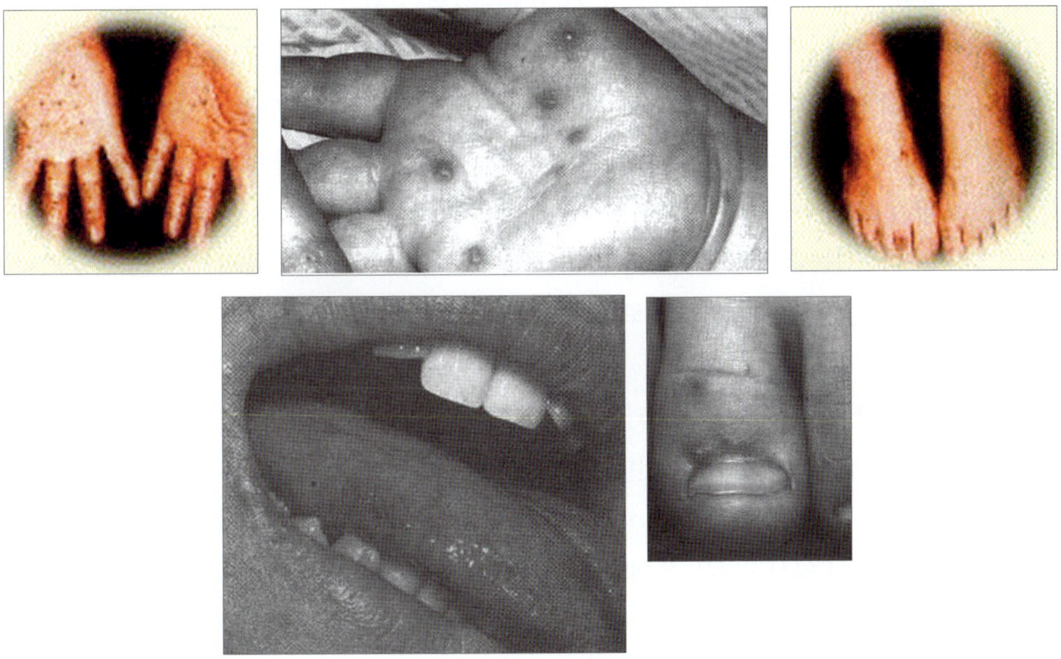

그림 3-2. 수족구병

3) 포진성 구협염(Herpangina)

(1) 역학

포진성구협염은 전 세계에서 산발적으로 발생하나 유행의 예도 보고되고 있다. 유행의 발생은 여름에서 초가을이며 주로 10세 이하의 소아에서 발생하지만 성인에서도 가끔 발생한다.

(2) 병원체

주로 콕사키 A바이러스 2, 3, 4, 5, 6, 10, 22형에 의한다. 감염원은 사람이며 병원소도 같다. 감염자 및 불현성 감염자의 코나 입속의 배설물 또는 대변에 직접 접촉하는 경우 또는 비말에 의하여 감염된다. 그러나 곤충, 물, 음식물 등에 의한 전파의 증거는 없다.

급성림프결절인두염은 콕사키 A바이러스 10형에 의한 것이다.

(3) 임상증상

포진성구협염은 수족구병, 급성림프결절인두염 등과 잘 감별하여야 하는데 잠복기는 포진성 구협염과 수족구병은 통상 3~5일이고, 급성림프결절인두염은 5일이다. 주로 급성기이지만 이들 바이러스는 수 주간 분변 중에 존재하기 때문에 그 기간에는 감염이 된다고 생각된다.

포진성 구협염은 급성 바이러스병으로 갑작스런 발열과 인두에 작은(1~2 mm) 여러 개의 수포성 구진이 생긴다. 이것은 발적을 수반하며 후에 작은 궤양을 만드는 것이 특징이다.

병소부위는 전구개, 연구개, 구개수, 편도에서 발병 후 4~6일 계속된다. 치사예의 보고는 없다. 열성 경련은 1회의 유행에서 환자의 5%에서 볼 수 있다.

수족구병의 병소부위는 포진성구협염과 달리 구강부분은 광범위하며 볼과 잇몸의 볼 측면, 혓바닥의 측면이다. 수포성 구진이 일반적으로 손, 발 및 다리에 생긴다. 7~10일간 계속되며 때로는 반상구진이 둔부에 생긴다.

급성림프결절인두염은 포진성 구협염과 달리 딱딱하게 커진 백색 또는 황색의 여러 개의 작은 결절로 그 주위에 3~6 mm의 발적이 보인다. 주로 구개수, 전구개궁, 후부 인두에 생기며 발진은 없다.

이들 특이적인 증상의 임상진단은 유행발행이 생긴다면 용이하다. 이들의 질환과 소나 말에서 극히 드물게 옮겨지는 바이러스 수족구병과는 구별되어야 한다. 이 경우 감염자는 낙농가, 축산업자, 수의사인 것이 상례이다. 소, 양, 돼지의 구제역은 바이러스를 취급하는 실험자 이외에는 거의 감염의 예가 없다. 그러나 사람은 바이러스의 기계적 전파자가 되어 동물의 유행이 생긴 예는 있다.

(4) 검사

구강이나 인두의 도말액과 대변에서 포유마우스(생후 1일) 및 세포배양을 이용하여 바이러스 분리를 실시한다. 여러 가지 혈청형의 콕사키바이러스가 같은 증상을 일으키기 때문에 형특이적인 혈청진단을 실시하기 위한 환자에서의 바이러스의 분리가 필요하다.

(5) 예방

사람과 사람의 접촉을 줄이고 환기에 주의하며 사람이 많이 모이는 장소를 피한다. 환자와 주변 접촉자는 격리할 필요는 없고 침이나 인두분비물, 대변과 오염물을 소독한다. 유행시에는 질병의 발생과 임상적 특징이나 질병이 증가하고 있다는 것을 병원이나 의사들에게 알린다. 진단이 끝난 환자와 열이 있는 어린이를 건강한 사람과 격리한다.

4) 상기도염

감기, 특히 여름감기의 병원체로서 발열, 인두통, 기침을 동반한다. 일반적으로 어린아이가 감염되며(2~10세) 열을 동반한 목의 강한 통증을 호소한다.

5) Bornholm Disease (Epidemic Pleurodynia, 유행성 흉막통) 유행성근통 Epidemic myalgia

(1) 역학

여름에서 초가을까지 생기는 질병으로 통상적으로 소아와 청년들에 많지만 전 연령층에서 생길 수도 있다. 한 집에서 다발하지만 한번으로 끝나는 예도 있다.

(2) 병원체

콕사키 B바이러스 1, 2, 3, 4, 5형이 일으킨다.

감염원은 감염된 사람 또는 그 배설물로 오염된 체외의 접촉에 의하여 일어난다.

(3) 임상증상

잠복기간은 통상 3~5일이며, 급성의 바이러스병으로 특징은 흉부 또는 상복부에 국한된 발작성의 심한 통증을 동반하면서 갑자기 발병한다. B군 바이러스의 가장 일반적인 증상이며 발열통 이외에 전신의 근육통, 특히 흉복부의 근육에 찌르는 듯한 동통이 출현하여 흉막염 또는 급성복부질환으로 오진될 때도 있다. 흉부통은 몸의 움직임에 따라 증가한다. 특징적인 통증은 영아나 소아에서는 복부에, 성인에서는 흉부에 오는 경향이 있다. 대부분의 환자는 1주 이내에 회복되지만 그중 25%는 재발을 경험한다. 예후는 양호하며 사망하는 예는 없다. 국한된 유행이 특징적이다. 그 이외에 중증의 질환이나 외과적 질환과 감별하는 것이 중요하다. 합병증으로는 드물긴 하지만 고환염, 심막염, 바이러스 수막염을 동반하는 것도 있다. 이들 질병의 유행시에는 신생아의 B군 콕사키 바이러스 뇌심근염이 가끔 보고되고 있다. 성인에서는 심근염의 합병증은 드물지만 가능성은 고려하는 것이 좋다.

(4) 검사

인두 도말액과 대변에서 바이러스 분리 및 페어혈청(paired sera)에서의 형특이적인 중화항체가의 상승으로 실시한다.

(5) 예방

엔테로바이러스에 준하며, 급성기 환자는 입원시켜 격리시키고 환자의 배설물은 소독 처리한다. 신생아는 치명률이 높은 뇌심근염(encephalomyocarditis)의 유행을 일으킬 가능성도 있기 때문에 신생아 수용시설에서는 콕사키 B바이러스의 침입에 주의해야 한다. 콕사키 B바이러스에 감염되었다고 생각되는 사람은 산부인과나 출산이 가까운 사람 및 영아 등에 가까이 하지 않도록 한다. 유행이 있는 경우에는 일반 개업의사들에게 알려주고 증상에서 외상이나 그 밖의 다른 질환에 의한 흉통과 감별하는 것이 필요하다.

6) 심근염 Myocarditis

비교적 드문 질병이며 콕사키 B바이러스의 유행시에는 빈도가 증가할 가능성이 있다. 그러나 특히 신생아실에서 병원감염이 일어날 때에는 치명률이 높기 때문에 주의해야 된다.

(1) 병원체

콕사키 B바이러스(1, 2, 3, 4, 5형), 때로는 같은 A바이러스(1, 4, 9, 16, 23형)이다.

감염원, 전파양식, 잠복기, 감염기간 각 항에 대하여는 유행성 흉막통과 같다.

(2) 임상증상

급성 또는 아급성의 심근염과 넓게는 심막염이 콕사키바이러스(주로 B군)에 의하여 생긴다. 심장장애 이외에 다른 증상으로는 유행성 흉막통, 수막뇌염 등을 수반하는 것도 있다. 감염 후 9~11일 사이에 발병하며 심장의 크기가 증가하면서 myofibre 괴사와 염증을 동반 한다. 5~6일쯤 단핵염증세포들을 관찰할 수 있다. 빠르게 중증으로 진행되어 사망할 수 있다.

영아에서는 특히 심근염의 형을 가지고 발열, 기면증, 안면 창백, 청색증, 호흡곤란, 심계항진, 심장 또는 신장의 종대 등을 동반한다. 심부전이 진행되어 사망에 이르지만 수주 경과 후 회복되기도 한다. 때로는 수개월 후에 재발되기도 하며 심장장애의 후유증을 남기기도 한다. 성인에서는 심막염의 형이 많아 급성 흉통, 심박 속도나 리듬에 이상이 있거나 호흡곤란을 동반한다. 유행성 흉막통과 합병증을 가지는 것도 많다.

다른 바이러스 감염증과도 아주 유사한 임상증상을 보이는 것도 있어 인플루엔자, 멈프스, 홍역, 풍진, 수두, 대상포진, 백시니아, 두창, 홍열, 에코 6, 7, 11 등의 바이러스가 심근염환자에서 분리되고 있다.

(3) 검사

결정적인 진단은 심막내의 삼출액이나 심근조직에서 병원체 바이러스를 분리하는 것이다. 혈청진단이나 대변에서 바이러스 분리만으로는 확정진단이 어렵다.

(4) 예방

유행성흉막통과 같다.

7) 뇌염

어린이와 청소년에 주로 나타나며 Coxsackie B virus가 주 원인체이다.

8) 결막염

Echovirus 6, 7, 11 그리고 Coxsackie B 1, 2가 병원체이며, 간혹 성인의 경우 1/100,000 꼴로 신경계 완증에 의한 마비증세를 보인다.

9) 당뇨병 및 췌장염

인슈린 의존성 당뇨병은 간혹 Coxsackie B 감염이 원인으로 밝혀졌다. 단적인 증거로서 mice에서 glucose tolerance가 비정상적인 것으로 나타났다. 췌장염인 경우 Coxsackie B가 일으킨다는 보고가 있다.

10) 만성피로증후군(Chronic Fatigue Syndrome, CFS)

다른 이름으로 Myalgic encephalomyelitis(근육통성 뇌척수염)라고 하며, VP1 antigen의 detection에 의해 확인 가능하다.

II. 에코바이러스(Echovirus)

Echovirus도 소아마비를 조사할 때 건강인 대변에서 분리되었으나 그 병원성이 밝혀지지 않아서 enteric(장), cytopathogenic(세포상해성), human(사람), orphan(고아)의 머리글자를 따서 1955년에 Echovirus라 명명하였다.

1. 병원체

에코바이러스는 크기가 24~30 nm인 전형적인 엔테로바이러스로 원숭이의 신장세포가 바이러스 분리에 사용되며, 사람의 양막세포나 HeLa 세포와 같은 계대세포에서 증식되는 바이러스형도 있고 주로 사람의 O형 적혈구를 응집하는 바이러스도 알려져 있다. 응집소는 감염성 바이러스 입자에 있으며, neuraminidase의 영향을 받지 않는다. 에코바이러스는 1~34형으로 구분된다. RD (rhabdomyosarcoma), Vero, BGM, HEp-2 등의 세포주가 바이러스 분리에 사용된다.

에코바이러스는 콕사키바이러스와 달리 신생 마우스에 병원성이 없다고 한다. 그러나 에코 9형만은 예외로 마비를 일으킨다, 또한 콕사키바이러스 중에서도 Coxsackie A9형과 같이 신생 마우스에 병원성이 없고 에코바이러스와 비슷한 것도 있다. 이와 같이 바이러스의 성상과 분류 사이에 일치하지 않는 점이 있기 때문에 현재는 새로 분리된 엔테로바이러스를 에코 내지 콕사키로 분류하지 않고 새로운 번호를 부여하고 있으며 30가지 이상의 항원형이 동정되어 있다.

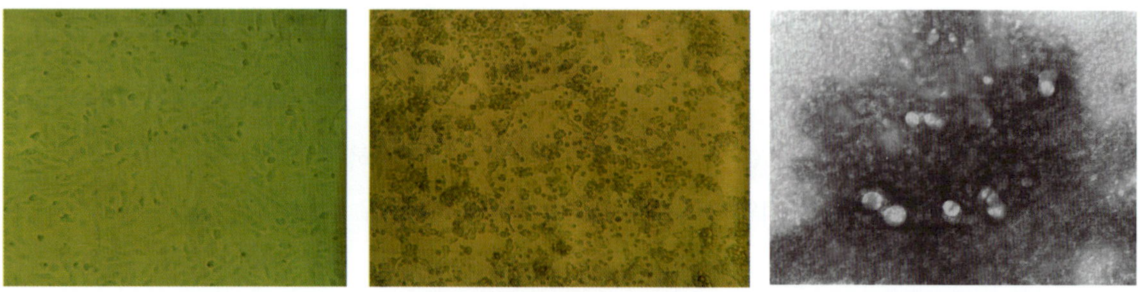

BGM 정상세포　　세포변성효과(CPE)　　전자현미경 사진

그림 3-3. 에코바이러스의 전자현미경 및 CPE 사진

2. 임상증상

전 세계적으로 분포되어 있는 이 바이러스는 흔히 1~4세 소아들에게 감염을 일으킨다. 일반적으로 Coxsackievirus에 비해 병원성은 약하지만 상기도염, 바이러스 수막염, 발진증 등을 수반하며 Coxsackievirus와 증상이 구별되지 않을 때가 많아 바이러스학적 진단이 필요하다(표 3-2). 마우스에 감수성이 있고 중화시험에 의해 1형부터 34형까지의 혈청형으로 분류된다.

표 3-2. 주요 엔테로바이러스 발진증

병 명	바이러스	유행지	연 령	분리재료	조직배양(예)
Boston exhanthem (발진증)	Echovirus16	Boston	3세 전후	대변, 인두, 혈액	FL cell
Echovirus 9 감염증	Echovirus9	세계 각지	소아, 성인	대변, 인두, 수액	RD, HEp-2, Vero, BGM cell
Echovirus 25 감염증	Echovirus 25	동경 부산	1~1세5개월 4~5세	대변,	RD, HEp-2, Vero, BGM cell
Coxsackie A9 감염증	Coxsackie A9	Boston, 홍콩	3세 전후	대변, 인두, 간, 혈액, 수액, 폐	MK
Coxsackie B5 감염증	CoxsackieB5	Boston	8개월	대변, 인두, 수액	MK, HEp-2cell
수족구병	CoxsackieA16 Enterovirus 71 Echovirus 25	일본, 멜버른 한국	1~3세 1~3세 3~5세	대변, 인두 혈액, 대변	MK cell RD, Hep-2 cell

III. 기타 엔테로바이러스

1. 병원체

1962년 이후 분리된 엔테로바이러스는 콕사키나 엔테로로 분류하지 않고, 새로운 번호를 부여하며 현재까지 68형에서 71형까지의 4가지 형이 알려져 있다. 이것들은 new enterovirus라고 칭하기도 한다. 성상은 다른 엔테로바이러스 속의 바이러스와 마찬가지이다.

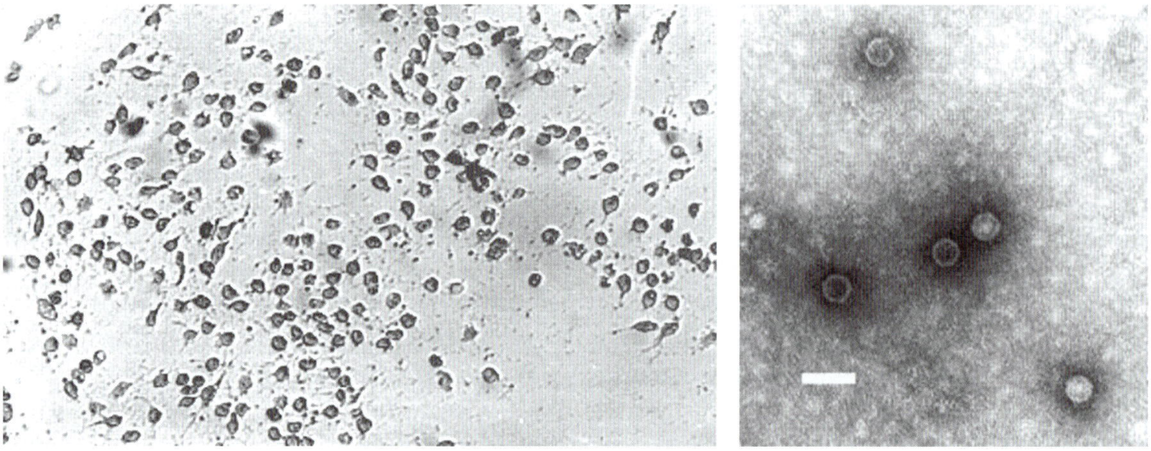

Enterovirus cytopathic effect in African Green Monkey Kidney Cells

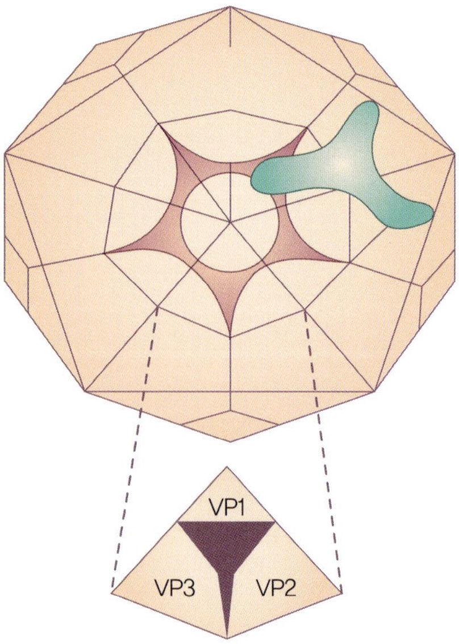

Enterovirus의 입체 구조

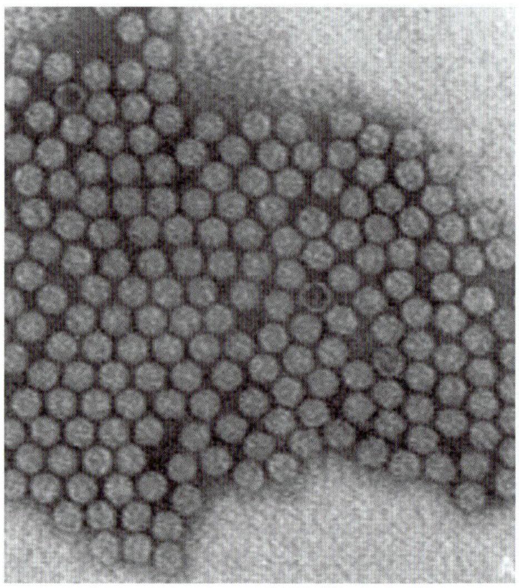

Enterovirus의 전자현미경사진

그림 3-4. Enterovirus

1) Enterovirus 68

Enterovirus picornaviridae에 속하는 single stranded RNA 바이러스로서 68가지 이상의 혈청형이 알려져 있다. 설사 감기, 바이러스 뇌수막염에서 심근염, 뇌염 등 중증의 질병에 이르기까지 여러 가지 질병을 일으키는 가장 일반적인 감염원이다. Poliovirus, echovirus, coxsackie irus 등은 장관을 통하여 감염된 후 급성 이완성 마비, 뇌수막염 등을 일으킬 수 있으며 가벼운 설사증세를 동반하는 일이 흔하다. 진단방법으로는 세포배양/중화시험법, RT-PCR 등이 있다.

2) Enterovirus 70

Enterovirus 70은 급성 출혈성 결막염의 원인바이러스이다. 1969년에 아프리카의 가나에서 새로운 형의 결막염이 유행하였는데 이 무렵 미국에서 아폴로 11호를 발사하여 달에 착륙하는 성공했기 때문에 이것을 아폴로 눈병이라 불렀다. 그 후 전 세계로 전파되어 1971년에는 우리나라에도 대유행이 있었다.

발생빈도는 적으나 이완성 마비를 동반한 때가 있다. 짧은 잠복기(8~48시간)와 짧은 경과 기간(5~7일)이 특징이다. 자각증상은 갑작스런 통증, 이물감, 눈부심, 다량의 눈물 등이며 결막이 충혈되어 안검이 부은 것을 볼 수 있다. 대부분의 환자에서 귀앞의 임파절이 커져서 덩어리가 만져진다. 드물게는 전신증상이 나타난다. 특별한 치료법이 없으므로 예방에 주력한다. 직접 및 간접 접촉에 의해 전파된다.

3) Enterovirus 71

가끔 Enterovirus 71에 의한 수족구병(hand, foot and mouth disease)이 발견된다. 발생 현황은 1997년 말레이시아와 1998년 대만에서 크게 유행하였고, 1999년에는 홍콩과 일본에서도 환자가 발생하였고, 2000년에는 우리 나라에서는 제주도에서 발생한 수족구병/포진성 구협염 환자 3명을 포함한 일련의 환자에서 Enterovirus 71형을 분리하였고, 특히 마비증세를 보이는 환자에서 Enterovirus 71형을 분리하였고 서울에 거주하는 3개월 된 여자아이로 병원 방문 5일 전부터 발열, 몸통의 발진, 구강 내 궤양이 있었고 우측 상지를 움직이지 못하며 의식이 혼미해지는 등의 증상을 나타내었는데 대변과 뇌척수액에서 Enterovirus 71을 검출하였다.

Enterovirus 71은 Coxsackievirus A10, 16등과 함께 수족구을 일으키는 원인 병원체로 알려져 있는 엔테로바이러스의 하나로 수족구병 이외에도 포진성 구협염(Herpangina)과 폐렴을 일으키기도 한다. 일부 감염의 경우 뇌염을 동반한 치사율이 높은 감염증을 유발하는 것으로 알려져 있다.

(1) 특성

Enterovirus는 외부환경에 안정하고 전파력이 높아 일단 유행하게 되면 대규모의 감염발생을 유발하게 되는 역학적 특성을 지니고 있다.

Enterovirus 71은 흔히 장관 감염을 일으키는 enterovirus의 하나로 다른 group에 속하지 않는 비교적 최근에 알려진 enterovirus의 하나이다. 소아에서 주로 감염을 일으키며 다른 enterovirus와 같이 주로 환자 대변에 오염되어 경구적인 경로로 감염을 일으키나 호흡기 경로 또는 사람에서 사람으로 전파되어 감염을 일으키기도 하는 것으로 알려져 있다. enterovirus 71은 유전학적으로는 Coxsackievirus A16과 가장 가까워 둘 다 수족구병의 원인이 된다. 특히 enterovirus 71은 Poliovirus와 같이 중추신경계 anterior horn cell에 친화력을 가져 Poliovirus와 같은 마비증상을 보일 수 있으며 6% 정도에 이르는 사망률을 나타낸다.

(2) 합병증

임상적으로는 수족구병 및 포진성구협염 등의 경미한 증상 또는 무균성 뇌수막염을 일으키는 것으로 알려져 있으나 다른 엔테로바이러스와 달리 급성이완성 마비나 뇌염 등 신경계 합병증 또는 폐부종이나 폐출혈 등 호흡기 계통의 합병증을 유발하는 경우가 많다.

(3) 실험실 진단 및 예방

Enterovirus 71 감염에 의한 치사율이 높은 바이러스 뇌염의 발생 시 신속하고 정확한 실험실 진단이 이루어져야만 이로 인한 피해를 최소화할 수 있다. 국내의 경우 엔테로바이러스에 의한 무균성 수막염에 대한 감시체계를 수행 중에 있으나 이는 세포배양 및 세계보건 기구에서 공급하는 표준 중화혈청으로 진단 가능한 일부 장내에 국한되어있어 Enterovirus 71 감염에 의한 바이러스 뇌염발생 시 신속한 진단을 행하기 어려운 실정에 있다. 따라서 국내에서의 Enterovirus 71 감염증에 대한 신속한 진단기법 확립과 이를 기본으로 한 수족구병 및 포진성구협염의 실험실 감시체계를 수립하는 것이 긴급한 상황이다.

Enterovirus 71의 검사를 위해서는 임상적으로 수족구병이나 포진성 구협염이 있을 때 환자의 분변 검체를 채취하여 세포배양을 통해 바이러스를 분리한 후, Enterovirus 71 혈청으로 중화시험을 실시하거나 Enterovirus 71 특이 primer를 사용하여 유전자 검출을 실시한다.

(4) 예방과 대책

현재까지 예방백신이나 치료제가 개발되어 있지 않아 항상 손을 자주 씻는 등 청결히 하고, 학교나 유아원 등 어린이들이 모이는 장소에서는 가능한 상호접촉을 피하고 항상 위생상태를 철저히 유지하도록 하는, 경구적 경로로 전파되는 바이러스의 일반적인 예방책 외엔 특이한 치료제나 예방책이 없다.

4) Enterovirus 72

Enterovirus 72는 A형간염 바이러스(Hepatitis A)로 분류하며 더 이상 enterovirus에 포함시키지 않는다.

5) 불활성화 폴리오백신-세계보건기구

불활성화 폴리오백신(이하 불활성화백신)은 1955년 대규모 임상시험에서 유용성이 증명되면서 선진국에서 널리 사용되었으나 1963년 경구용 폴리오백신(이하 경구용백신)이 도입되면서 불활성화백신을 대체하게 되었다. 강구용백신은 불활성화백신에 비해 투여가 간편하고, 점막면역을 유도하여 폴리오바이러스를 방어하는 능력이 우수하며, 백신을 직접 맞지 않은 소아와의 2차적인 접촉을 통해서 백신주가 전파될 수 있는 장점을 가진다. 세계보건기구는 폴리오박멸사업을 통해 7개국을 제외한 전세계 모든 국가에서 폴리오가 박멸되었음을 선언하였다.

그러나 최근 야생 폴리오바이러스의 해외유입, 실험실에서 야생 폴리오바이러스 유출, 경구용백신으로 인한 백신유래바이러스의 유행으로 폴리오 발생이 없는 국가에서 불활성화백신에 대한 관심을 가지게 되었다. 이와 같은 문제를 해결하고자 이들 국가에서는 경구용백신 대신 불활성화백신을 사용하거나 불활성화백신을 먼저 접종한 후 경구용백신을 추가 접종하는 방법(sequential IPV/OPV schedule)을 사용하고 있다. 2002년 말 통계에 의하면, 22개 국가에서 불활성화백신만을 사용하고 있으며, 8개 국가에서는 불활성화백신과 경구 폴리오백신을 연차적으로 투여하고 있다.

현재 WHO에서는 1)열대지역의 개발도상국, 2)현재 폴리오 유행지역과 접촉이 잦은 국가, 3) WHO/EPI에서 권장하는 백신접종 스케줄을 따르는 국가, 4)DTP의 3차 접종률이 90%이하인 국가에서는 불활성화백신을 도입하지 않을 것을 권고하고 있다.

6) 바이러스도 당뇨병을 일으킨다.

바이러스가 당뇨병을 일으킬 수 있다는 것은 옛날부터 생각되어 왔고 1984년 노르웨이의 한 학자가 유행성 이하선염(볼거리)를 앓고 난 환자에서 당뇨병이 생겼다고 보고한 것이 있다. 그러나 바이러스가 당뇨병을 일으킬 수 있는 것을 증명해 주는 좋은 연구는 별로 없었는데 영국의 학자들은 제1형 당뇨병이 감기가 유행한 다음에 많이 생기고 그 원인이 콕사키라고 하는 바이러스라는 것을 확인하였다. 발생하는 연령도 유치원에 입학하는 5~6세의 어린이나 중학교에 입학하는 13~14세의 어린이들에게 많이 발생한다는 것을 발견하였다. 최근에는 콕사키바이러스 이외에도 여러 바이러스들이 당뇨병을 일으킬 수 있다는 것이 발견되었고, 동물실험으로도 증명이 되어 당뇨병과 바이러스의 관계는 명확하게 되었다.

Chapter

4 간염 바이러스

간염은 바이러스 이외에도 박테리아, 약물, 독소 및 지나친 알코올 섭취 등에 의해서도 야기되지만, 이중 바이러스 감염에 의한 간염이 가장 문제가 되고 있으며, 간염의 원인이 되는 바이러스에도 여러 종류가 존재한다. 이러한 원인 바이러스들은 임상소견만으로는 구별하기 어렵기 때문에 바이러스의 항원이나 항체 등 혈청학적 표지(serological markers)에 대한 검사가 필요하다.

현재까지 간염을 일으키는 바이러스로는 A, B, C, D, E 및 G형이 알려져 있으며 A형 간염은 법정 감염병 제 1군으로 분류되었다. 이외에도 최근 일본에서 수혈과 관련된 새로운 바이러스(TT바이러스)가 발견되는 등 간염의 원인이 되는 새로운 바이러스들이 계속 발견되고 있다.

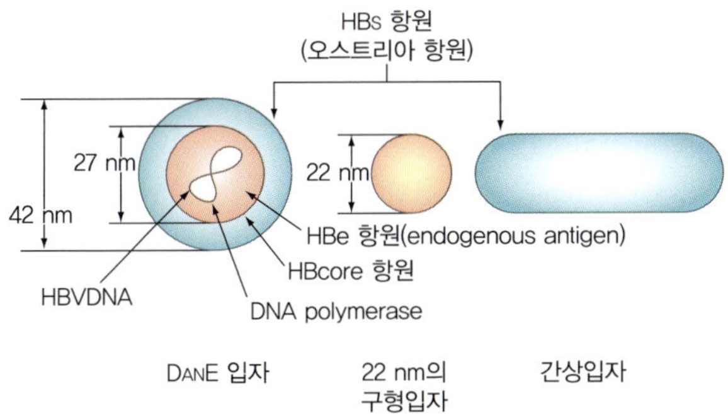

그림 4-1. HB항원을 구성하는 3종류의 입자

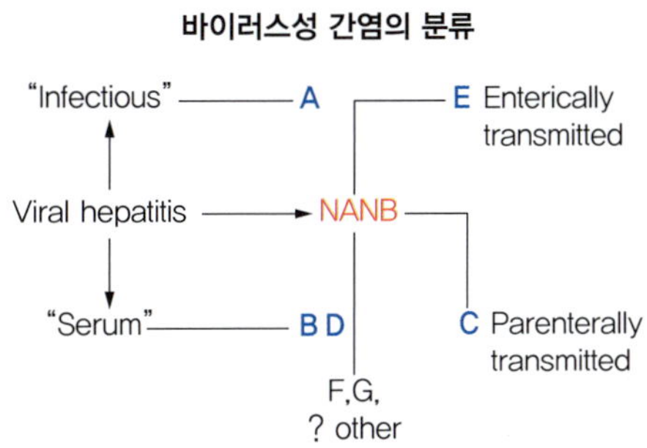

그림 4-2. 바이러스 간염의 분류

간염은 일반인에게 널리 알려져 있는 질병으로 간염 감염자 수는 전 세계적으로 2억이 넘는다. 간세포의 급격한 괴사에 의해 간기능이 저하되는 간염은 크게 바이러스 간염, 알코올성 간염, 독성 간염의 세 가지로 분류된다. 독성 간염은 약물의 사용 및 복용을 중지하면 간세포가 다시 살아나 회복되나, 알코올성 간염은 계속하여 음주하면 만성화되는 비율이 높다. 바이러스 간염은 급성시기엔 대부분 보존요법으로 치유될 수 있지만 전격성 간염 등과 같은 사망율이 높은 질환으로 이행될 수 있으며 만성 간염으로 발전되는 경우엔 간경변과 간암의 원인이 될 수도 있다. 미국이나 유럽 등에서는 알코올성 간질환이 간경변과 간암발생 원인의 대부분이나, 우리나라는 바이러스 간염이 전체 간질환의 90% 이상을 차지한다. 한국의 간암 사망율이 세계 1위인 것은 바로 바이러스 간염이 많기 때문이다. 감염이란 항원과 항체가 싸우게 되면 정상 간세포들이 다치게 되는 것이며, 섬유화 울퉁

불룩 수 압이 차서(복수) 배꼽이 튀어나오기도 한다.

1. 임상적 특징

원인 바이러스에 따른 임상적 차이는 거의 없으며 발열, 복부통증, 황달 등이 3~4개월 내에 회복되는 급성 간염과 간 기능 검사와 간조직 소견상 간염이 6개월 이상 지속되는 만성 간염으로 구분된다. 또한 급성 간염 이환 이후 항체가 형성되지 않고 바이러스에 대한 항원을 계속 분비하는 경우 만성 보균자로 분류된다. 대개 A형 간염과 E형 간염은 1개월 정도의 잠복기를 거쳐 갑자기 발병하며, 급성 간염을 일으키며 만성화 및 보균자로 되지 않는다. B형의 경우 2~4개월의 잠복기를 거쳐 서서히 발병하고 급성 뿐 아니라 만성 간염을 일으키며, C형은 A형과 B형 잠복기의 중간 정도의 잠복기간 후 발병하고 많은 경우 만성 간염을 일으킨다.

표 4-1. 간염을 일으키는 바이러스들의 비교

	A형 간염	B형 간염	C형 간염	D형 간염	E형 간염	G형 간염
바이러스	단일가닥RNA 27~32 nm Picornaviridae	이중가닥DNA4 20 nm Hepadnaviridae	단일가닥RNA 30~38 nm Flaviviridae	단일가닥RNA 35~37 nm defective HBV복제에의존	단일가닥RNA Calicivirus	단일가닥RNA Flaviviridae
잠복기	15~45일	30~120일	1~5개월	21~90일	22~60일	확실치 않음
시작	급성	잠행성	비특이적증상	급성	급성	병원성자체가 불확실함
황달	10%	20%	25%	일정치 않음	확실치 않음	확실치 않음
전파	경구적, 물/음식	비경구적, 성적접촉, 주사기	비경구적, 수혈과 관련 : 90%이상 성적접촉	비경구적	경구적 물/음식	비경구적 수혈과 관련
경과	보균자 없음	5~10%가 보균자로 진행 만성간염	50%이상이 보균자로 진행 만성간염	보균자 및 만성간염 가능	보균자나 만성으로의 진행은 불확실	보균자 및 만성화 가능
사망율	0.1~0.2%	0.5~2.0%	1~2%	만성의 30%	1~2%	중복 감염이 아닌 경우 없음
비고	위생상태의 소아 감염은 줄고 호전으로 최근 성인 환자가 늘고 있으며 성인 감염시 증상이 더심함	모든신생아들을 대상으로 한 백신 접종으로 항원양성률이 5~8%로 감소되었다	60% 강경화 높은 만성화율이 문제가 되며 항원 양성률은 1~17%로 집계됨	국내에서는 별로 발견되지 않음 B형간염 바이러스 존재시에만 생존	임산부 특히 3기인 경우 사망률이 더 높음	C형 간염과 같이 수혈과 연관되나 병원성이 확실치 않다

D형과 G형의 경우는 만성으로 될 수 있지만 몇 %에서 보균자로 되는지는 확실하지 않다. E형의 경우는 만성화와 보균자로의 이행 여부가 확실하지 않다. 만성 간염의 주요한 원인은 주로 B형과 C형 간염 바이러스이며 이들은 후에 간경화나 간암으로 진행되기 때문에 문제가 된다. B형 간염의 경우 바이러스 감염시기에 따라 보균자가 될 확률이 달라지는 데 성인 감염 시는 5~10%만 보균자가 되는 반면, 신생아기에 감염 시에는 약 80~90% 정도가 보균자로 이행된다. 한편 C형은 감염자의 약 50% 이상이 보균자로 되어 만성으로 이행된다.

2. 바이러스 성상

1) A형 간염 바이러스

7500 nucleotide를 가진 단일가닥 RNA를 보유하고 있으며, 27~32 nm의 envelope을 보유하지 않은 노출 바이러스이다. 간세포 실질 속에 바이러스가 존재한다.

2) B형 간염 바이러스 : 정기검진 – 강경변 조기발견 위해 → 수술 등 치료

유일하게 DNA를 보유하고 있으며, envelope 보유, virion은 구형 또는 막대형이며 42 nm, Dane particle (감염능력이 있는 입자) 입자 속에는 바이러스 core와 DNA 중합효소가 내장되어 있다.

3) C형 간염 바이러스

항 HCV 검사가 없던 시절 non A, non B로 호칭하였으나 1989년 감염된 침팬지의 혈청에서 이 바이러스의 유전물질 cloning하여 non A, non B 간염이 C형, G형으로 나누어졌다. 잠정적으로 Flaviviridae의 hepatitis속에 속하며 외피를 보유하고 있으며, 유전물질은 단일가닥 RNA이다. 바이러스 크기는 30~38 nm 정도이며 현재 유행하는 C형 간염 바이러스는 염기서열에 따라 6가지형으로 구분한다.

4) D형 간염 바이러스

delta항원으로 시작해서 분리 동정된 간염 바이러스로 HBV가 보조바이러스로써 존재해야만 증식 가능한 결손 바이러스이며 HBV에 이미 감염되어 있는 사람에게만 HDV 감염이 성립된다. 바이러스 입자크기는 36 nm, HBV로부터 파생한 외피와 HBsAg으로 싸여있다. HBV의 Dane particle

과 유사하여, 그 안에 고유 delta Ag이 존재한다.

5) E형 간염 바이러스

Calicivirus에 대단히 가까운 32~34 nm, 단일가닥 RNA 바이러스이며 구형이고 외피는 없다. piconavirus와 대단히 유사하지만 HEV가 다소 크다.

3. 역학

1) 경구적 경로

A형과 E형 간염은 비위생적인 음식물 또는 하수처리에 의해 경구적 경로로 감염되며 사회경제적 상태가 낙후되고 위생상태가 나쁜 지역일수록 많이 발생한다.

(1) A형 간염

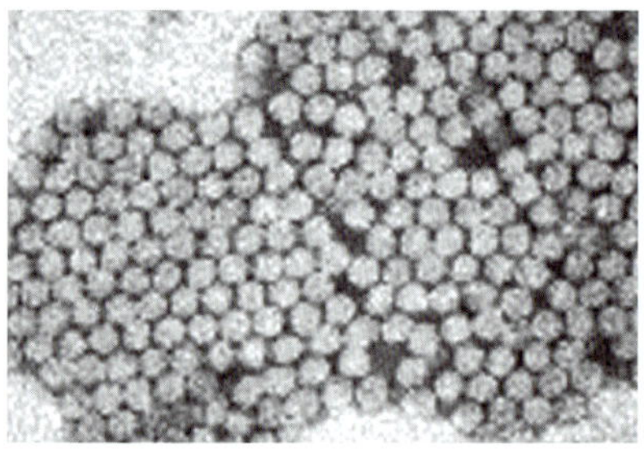
그림 4-3. A형 간염바이러스

A형 간염은 오염된 물이나 음식으로 감염되는 수인성 질환으로 1960년 후반에 원인균이 밝혀져 A형 간염 바이러스라 명명되었다. 예후는 매우 좋아 대부분 치유되고 1,000명 중 1명이 사망하며 회복되면 만성화로 되지 않는다.

국립보건원에서 조사한 자료에 의하면 국내 건강인들의 A형 간염바이러스에 대한 항체 보유율은 1991년 67.1%로 집계되었으나 위생상태의 개선에 따라 최근에는 많이 감소되었다. 따라서 과거에는 대부분 소아에서 감염되었으나 최근 소아가 아닌 성인에서 A형 간염에 걸리는 사례들이 증가하는 경향을 보이고 있다. 유행주기는 5~10마다 유행한다.

(2) E형 간염

A형 간염과 비슷한 임상경과를 보이는 non A non B형 간염의 원인 바이러스 중 하나가 1990년에 발견되어 E형 간염 바이러스라고 명명되었다. 오염된 물이나 음식으로 감염되는 수인성 질환으로 인도, 파키스탄 등에서 유병율이 높으며 대부분의 환자는 완전 치유되나 임산부에게 발생된 경우 치사율 20%로 매우 높다. E형 간염 바이러스에 대한 항체보유율은 1994년 국립보건원이 건강한 주민들을 대상으로 실시한 조사에서 9%로 집계되었다.

2) 비경구적 경로

B형, C형, 및 G형 간염은 감염자의 혈액 또는 체액에 의해 비경구적 경로로 전파되며, 특히 B형의 경우 보균자 어머니로부터 신생아로의 수직적 감염이 문제가 된다.

(1) B형 간염

B형은 아시아, 아프리카, 남아메리카, 동유럽 및 지중해 등지에서 높은 유병율을 보인다. 우리나라의 경우 1991년 이후 신생아들을 대상으로 한 B형 간염바이러스에 대한 예방접종의 실시로 최근에는 항원 양성률이 거의 감소되고 항체 보유율은 증가되는 추세에 있다.

우리나라에서 B형 간염 바이러스의 유병율은 7~8%로 간경변과 간암의 가장 중요한 원인이다. 1964년 미국의 불룸버그에 의해서 균이 발견되었으며 환자의 혈액, 타액, 정액 및 모유 등에서 B형 간염 바이러스가 증명되었으며, 우리나라와 같은 대가족 제도의 동양권에서의 주요 감염경로는 모체로부터 신생아로의 수직감염이다. 급성 B형 간염은 대부분이 회복되어 항체가 형성되며 반영구적인 면역상태가 되지만 약 5~10%에서 만성화된다. 만성 B형 간염의 약 20%는 간경변으로 진행되며 이중 일부는 간암으로 발전된다. 우리 나라에서 대부분의 만성 B형 간염은 급성 B형간염의 만성화라기보다는 수직감염으로 인한 만성 간염이다. 예를 들면 한 가족 내에서 B형 간염바이러스 보유자, 만성간염, 간경변, 그리고 간암 등이 다양하게 나타날 수 있다. 그러므로 출생 후에 B형 간염 예방접종이 보편화되면 우리 나라에서 간경변 및 간암으로 인한 사망율은 현저히 줄어들 것이다.

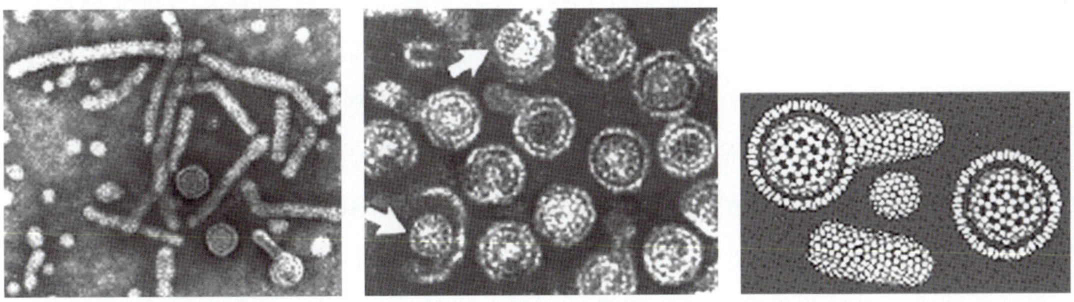

그림 4-4. B형 간염바이러스

(2) C형 간염

1980년 후반까지 A형 및 B형 간염으로 설명될 수 없었던 바이러스 간염을 non-A, non-B간염이라 하였으나 1989년 원인 바이러스의 하나가 규명되어 C형 간염 바이러스라 명명되었다. C형 간염은 수혈, 혈액제제 투여 등으로 올 수 있으며(수혈성 간염) 그 감염경로가 확실치 않은 경우(산재성 간염)도 많다. 또한 마약중독자, 혈액투석자, 그리고 혈우병 환자들에서 유병율이 높으며 성관계로 인한 감염 및 수직감염은 아직 확실치 않다. 국내에서 바이러스 간염환자는 B형이 70%, C형이 30%로 B형이 많지만, 만성화율은 C형이 50%로 B형(5~10%)보다 훨씬 높으며, 만성간염으로 진행되면 약 25%에서 간경변으로 진행된다. 일본과 서구에서는 B형 간염보다 C형 간염이 간암 발생의 주요원인으로 알려져 있으며 국내의 간암 발생에서도 C형 간염이 중요한 원인일 것이라고 보고되고 있다.

C형은 수혈 후 발생하는 간염 중 가장 흔한 형태이며 간암의 발생과 높은 상관관계를 가진다. 1994년 국립보건원에서 실시한 조사에 의하면 국내 건강인들에서의 C형 간염 바이러스에 대한 항체 보유율은 3.1%로 나타났고 항원 양성률은 약 1~1.7%로 집계되었다.

(3) D(delta)형 간염

1970년대 중반에 이태리에서 원인 바이러스가 발견되었으며, D형 간염바이러스는 B형 간염바이러스 존재 시에만 생존이 가능하기 때문에 B형 간염이 많은 지역에서만 발견된다. 즉 B형 간염 바이러스보균자들에서 급성 간염을 일으키거나 만성 B형 간염 환자들에서 경과를 악화시킬 수 있다. 서구에서는 유병율이 높으나 다행히도 국내에서 D형 간염은 극히 드물다. 그러나 국내에서는 B형 간염바이러스 유병률이 높은데도 불구하고 거의 발견되지 않으며 0.8% 정도에서만 항체가 발견된다.

(4) G형 간염

G형도 C형 간염과 비슷하게 혈액에 의한 비경구적 경로로 전파되나 병원성 자체에 대한 논란이 있어 국내에서의 G형 간염 유병률은 대규모 조사가 실시된 적이 없기 때문에 확실하게 알려져 있지 않다. 1995년 미국에서 G형 간염 바이러스가 6번째 바이러스로 명명

1. Flaviviridae에 속하는 새로운 바이러스로서 간염과 특이한 연관관계가 있다.
2. 혈액을 매개로 감염되고 특히 수혈이 중요한 감염 경로이다(sex, 수혈 등).
3. Non A thru E 형이 급성, 만성 감염의 원이 되지만 그 빈도는 비교적 낮다.
4. 혈액을 매개로 하여 감염되는 다른 감염 바이러스와 중복감염되는 경우가 많다.
   (HCV와 동시 감염되는 경우가 많다.)

4. 진단

바이러스 감염의 진단은 환자의 이학적 검사를 포함한 임상적 진단과 환자 혈청의 혈청학적 지표 검사에 의한 진단으로 구분되는 데 간염의 원인 바이러스를 검사환자의 이학적 검사나 간효소 수치

의 상승만으로는 진단하는 것이 불가능하기 때문이다. 또한 직업, 수혈 경력, 정맥 내 약물 남용 등의 환자에 대한 자세한 병력이나 최근 A형, B형, C형, E형 등의 간염 유병률이 높은 지역에 여행한 경험이 있을 경우 감별 진단에 도움을 준다. 급성간염의 경우 IgM 항체 존재 여부로 진단하며, B형의 경우 B형 간염바이러스(HBV)의 핵심부항원(HBcAg)에 대한 IgM 항체, A형과 C형의 경우 각 바이러스에 대한 IgM 항체 검사에 의해 감별진단이 가능하다.

항체검사방법으로는 효소결합면역흡착법(ELISA, enzyme-linked immunosorbant assay), 방사면역분석법(RIA, radioimmunoassay), Immuoblot 등이 있는데 이중 ELISA 방법이 가장 흔히 사용되며 항원 검사에도 ELISA가 많이 이용되며 중합효소 연쇄반응을 실시하기도 한다.

1) A형 간염

급성 A형 간염의 경우 HAV에 대한 IgM항체는 1~2개월 정도 지속되다가 6개월 이전에 완전히 소실되며 IgG 항체는 증상이 소실되면서 증가되어 평생 지속된다. 그러므로 HAV에 대한 IgM 항체가 급성A형 간염의 진단에 중요한 지표가 된다.

2) B형 간염

B형 간염의 경우 외피항원(HBsAg)이 생화학적인 간 손상의 증거에 선행하여 혈중에 가장 먼저 출현하고 증상이 지속되는 동안 HBsAg이 검출된다. 증상이 나타나기 직전에 핵심부 항원의 분비형인 HBeAg 및 바이러스 DNA가 검출되기 시작하며, 보통 급성 B형 간염의 경우는 HBeAg이 2주 이내에 소멸되나 바이러스 복제가 활발하게 일어나는 만성 보균자의 경우 HBsAg과 함께 HBeAg이 6개월 이상 지속된다.

바이러스 DNA도 급성이나 바이러스 복제가 계속 일어나는 만성 환자의 경우 혈중에서 검출되며 B형 간염의 가장 확실한 지표가 된다. 핵심부 항원(HBcAg)에 대한 항체(anti-HBc)는 HBsAg 출현 후 2~4주에 나타나고, IgG 항체는 급성 · 만성기는 물론 회복기를 거쳐 보통 평생동안 지속된다. 급성 B형 간염의 회복기 초기에 외피 항원에 대한 항체(anti-HBs)가 나타나기 전 anti-HBc만이 유일한 혈중 지표인 기간이 있는데 이 기간을 투명기간(window period)이라고 한다. Anti-HBc 이후에 e항원에 대한 항체(anti-HBe)가 나타나는 데 HBeAg에서 anti-HBe 항체로의 전환은 간세포에서 바이러스 복제의 감소 및 염증 경감을 나타낸다. HBsAg에 대한 항체인 anti-HBs는 가장 늦게 회복 말기에 나타나는 중화항체로서 감염에서 회복되었음을 의미하고 환자들은 대개 이후 재감염으로부터 보호된다.

3) C형 간염

C형 간염 바이러스는 간에 존재하고 혈중 미량으로 존재하기 때문에 항체 검색에 의한 진단이 이루어지고 있다. 항원 진단법은 현재 개발이 완료되어 곧 시판될 것으로 예상된다. HCV에 대한 항체는 간염 발생 후 평균 15주 정도까지는 검출되지 않기 때문에 증상 시작 후 항체에 음성일 경우라도 6개월까지는 HCV감염을 완전히 배제할 수 없다. C형 간염바이러스에 대한 현재 검사는 IgG를 측정하는 데 이 항체를 포함한 혈청이 감염성을 가지므로 중화항체가 아니다.

C형 간염 바이러스에 대한 검사의 민감도 및 특이도를 향상시키기 위하여 한 개의 항원 대신 세 개의 항원을 이용한 새로운 ELISA 방법이 개발되었고 최근에는 core, NS-3, NS-5 항원을 사용한 더욱 효과적인 ELISA 진단 방법이 시도되고 있다. 또한 recombinant immunoblot assay (RIBA)가 개발되었으며 최근 급성 C형 간염환자에서 IgM 항체 반응 측정을 위해 IgM dot blot immunoassay가 개발되고 있다.

항체 양성인 환자에서 실제로 감염성을 가지고 있는 지의 여부를 알기 위해서는 역전사-중합효소연쇄반응(RT-PCR)을 이용하여 HCV RNA를 검출할 수 있다. 그러나 이 방법을 일반적으로 적용하기 위해서는 철저한 양성 및 음성 대조군을 항상 포함시키고 나아가 전 과정을 자동화할 필요가 있다.

4) D형 간염

D형 간염바이러스에 대한 항체는 늦게 나타나며 일시적이기 때문에 정확한 진단을 위해서는 급성기 뿐 아니라 회복기로부터 한 쌍의 표본을 검사하여야 한다. 급성 B형 간염의 지표인 anti-HBc IgM의 검사를 통해 Co-infection과 중 Superinfection을 구분할 수 있다. 만성 D형 간염 HBsAg이 지속적으로 혈청에서 검출되고 anti-HDV가 1:100 이상의 높은 역가로 발견된다. HDAg. anti-HDV IgM 등의 혈청학적 지표의 검사에 의해 급성과 만성 감염을 구분하는데 HDAg은 초기에만 발견되므로 이보다 늦게 얻은 혈청의 경우 anti-HD IgM이 좋은 지표가 된다. Anti-HD IgM은 보통 발병 후 2~3주간 검출되는 반면 anti-HD IgG는 흔히 회복기에 검출된다.

5) E형 간염

E형 간염 바이러스의 진단은 다른 형태의 간염 지표에 음성인 환자의 대변에서 27~34 nm의 바이러스 입자를 면역 전자 현미경에 의해 검사하거나 anti-HEV IgM이나 anti-IgG를 검색하기 위해 HEV 항원을 이용한 ELISA 검사 방법을 이용한다.

6) G형 간염

G형 간염바이러스는 병원성 자체가 의심되고 있기 때문에 임상적 의의가 명확하게 알려져 있지 않으며 역전사-중합효소 연쇄 반응에 의해 HGV 유전자를 확인한다.

5. 치료 및 예방

1) A형 간염

A형 간염에 대한 효과적인 특이치료가 아직 개발되어 있지 않은 상태이나 한 개의 혈청형을 가지며 면역이 평생동안 지속되고 뚜렷한 항원 변이가 발견되지 않기 때문에 면역을 통한 박멸이 가능할 것으로 생각되는 바이러스 중 하나이다. HAV IgG 투여에 의해 수동적인 예방이 가능한 데, 이러한 IgG 투여는 무증상 감염 후 영구면역의 형성 효과를 가져온다. A형 간염 백신은 고위험군의 감염 예방을 위해 사용되며 불활성화 백신과 약독화 백신 중 불활성화 백신은 상품화되어 있다.

2) B형 간염

만성간염은 섬유화, 울퉁불퉁하고 HBeAg이 없으면 진행상태가 아니고 보균상태이다. 급성 B형 간염으로부터의 회복은 환자의 인터페론과 면역체계의 의해 결정되며 만성 B형 간염으로의 진행은 이러한 방어 체계의 결함에 기인한다. 급성기의 초기에 알파 인터페론 생성에 이어 간세포의 MHC (major histocompatibility) 항원의 발현이 증가하는 동시에 간효소 수치가 증가한다. 이러한 변화가 감염되지 않은 재생 간세포의 항바이러스 상태를 유도하여 재감염을 방지한다. 만성 B형 간염의 경우는 신생아기의 감염이 중요한 역할을 하고 있는데, HBeAg 양성인 어머니로부터 태어난 신생아의 80~90% 이상이 감염되고, 이 중 90% 이상이 만성 보균자로 이행된다. 치료의 일반적인 지침은 HBeAg이나 HBV DNA 양성으로 감염성이 있고 간질환의 진행이 있을 때 치료를 실시하며 치료의 목적은 바이러스의 복제를 억제하고 간세포의 악성 전환을 예방하는 데 있다. 그 동안 시도한 치료제 중에서는 인터페론, interleukin-Ⅱ, lamivudine 등이 효과가 있는 것으로 알려져 있으며 면역학적인 치료, 유전자 치료 및 펩타이드를 liver-targeted liposome의 형태로 간세포에 투입하는 방법 등이 시도되었다. B형 간염의 예방을 위해서는 면역글로불린 투여와 백신 접종을 실시한다. 면역글로불린 투여는 HBsAg을 포함하고 있는 혈액에 노출시나 보균자 어머니에게서 태어난 신생아의 경우 실시하며, 24시간 이내에 투여해야 효과적이다. 백신 접종은 고위험군에서는 반드시 실시해야 하며 국내에서는 1991년부터 소아예방접종지침에 B형 간염을 포함시켜 모든 신생아들에 대한 예방

접종을 의무화하고 있다. 현재 약 13종의 백신이 전 세계적으로 이용되고 있으며 일반적으로 안전한 것으로 확인되었고, 건강인의 80~100%에서 항체를 형성하지만 노인이나 면역체계에 문제가 있는 경우 항체 형성률이 떨어지고 건강인의 경우에도 항체 형성이 되지 않는 경우가 있다. 따라서 보다 효과적인 면역반응을 일으키기 위해서는 HBsAg이외에도 광범위한 T세포 반응을 일으킬 수 있는 preS1, preS2 부위와 HBcAg 등을 백신에 포함시켜야 한다. 현재 백신의 종류로는 HBsAg의 중요 펩타이드의 결정기를 포함하는 폴리펩타이드 백신, 원핵세포나 진핵세포에서 발현된 HBsAg을 이용한 유전자 재조합 백신, HBsAg의 특이 부위를 대표하는 올리고 펩타이드를 화학적으로 생성한 백신 등이 있다. 과거에는 고위험군을 백신접종의 대상으로 삼았으나 현재는 모든 신생아들에 대한 백신 접종만이 B형 간염을 예방할 수 있는 방법으로 간주되어 이러한 정책을 각 선진국에서 도입하고 있다.

Interferon : 30~40% e항원 없애준다. 고가이고 부작용 많다(고열).

GOT, GPT : 수치 높고 바이러스 입자가 적은사람은 Intenferon치료.

3) C형 간염

C형 간염에 대해서는 아직 치료가 확립되어 있지 않은 상태로 알파 인터페론만이 현재 사용되고 있다. 인터페론에 대한 반응은 나이, 발병 이후의 기간, 간경화 유무, 유전자형 등에 의해 영향을 받는데 유전자형 1b와 4는 대체로 인터페론에 잘 반응하지 않는다. Thymosin alpha는 임파구에 대한 면역조절 능력을 가지기 때문에 인터페론과의 복합요법이 효과적일 수 있다. 환자 치료에 대한 지침은 아직 마련되어 있지 않지만 2~3년 간격으로 조직검사를 포함한 검진을 정기적으로 실시해 간염이 어느정도 진전되었을 때 치료를 시작한다. 인터페론에 대한 반응률은 HBV와 마찬가지로 40~50% 정도이지만 치료 중지 후 재발률은 훨씬 높으며 지속적인 반응은 25% 정도에서만 관찰된다. 한편 C형 간염에 대한 면역글로불린의 효과는 아직 확실치 않으며 예방 백신 또한 아직 개발되지 않은 상태이다.

4) D형 간염

D형 간염의 치료로는 levamisole, foscarnet 등이 시도되었지만 효과가 확실하지 않으며 만성 D형 간염을 가진 환자를 인터페론 치료한 경우 혈청 ALT 수치와 조직학적인 소견이 호전되는 등 간질환이 많이 경감되는 것으로 보고 있다. D형 간염바이러스는 감염을 일으키기 위해 B형 간염 바이러스의 HBsAg을 필요로 하기 때문에 D형 간염의 예방은 B형 간염의 예방에 의해 가능하며 B형 간염에 면역을 가진 경우 D형 간염에 대해서도 면역을 갖게 된다.

5) E형 간염

E형 간염의 예방책은 A형 간염과 비슷하여 깨끗한 물의 공급, 배설물의 적절한 처리, 음식의 위생적인 취급 등이 요구식되며 면역글로불린 투여에 의해 감수성이 높은 임산부의 감염을 예방할 수 있다.

6) G형 간염

G형 간염은 수혈과 관련이 있는 것으로 알려져 있으며 단독으로 간염을 일으키는 지 병원성에 대한 의심이 제기되고 있기 때문에 치료나 예방책이 알려져 있지 않다.

바이러스에 의해 일어나는 간염은 임상적으로는 구별이 어렵기 때문에 감별을 위해서는 바이러스에 의해 생성되는 항원 및 항체에 대한 혈청학적인 검사가 필수적으로 요구된다. 한편 예방적 차원에서는 크게 두 종류로 구분된다.

첫째, 경구적 경로로 전파되는 A형과 E형 간염의 예방을 위해서는 음식 및 물의 위생적 처리가 필요하며 A형 간염이 많이 발생하는 지역을 여행하는 경우 등 고위험군에 대해서는 백신 접종이 권장된다.

둘째, 비경구적 경로로 전파되며 만성화가 문제되는 B형, C형, D형 및 G형 간염 중 B형 간염의 예방을 위해서는 모든 신생아들에 대한 백신접종이 권장되고 있으며, 수혈에 의해 주로 감염되며 백신이 아직 개발되어 있지 않은 C형 간염은 혈액 내 항체 뿐 아니라 항원에 대한 철저한 screening을 통해 바이러스 전파를 방지하도록 노력해야 한다. D형 간염은 B형 간염의 예방에 의해 자연히 예방될 수 있으며, G형 간염은 병원성 자체가 의심되는 상황이므로 예방대책이 큰 문제가 되지 않는다. 아직까지 밝혀진 간염 바이러스가 아닌 새로운 간염바이러스도 앞으로 발견될 것으로 생각된다. 현재 우리나라에서는 가장 문제가 되고 있는 것은 B형과 C형 간염으로 이들은 만성 간염을 일으켜 간경화나 간암으로까지 진행될 수 있기 때문에 이에 대한 치료 및 예방책이 가장 절실히 요구되고 있다. 치료제로 시도되고 있는 것은 인터페론을 비롯하여 여러 가지가 있지만 크게 효과를 보고 있지 못한 실정이기 때문에 모든 신생아들에 대한 철저한 예방접종을 통한 만성 보균자로의 이행방지를 위해 최대한 노력해야 할 것이다

6. A형 간염 바이러스

A형 간염은 법정 감염병 1군이며, A형 간염바이러스(Hepatitis A virus)는 피막이 없는 바이러스로 경구감염을 통해 전파되므로 그 지역 사회의 보건 위생 및 경제적 수준에 따라 유병률 차이를 보

인다. 또한 만성화하지 않으며 감염숙주가 사람을 비롯한 일부 영장류로 제한되어 있다. 세포배양 기술이 발달함에 따라 효과적인 백신이 개발되어 있어 이론적으로는 A형 간염을 박멸시킬 수 있는 방법이 출현한 셈이다. 근래 우리나라에서도 A형 간염 사례들이 집단생활을 하는 곳을 중심으로 드물지 않게 발생하고 있다.

1) A형 간염바이러스의 특징

A형 간염바이러스는 Picornaviridae과 Hepatovirus속으로 분류된다. 피막이 없으며 정20면체이고, 입자의 크기는 27~32 nm이다. RNA 게놈은 7.5 kb의 크기이며 선상이고 분자량 1.9×10^6의 단일나선이다(그림 4-5). A형 간염바이러스 비리온은 세 개의 주요 구조 polypeptides (VP1, VP2, VP3, 분자량 22~33KDa)로 이루어져 있다. A형 간염바이러스는 Picornaviridae과의 Hepatovirus 속에 속하며 유전자 구조와 복제 기작은 다른 Picornaviridae과에 속하는 바이러스와 흡사하다. 한 가지 혈청형(serotype)이 알려져 있고 B형 간염바이러스나 다른 간염 바이러스와 교차 반응이 없으며 6가지의 유전자형(genotype)으로 분류된다. 그러나 이들 유전형들은 바이러스주들 간의 염기서열 동질성이 90% 정도로 비슷하고 특정한 유전자형에 따른 간염의 임상상이나 경과와의 관련성이 없으며 역학적인 분포에 약간의 차이만 있다. A형 간염바이러스의 유전자는 한 개의 ORF (Open reading frame)와 5'말단과 3'말단에 단백질로 발현되지 않는 NCR(Non-coding region)로 구성되어 있다. A형 간염바이러스는 감염 후 한개의 polyprotein으로 발현되며 그 후 바이러스의 단백질 분해효소에 의해서 여러 개의 다른 단백질로 나누어진다. Polyprotein은 P1, P2, P3로 구분되어 있는데, P1부분은 바이러스의 캡시드(capsid) 단백질의 구성요소인 VP4, VP2, VP3, VP1을 순서대로 암호화 하고 있다.

A형 간염바이러스 진단에는 전자현미경, 효소면역측정법, 유전자 검사법 등을 사용하며 주로 유전자 검사법을 통한 진단이 일반화되어 있다. RT-PCR은 노로바이러스 검출에 가장 많이 사용되는 방법으로 표적부위에 따라 여러 가지 primer들이 보고가 되고 있으며 대표적인 표적부위는 캡시드 부위에서 VP3/VP1 부위와 VP1/P2A 부위이다.

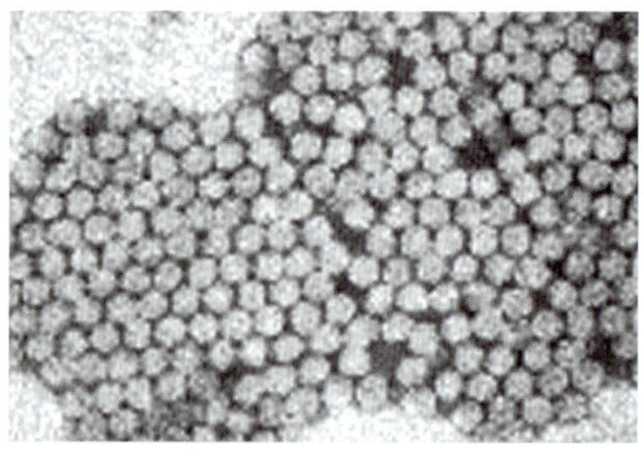

그림 4-5. A형 간염바이러스의 전자 현미경 사진

2) 임상증상

A형 간염은 세계 어느 곳에서나 발생하지만 우리나라를 포함한 극동 지역 및 지중해 해안지방에서 많이 발생한다. 우리나라에서는 특히 어린아이에서 많이 발생하며, 20세 이상 성인은 어렸을 때

무증상 감염으로 이미 면역이 형성되어 있는 경우가 많다. A형 간염의 임상증상은 발열, 식욕감퇴, 구역, 구토, 쇠약감, 복통, 설사 등 다른 바이러스 간염과 유사하지만, 유 · 소아기의 감염은 거의가 증상이 없는 불현성 감염으로 나타나며, 연령이 높아질수록 증상이 심해지는 것이 특징이다. 일반적으로 6세 이하에서는 약 50%가 증상이 없으며 증상이 있더라도 경미하여 간염으로 인지하지 못하고 지나는 경우가 많다.

3) 역학

A형 간염은 주사 등의 비경구적인 경로로도 일부 전파가 가능하지만(습관성 약물 중독자, 남성 동성애자 등) 주된 감염경로는 경구 감염이다. 환자를 통해 가족 또는 친지에게 전파되거나 군대, 고아원, 탁아소 등 수용시설에서 집단 발생의 형태로 나타나기 쉬우며 A형 간염바이러스에 오염된 음식류에 의해 전파되는 것이 보편적인 감염 경로이다. 생활환경이 개선되고 위생상태가 호전되면 특별한 예방대책이 없더라도 A형 간염의 발생은 급격히 감소된다. A형 간염은 주로 잠복기 후기 및 급성기 초기 환자의 대변을 통하거나, 혈우병 환자의 혈액제재를 투여받았을 때 이 시기의 혈액이 감염원이 된다. 때로는 집단발생을 일으키기도 하는데 요식업소 내 조리자나 급식 등을 통한 A형 간염바이러스에 오염된 음식물이나 물의 섭취로 인하여 피감염자가 동시에 발증하는 것이 특징이다.

A형 간염바이러스는 경구적 경로로 몸에 들어와 소화기관에서 1차 증식을 하며 대변을 통해서 체외로 배출된다. 장내감염을 필두로 하여 바이러스가 간장으로 확산되면서 증상을 일으키며, 발병 후 급성기나 잠복기에 대변을 통해 바이러스가 약 3~4주간 배출될 수 있다.

현재 국내에서 운영중인 바이러스 간염 표본감시체계를 통해 급성간염에 대한 발생정보를 파악하여 급성 간염환자 중 수인성 A형 간염 바이러스 감염실태를 조사한 바에 따르면 감염된 환자수는 2001년 105명, 2002년 319명, 2003년 311명, 2004년 362명, 2005년 798명, 2006년 2,081명, 2007년 2,233명, 2008년 7,895명, 2009년 14,945명으로 2008년도부터 환자수가 급격히 증가하는 추세이다.

4) 예방 및 관리

A형간염 환자를 격리함으로 A형 간염의 전파를 막는 것은 현실적으로 불가능하므로 식수원의 오염배제, 적절한 하수관리, 그리고 개인위생 관념의 향상 등 공중위생의 확립이 가장 중요하다.

사람의 면역글로불린(Immunoglobulin)은 A형 간염바이러스 항체를 함유하므로 면역글로불린을 A형 간염바이러스에 노출되기 전 또는 잠복기 초기에 투여하면 A형 간염을 예방할 수 있다. A형 간염바이러스 노출 후 14일 이전에 0.02 mg/kg 용량을 주사하고 A형 간염이 흔한 지역으로 여행할 때는 0.06 mL/kg 용량을 6개월마다 주사한다. A형 간염 백신은 불활성화 백신으로 1차 주사 후 A형 간염바이러스 항체가 다량으로 생산되고 6개월~12개월 후 재면역하여 항체 역가가 수 년간 지속되도록 함으로서 장기간 예방이 가능하다.

특히 군대 등 집단 생활을 하는 곳이나 혈우병 환자들에서 집단 발생하므로 이러한 집단에 대하여는 예방접종을 하는 것이 좋으며 A형 간염 유행지역으로 여행하는 경우에도 예방접종을 하는 것이 좋다.

Chapter
5 설사 바이러스

1. 역학

설사는 급성 설사증은 전 세계적으로 감기 다음으로 많이 발생하는 감염성 질환으로 매년 30~50억 명의 환자가 발생하는 감염력이 매우 높은 질환으로 알려져 있다. 설사질환은 AIDS나 다른 급성 감염병처럼 심각한 치사율을 나타내지는 않으나 매년 5백만 명 정도의 어린이(특히 아프리카 등 후진국 지역)가 설사질환과 이의 합병증 등으로 사망한다. 그 중에서도 바이러스 설사증은 대부분이 영유아 설사증이고, 발생시기는 동절기로 알려져 있다. 바이러스 설사증은 일상 생활 및 산업활동에 영향을 미쳐 경제적으로도 큰 손실을 가져온다.

2. 병원체

급성 설사증의 원인바이러스는 로타바이러스(rotavirus), 노로바이러스(norovirus, Norwalk-like virus), 장관 아데노바이러스(enteric adenovirus), 아스트로바이러스(astrovirus), 사포바이러스(sapovirus) 등이 주로 알려져 있고, 기타 토로바이러스(torovirus), 파보바이러스(parvovirus), 코로나바이러스(coronavirus), 엔테로바이러스(enterovirus), 인플루엔자바이러스(influenzavirus) 등도 검출된다. 로타바이러스나 인플루엔자 증상을 동반한 위장염을 일으키는 노로바이러스, 아스트로바이러스는 주로 동절기에 많이 발생되며, 엔테로바이러스는 하절기에, 장아데노바이러스, 산발형의 노로바이러스는 연중설사 환자의 대변으로부터 검출된다. Rotavirus, Enteric adenovirus type 40/41, Norovirus, Astrovirus, Enterovirus 일부와 기타 Torovirus, Coronavirus 등이 알려져 있다.

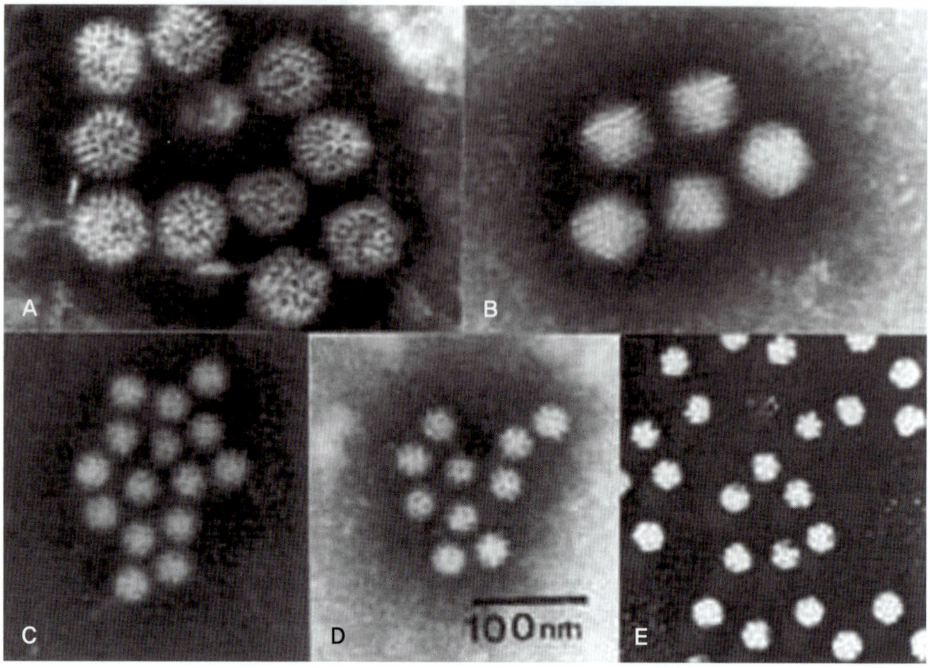

그림 5-1. 설사를 유발하는 대표적인 바이러스

A : 로타바이러스 B : 아데노바이러스 C : 노로바이러스 D : 칼리시바이러스 E : 아스트로바이러스

표 5-1. 사람의 급성위장염의 원인 바이러스

바이러스	직경	핵산	구조단백	배양계	혈청형	진단법
로타바이러스	70 nm	2나선 RNA 18 kb	7	+(A, C군)	A, B, C군 A군 아군 I, II혈청형9 (1, 2, 3, 4, 5, 6, 8, 9, 10, 12)	ELISA, EM, PCR Rotalex
아데노바이러스	70~80 nm	2나선 DNA 36 kb	11~15	+	2(40,41)	ELISA, EM, Ademolex, PCR
노로바이러스	30~35 nm	1나선 RNA + strand 7.7 kb	1	−	5	ELISA, EM, PCR
사포바이러스	35~40 nm	1나선 RNA + strand 7.4kb	1	−	G I :1 G II:3	ELISA, EM, PCR
Snow Mountain virus군	27~32 nm	1나선 RNA + strand	1	−	불명	ELISA, EM, RIA, PCR
아스트로 바이러스	28~30 nm	1나선 RNA + strand 8.8 kb	3(4)	+	7(1, 2, 3, 4, 5, 6, 7)	ELISA, EM, PCR
코로나바이러스	120~230 nm	1나선 RNA	불명	−	불명	EM
브레다바이러스	100 nm	불명	불명	−	불명	EM

3. 감염경로

바이러스 설사는 통상 감염된 환자와의 물리적 접촉이나 바이러스에 오염된 음식물에 의해 감염되어 발생한다. 음식물은 감염된 환자가 화장실 출입 후 손을 닦지 않은 상태로 조리할 경우 등 부주의에 의해, 패류나 식수는 환자의 배설물이 흘러든 하수에 의해 바이러스에 오염된다.

바이러스 설사는 전 세계적으로 발생하며 각 바이러스마다 계절에 따라 유행하는 특성을 보이기도 하는데 로타바이러스와 아스트로바이러스는 동절기에 유행하나, 아데노바이러스는 계절에 상관없이 연중 발생한다. 학교, 유아원, 유람선, 기숙사 등 급식이 행해지는 장소에서 비세균성 집단 설사 환자가 자주 발생하는데 그 원인이 바이러스인 경우가 흔하다.

4. 임상증상

바이러스 장염은 장에 바이러스가 감염되어 발생하는 질병으로 일반적인 증세는 설사와 구토이나 경우에 따라 두통, 열, 복통이 수반되며 감염 후 1~2일 후에 증상이 나타나서 1~10일간 지속된다.

5. 진단

현재 바이러스 설사 중 로타바이러스는 바이러스 특이 항체를 확인하여 환자의 검체 내에 있는 항원을 확인할 수 있는 방법은 개발되어 있으며 Adenovirus나 Astrovirus의 경우도 EIA kit가 개발되어 진단에 사용된다. 대부분의 설사 유발 바이러스는 조직배양 세포에서 잘 자라지 않기 때문에 연구수행이 어려웠으나, 최근 바이러스 유전체의 cDNA가 클론되면서 분자생물학적 연구결과가 축적되기 시작하였다. 유전자 재조합 기술에 의해 생산한 항원, 항체와 염기서열을 분석하여 얻은 정보를 활용한 중합효소 연쇄반응법(polymerase chain reaction, PCR)으로 바이러스의 분류와 질병의 진단이 실험실 내에서 가능하게 되었다.

6. 치료

바이러스 설사는 손을 깨끗이 씻고 오염된 음식물을 섭취하지 않는 등의 노력으로 예방할 수 있으나 가장 효율적인 예방 방법으로 인식되어 온 백신은 아직 개발되지 않았고 다만 로타바이러스 백신은 개발되어 사용되었으나 장중첩증을 일으키는 것으로 알려져 사용되지 못하고 있다.

I. 로타바이러스

1. 역학

Human Rotavirus (HRV)는 1973년 Bishop 등이 급성 비세균성 위장염 환자의 십이지장 점막에서 Orbivirus와 유사한 virus입자를 발견하였으며, Flewett 등은 이중 capsid를 가진 이 virus의 형태가 수레바퀴와 유사한 점을 들어 Rotavirus라고 명명하였다. 로타바이러스는 전 세계적으로 가장 중요한 설사 유발요인으로 알려져 있으며, 미국에서만 매년 55,000~70,000명의 어린이들이 로타바이러스에 의한 질병으로 입원하고 그 중 20~40명의 영아가 사망한다. 개발도상국가에서는 더욱 심각하여 매년 1억 4천만명의 환자가 발생하며 그 중 백만명 정도가 사망한다. 또한 설사로 인해 사망하는 사람의 약 20~25%가 로타바이러스에 의하며, 5세 미만 어린이 사망 원인의 6%를 차지한다. 우리 나라에서도 서울지역 설사환자의 검체를 조사한 결과에 의하면 로타바이러스가 전체의 47%에서 검출되어 가장 중요한 설사 유발요인임이 보고되었다. 로타바이러스 감염은 주로 동절기에 일어나며, 우리나라에서는 10월부터 12월 사이에 감염환자가 가장 많이 발생한다.

과거에는 A형만이 사람에게 감염력을 가진다고 알려졌으나 1984년 중국에서 B형 로타바이러스에 의한 100만 명 이상의 집단 설사 발생과 C형 로타바이러스도 사람에게 설사를 일으킨다는 사실이 보고되면서 A, B, C 형 rotavirus가 모두 사람에게 감염을 유발함이 알려지게 되었다. 로타바이러스도 인플루엔자와 마찬가지로 segmented genome의 reassortment를 통하여 병원성이 변화되고 있는 것으로 알려지고 있다.

2. 병원체

Human Rotavirus는 70 nm 직경의 envelope을 갖지 않는 double stranded RNA virus로 Reoviridae과에 속한다. 56℃, pH 3에서도 안정하며, 대부분의 세정제와 용매에도 잘 견디는 성질을 가지고 있다. 바이러스 게놈은 11개의 dsRNA절편으로 되어 있고 내외 2층의 capsid 구조를 갖고 있으며 특히 내층에는 core가 있는 3개 층의 구조로 되어 있다.

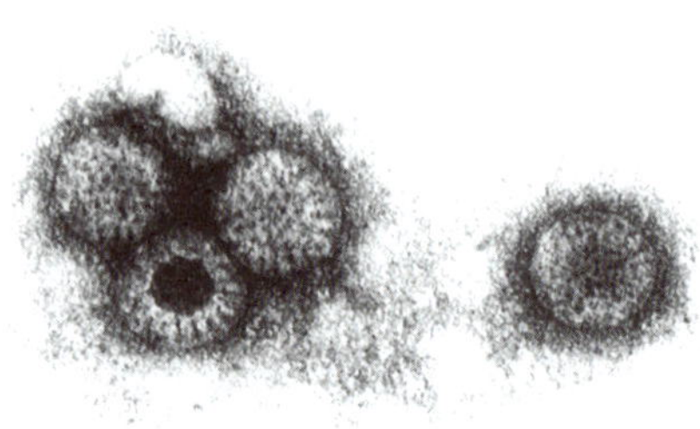

그림 5-2. 로타바이러스

전자현미경상에서 외각 capsid는 평활한 표면을 형성하는 링모양으로 보이는 반면에 내각 capsid로부터 외각 capsid 방향으로 spike의 구조가 보이는 것도 있다. 바이러스 입자를 즉시 -140℃에 냉동하고 수분을 결정시키지 않고 초자상으로 한 상태로 전자현미경 촬영하는 cryo-electron microscopy법과 이 방법에 의해 얻어진 전자선에 의한 밀도 분포상태를 나타내는 데이터를 계산 처리하고, 3차원적으로 바이러스 입자의 구조를 재구성하는 연구가 진전되었다. 바이러스의 spike는 모두 60개로 표면으로부터 약 12 nm로 길게 돌출되어 있다. 이 음성영역으로 볼 수 있는 spike 부분을 합치면 Rotavirus 입자의 직경은 약 100 nm가 된다. 또한 외각 capsid 표면에는 132개의 최내부까지 통하는 구멍(channel)이 있다.

로타바이러스는 그룹 특이 항원의 항원성을 기준으로 그룹 A~G로 분류하며, 그 중 그룹 A가 전세계적으로 어린이 설사 유발요인의 대부분을 차지하며 그룹 B에 감염된 환자가 1982년 중국에서, 그룹 C에 의한 감염이 일본과 영국에서 발생하였다. 지금까지 가장 큰 C군 로타바이러스 감염증은 후꾸이현의 7개 소학교에서 발생하였고 675명의 소학교 아동과 교사들에게서 일어났다. 유행은 2일간 극히 제한적으로 지속되었고 주요 증상은 가벼운 복통과 구토이고 설사는 약 30% 증례에서 나타났다.

로타바이러스는 핵, 안쪽 층, 바깥 층의 3층의 단백에 둘러 싸여 있으며 안쪽은 그룹 특이 항원성을 나타내는 VP6 단백으로 구성되어 있다. 바깥 층은 VP4와 VP7으로 구성되어 있으며 이들이 혈청형 결정과 관련되어 있고 바이러스 중화항체의 생산을 유도하는 주 항원이다.

로타바이러스의 혈청형이 중화시험에 의해서 결정되는 반면, 혈청형의 결정에 관여하는 항원이 2개의 외각단백인 VP4와 VP7의 양쪽에 존재한다는 것이 명확해졌다. VP7은 제9유전자 분절(바이러스주에 의하여 제7 또는 제8유전자 분절이라고 한다)에 의하여 VP4는 제4 유전자 분절에 의하여 암호화된다. 로타바이러스의 유전자는 이러한 분절상태를 유지함으로써 2개의 바이러스주의 동시 감염시 유전자 분절의 재조합이 일어날 수 있다. 그리하여 혈청형을 명명하는데 있어서 VP4의 혈청형과 VP7의 혈청형을 독립해서 부를 필요가 있었다. VP4에 의하여 결정되는 P혈청형과 VP7에 의하여 결정되는 G혈청형의 포함에 의해 결정된다. 접두사는 VP7이 glycoprotein(당단백)이고 또 VP4는 protease sensitive(프로테아제 감수성)인 것에 관련된 것이다. 혈청형 G1에서 G4까지의 4종이 널리 퍼져 있으며, 그 중에서도 G1형이 역학적으로 가장 중요하다. 10종의 P형 중 사람에 감염되는 것은 8종이며 그 중 P8과 P4가 가장 흔하다. 로타바이러스는 물 속에서는 수 주간동안, 사람의 손에서는 적어도 4시간 이상 생존할 수 있으며, 상대습도가 50% 이하로 되면 공기 중에서도 감염성을 수 일 동안 가지고 있는 것으로 밝혀졌다.

3. 병리

로타바이러스는 주로 십이지장과 상부 소장의 융모상피의 상층부와 중간층에 있는 상피세포(enterocyte)에서 증식하며, 위와 대장은 침범하지 않는다. 감염된 성숙한 상피세포는 파괴되어 위축되고, 선와세포(crypt cell)의 증식이 일어나 빠른 속도로 잠정적으로 대치되므로, 융모들은 낮아지며 편평해지고, 미소융모는 산재되고 불규칙해진다. 점막의 고유층에 단핵구의 침윤과 세포 내 내형질 세망의 cistern의 확대, 미토콘드리아 종대를 보인다. 융모의 정상성숙세포는 수분과 전해질을 흡수하고, 이당분해효소를 생산하는 기능을 가지고 있으며, 미숙한 선와세포는 분비기능을 가지고 있다.

로타바이러스 감염 시 설사의 기전은 성숙한 장세포의 파괴와 미숙한 선와세포의 증식으로 인해 Na-K ATPase 활성도의 감소, glucose-coupled Na^+ transport 장애, 이당분해효소, 특히 유당분해효소의 결핍증을 일으켜 수분과 전해질의 흡수가 저하되고, 분비가 증가하여 일어난다. 로타바이러스 감염증 환아의 혈장과 대변에서 prostaglandin E (PGE)와 F (PGF)의 농도가 증가되어 있으며, prostaglandin의 형성을 억제하는 salicylate를 투여한 후 설사기간이 단축되므로 PGE2와 PGF를 로타바이러스 설사의 중요한 mediator로 제시하는 보고도 있다.

4. 임상증상

① 6~24개월 사이의 영아에서, ② 늦가을부터 겨울 사이(특히 10월과 11월)에, ③ 감기 비슷한 증상과 함께 구토와 물설사를 하면, 우리 나라의 경우 rotavirus 위장관염이라고 생각할 수 있다. 영아기(early childhood) 설사의 가장 주요한 원인이며(입원한 소아 설사 환자의 약 40~50%) 과거 원인을 모르던 때에는 '가성 콜레라'라고 불렸다. 우리 나라에서 늦가을에서부터 겨울철 사이(특히 10월과 11월)에 오는 설사의 대부분(80% 이상)을 차지한다. 잠복기는 48시간 정도이고, 발병 3~4일 경에 가장 감염성이 높고, 대변으로 virus가 배출된다. 분변-구강경로나 호흡기를 통해 전파되며 어린이집이나 유치원, 병원 등 단체 생활하는 곳에서 집단 발병하기도 한다. 잠복기 이후, 가벼운 열과 감기 비슷한 호흡기 증상과 함께, 흔히 구토부터 시작하고, 녹색, 황색 또는 쌀뜨물 같은 물설사(watery diarrhea)를 5~7일간 하다가 대개 자연히 좋아진다. 열은 심하지 않으며 어떤 경우에는 구토가 더 심한 증상으로 나타나기도 한다. 감염시 주로 십이지장과 상부공장의 장세포에서 증식한다. 사람에서는 장세포의 이탄당 분해효소(lactase)의 감소, D-xylos의 흡수장애 등이 밝혀져 있다. 장점막에 심한 손상을 주어 이차성 유당불내성을 일으켜 회복기에 들어섰는데도 유당이 함유되어 있는 우유를 먹이기 시작하면 설사가 재발하는 경우가 가끔 있으나 대부분 1~2주 내에 소실된다.

신생아나 성인에서는 별다른 증상 없이 지나가기도 하며 주로 생후 6개월에서 24개월 사이에 많이 발병하고, 3세 이후에는 거의 없다. 생후 2년 이상에서는 대부분(약 90%)의 소아가 항체를 가지고 있다.

5. 진단

대변에서 ELISA(enzyme-linked immunosorbent assay)법으로 바이러스 항원을 검출, 전자현미경으로 바이러스 관찰, RT-PCR 검사 혹은 혈청 내에서 CF(complement fixation) test항체 검사 등이 있다.

사람 로타바이러스는 조직세포에서 잘 배양이 안되기 때문에 바이러스 진단을 위해 처음에는 전자현미경을 사용하였으나, 환자의 검체에 있는 그룹 A로타바이러스 항원을 면역분석법으로 검출하는 방법이 개발되어 단클론항체를 사용한 효소면역분석법으로 G혈청형을 결정할 수 있다. 역전사 PCR (Reverse Transcription-PCR, RT-PCR)로 G혈청형을 결정하는 방법은 VP7을 코딩하는 절편 9의 cDNA를 RT-PCR로 합성한 뒤 이를 주형으로 하고, G혈청형에 특이한 각각의 시발체를 사용한 두 번째 PCR을 수행하여 합성된 DNA를 전기영동으로 분석하여 결정한다. 항체를 사용하여 P형을 결정하는 방법은 어려움이 많고 최근에 사용되기 시작하였기 때문에 핵산을 사용하는 방법이 보편적이다.

환자의 검체에 있는 로타바이러스로부터 RNA를 추출하여 전기영동하면 로타바이러스 주에 특이한 dsRNA 이동 패턴이 관찰되고 이를 전기영동형(electropherotype)이라 한다. 이 방법은 항원 검출법과 거의 비슷한 민감도를 가지며 특이도는 100%에 이르고 RNA절편의 이동이 빨라서 긴 전기영동형(long electropherotype)을 보이면 Ⅰ아군, 짧은 전기영동형을 보이면 Ⅱ 아군의 특성을 보인다. 현재 그룹 특이 항원에 의해 검출이 불가능한 그룹 B, C를 전기영동 패턴으로 판독할 수 있으나 주로 연구실에서만 사용된다.

진단을 위한 상용화된 진단 kit가 개발되어 있어 latex agglutination이나 ELISA 법이 널리 사용되며 rotavirus VP4과 VP7 gene에 특이한 primer를 사용한 PCR과 genotyping(G/P typing)에 의해 유행하는 바이러스 형을 결정한다.

표 5-2. 로타바이러스의 혈청형 **(계속)**

G (VP7) 혈청형	사람 Rotavirus	동물 Rotavirus
1	Wa, Ku, K8, M37, D	Bo/T446, Po/C56, C95
2	DS-1, KUN, S2, RV05, 1076	Si/Sa11, RRV, Fe/FRV64, Mu/EDIM, Ca/CU-1, Po/CRW-i, La/Ala, Eq/H-2
3	MO, YO, P, AU-1	Po/Gottfried, SB-1A
4	Kochi, Hosakawa, ST3, VA70	Po/Gottfried, SB-1A

표 5-2. 로타바이러스의 혈청형(계속)

G (VP7) 혈청형	사람 Rotavirus	동물 Rotavirus
5		Po/OSU, Eq/H-1
6	PA151, PA169	Bo/NCDV, UK, 0510, C486, WC3, KN4
7		Ch/Ch2, Ty/Ty1, Pi/PO-13, Bo/993/83.
8	69M, B37, HAL1271	Bo/678, A5
9	W1-61, F45, AU32, Mc323, Mc354, 116E	Po/ISU-64
10	Mc35, 1321, A64	BoB232, A44, KK3, 61A, Ov/Lp14
11		Po/YM
12	L26, L27	
13		Eq/L338
14	Eq/F123	

* 동물 Rotavirus의 숙주종은 아래와 같이 약술한다.
* Si=simian, Mu=murine, Ca=canine, La=lapine, Eq=equine, Po=porcine,
* Bo=bovine, h=chicken(avian), Ty=turkey(avian), Pi=pigeon, Fe=feline,
* Ov=ovine

P (VP4) 혈청형	P(VP4) 유전자형	사람 Rotavirus	동물 Rotavirus
	[1]		Bo/NCDV, C486, Si/Sa114fm
	[2]		Si/Sa11
	[3]	Ro1845, HCR-3	Si/RRV, CA/K9, CU-1, Fe/FRV64, Cat97
1B	[4]	RV-5, DS-1, S2, L26	
	[5]	CJN-M	Bo/UK, WC3, B641, O510
2	[6]	M37, 1076, McN13, RV-3, ST3	Ro/Gottfried
	[7]		Po/OSU, SB-1A, YM, Eq/H1
1A	[8]	Wa, KU, P, VA70	
3	[9]	AU-1, Ki, PA151, PCP5, M318	Fe/FRV1, Cat2
4	[10]	69M	
5	[11]	116E, 1321	Bo/B223, A44, KK3
	[12]		Eq/H2
	[13]		Po/MDR13
	[14]	PA169, HAL1166, Mc35	
	[15]		Ov/Lp14
	[16]		Mu/Eb, EDIM
	[17]		Bo/993/83, Pi/PO-13
	[18]		Eq/L338
	[19]		Po/4F
	[20]		Mu/EHP

6. 치료

특효약이 없으며 대개 자연 치료되므로 대증요법에 의존한다. 치료의 주목적은 탈수, 산혈증, 전해질 장애의 교정 및 영양결핍의 예방이다. 보통 경우에는 경구용 전해질 용액을 사용하여 수분과 전해질을 보충해 주면 된다. 스포츠음료나 과일 쥬스, 소다수 등은 설사하는 유아에게 적합하지 않다. 구토와 탈수가 심할 때에는 입원하여 정맥 수액 요법을 한다. 대변으로부터 구강 및 기도를 통한 전파가 가능하므로 손을 잘 닦고, 영 · 유아는 환자와 접촉하지 않도록 한다.

7. 예방

로타바이러스 감염을 예방하는 방법은 청결한 생활습관이 중요하지만 개발도상국은 물론 보건위생이 발달한 선진국에서도 많은 감염환자가 발생하므로 백신에 의한 예방이 추천되고 있다. 미국과 같이 위생 상태가 어느 정도 개선된 사회에서도 현재와 같이 로타바이러스 설사가 발생한다는 것은 앞으로 위생 상태가 더 좋아지더라도 로타바이러스 설사 발생을 더 줄이기는 기대하기가 어렵다는 것을 의미한다. 따라서 세균성 설사와 같이 위생을 더 개선해서 줄이기보다는 백신을 투여해서 줄이는 것이 효과적이라 볼 수 있다. 과거에도 바이러스에 의한 질환은 환경개선보다는 백신으로 성공한 예가 더 많았다. A형 간염의 경우도 비슷하게 위생의 향상으로 감소하지 않으며 백신이 강조된다.

국내에서도 어린이에서 생긴 심한 설사의 가장 흔한 원인일 것으로 생각한다. 허가가 난 백신은 oral live tetravalent rhesus-based rotavirus vaccine으로 로타바이러스에 의한 설사를 50%정도 예방하며, 특히 심한 설사의 경우 90%정도의 예방효과가 있다. 백신 부작용으로는 38℃이상의 열이 나는 경우가 15%에서 발생하며 특히 처음 복용 시에 흔하다.

보통 생후 2개월, 4개월, 6개월 3회 투여이고, 7개월 이상 어린이에게는 권해지지 않는다. 이 스케줄에서 벗어난 아이에게 투여하는 방법은, 처음 용량은 6주에서 6개월 사이에 가능하며 7개월 이후에는 부작용이 증가하므로 투여하지 않는다. 이후 2번째와 3번째 투여 간격은 적어도 3주이다. 2번째와 3번째 투여는 1살 이전에 모두 마쳐야 한다.

그 동안 다양한 종류의 백신개발 과제가 수행되어 왔으나 효과적인 예방을 위해서는 약독화 생 바이러스와 동조의 바이러스(homotypic virus)를 사용하는 것이 좋을 것으로 예측되었다. 미국 FDA 허가를 취득한 리서스 로타바이러스 4각 백신(rhesus rotavirus tetravalent; RRV-TV)에는 G1~G4 혈청형이 포함되어 있고, 로타바이러스 감염에 대한 방어력도 우수하다고 판명되어 미국 내에서의 사용이 권장되는 등 발매를 앞두고 있었으나 장중첩증 등 심각한 부작용이 보고되어 현재 사용되지 못하고 있다. 이 4가 백신에는 G1~G4혈청형이 포함되어 있지만 G1~G4이 아닌 로타바이러스 설사환자도 전세계적으로 상당수 발생하여 미국에서는 최근 G9이 높은 빈도로 검출된 바 있다. 특히 개발도상국가에서 흔하여 인도에서는 G9, 브라질에서는 G8과 G10이 유행하기 때문에 각 국가별로 백신을 개발해 사용하기 전에 이 지역에서 유행하는 혈청형을 파악하는 역학연구 수행이 필요하다.

II. 노로바이러스

노로바이러스는 모든 연령대에 급성 위장염을 유발하는 바이러스로 알려져 있으며 이전에는 Norwalk-like virus (NLV), calicivirus, small round structure d virus로 불려졌다. 노로바이러스에 속하는 바이러스는 최근 바이러스 설사 질환의 약 10%를 차지하고 있으며 미국의 경우 바이러스 장염/설사의 약 42%, 네덜란드의 경우에는 설사질환의 90% 이상의 사례가 보고되고 있다.

노로바이러스는 오염된 식수 및 어패류의 생식을 통하여 감염되기도 하지만 특히 사람과 사람 사이에 전파가 가능한 감염성이 높은 바이러스로 알려져 있다.

1. 노로바이러스

노로바이러스는 Caliciviridae과에 속하며, 이외에 Caliciviridae에는 세 개의 속, 즉 사포바이러스(Sapovirus), 라고바이러스(Lagovirus), 베시바이러스(Verivirus)가 속해 있다. 사람을 감염시키는 Human Calicivirus에는 노로바이러스와 사포바이러스가 속한다. 현재까지 노로바이러스는 5개의 유전자군(Genogroup I~V)으로 나뉘어 지고 있으며, 이들 중 유전자군, I, II, IV는 사람에게서 검출되며, 유전자군 III, V는 각각 소(bovine)와 mouse에서 검출된다. 노로바이러스는 27~32 nm의 피막이 없는 single-stranded RNA 바이러스로 매우 강력한 감염력을 가져 집단설사를 유발할 수 있는 원인병원체로 알려져 있다(그림 5-3). 전 세계적으로 소아에서 성인에 이르기까지 설사를 유발하는 노로바이러스는 위에서 언급한 바와 같이 특히 선진국형 장염/설사 질환의 원인으로 국내에서도 겨울철 설사환자에서 많이 검출되며 90년대에 서울지역에서 genogroup I과 II 모두 유행하였던 것으로 보고된 바 있다. 일본이나 영국의 경우 노로바이러스에 대한 항체가 5세 이상의 경우 70% 이상에서 검출되는 것으로 알려져 있다. 한편 2002년, 2003년 광주, 대구, 서울 등 전국에서 발생한 집단 설사 환자에서도 genogroup I, II에 속하는 바이러스가 모두 검출되었다. 또한 2006년 6월 서울, 경기, 인천 지역의 학교 급식과 관련하여 노로바이러스로 인한 3000여명의 최대 규모의 집단 설사

환자가 발생하였으며 genogroup I에 속하는 바이러스가 검출되었다.

노로바이러스 진단에는 전자현미경, 효소면역측정법, 유전자 검사법등을 사용하며 초기에는 주로 전자현미경을 통한 진단을 주로 하였으나 여러 가지 유사한 크기의 물질들이 많이 존재하여 진단에 어려움이 있어 현재는 주로 유전자 검사법을 통한 진단이 일반화 되어있다. RT-PCR은 노로바이러스 검출에 가장 많이 사용되는 방법으로 표적부위에 따라 여러 가지 primer들이 보고가 되고 있으며 대표적인 표적부위는 RNA 중합효소와 캡시드이다. 캡시드 부위 검출은 국립보건연구원 간염 · 폴리오 바이러스팀에서 제작한 One-step RT-PCR 진단키트를 이용하고 있다.

최근 Dako에서 genogroup I 과 II를 검색할 수 있는 EIA kit가 개발되어 국내에서도 사용되고 있으나 민감도가 많이 떨어지는 단점이 있다.

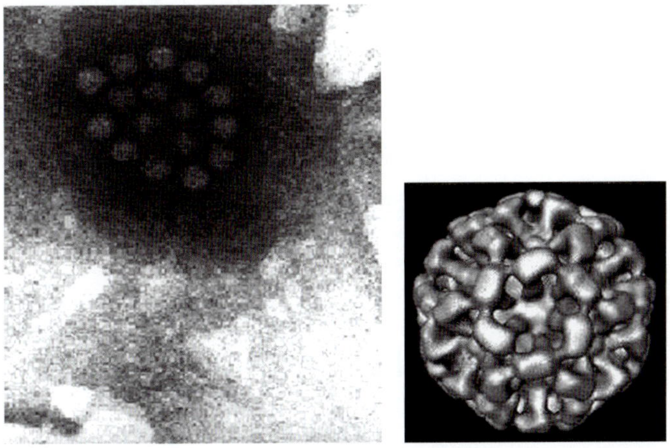

그림 5-3. 노로바이러스의 전자 현미경사진

2. 임상증상

노로바이러스 감염 시 구토나 설사 또는 두 가지 증상이 동시에 나타나며 24시간에서 48시간 동안 지속된다. 증상이 계속되는 동안 환자가 무력해질 수는 있으나 일반적으로 경미하며 간혹 병원 치료를 필요할 정도로 심한 경우도 있다. 38건의 집단 발병 사례에서 관찰된 임상적 증상은 다음과 같다 : 오심(79%), 구토(69%), 설사(66%), 복통(30%), 두통(22%), 열(37%), 오한(32%), 근육통(26%), 인후통(18%), 혈변은 보고된 바 없으며 어린이에서는 구토가 설사보다 더 빈번히 발생하나 성인에게 있어서는 이와 반대의 양상을 보인다.

노로바이러스에 의한 22건의 위장염 집단발생을 조사한 결과 평균 잠복기는 24~48시간이고, 잠복기 후 증상지속은 4~77시간이다. 지원자를 통한 임상 연구에서 증상의 발생 기간과 바이러스의 배출기간은 일치하였으며, 첫 증상 발현 이후 72시간 이상 지속되지는 않는다. 그러나 RT-

PCR로 바이러스 확인 시 증상발생 이후 최소한 7일 동안은 바이러스가 배출됨이 확인된다. Snow Mountain 바이러스를 이용한 연구에서는 잠복기가 19~41시간, 평균 잠복기는 27시간이다. 노로바이러스는 드물게 중년층에서도 심각한 위장염을 유발하며 고령의 쇠약한 노인에서는 사망에 이르게 하는 요인으로 작용할 수 있다

3. 역학

노로바이러스는 지역사회, 학교, 양로원, 캠프, 순항선, 사립 요양원, 대학, 가정에서 발생하는 비세균성 위장염의 주요 원인체로 소수로부터 수백 명에 이르기까지 다양한 규모의 집단발생을 일으킨다. 1996~2000년 사이에 미국의 CDC에 보고된 348건의 노로바이러스 관련 위장염에서 주요한 전파양식은 식품매개(39%), 감염자와의 접촉(12%), 수인성(3%), 특별한 전파양식이 없는 경우가 18%로 조사되었다. 특히 주목할 것은 음식물에 의한 위장염에 노로바이러스가 빈번히 관여한다는 것이다. 미국의 경우 음식물에 의한 위장염 환자가 매년 7천 6백만 명이 발생하고 이중 325,000명이 입원하고, 5,000명이 사망하는 것으로 알려져 있으며, 노로바이러스와 세균이 주요 병원체인 것으로 평가되고 있다.

노로바이러스에 의한 위장염에 관련되는 다양한 종류의 매개식품으로는 굴 등의 조개류가 가정 중요하며 이 외에도 설탕을 입힌 빵과류, 샐러드, 냉장식품, 샌드위치, 상추, 냉장 조리 햄, 빙과류, 물 등이 포함된다.

영국의 한 보고서에 따르면 식중독의 원인 병원체로 노로바이러스가 가장 중요하게 작용하며 음식과 관련된 위장염의 90%가 노로바이러스에 의한 것으로 보고하였다. 일본의 경우 비세균성 위장염 노로바이러스가 검출된 38건 중 26건이 식품과 연관되어 있었으며 이 중 92%가 굴이 원인이었다.

국내의 경우 본격적인 감시사업을 실시한 1999년부터 2006년까지 집단설사환자 및 집단식중독 환자에서 주요한 병원체로 노로바이러스를 검출하였으며 2003년과 2004년에 수학여행을 갔던 학생에게서 또한 2006년에서 일본으로 수학여행을 갔던 학생들에게서 노로바이러스 인한 집단 급성 위장염이 발생한 사례가 보고되었다.

대규모의 분자 역학적 연구를 통하면 노로바이러스의 몇 가지 중요한 유전적 특징을 발견할 수 있다. 첫째, 노로바이러스는 유전적으로 장시간 안정하다.

둘째, 유전자군 II (GII) 바이러스, 특히 Bristol이나 Lordsdale 바이러스와 밀접한 유전관계에 있는 바이러스들이 지난 몇 년간 전 세계적으로 유행하고 있다.

셋째, 전 세계적으로 유행하는 공통 유행주가 존재하며 이는 사람집단 사이에서 효율적으로 전파

가 가능한 바이러스가 존재함을 의미한다. 마지막으로 동일한 집단 내 발생이나 개인에서 혼합감염이 보고되고 있으며, 염기서열 분석을 통하면 혼합감염에 의한 RNA 게놈들 간에 재조합이 일어남이 확인된다

표 5-3. 노로바이러스의 주요 표준주

유전자군	아형	표준주 바이러스	유전자은행 등록 번호
I	1	Norwalk	M87661
	2	Southampton	L07418
	3	Desertshield	U04469
	4	Chiba	AB022679
	5	CJN-M	AJ277614
	6	Musgrove	AJ277615
	7	Sindlesham	AJ277609
	8	Winchester	AF093797
	9	SaitamaSzUG1	AB039774
	10	Boxer	AF528679
	11	SaitamaKU8	AB058547
	12	SaitamaKU19a	AB058525
	13	SaitamaT35a	AB112132
	14	SaitamaT25	AB097911
II	1	Hawaii	U07611
	2	Snow mountain agent	U70059
	3	Toronto	U02030
	4	Grimsby	AJ004864
	5	Hillingdon	AJ277607
	6	Seacroft	AJ277620
	7	Leeds	AJ277608
	8	Wortley	AJ277618
II	9	Alphtron	AF195847
	10	Amsterdam	AF195848
	11	VA97207-US	AY038599
	12	M7-US	AY130761
	13	Erfurt546	AF427118
	14	Fayeteville-US	AY113106
	15	SaitamaKU80a	AB058585
	16	SaitamaT53	AB112260
	17	SaitamaT27	AY502009

4. 예방 및 관리

노로바이러스의 감염이나 위장염을 예방하고 관리하기 위한 특별한 방책은 없다. 바이러스의 감염력이 높기 때문에, 손을 깨끗하게 씻고 오염원을 효율적으로 제거함으로써 가정이나 집단 시설 내에서의 감염을 줄일 수 있다. 식품을 토한 집단발병을 막기 위해서는 음식 조리 시 위생관리에 특별히 주의하여야 하며, 굴 양식장이 바이러스가 함유된 토사물이나 분변으로 오염되지 않도록 조치를 취하여야 한다. 그리고 음용수나 수영장 물의 순도를 높임으로써 집단 발생의 빈도를 줄일 수 있다.

노로바이러스에 대한 면역학적 대처에 있어 가정 큰 걸림돌은 바이러스에 대한 면역학적인 정보가 거의 없다는 것이다. 현재까지 감수성 세포가 개발되지 않았기 때문에 중화항체의 역할에 대한 정보를 얻을 수가 없다. 현재 recombinant virus-like particle (rVLP)를 이용한 백신개발이 진행 중에 있으며 임상 I상에서 성인 지원자들에게 rVLP을 경구투여 시 안전하며 면역원성이 있는 것으로 나타났다. 이와 아울러 식물에서 발현된 rVLP도 실험동물과 지원자에서 면역언성을 나타내었다. 면역기정이 밝혀지고 항체가 사람에서도 예방효과를 나타내는 것으로 확인된다면 rVLP는 백신 후보물질이 될 수 있을 것이다. 노로바이러스 위장염이 경미한 질병이긴 하지만 쇠약하고 영양결핍 상태에 있는 유아들에서 반복적인 설사를 일으키므로 안전하고 효과적인 백신을 개발함으로써 바이러스서 위장염의 유행을 감소시킬 수 있으며 특히 개발도상국의 유아와 어린이들의 위장염 사례를 줄일 수 있을 것이다

III. 아데노바이러스 40, 41형

설사증 환자의 변에서 전자현미경에 의한 바이러스 검색에서 자주 다량의 아데노바이러스가 검출되었다. 그러나 이들 아데노바이러스는 기존의 아데노바이러스(1~39형)와 다르며, 일반적으로 아데노바이러스의 분리가 가능한 HeLa, KB, Hep-2세포 등의 사람 상피 유래세포와 사람태아신장초대세포 및 태아 폐세포를 사용한 조직배양법에는 증식하지 않았다. 그러므로 설사증을 일으킨 아데노바이러스는 장관 아데노바이러스라고 부르고 기존의 아데노바이러스(혈청형1부터 39)와 구별하였다. 1981년이 되어 사람태아신장세포에 아데노바이러스 5형의 일부 유전자를 짜 넣은 계대세포(Graham 293세포)를 만들어 장관 아데노바이러스의 증식, 분리가 어느 정도 가능하게 되었다. 그 결과 아데노바이러스는 새로운 아데노바이러스이며 2개의 혈청형이 존재하고 이들 바이러스를 아데노바이러스 40형과 41형이라고 결정하였다.

1. 역학

아데노바이러스는 염기서열 상동성과 생화학적 특성에 따라 52개의 혈청형이 존재하며 영유아군 및 면역능이 저하된 성인에 감염되었을 때 사망에 이르는 결과를 초래할 수 있다. 건강한 사람의 편도나 아데노이드에서도 발견되기 때문에 아데노바이러스라는 이름을 얻었다. 이 바이러스의 세포합성은 매우 다양하여 종류에 따라 호흡기 및 요도 감염, 각결막염을 유발하는데 혈청형 40과 41은 영유아에 감염되어 장염을 일으켜서 선진국에서 설사로 입원하는 어린이 환자의 5~20%를 차지한다. 설사질환을 일으키는 또 다른 바이러스인 아데노바이러스는 주로 호흡기경로로 감염되는 전형적인 호흡기계바이러스로 바이러스의 크기는 60~80 nm이며 30~38 kb의 double-stranded DNA를 가지고 있다. 일반적으로 호흡기 질환을 유발하는 아데노바이러스의 혈청형은 43여종이나 이들의 혈청형 중 40과 41은 특징적으로 장관감염을 일으켜 감염자의 5~20%가 입원할 정도로 심각한 설사질환을 일으킨다. 미국의 경우 주 감염집단은 2세 이하의 소아이며 계절적 유행은 없이 일년 내내 발생하는 것으로 알려져 있다.

2. 병원체

아데노바이러스 40형과 41형은 DNA의 상동성이 높고, 유전자 배열에 있어서 62%가 특히 fiber 일부분에서는 95%가 일치한다. 그러나 기존의 아데노바이러스와는 다르기 때문에 새로운 아데노바이러스로서 최초의 40형은 아군 F, 41형은 아군 G라고 불렀지만 그후 양 바이러스는 DNA의 상동성이 높기 때문에 중화항체에도 양 바이러스 사이에는 교차반응이 보인다.

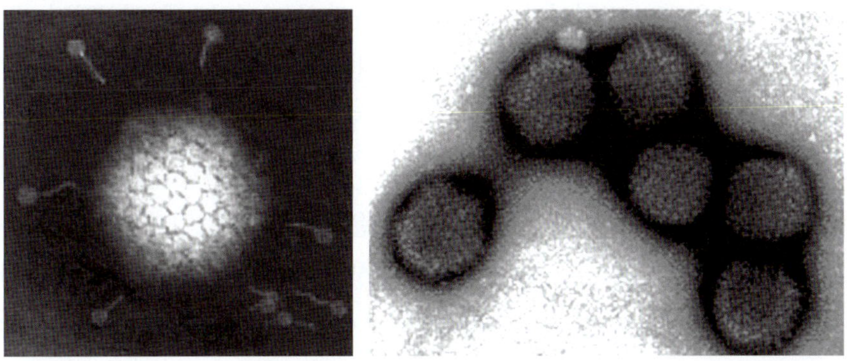

그림 5-4. 아데노바이러스 40형과 41형

바이러스의 유전체는 약 40Kbp길이의 dsDNA로서 직경 60~80 nm의 정이십면체 형태의 캡시드 단백에 둘러 싸여 있다. 모두 14종류의 단백 중 바깥쪽의 주 단백은 hexon이고 꼭지점에는 fiber

가 안테나처럼 돌출되어 있다. 아데노바이러스 동정/확인은 표면을 이루는 그룹 공통항원이 hexon 단백을 탐지하는 효소면역측정법으로 시행하며 형별은 fiber의 세포독성중화시험으로 결정한다.

이 때 사용하는 항혈청에 따라 정확도와 민감도가 결정된다. 또는 바이러스를 조직배양세포에서 복제시킨 뒤 DNA를 추출하고 이를 제한효소로 절단하여 그 패턴을 분석하는 방법을 사용하기도 한다.

3. 감염경로

사람에서 사람, 분변에서 경구 감염이 주요 감염 경로이다. 즉 급성기 환자의 분변에서는 분변 1 g당 10^{11}개라는 다량의 바이러스를 배설하는 경우도 있다. 특히 상기도의 증상을 수반하는 것이 자주 발견되기 때문에 인두에서의 감염도 생각할 수 있고 비말감염도 추측할 수 있지만 배설하는 바이러스량은 분변에 비해서 상당히 소량이라고 생각한다.

4. 임상증상

보통 2세 미만의 소아에 감염되나 장염을 일으켜서 선진국에서 설사로 입원하는 어린이나 어른들도 감염되는 경우가 있으며, 로타바이러스와 달리 연중 환자가 발생한다. 일본에서 장내 아데노바이러스가 검출된 사람의 연령은 0세가 약 45%, 1세가 약 26%, 2세가 약 12%, 3~5세는 14%, 6세부터는 희소하다.

설사증은 소아에게 많은 아데노바이러스가 전신 감염의 형태로 발전한 것이며, 잠복기는 대략 7일이고 바이러스의 배설은 10~14일이며 급성기에는 대량의 바이러스를 배설하기 때문에 그 취급에 주의해야 한다. 설사 기간이 40형은 평균 8.6일, 41형은 12.2일로서 41형 쪽이 길며, 젖먹이 어린이의 30%는 14일, 10%는 1개월간 설사를 일으킨다. 1일의 설사 횟수는 다양하며 40형은 평균 9.7회 41형은 6.8회이다.

발열은 37.5~38.9℃로 그 이상은 드물다. 발열기간은 대개 2일로 일반적으로 경미하다. 구토는 발열과 같이 경미하며 2일 정도에 소실된다. 또 탈수증상도 대체로 경증이다. 상기도 합병증은 20% 정도이며 편도염, 인두염, 코감기 및 기침 등이다. 장기 이식환자나 AIDS와 같이 면역이 억제된 사람에게 신장, 방광 등 다양한 부위에 감염되어 뇌하수체염, 출혈성 방광염 등의 원인으로 작용하며 탈수로 인해 사망할 수도 있다.

5. 진단

급성기의 환자는 분변 중에 대량의 바이러스를 배설하기 때문에 전자현미경에 의한 바이러스 입자의 검출, 역수신응집반응, 효소면역흡착법에 의한 아데노바이러스 항원의 검출을 행한다. 이 바이러스형은 배양이 어렵기 때문에 설사에서 바이러스 입자를 바로 관찰하는 것이 유리하다.

국내에서도 바이러스 아데노바이러스가 차지하는 비율과 유행유전자형 분석을 실시한 결과 바이러스 설사의 5.6%를 차지하고 41형이 가장 많이 검출되는 비율이 점차 높아지는 경향을 보이고 있다. 진단을 위한 ELISA kit가 개발되어 있어 있으며 Adenovirus 특이 primer를 사용한 PCR과 염기서열 분석을 통해 유전형 분석을 실시한다.

Ⅳ. 아스트로바이러스

아스트로바이러스는 1975년 처음으로 설사와 구토 증세를 보이는 소아의 분변, 특히 설사변에서 전자현미경을 사용하여 관찰되었다. 직경 28 nm로 전자현미경으로 보면, 5~6점 별형태의 특징적인 표면구조를 가지고 있어 Calicivirus나 그 밖의 SRSV와는 구별되어 왔다. 그 후 각종 동물에서도 설사의 원인 바이러스로서 발견되었으며 로타바이러스나 Calicivirus가 맨 먼저 동물에서 검출되었다는 것과는 대조적이다. 1981년에 처음으로 사람태아 신세포에 의한 바이러스 배양에 성공하고 LCMK2 세포에 의한 계대가 가능하였던 일부의 대표주에 관해서 바이러스학적, 생화학적으로 연구해왔다. 3종류의 구조 단백과 그 분자량으로 한때 피코르나과로 분류되었지만, 그 후 새로운 배양세포계나 분자생물학적 방법의 도입에 의한 해석에서, 새로운 astrovirus과로 독립할 가능성이 높다. 처음에는 영국, 오스트레일리아 등 특정 지역에서의 보고에 한정되어 있었지만, 근년에 일본, 미국, 중국, 태국, 남아프리카, 이탈리아, 스웨덴, 캐나다 등의 세계 각지에서 보고가 있으며 세계에 널리 분포하고 있다고 생각된다.

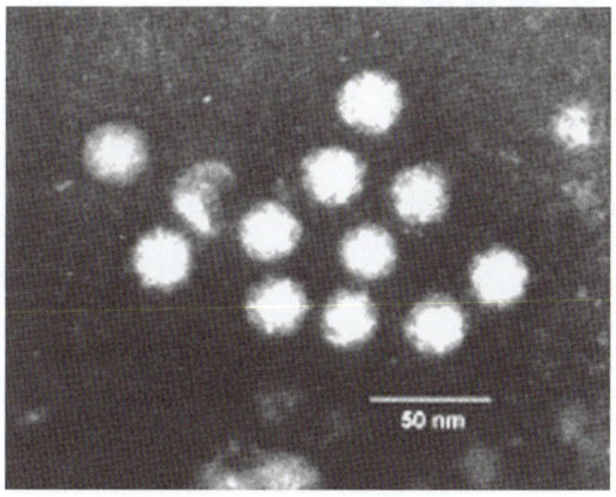

그림 5-5. Astrovirus

1. 병원체

유전체는 단일가닥의 positive sense RNA로 크기는 7.2~8.4 Kb의 picornavirus와 비슷하나 염기서열 상동성과 생물학적 특성이 picornaviridae, calicividae와 다르기 때문에 새로운 바이러스로 분류될 가능성이 높다. 현재 지원자나 태아 LCMK2세포에서만 복제가 가능하기 때문에 연구 수행에 많은 어려움이 있다.

① 직경 약 28 nm로 엔벨롭을 갖지 않은 SRSV

② 표면에 5~6개의 돌출부가 있어 별 모양을 갖기 때문에 astrovirus(별 모양의 바이러스)라고 명명

③ 약 90k dalton의 전구단백에서 적어도 31, 29, 20k dalton의 3종류 구조단백이 생산된다.

④ 핵산은 7.2~7.6 kb으로 되어 있는 단일사슬 RNA로 3'말단에 poly A tail을 가진 + strand RNA 바이러스이다.

바이러스 감염세포는 약 90 kd의 precursor단백을 생산하며, 실험적으로는 trypsin으로 31, 29, 20kd 3종류의 단백으로 분해되는 것으로 판명되었다. 이러한 성질은 피코르나바이러스와 매우 유사하지만, subgenomic mRNA를 생산한다는 것, 핵산배열, 아미노산 배열이 크게 다르기 때문에 양자는 다른 과로 분류되어야 한다고 생각되고 있다. Calicivirus와는 subgenomic mRNA를 생산하는 것은 유사하지만, 유전자 구축이 전혀 다르다는 것, Calicivirus는 구조 단백이 한 종류라는 것으로 감별된다.

2. 임상증상

아스트로바이러스에 감염된 환자는 24~36시간의 잠복기를 거친 후 칼리시바이러스에 감염된 환자와 비슷한 증상을 나타내고, 주로 어린이한테 감염되며 로타바이러스와 같이 추운 계절에 유행한다. 전자현미경을 사용한 조사에 따르면 전세계적으로 퍼져 있으며 유아 설사의 약 2~8%를 차지한다. EIA에 의한 조사에 의하면 개발도상 국가에서는 매우 심각한 설사 유발 요인으로 인식되고 있다.

Astrovirus의 임상적 특징은

① 주로 젖먹이 어린이가 이환되지만 학생, 성인, 노인시설에서의 유행 예도 있다.

② 임상증상은 전 연령층을 통해 일반적으로 가벼우며, 발열, 구토도 적다.

③ 세계 각지에 널리 분포하며, 발생시기의 피크는 겨울철이다.

④ 감염양식은 사람-사람의 감염이 주이지만, 음식물이나 음료수를 매개로 한 보고도 있다.

3. 진단

진단은 RT-PCR을 이용하고 있으며, CDC에 따르면 10세 이하 인구의 약 75% 정도가 astrovirus에 대한 항체를 가지고 있는 것으로 알려져 있다. 혈청 역학적인 연구에서 주로 젖먹이 어린이 시절 위장염의 원인 바이러스로 생각되지만, 성인이나 노인 시설에서의 유행예도 있다. 전 연령층을 통해 일반적으로 경증으로 발열이나 구토도 적다고 되어 있다. 1981년에는 바이러스의 배양계가 확립되어 있고, 중화시험이 가능했기 때문에 SRSV 중에서는 1형부터 6형까지 존재하는 것으로 판명되어 있다. 1형이 가장 많이 검출되며 그 밖의 혈청형은 5% 전후라고 보고되어 있지만, 최근 6형에 의한 대유행보고도 있어 앞으로의 유행 역학적 검토가 필요하다고 생각된다.

시설 내의 유행 예를 분석한 결과에서 연령분포를 보면 위장염은 1세 미만의 젖먹이 어린이 시기에서 보이는 것이 많으며, 성장한 어린이에서는 불현성 감염율이 매우 높다는 것이 시사되고 있다. 이것은 어린이는 기감염으로 불완전하지만 면역을 획득하고 있을 가능성과 혈청형이 다른 바이러스에 감염되었기 때문에 교차 면역으로 불현성으로 끝났을 가능성이 있다. 혈청학적 연구에서도 주로 감수성이 있는 것은 젖먹이 어린이로 5세까지 80%가 감염을 받는다. 감염 방어나 발병 방어에 관한 연구는 많지 않고, 일찍이 성인의 자원자 연구가 이루어졌지만, Norwalk virus와 다르거나 거의 감염되지 않아 검토하는 것이 불가능하였다.

국내에서는 I형이 검출되나 이외에도 2, 3, 4, 6, 8형이 검출된 바 있다. 진단을 위한 상용화된 ELISA kit가 개발되어 널리 사용되고 있으며 바이러스 유전자를 직접 증폭하여 확인하는 RT-PCR과 염기서열 분석을 실시하고 있다.

V. Sapovirus

사포바이러스는 caliciviridae에 속하는 유전학적 또는 면역학적으로 매우 다양한 바이러스로 알려져 있다. 일반적으로 사포바이러스에 대한 항체는 인체에서 흔히 발견되지만 사포바이러스에 대한 면역학적 저항성은 나타나지 않는 것으로 알려져 있다. 그 이유는 사포바이러스에 대한 인체의 면역학적 저항성은 바이러스의 genotype 종류는 매우 다양한 것으로 알려져 있다. 사포바이러스는 5가지의 genogroup(GI-GV)이존재하며, 이주 GIII를 제외한 gengroup(GI, GII, GIV, GV)이 이니 체에서 급성 장염을 일으키는 인체의 병원성 바이러스로 알려져 있다. 사포바이러스의 감염 및 분자 생물학적, 역학적, 및 계통학적으로도 매우 상이하며, genome 구조 역시 GI, GIV, GV는 3개의 ORE로 구성되지만 GII형의 genome은 2개의 ORE로만 이루어져 있다. 사포바이러스는 노로바이러스와 함께 집단 식중독을 야기하는 바이러스로써 국내 노로바이러스이 집단식중독 사례가 2005년을 기점으로 급증하고 있는바 유사바이러스인 사포바이러스에 대한 예방 및 진단 감시강화의 필요성이 매우 중요시 되고 있으며 미국의 경우 사포바이러스가 급성설사환자 가검물 중 약 6%정도 원인병원체 중 노로바이러스, 로타바이러스를 이어 3번째로 주요한 병원체로 보고된 바 현재 바이러스 진단 및 감시체계 확립을 위한 신속진단법 개발은 매우 중요하다 할 수 있다.

VI. 코로나바이러스

코로나바이러스는 사람의 경우 호흡기 질환을 유발하는 것으로 알려져 있고, 동물의 경우에 설사를 유발하는 것으로 알려졌으나, 최근에 사람에게서도 설사를 유발하는 것으로 보고되고 있다. 전세계적으로 볼 때 코로나바이러스에 의한 설사는 위생상태가 현저히 낙후된 개발도상국에서 자주 유행하는 것으로 알려져 있다.

1. 병원체

코로나바이러스는 외피를 가진 단일 사슬 + RNA 20~30 kb의 바이러스이다. 사람에서는 상기도염에서 분리되고 있고 설사변에서도 분리된다고 한다.

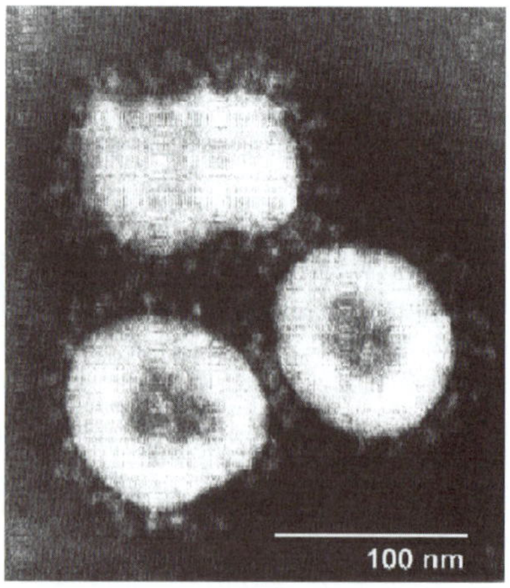

그림 5-6. 코로나바이러스

포유동물 및 조류에 관한 병원체로서 알려져 있으며 호흡기(조류의 감염성 기관지 바이러스), 장관(돼지의 감염성 위장염, 고양이의 감염성 복막염 바이러스), 간(마우스 간염 바이러스) 등, 여러 가지 장기 친화성을 나타낸다. 사람의 코로나바이러스로 이들 장기에 감염하여 중증의 질환을 일으키는 것으로 알려져 있지 않지만, 감기 원인의 하나(10~20%)로 알려져 있다. 또한 사람 분변 중에서 전자현미경으로 코로나바이러스와 유사한 형태의 입자가 보이는 것이 많지만, 이들이 코로나바이러스인가 아닌가, 인체 위장염의 원인인가 아닌가는 확실하지 않다.

2. 진단 및 치료

바이러스는 배양이 어렵지만 가능하고 RT-PCR법으로 진단한다. 항체는 배양주 항원을 이용한 ELISA법이 실시된다. 치료는 대증 요법이다.

3. Canine Coronavirus Infection

표 5-4. 바이러스 병원체에 의한 식품매개질환의 임상적 특징 및 전파기전

병원체	호발 년령	주요 임상증세		잠복기	이환기간	전파기전
		구토	열			
Astrovirus	소아 및 노령인구	가끔	가끔	1~4일	2~3일 가끔 1~14일	식품, 물, 대변-구강 전파
Calicivirus	영아, 소아 및 성인	영아의 경우 일반적, 성인의 경우 다양	가끔	1~3일	1~3일	식품, 물, 병원감염, 대변-구강 전파
Enteric adenovirus fecal-oral	소아	통상적	통상적	7~8일	8~12일	병원감염
Noro virus	청소년 및 성인	통상적	드물거나 미약함	18~48시간	12~48일	식품, 물, 접촉감염, 대변-구강전파
Sapovirus	유아, 아동, 노년층	가끔	가끔	1~3일	1~3일	식품, 물,대변-구강전파
Rotavirus A군	영아 및 걸음마하는 아이	통상적	통상적	1~3일	5~7일	물, 비말감염, 병원감염, 대변-구강전파
Rotavirus B군	어린이 및 성인	다양함	드물다	평균 56시간	3~7일	물, 대변-구강전파
Rotavirus C군	영아, 어린이 및 성인	모름	모름	24~48시간	3~7일	대변-구강전파

※ 설사증세는 일반적으로 묽거나 수양성이며 위장관 감염 시는 비출혈성 설사증세를 보임

4. 바이러스 장염 발생현황

2000년 이후 국내에서 발생한 산발적 혹은 집단 설사 또는 식중독 사례에 대한 바이러스 병원체 검출시험을 통해 노로바이러스 유해양상을 확인한 결과 바이러스 병원체가 확인된 산발적 설사 사례의 약 19%에서 노로바이러스가 검출되었으며, 집단설사 사례에서는 대부분 노로바이러스가 검

출되었다. 또한 검출된 노로바이러스의 유전자 분석을 통해 다양한 유전자형의 노로바이러스가 국내에서 유행하였음을 확인하였다. 2008년 3월부터는 사포바이러스를 실험실 감시병원체로 확대하여 검사를 수행중에 있다.

각각의 바이러스에 대해서는 로타바이러스 약 8.5%, 노로바이러스 9.4%, 아데노바이러스 2.0%, 아스트로바이러스 1.0%, 그리고 사포바이러스는 0.15% 정도로 검출되어 노로바이러스와 로타바이러스의 검출율이 유사한 수준으로 확인되었다.

최근 4년간의 실험실 감시결과에 의하면 로타바이러스의 경우 겨울철보다는 봄철에 유행하는 양상을 보이고 있으며, 노로바이러스 경우 한겨울에 유행이 집중되는 것으로 확인되어 로타바이러스의 유행이 노로바이러스의 유행보다 약 2~3달 정도 늦는 경향을 보였다.

Chapter

6 발진성 바이러스 감염질환

I. 홍역(Measles Virus)

사람은 홍역 바이러스의 유일한 숙주로 알려져 있으며 홍역 질환은 온대, 열대, 극지방의 전지역에 걸쳐 발생하고 있다. 1954년 Ender와 Peebles에 의해 사람과 리서스 원숭이신장의 조직배양에서 홍역 바이러스를 처음으로 분리하여 보고하였다.

홍역은 감염성이 매우 높은 질환으로 백신이 개발되기 전까지는 많은 어린이의 생명을 위태롭게 하는 질환이었으나 예방접종사업의 덕택으로 세계 여러 국가에서 환자발생이 상당히 감소하고있어 홍역퇴치를 기대하고 있으며 일부개발도상국에서도 강도 높은 예방접종 사업을 벌여 홍역 발생이 크게 감소하고 있다.

그러나 국내에서는 1970년대 초반부터 예방접종이 이루어지기 시작하면서 몇 차례에 걸친 예방접종 스케줄을 보완 수정하면서 그 빈도가 감소하였으나 1993~1994년에 대유행이 있었다. 영 · 유아군 이외에도 학동기 및 사춘기 아동들에서의 발생이 눈에 띠었다. 이러한 홍역유행의 변화는 홍역예방접종 스케줄의 수정을 가하게 되었으며, 홍역백신을 MMR로 첫 돌이 지난 후 두 차례(12~15개월 및 4~6세 : 단 유행 시 홍역 단독 백신을 6개월 이상의 영 · 유아에 접종) 접종하는 것으로 조정하기에 이르렀다.

1. 역학

홍역 바이러스는 8개 group (A, B, C, D, E, F, G, H)이 세계적으로 유행하고 있는데 우리나라는 중국과 베트남에서 유행하고 있는 H group이 유행하고 있다. 즉 군은 8가지이지만 serotype은 1개이기 때문에 백신은 단독으로 가능하다.

1968년에 Edmonston B홍역 바이러스주의 약독화 생백신이 개발된 이후 홍역 환자는 극적인 감소 추세로 바뀌었다. 백신이 개발된 이후 1970년에는 미국에서 90% 이상의 홍역 발생이 줄어들었고 계속 감소하여 1982년에 1,188명이 발생하여 1983년에는 홍역이 제거되는 원년이 될 것이라고 예측했지만 그 목표는 이루어지지 못했다. 1982년을 기점으로 보고된 환자 수는 16,236명으로 다시 증가하였으며 1993년, 94년도에 유행하였고 현재까지도 다소의 차이가 있을지라도 계속해서 환자가 발생하고 있다. 우리 나라에서는 2000년도에 홍역환자가 60,000여명 이상 발생하는 대유행이 일어나 7명이 사망하였으므로 홍역퇴치 및 홍역일제예방접종사업을 2001년 5~6월에 전국의 초등학교 2~6학년, 중학생 1~3학년, 고등학교 1학년을 대상으로 6주간 홍역일제예방접종을 실시하여 600만명에게 MR(홍역, 풍진)백신을 접종하여 군집면역항체가 95%이상 획득되도록 하였다.

보건복지부/국립보건연구원에서는 2005년까지 우리나라에서 홍역을 퇴치하는 것을 목표로 홍역퇴치 5개년 계획을 수립하여 2001년 8~16세 아동을 대상으로 일체 임시 홍역예방접종을 실시함으로써 최근에는 홍역환자가 거의 발생하지 않는다.

2. 병원체

홍역바이러스는 파라믹소 바이러스과의 Morbillivirus속으로 분류된다.

- 크기 : 직경 120~250 nm
- 형태 : 구형으로 당단백질과 지질 피막이 있고 짧은 표면돌기가 있다. 피막은 단백질 단위들이 핵산의 주위에 나선식으로 배열되어 있는 확장된 나선상의 뉴클레오캡시드로 둘러싸여 있다.
- 핵산 : 단일나선 (−)RNA 바이러스
- 적혈구 응집성 : 아프리카 녹색 원숭이의 적혈구를 응집한다(최적 온도 37℃).
- 다핵거세포(합포체) : 인간 유래 배양세포나 동물신세포로 형성된다.
- 혈청형 : 1종이라고 여겨진다.

홍역바이러스는 다른 바이러스에 비해 상대적으로 열에 약하여 37℃에 2시간 방치되었을 때 감염력은 절반으로 줄어들고 56℃에서 30분간 방치하면 완전히 불활성화되며 자외선과 가시광선에 노출 후에도 역시 불활성화된다. 실온에서는 3~5일 내에 60%가 죽는다. pH 범위는 7이 적당하며 pH 5~10까지는 안정하다.

인플루엔자 바이러스처럼 전형적인 점액친화성은 없으나, 여러가지 생물학적 성상이 뉴우캣슬병(NVD)와 유사하며, 원숭이의 적혈구와 반응하는 혈구응집소는 존재하고 뉴라미데이즈는 없다.

혈구응집소는 세포막 수용체에의 바이러스 흡착에 이용하며, 세포막 표면에 위치한 CD46이 홍역바이러스에 대한 세포막 수용체임이 밝혀졌다. 바이러스는 발육난과 조직배양세포에서 증식하며 원숭이에 인공접종하면 사람에서와 유사한 감염증이 발생한다.

3. 임상증상

잠복기는 대개 9~11일이나 성인에 있어서 3주일 정도 계속될 수도 있으며 열, 기침, 콧물, 결막염으로 특징되는 초기 전징기가 있다. 체온은 다른 증세가 나타나기 전 24시간 내외에서 증가하고 4~5일 후에 발진과 함께 고통이 증가한다. Koplik spots는 전징이 시작된 후 2~3일째에 환자의 50~90%에서 대구치 맞은편 구강 점막상에 나타난다. 이것은 중앙에 청백의 반점이 있고 작은 비정형의 붉은 반점으로 홍역에 대한 특징적인 손상이다.

발진은 귀 뒤나 이마 위에 처음 나타나게 되는데 직경이 1~2 mm의 붉은 반점이고 그것은 3일이후 반점구진이 된다. 발진이 형성된 후, 둘째 날에 몸체와 사지는 발진으로 덮이게 되고, 셋째 날까지 하지에 나타나게 된다. 발진은 대략 6일까지 계속되고 이후 약화되며 갈색으로 바뀌어 7~10일 동안 계속된 다음 확실한 박리가 차례로 일어난다.

홍역의 가장 흔한 합병증은 하기도의 감염이다. 위막성 후두염, 기관지염, 세기관지염 그리고 드물게 거대 세포 간질성 폐렴이 나타날 수 있고, 중이염은 일반적인 세균 합병증이다. 이 합병증들은 항생제가 발명되어 사용되기 전에는 홍역의 높은 이환율과 치사율에 대단한 영향을 미쳤다. 감염력은 전구기에 가장 강하며, 기관지염, 세기관지염, 크룹, 폐렴과 급성중이염 등의 합병증이 회복기에 잘 생긴다.

홍역의 가장 심각한 합병증은 감염 후 뇌염으로 홍역 환자의 0.1~0.2%가 발생하며 대체적인 발생시기는 발진 시작 후 2~7일이 가장 일반적이다. 치사율은 약 30%로 다른 영구적 후유증이 남는 손상을 가진 환자들과 동일한 비율이다. 또 다른 합병증들은 혈소판 감소성 자반증, 충수염, 심근염, 장간막 림프절염이 포함되며, 홍역바이러스 또는 이에 극히 유사한 바이러스에 의하여 중추신경계에 성립되었던 잠재 감염이 활성화되어 야기되는 아급성경화성범뇌염(subacute sclerosing panencephalitis, SSPE)인 다우손뇌염은 홍역 슬로우바이러스 합병증이다. 병리학적으로 세포융합으로 형성되는 수 많은 다핵거대세포가 림프조직 및 상피세포 계통에 나타난다. 그런 상피세포에서는 세포질 내 또는 핵 내 양자에서 현저한 봉입체가 나타나며 이 봉입체는 바이러스의 nucleocapsid가 뭉쳐서 만들어진 것이다.

중추신경계에서 백질과 회백질 모두에 병변을 일으키며 뉴우런, 신경교세포에 봉입체가 나타나기 때문에 일명 봉입체 뇌염이라고도 한다. 뇌염의 공통적 소견으로서 혈관 주위에 세포침윤이 있으며, 그런 세포들 중에는 형질세포를 많이 관찰할 수 있다.

SSPE의 발생은 대략 1 : 100,000~1,000,000 비율로 환자가 발생하지만 백신의 출현 후 이 질병의 발생 빈도가 극적으로 줄어들었다. SSPE는 인간성의 변화, 정신의 저하, 불수의 운동, 근육의 경직, 그리고 죽음으로 특징되는 일정한 태아 뇌 장애로 진행성이며, 보통 환자가 홍역에서 회복된 다음 4~7세에 시작하며 발생 6개월 내지 1년 내에 사망하게된다. 이 경우 홍역바이러스는 SSPE 환자의 림프조직과 뇌로부터 분리할 수 있다.

경태반 감염은 몇 가지 태아요소가 관련되어 있으며 유산 및 사산의 빈도가 증가하고 임신기간의 홍역에 의한 기형발생 가능성은 확인되지 않았다. 비전형적인 홍역은 비활성 홍역 백신으로 먼저 접종된 어린이에서 일어날 수 있다. 이 경우 질병은 열 전징기를 거치고 결과적으로 발진이 일어나는 것이 특징이다. 전징기 동안 환자들은 권태감, 근육통, 두통, 메스꺼움, 구토를 일으킬 수도 있다. 증상은 보통 2~3일간 계속되고 환자는 목통증, 결막염 그리고 마른 기침과 폐렴을 수반하는 광선 공포증이 따른다.

흉부 X-ray는 반점의 침윤으로 보이며 발진은 전형적인 홍역과는 달라 홍반, 구진, 수포 그리고 농포의 혼합이 될 수 있고 말단의 사지와 팔목, 발목 위에 집중되고 발, 몸체를 향하여 중심으로 진행한다. Koplik spot는 보고가 없다. 부종은 사지에서 종종 일어나고 비전형적인 홍역의 출현은 록키산 점열과 혼동될 수 있다.

4. 진단

임상적으로 전구기에 나타나는 3“C” (Conjunctivitis, Cough, Coryza), 그리고 발진에 앞서 구강점막에 나타나는 코플릭 반점, 특징적인 피부발진들이 진단에 도움이 된다. 인후부 도말 채취법, 결막 면봉 채취법, 혈액에서 분리된 백혈구, 뇨 등 검사재료를 사용하여 홍역 바이러스의 배양분리를 시도한다. 혈청학적으로 중화, 혈구 응집저지, 보체결합반응이 이용된다. 세포학적 검사로는 요나 콧물 속에 나타난 탈락 상피세포를 모아서 형광항체법으로 홍역 바이러스 항원의 존재 유 · 무를 가리거나 발진이 나타난 피부의 생검조직을 사용하여 형광항체법을 시행한다. 최근에는 역전사-중합효소 연쇄반응을 이용한 Matrix 유전자 증폭법이 현존하는 홍역 바이러스 검사법과 곁들여 신속하고 민감도와 특이성이 높은 추가적인 진단방법임이 입증되었다.

아급성경화성범뇌염 환자에서는 그 혈청과 뇌척수액 속에 이상할 정도로 높은 역가의 홍역 바이러스 항체가 증명되었다. 뇌 조직에서는 뉴런에서 그 세포질 내 봉입체 외에도 핵 내에 홍역 바이러스에 의한 것과 같은 나선형 대칭을 나타내는 뉴클레오캡시드가 존재하지만 홍역 바이러스가 그대로 존재하고 있는 상태는 아니다.

1) 실험실 진단

(1) 검체

바이러스의 분리를 위한 가장 좋은 시기는 질병 시작 수일 내에 채취한 가검물이 좋다. 홍역 바이러스는 혈액, 인후 가검물, 결막 그리고 뇨에서도 분리가 가능하다.

① 비인후 점막의 흡입이나 도찰은 질병의 처음 4~5일 동안에 채취하는 것이 분리를 위해 가장 좋으며, 채취한 후 바이러스 수송배지 0.1 mL에 분비물을 희석한다.

② 뇨 침전물에서의 바이러스 분리는 발진의 출현 후 7일까지 가능하다. 뇨는 중간 흐름을 되도록 많은 양으로 채취하여 용기에 모으고 5% $NaHCO_3$로 pH를 7로 조정한 다음 항생제(penicillin 500 μg/mL, streptomycin 500 μg/mL)를 가하여 800×g에서 30분간 원심분리하여 상층을 버리고 Hanks' balanced salt solution(HBSS) 1~2 mL에 희석하여 사용한다.

③ 분리를 위한 백혈구는 전징기 혹은 발진의 출현 후 1~2일 시기의 혈액 채취가 좋다. 헤파린 처리된 혈액이 Ficoll hypaque의 중앙에 나타나게되는데 이것을 수확하여 HBSS(penicillin 500 μg/mL, streptomycin 500 μg/mL을 포함시킨다)로 3회 세척하고, 세척한 세포를 0.01~0.05 mL HBSS의 소량에 희석시킨다.

혈액은 혈청학적 분석을 위해 사용하게 되고, 초기 가검물은 발병 후 가능한 빠른 시간내에 채취하는 것이 좋으며 항체가의 증가는 발진이 나타난 후 7~10일에 채취한 가검물에서 IgG의 증가나 IgM을 검사할 수 있다.

항체는 발진 시작 후 1~2일 내에 나타나며 10일 내지 2주 후면 항체가는 가장 높게 나타나고 특이 IgM 항체의 존재는 최근 감염을 진단하는데 이용된다. 그러나 가검물의 수집에 대한 적절한 시기는 특히 결과 해석을 위하여 중요하다. 왜냐하면 발진 후 대략 10일 전후에 IgM 항체가 절정에 이르고, 30일 후에는 탐색할 수 없기 때문이다.

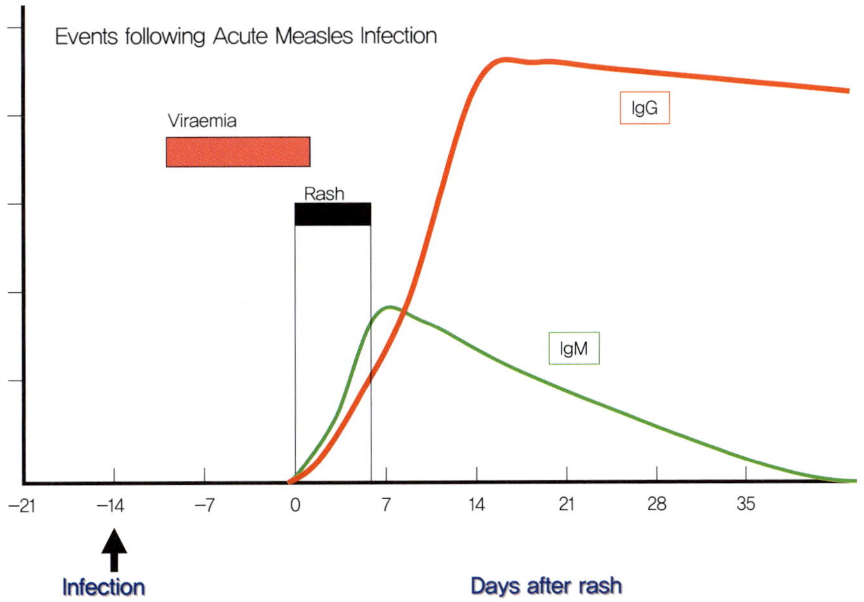

그림 6–1. 홍역 감염 후 검사상의 변화

특이한 경우 뇌나 피부의 생검 재료를 사용할 수도 있다. 바이러스 분리 시험은 수집 당일 시험하는 것이 가장 좋으며 즉시 시험이 가능하지 않을 때는 －20℃로 냉동하는 것보다 4℃가 좋으나 가검물을 48시간 이상을 경과하여 접종할 경우에는 수송시 드라이아이스를 사용하는 것이 좋다. 그러나 드라이아이스를 사용할 경우 CO_2가스가 가검물 채취관에 들어가지 않도록 해야한다. CO_2가스는 바이러스의 불활성화를 초래할 수 있다. 이 경우에는 가검물을 시험 시까지 －70℃ 이하에 두어야한다. 대개 가검물 채취시 바이러스 수송배지는 3 mL 이하가 되도록 해야 한다. 가검물 수송배지는 10% 알부민과 항생제가 첨가된 HBSS이고 5.6% $NaHCO_3$를 가하여 pH를 조절한다.

(2) 배양 및 분리

홍역바이러스 분리에 감수성이 높은 세포는 B95a, Vero 세포이며, 세포는 미리 증식 배양액[Eagle's minimal essential medium(MEM) with Earl's balanced salt solution, 5~10% fetal bovine serum, penicillin, streptomicin, L-glutamin]으로 24well에 배양하고 가검물을 접종하기 전 2% 소태아혈청(다른 조성은 증식 배양액과 동일함) 유지 배양액 2 mL로 바꾼다. 처리한 가검물을 시험관 당 0.2 mL씩 2개의 시험관 세포에 접종한 후 33~35℃에서 회전 배양한다. 접종 후 매일 세포병변효과를 관찰하며 접종된 세포는 통상 5~10일 배양 후 일반적으로 특징적인 합포체의 형성과 다핵 거대세포를 만들며 세포 중심에 과립덩어리를 둘러싸고 있는 고리를 형성한다. 핵내의 봉입은 다른 파라믹소바이러스와 구분하고 때로는 방추세포로 부르는 길고 좁은 세포로 나타나기도 한다.

접종 세포는 10일 까지 분리 여부를 관찰하고 3일째에 배양액을 교환해 준다. 세포병변효과를 나타내지 않는 배양은 접종하지 않은 대조 배양과 항상 비교되어야 한다. 바이러스에 의한 가능성 있는 병변은 그때 0.5% 원숭이 적혈구의 혈구흡착으로 바이러스 분리 여부를 시험할 수 있다. 그러나 원숭이의 적혈구가 파라믹소바이러스와의 구분에 혼동이 일어날 수 있다. 환자의 가검물로부터의 홍역 바이러스의 분리는 세포 선택성이 예민하여 바이러스 분리에 의한 진단은 사실상 어려운 문제이다.

(3) 동정

홍역의 전형적인 환자 진단은 임상적 증상에 기초하여 판단할 수가 있다. 그러나 바이러스에 대한 혈청전환이나 혹은 바이러스의 증명은 진단을 확정하는데 필요하다. 동정을 위한 가장 신속한 방법은 직접 RT-PCR이고 IF로 시험하는 것도 비교적 특이성이 크다. 이 방법은 코 점막에 멸균된 면봉으로 도찰하거나 흡입법으로 가검물을 채취하여 Wright 염색이나 hematoxylin, eosin중 어느 하나로 염색하고, 슬라이드를 자연 건조하여 95% 에탄올에서 10분간 고정한다. H와 E염색은 hematoxylin에 10분간 반응하고 물로 세척한 다음 acid alcohol에서 탈색한 후 다시 물로 세척하여 암모니아수에 반응시킨다. 그런 다음 슬라이드를 물로 세척하고, 70~95% 에탄올로 탈수한 후, eosin으로 10분간 염색하여, 95% 에탄올로 재빨리 세척한 다음, xylene에 5~10분 동안 적시고 마르지 않는 상태로 Permount로 mount한다. 조직 가검물은 10% 포르말린으로 고정하여 파라핀에 봉입하여 절편을 만든 후 HE로 염색하여 홍역항원을 확인하는 것이다.

홍역의 실험실적 진단을 위한 가장 실질적인 방법은 급성기와 회복기 혈청에서 항체의 역가가 4배 이상 증가하는 혈청을 각각 얻는 것이다. 혈구응집저지실험은 과거에 가장 유용한 방법이었고 중화 시험법에 비하여 민감도와 특이도가 좋았다. 최근에 개발된 ELISA와 RIA 같은 방법은 HI시험보다 민감도에 있어 훨씬 더 민감한 혈청학적 결과를 얻을 수 있다.

5. 예방 및 관리

홍역은 환자의 비강, 후인두의 분비물 혹은 기침이나 재채기로부터 나온 비말과 직접적으로 접촉하여 확산된다. 홍역 바이러스는 감염성이 극단적으로 높고 감염된 사람과 직접 얼굴과 얼굴이 접촉했던 감수성을 가진 사람은 예방약의 처치를 받아야 하며 특히 홍역과 병행하는 질병을 가진 사람은 다른 사람과의 접촉에서 보호하여야 한다. 얼굴과 얼굴의 접촉 외에 다른 접촉 위험은 낮고 노출 후 예방조치는 불필요하며 노출된 후 72시간 이내에 백신을 접종한다면 홍역을 방어할 수도 있다. 홍역에 노출된 후 6일 이내에 투여한 면역글로불린은 홍역바이러스 감염을 방지할 수 있다.

1) 홍역 백신의 유래

1954년 Enders와 Peebles는 홍역 바이러스를 분리하여 Edmonston주 백신을 개발하였다. 이후 Enders가 수차에 걸쳐 인간 신장 세포 배양으로 Edmonston B주를 개발하여 1963년에 미국에서 생백신 허가를 얻었다. 이외에 새로운 백신주로 Schwarz주(1965년)와 Moraten주(1968년)가 개발되었는데 부작용 발생이 적어 면역글로불린 없이도 접종이 가능하게 되었다.

그 밖에 개발된 백신으로 AIK-C, FF-8, Tanabe주, Leningrad 16 등이 있다.

2) 홍역 백신의 국내 도입

국내에서 처음 홍역 백신이 소개된 것은 1962년이였으며 1964년에 대한 소아과 학회에서 기업체로부터 홍역 백신(종류 미상)을 기증 받아 접종 캠페인을 시작하였다. 본격적인 홍역 백신 수입이 시작된 것은 1965년 이후였으며 Edmonston와 Schwarz주(라이루겐)를 수입하였다. 볼거리는 1974년도부터 접종을 하였으며, 풍진은 1978년부터 예방 접종을 시작하였다. 1980년부터 홍역, 볼거리, 풍진을 동시에 예방하기 위한 노력으로 홍역 단독 백신 접종에서 볼거리, 풍진이 첨가된 MMR 혼합

백신 접종으로 대치되기 시작하였다.

현재 우리 나라에서 접종하고 있는 MMR 백신주는 MMR II : Attenuated live measles virus(more attenuated Edmonston strain), attenuated live mumps virus(Jeryl Lynn B level strain), attenuated live rubella virus(Wistar RA 27/3 strain) 와 Triviraten Berna : Attenuated live measles virus(Edmonston Zagreb 19 strain), attenuated live mumps virus(Rubini strain), attenuated live rubella virus(Wistar RA 27/3 strain)가 인가되어 사용되고 있다.

3) 소아에서 예방 접종

소아의 경우 MMR 혼합 백신으로 2회 접종을 받아야 한다. 첫 접종은 12~15개월 사이에 접종을 받고 4~6세에 2차 접종을 받는다.

그러나 다음의 경우 접종 스케줄을 변경할 수 있다.

1) 홍역 위험지역에 거주하는 경우

   첫 접종을 12개월 이전 6~9개월에 접종한다. 홍역 위험지역은 보건 당국이 결정하여야 하는데 아직 국내 실정이 그렇지 못하다.

2) 12개월 이전에 홍역 접종을 하고 그 이후에 추가 접종을 하지 않은 경우에 충분한 면역력을 획득하지 못할 수 있으므로 이 경우에는 홍역 예방 접종이 안된 것으로 간주하고 곧 MMR을 접종한다.

3) 유치원이나 초등 학교에 입학하기 전에 자연 홍역을 앓은 경우를 제외하고 모두 2차 접종을 받는다. 만약 6~9개월에 홍역 단독 백신을 접종한 경우 15개월에 두 번째 MMR 접종을 한다.

4) 성인에서의 예방 접종

1960년 이전에 출생한 인구는 거의 모두 홍역에 대한 자연면역을 획득했을 가능성이 있다. 그러므로 1960년 이전에 태어난 사람은 일반적으로 홍역 백신을 접종할 필요가 없다. 1963년 이후 홍역 사백신을 맞은 경우이거나 백신의 종류를 확인할 수 없는 홍역 항체 검사를 한 후 면역력이 없으면 홍역 백신을 접종한다. 모든 성인에서 홍역에 대한 면역력이 의심되면 예방 접종을 하는 것이 바람직하며 이 경우 MMR 백신을 접종하는 것이 좋다.

5) 임신한 경우

임신 중 홍역에 걸리면 유산이나 미숙아의 위험성이 크다. 홍역의 경우 선천성 기형아 출산은 거의 없는 반면 풍진의 경우 선천성 기형을 유발한다. 임신 중이거나 앞으로 1~2개월 안에 임신을 계획하는 경우 홍역 백신을 접종해서는 안된다. 아직 임신 중 홍역 백신에 의한 태아 감염이 보고된 적은 없으나 이론적인 가능성 때문에 접종하지 않는다. 그러므로 산모가 홍역 환자와 접촉한 경우에는 즉시 면역글로불린(immune globulin)을 투여한다. 만약 임신한 사실을 모르고 산모에게 홍역 백신을 접종한 경우 인공 유산을 고려해야 할 필요는 없다.

6) 면역기능저하자의 경우

면역기능 저하자들의 예방 접종은 두 종류로 분류한다 : 첫째는 종양이나 또는 면역 억제제를 투여 받는 경우와 둘째는 후천성 면역결핍의 경우로 나눈다.

(1) 면역 기능이 억제된 경우

면역이 억제되고 있을 때 홍역 백신을 접종하지 않는다. 이러한 부류로는 백혈병, 림프암, 모든 암, 항암제 투여, 방사선 조사, 다용량의 스테로이드 복용, 기타 면역 억제제 투여가 해당된다.

(2) HIV/AIDS로 인한 면역 기능 저하의 경우

홍역은 HIV 감염자에게 치명적일 수 있다. 그러므로 HIV감염이 있는 경우 AIDS 증상의 유무와 상관없이 MMR 백신 접종을 할 수 있다. HIV감염자가 홍역에 노출된 경우에 백신접종 유무와 상관없이 IG를 3주 이전에 투여 받았다면 추가로 IG를 근육 주사할 필요가 없다.

6. MMR접종 후에 발생한 발진은 백신주에 의한 홍역인가(What is the cause of a rash measles-mumps-rubella vaccination?)

MMR은 생백신을 약독화시킨 백신이기 때문에 이론적으로 보면 MMR접종 후에 홍역이 발생할 수 있다. 그렇지만 MMR접종 후 백신주에 의한 홍역이 발생하는가에 대한 연구와 MMR접종 후에 바이러스혈증이 발생하는가에 관한 연구는 지금까지 거의 이루어지지 않았다. 다만 백신을 접종한 후에 일부에서 발진(피접종자 5%가 접종 후 7~10일에 발생)이 발생한다는 것, 접종후에 T림프구와 B림프구가 항진된다는 것은 바이러스혈증이 발생한다는 것을 시사한다. 원숭이를 대상으로 한 연구들에서는 예방접종 후 7~9일경에 백신주 바이러스를 분리하였다. 1959년에 백혈병환자의 인후도찰물과 결막에서 바이러스 주를 분리해 낸 적은 있지만 아직까지 혈액에서 백신주 바이러스를 분리해 낸 적은 없다. 이것은 접종 후에 바이러스혈증의 발생빈도가 낮음을 반영한다.

우리나라에서도 홍역에 대한 감시 강화되면서 MMR접종 후에 발열과 발진이 발생하는 경우가 종종 보고 되고 있다. MMR접종 후 8주 이내의 혈청검사에서는 IgM이 정상적으로 올라갈 수 있기 때문에 이들에 대해서는 다른 홍역환자와 접촉력이 없으면 확진환자라고 할 수 없다. 다만 이들에 대해 인후도말이나 소변 등의 다른 검체에서 PCR이나 배양 검사를 통해 백신주에 의해서 발생한 것인지를 확인하는 것이 필요하다.

II. 풍진(Rubella virus)

선천성 풍진 1기에 임산부 감염되면 기형아 출산, 온갖 장기에 이상이 온다. 태아 뼈 사진이 뿌옇지가 않다. 골발육이 안된다.

풍진은 Moton에 의해 1815년에 처음 인식하게 되었으며 1세기도 더 후에 Gregg는 선천성기형의 높은 발생, 대부분의 백내장 그리고 임신의 첫 3개월에 감염된 풍진과 이들 기형과의 연관성을 보고하였다. 어린이들에게서 유행하는 풍진은 의학적으로는 큰 문제가 되지 않으나, 임산부가 풍진바이러스의 감염을 받게되면 경태반 감염으로 풍진바이러스가 태아에 전파되어 풍진바이러스가 태아 신체조직에서 활발히 증식하여 여러 가지 선천성 기형이나 기타 이상을 야기시킨다고 알려진 뒤로 의학적으로 상당히 중요한 위치를 차지하게 되었다. 1962년 여러 그룹은 성공적인 풍진바이러스의 분리를 보고했고, 여러 활성 약독화 백신이 개발되어 1969년에 처음 승인되었다. HPV-77과 Gendehill 백신주가 처음 개발되어 백신으로 사용하게 되었으며 Wister Ra27/3의 백신 제조주는 1979년에 특허를 받아 현재 사용되고 있다.

1. 역학

풍진은 감염성이 아주 강하고 대개 호흡기 분비물에 의해 전파된다. 계절적으로 봄과 여름에 발생이 많고 온대성 기후대에 유행한다. 유행은 6~10년에 일어나며 대략 30~40년 간격으로 세계적 유행이 일어나며, 유행양상은 95, 96, 2000, 2001년도 봄에 학동기 아동을 중심으로 유행하였다.

백신 접종의 결과 미국에서의 풍진 발생은 1980년 인구 100,000명당 1.7명이었고 매년 점진적으로 감소하여 1986년의 발생은 100,000명당 0.25명으로 감소되었고, 선천성 풍진은 아주 낮은 발생률로 여전히 계속되고 있다. 1969년 미국의사들의 백신 전략은 병원소인 취학 전 그리고 초등학교

저학년에서 풍진을 조절하는 것이 목표였다. 만약 이것이 가능하다면 풍진바이러스에 감수성이 있는 임산부의 노출이 역시 줄어들 것이고, 결과적으로 이러한 백신접종 정책적 접근은 극적인 풍진 질환의 감소를 가져왔다.

2. 병원체

절족 동물이 매개하지 않는 유일한 토가바이러스로서 풍진바이러스는 루비바이러스속에 속하는 바이러스로 여러 가지 성상이 일본뇌염 바이러스와 유사하다. 에텔, 담즙산염, 크롤로포름에서 수분 내에 파괴되고 −70℃에서 2년간 보존된다.

- 크기 : 직경 58±7 nm
- 형태 : 구상, 누클레오캡시드는 입방 대칭이고, 20면체이며 지단백의 외피가 있다.
- 핵산 : 단일가닥 (+) RNA
- 적혈구 응집성 : 거위, 태생 1일 병아리, 비둘기의 적혈구를 응집한다.
- 혈청형 : 단일이며, 아형이 없다.

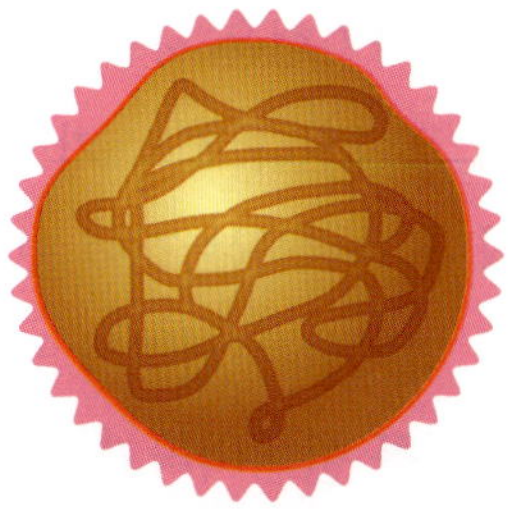

그림 6–2. 풍진바이러스

3. 임상증상

풍진의 임상적 증상은 보통 심하지 않으며 감염된 사람의 1/3 가량은 무증상일 수 있다. 증상이 나타날 때 처음에는 콧물 감기 증상이 나타난 후 귀 뒤 임파선증이 뒤따르고 얼굴, 목, 몸통에 반점상 구진이 발생한다. 보통 미열이 있고 관절통과 관절염이 있을 수 있는데 성인에 있어서는 일반적으로 더욱 심하다. 다른 발진성 질환과 풍진의 증세와 징후는 구분하기는 어렵다.

급성 풍진은 주로 어린이에게서 발생하고, 1~2일 동안 미열이 있고, 목과 귀 뒤에서 임파절의 종창, 코막힘 같은 감기증상이 있고, 일반적으로 약간의 처치가 필요하다. 풍진의 잠복기는 12~14일이며, 2~3일 후 발진이 출현하며 발진은 분홍색 또는 그보다 진하게 나타나며 직경이 2~3 nm정도, hairline에서 시작하여 아래쪽으로 진행한다. 일반적으로 안면에는 발생하지 않으며 대부분 3일간 지속하고 5일을 넘기지는 않는다. 어린이의 경우 1주일 정도면 회복되며 성인의 경우는 기간이 길다. 감염 후에는 거의 영구적인 면역을 얻게 된다. 경우에 따라 경증의 결막염도 나타날 수 있고, 전신의 임파절에 종창을 동반할 수도 있다.

임신 초 3개월 이내의 임산부가 풍진바이러스 감염을 받아 임상적으로 풍진을 앓게되거나 또는 불현 감염으로 아무런 증상없이 지나게 될 때 바이러스가 태반을 거쳐서 태아조직에 감염이 파급되어 선천성 감염이 이루어진다. 여러 장기와 조직에서 기형을 야기시키는 것은 태생기 중에서도 세포분열과 분화가 가장 활발히 이루어지는 시기(임신 초기 3개월)에 태아가 풍진바이러스에 감염되면 태아조직 내에서 풍진바이러스가 활발하게 증식하게 되고 이로써 정상적인 세포분열과 분화의 진행이 장애가 발생하여 선천성 기형이 일어나게 된다.

임산부에 있어서 풍진 감염은 내재적으로 더욱 위험하지만 태아에 대한 잠정적인 손상은 커다란 재난이 될 수 있다. 임신 시기의 모성 풍진은 선천성 풍진 증후군의 위험과 심각성이 크며, 태반 감염의 결과로 만약 풍진바이러스가 임신 첫 달에 감염되면 50%, 3개월까지는 10% 이하가 되고 감염이 4~5개월에 일어났을 때 대략 6%로 떨어진다. 5개월 이후의 태아 감염은 태아에 대한 위험이 알려져 있지 않다. CRS와 관련된 치사율은 임신 18개월에 13~20%의 치사율을 나타내고 풍진으로 인한 기형의 범위는 다양하다.

태아기형은 사산, 백내장, 심장혈관 결손, 정신지체, 소두증, 뇌염, 간비대증, 뼈 결손, 성장저하 등이 포함된다. CRS가 있는 출생은 혈소판 감소증의 자반병이 일반적이고 출생시 몸무게가 작고 성장에 실패하는 것이 보통이다. 장기 감염은 여러 달 혹은 심지어 여러 해 동안 계속될 수도 있다. 풍진 면역성은 선천적 풍진이 있는 대부분의 어린이가 발달되어 있으나, 후기에 이 어린이들의 1/3은 항체를 잃어버리고 풍진에 감수성이 있게 되어 감염시 전형적인 과정을 시작하게 된다.

다른 내분비성 장애는 그들을 갑상선기능항진 및 저하증, 부신피질 기능저하증 그리고 성장호르몬 부족을 나타내게 된다. CRS의 안구에 대한 영향은 환자가 출생 후나 출생 중에 관찰되었고, 환자가 출생 후 3년에서 22년에 녹내장이 나타나며, 환자의 다른 군은 급성 안구 염증의 다른 증거가 없이 각막 혼탁이 있다는 것이 발견되었다.

선천성 풍진과 관련된 마지막 폐질은 진행성 풍진 범뇌염이다. 이것은 홍역에 의한 SSPE와 유사한 풍진의 증상인 슬로우바이러스(Slow virus)이다. 진행성 풍진 범뇌염은 보통 20년 안에 나타난다. 지능의 진행성 저하와 치매로 진행된다. 풍진 항원에 대한 강한 면역반응이 있어 항체의 높은 약가는 혈청과 뇌척수액 양쪽에 존재하며 바이러스는 뇌로부터 분리된다.

4. 실험실 진단

생후 감염에서는 콧물이나 인후 도말 표본을 이용하여 선천성 풍진 증후군을 동반한 아기에서는 소변, 타액, 혈액의 백혈구, 또한 사망례에서는 모든 장기의 조직으로부터 바이러스 분리가 가능하다. 혈청학적으로는 혈구응집 저지항체의 역가 측정이 효과적인 방법이며, 신생아 혈액을 검사할 때에는 풍진바이러스 특이 IgM을 증명할 수 있다.

풍진의 임상증상이 전혀 없었는데도 바이러스 감염과 관련된 검사실 확진이 필요한 경우는 면역

항체를 보유하지 않는 임산부가 풍진 환자에 노출되었을 때, 사춘기를 지난 여성이나 신부가 자신의 풍진 면역 상태를 알기를 원할 때, 임신 초기에 잘 모르는 발진성 질환을 앓은 적이 있는 어머니에게서 태어난 외관상 정상인 신생아나 외관상으로 선천성 풍진 증후군을 가진 것으로 의심되는 아기들의 확진을 요할 때 등이다.

1) 검체

풍진바이러스는 선천성이나 기회 감염 환자로부터 얻어진 여러 가지의 가검물로부터 쉽게 분리될 수 있다. 바이러스 분리를 위한 가검물 수집은 증세가 나타난 후 2일 내에 적절한 방법으로 채취해야 한다. 48시간 내에 접종할 가검물은 4℃에서 보존되어야하며, 만약 접종이 지연될 경우 가검물은 수집 후 즉시 −70℃에 냉동해야한다. 대부분의 체액과 태반과 같은 조직 혹은 유산물질은 바이러스를 포함하는 단백질 배양액으로 채취하고 단백질 배양액은 바이러스의 탐색에 대해 특히 유용하다.

2) 배양 및 분리

기본적으로 풍진바이러스 분리 탐색을 위해 이용되는 두 가지 기술이 있다. 즉 직접적 기술과 간접적 방법이다. Weller와 Neva는 처음 사람의 양막세포를 초대배양해서 풍진바이러스의 세포병변효과를 그들이 밝혔을 때 직접법을 이용했다. 풍진바이러스가 세포에 적응 후 특징적인 세포병변효과를 가진 세포의 범위는 아주 크다. 이것은 연속 계대세포인 토끼 신장세포 RK13과 LLC-RK-1, vervet monkey kidney, Vero, GMK-AH-1, BSC-1, rabbit cornea (SIRC), baby hamster kidney (BHK-21) 그리고 다른 여러 감수성 세포가 있다. 초대 배양세포에서 풍진바이러스는 거의 세포병변효과가 일어나지 않고 여러 변화가 나타났을 때 천천히 일어나며 탐색이 어렵다. 간접기술은 풍진바이러스가 초대 Africa green Monkey Kidney 세포 상에서 엔테로바이러스의 증식을 간섭하는 풍진바이러스의 성질에 기초하고 있다. 콕사키 A9 또는 에코 11주의 접종으로 Africa green Monkey Kidney 초대 배양 상에서의 존재를 탐색하기 위한 상당히 감도 높은 기술이 된다.

3) 동정

풍진바이러스에 대한 항체시험은 면역상태와 질환의 감염을 탐색하기 위해 오랫동안 이용되어져 왔다. HI 시험은 가장 광범위하게 이용되는 시험이고 풍진의 진단 시험의 표준이 되고 있다. 다른 탐색법은 NT, CF, passive hemagglutination (PHA), ELISA 시험이 있다.

ELISA 시험은 매우 민감도가 높아 HI시험에서 발견되지 않는 항체를 탐색할 수 있다. 풍진에 감염된 사람은 임상 증세가 출현함에 따라서 IgG와 IgM 항체 모두가 증가한다. IgG항체는 이후 7~21일 동안 급속히 증가하고 오랫동안 면역이 지속되며 항체 진단에 이용된다. IgG항체의 탐색은 수주간의 시간 간격을 두고 급성기와 회복기 환자 혈청 가검물을 채취하여 IgG항체 역가가 4배 이상 증가할 경우 풍진의 감염을 증명할 수 있다. 두 개의 혈청가검물은 실험적 편차를 없애기 위하여 동시에 시험해야한다.

IgM 항체는 증세가 시작된 후 수 일간 탐색되고 8~21일 까지 존재하며, 다음 4~5주에 더이상 증상이 없을 때 IgM은 줄어든다. 단일 가검물의 IgM항체의 존재는 최초의 감염을 의미하는 것이고 대부분의 환자에게서 바로 전달의 감염을 의미한다.

5. 예방 및 관리

12개월 이후에 MMR로 접종을 하는데 15개월에 접종할 때가 가장 항체 양전율이 좋다. 두번째 접종은 초등학교 입학하기 전에 4~6세에 MMR로 재접종을 한다. 1979년에 승인된 Wister RA27/3주의 백신은 접종자의 95% 이상이 면역에 효과적이었으며, 어린이에 있어서 1% 이하가 관절염이 있으나, 백신을 접종한 면역 환자에서 이들 반응으로 인한 위험의 증가에 대한 지표는 없다.

임신한 산모에게 풍진 백신을 접종하지 않는다. 만약 임신한 사실을 모르고 풍진 백신을 접종 하였거나 백신 접종 후 3개월 이내에 임신을 한 경우 의사에게 그 사실을 알려 태아의 이상 유무를 적극적으로 관찰하여야 하지만 통상 임신 중절을 할 필요성은 인정되지 않는다.

가임 여성의 풍진 예방 접종은 미국에서 조사된 바에 의하면 임신 전 · 후 3개월 이내에 풍진 예방접종을 한 321명의 산모를 추적하여 백신 바이러스에 의한 태아의 이상 유무를 조사하였는데 기형아 출산은 한 명도 없었다. 임신 중 풍진 백신 접종이 심각한 선천성기형을 유발을 증가시키지 않는 것으로 판단되어 1989년 미국 CDC에서는 가임 여성의 풍진 예방 접종을 다음과 같이 권장하였다.

(1) 접종 전에 임신 여부를 확인하고 임신한 경우 접종하지 않는다.
(2) 임신하지 않은 경우 접종을 하고 3개월 이내에 임신을 피하도록 설득한다.

풍진 백신의 부작용은 백신 접종 후 미열이나 발진, 림프선 병변이 나타난다. 관절통은 소아보다 성인에서 많으며 사춘기 이후 남자보다 여자에서 흔히 나타난다. 사춘기 이후 여성이 RA 27/3주 백신 접종을 한 경우 약 25%에서 관절통이 나타난다. 드물게 사지에 이상 감각, 통증이 나타난다. 이러한 증상은 접종 후 1~3주 후에 나타나며 1일~3주간 지속된다.

III. Varicella Zoster virus (VZV)

VZV는 HHV(Human Herpes Virus)-3이며 수두바이러스속에 포함되며, 수두(varicella, chicken pox)와 대상포진 (zoster, shingles)의 원인 병원체이다. 피부와 점막에 수포가 발생하며 피부발진은 수두와 유사하다.

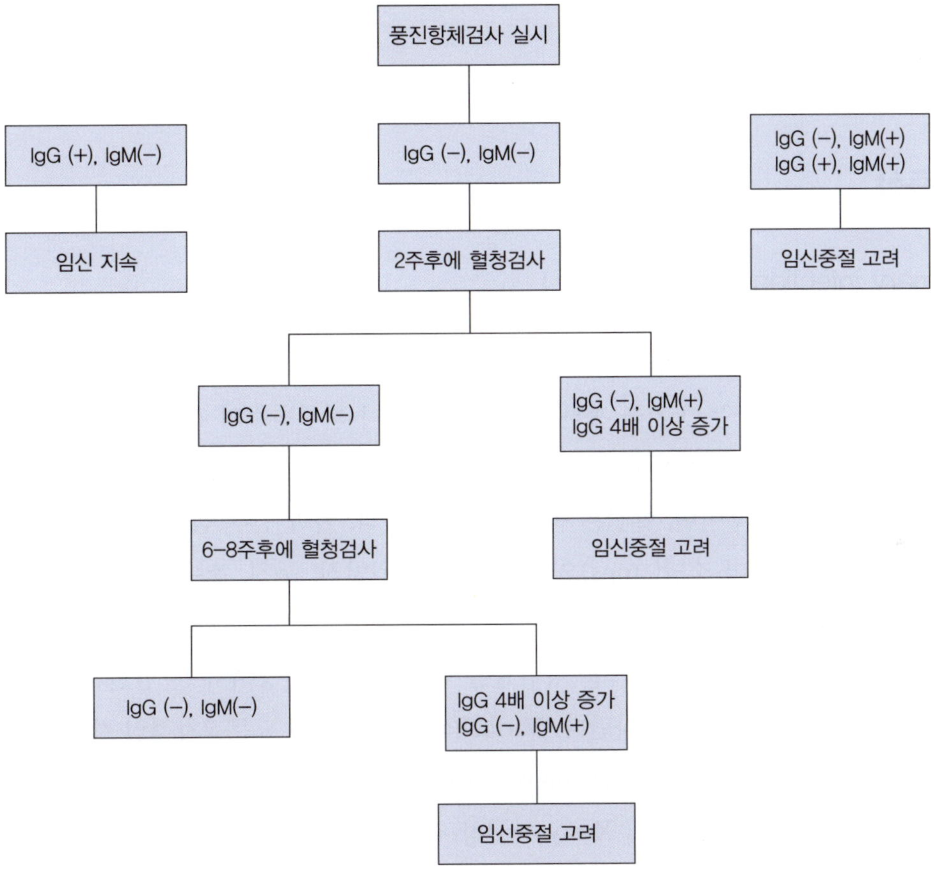

그림 6-3. 임신부 풍진 환자 접촉자에 대한 관리방안

1. 역학

수두는 2~6세 소아들의 유행성 질병이며 성인에서도 발병하며, 주로 겨울이나 이른봄에 발생한다. 대상포진은 계절과는 무관하며 성인에 주로 발생한다(10~20%가 경험). 수두는 사망률이 매우 낮으나 백혈병 소아에 감염시 약 30%의 사망률.

2. 병원체

- 크기 : 150~200 nm
- 형태 : 162개의 캡소메어로 형성한 정20면체 캡시드이며, envelope를 가지고 있다.
- 핵산 : 이중나선(+)DNA
- 저항성 : 에테르감수성, 열에 약하고 55℃, 30분으로 완전히 불활성화 된다.

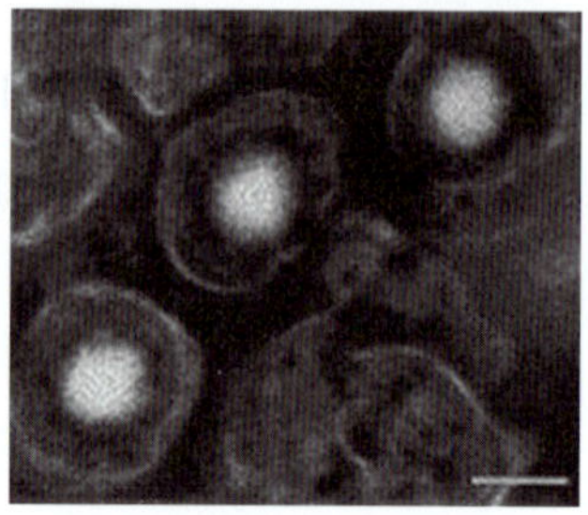

그림 6-4. varicella-zoster virus(Human herpesvirus 3)

3. 임상증상

1) Primary infection (varicella, 수두)

수두, 지각 신경절에서 지속감염의 형태로 나타나며, 소아에 발생하고 열을 동반한 전신적 수포성 발진이 나타난다. 바이러스는 공기를 통해 상기도 점막이나 피부병소의 접촉에 의해 전파되며 감염된 바이러스가 혈류 내 순환, 증식하여 피부에 도달한다.

잠복기는 약 21일 전 · 후이며, 발진은 몸통, 얼굴, 팔다리, 볼과 인두 점막 순서로 나타난다. 수포가 연속적으로 무리를 지어 소낭(crops)으로 나타나고, 원발진, 구진, 소수포, 농포, 가피로 진행된다. 소아보다 성인에 극히 위험하며 뇌염, 출혈성 수두, 폐염 증상이 나타난다. 출혈성 수두는 면역억제 성인에게서 급성 감염에 의한 높은 사망률을 나타낸다. 선천성 수두는 임신 초기에 수두가 있는 임산부에게 태어난 신생아에 나타난다. Varicella 완증은 매우 드문 2차적인 세균의 pneumonia에 의해 일어난다. Haemorrhagic chickenpox는 varicella의 감염 2~3일 후 발병한다. Viral pneumonia시 VZV가 증가함으로써 폐의 X-ray 사진상 전형적인 다핵구증의 증상이 나타난다.

2) Recurrent infection (Zoster, 대상포진)

50대 이후의 성인들에게 나타나는 경우가 흔하며, 외상이나 스트레스도 유발인자가 된다. 지각신경절 속의 지속감염 형태로 지내다가 숙주의 면역력 저하 시 발생한다. 약 20년 이후 재발현한다. 지각 신경절의 피판에 재감염되면 피부 통증을 수반한 일측성 수포를 형성하며, 수포형성 부위는 지각신경절이 있는 피부, 가슴, 등, 머리, 목 등 삼차 신경 주행경로와 일치한다. 48시간 이내에 증상이 호전되고 수포는 농포화, 가피로 진전된다. 감염 6일 후 체내 인터페론이 증가한다.

대개 수 주만에 저절로 소실되고 재발이 되는 경우는 거의 없다. 합병증이 생길 가능성은 있지만,

안정을 취하면서 적절한 대증요법으로 치료를 하면 증상을 호전시킬 수 있다. 60대 어르신의 우측 어깨부터 팔까지 광범위하게 발생한 대상 포진의 급성 병변이다. 나이 많이 드신 분일수록 급성 병변이 심하게 생기고, 흉터와 신경통 등 합병증의 발생률이 높으므로 특히 주의해야 한다.

증상은 40세~60세 가장 많이 나타난다. 잠복기는 7~12일이다. 대상포진은 통증이 먼저 나타나고, 1~10일 후 피부 발진은 침범한 신경을 따라 때모양으로 분포되며 처음에는 홍반이 생겼다가 수포가 집단으로 나타나고 2~3일 후 수포가 화농된다.

2~4주 내에 치유되고 호발부위는 흉부(53%), 경부(20%), 3차 신경부위(15%) 등이다. 대상포진은 한번 앓으면 면역을 갖게 된다.

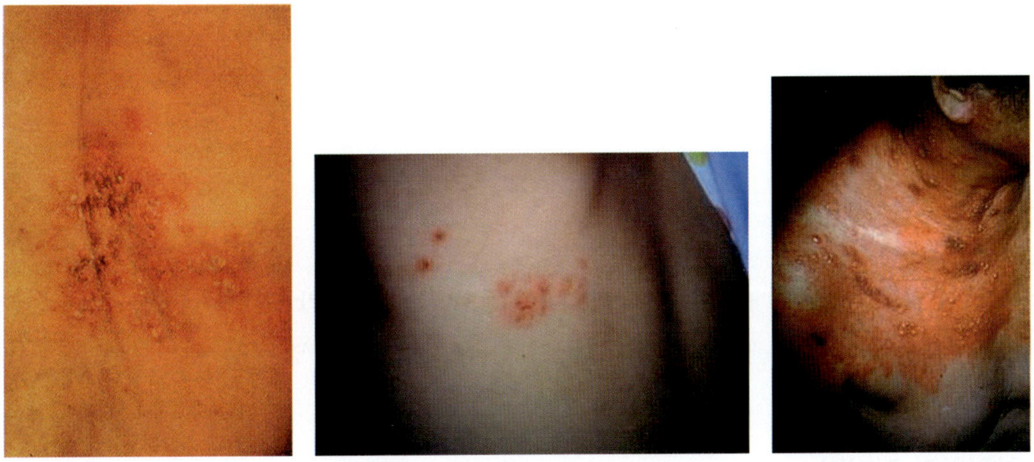

그림 6-5. 대상포진 환자의 병변

3) 대상포진

면역이 억제된 암환자 등에는 증상이 보다 심각해질 수 있다. 바이러스 감염에 동반한 2차적 세균 감염에 의해 피부에 나타나며 항생제요법에 의해 보다 더 심각해 질 수 있다.

Neuralgia는 완증의 10% 정도의 비율로 발견되며 거의 모든 환자들이 정신적 고통을 호소한다. Guillain-Barre syndrome과 myelitis의 증상을 호소한다.

원인으로 Varicella-Zoster virus가 대상포진 및 수두의 원인이다. 수두는 면역이 없는 사람에서 발생하며, 대상포진은 수두를 앓은 후에 잠복해 있던 바이러스의 재활성화에 의해 발생한다.

4. 진단

1) 직접적 진단법

① 전자 현미경을 사용하여 수포액에서 바이러스 입자를 확인
② Cytology
③ Immunofluorescene cytology : 위 방법들 보다 특이적으로 바이러스진단시 사용
부분적으로 EM이나 바이러스 추출시 보완적인 수단으로 유용

2) viral DNA 검출

PCR로 바이러스의 DNA를 직접검출

3) 바이러스 분리

배양세포(사람태아세포)에 수포액 접종 후 7~10일 후 전형적 CPE 관찰 가능하며 실험동물에서는 증식하지 않으며, 분리 후 규명은 PCR이 보다 신속, 간편하게 규명 가능하다.

4) 혈청학적 진단법

방사성면역측정법(RIA), 보체결합반응(CF), 면역형광법(IF), 효소면역측정법(EIA), 중화시험 모두 수행시의 어려움은 있으나 저밀도의 바이러스 입자 진단에 유용하다. 혈청 내 특이 IgM을 검출하는 것이 의의가 있다.

5. 치료와 예방

1) 수두의 치료

가려움증을 해결하기 위해서 항소양증 약물(calamine, menthol, phenol 등)을 바르고 항히스타민제를 복용하기도 한다. 국소적으로 세균 감염이 나타난 경우에는 항생제 연고를 바르고 광범위한 경우에는 전신 투여를 할 수도 있다.

2) 대상포진의 치료

전신성 대상포진에 항바이러스제로 acyclovir를 사용할 수 있는 데 이는 감염 초기 3일 이내에 사용하는 것이 유효하다. 필요할 경우에는 진통제를 사용할 수도 있다. 병소 부위에 가피가 있거나 2차 세균감염이 있을 때는 1 : 20 burrow 용액으로 냉습포를 실시하고 calamine 로션 등을 사용할 수 있다. 2차 감염에 의한피부 발진이 있는 경우 silver sulfadiazine (silvadene)을 국소적으로 도포할 수 있다.

대상포진의 합병증인 포진후 동통을 예방하기 위해 포진후 신경통이 발생하리라고 예상되는 60세 이상의 노인에게 발생 당시 prednisolone을 사용할 수도 있다.

대상포진 후 발생하는 포진 후 동통의 치료 :

대상포진의 가장 흔한 고통스러운 합병증으로 40세 이하에서는 드물고 60세 이상에서 25~30%가 발병하여 4주 정도 지속한다. 1년 이상 지속되는 경우도 있다.

치료는 진통제, amitriptyline과 같은 삼환계 항우울제, phenothiazine계 약물, carbamazepine 등의 항전간제 등이 사용되며, triamcinolone과 같은 스테로이드 주사를 병변 내에 피하주사하기도 한다.

3) 예방

(1) 수동 면역화

zoster immunoglobulin(ZIG)을 이용한 혈청법이 있다.

(2) 능동 면역화

어린아이들에게 수두백신보다 독성이 적어서 Acyclovir보다 안전히 사용 가능하다.

적어도 면역력이 6~10년간 지속되며, 아이들의 면역 체계에 잘 순화된다. 재발성 zoster의 증상에 보다 면역력의 지속효과가 크다.

Chapter

7 중추신경계 바이러스 감염증

I. 일본뇌염바이러스(Japanese encephalitis virus)

토가바이러스과 플라비바이러스(flavivirus)에 의한 질환이며, 2군 법정감염병으로 지정되어있다. Culex종의 모기에 의해 매개 전파되고, 특히 감염성이 높은 것은 작은 빨간 집모기이다. 자연계에서 바이러스에 감염성이 높은 돼지가 전파의 커다란 역할을 수행하고 있다. 돼지-작은 빨간 집모기-돼지의 사이클을 가진다. 따라서 인간의 유행도 돼지에 있어서 감염상황을 조사함으로 인해서 유행 예측이 가능하다고 하는 것이다. 유행은 모기에 좌우되며 여름에서 가을에 집중되며, 남쪽 대부분은 불현성 감염으로 발증은 1,000명에 한 명이거나 그 이하라고 한다. 해마다 일본뇌염바이러스를 처음 분리하게 되면 경보발령을 내리고, 일본뇌염모기(작은빨간집모기)를 처음 발견시에는 주의보를 내린다.

1. 병원체

일본뇌염바이러스(Japanese encephalitis virus : JE 바이러스)는 토가바이러스과 플라비바이러스속의 바이러스이며 일본과 한국, 중국, 소련 극동지역, 동남 아시아 등에 분포되어 있다.

- 크기 : 직경 약 40 nm
- 형태 : 캡소메어가 약 32개의 입방대칭성, 구상 바이러스이며 스파이크를 가지고 엔벨로프로 피복되어 있다.
- 분류 : 항원적으로 1종류이다.
- 핵산 : 단일나선(+) RNA형
- 저항성 : 에테르감수성, 열에 불안정, 트립신감수성(동과의 알파바이러스는 내성), pH5 이하, pH10 이상에서는 불활화 된다.
- 적혈구 응집성 : 닭, 병아리, 거위의 적혈구를 응집한다.

2. 임상증상

많은 동물에게 병원성을 보이며 사람에게 여러 가지 증상을 나타낸다. 일본뇌염은 전구증상이 없고 급성발열로 발병하는 수가 많다. 발열 · 두통 · 구토를 가져오며 의식장애, 신경장애 등이 나타나며 치명률은 20~30%라고 한다. 치유되는 경우는 발병 1개월 후 증상이 소실되며 운동마비 · 언어장해 · 성격이상 · 지능저하 등의 후유증을 가져오는 경우가 많다. 이상과 같이 전형적인 증례 외에도 불현성 감염이나 여름철 감기 정도로 경과하는 부전형, 수막염형 등의 여러 종류에 걸쳐 나타나기도 한다.

3. 검사법

감염방어능력을 지닌 중화항체는 감염 1주 후부터 나타나며 약 5년 정도 지속이 된다. 적혈구 응집억제 항체는 조기에 상승되고 약 반년정도 강화되고, 보체결합 항체는 늦게 출현하고 빨리 소실된다.

① 바이러스 분리법 : 혈액에서 바이러스 분리는 쉽지가 않다. 사람에서는 부검시의 뇌 이외에는 곤란하다. 역학적으로 작은 빨간 집모기, 돼지 혈액 등에서 분리한다. 이 방법은 젖먹이 생쥐, 뇌내 접종 또는 조직 배양법을 이용한다. 배양세포는 BHK, BAK-21 등이 이용되며 CPE를 지표로 한다. 동정에는 적혈구 응집억제(HI)시험, CF반응에 의한다.

② 혈청학적 방법 : 아세톤 또는 카올린 처리한 피검혈청(pair 혈청), 거위 또는 부화 1일 지난 병아리 적혈구를 이용하여 적혈구응집억제(HI)테스트를 한다. 기타 역학조사에서는 CF반응, 중화시험(NT)등으로 사용된다.

II. 폴리오 바이러스

소아마비(Poliomyelitis)는 소아에게 발병하여 후에 수족 마비의 후유증을 남기는 병이다. 성질이 다른 두 가지 병의 총칭으로 쓰이는데, 하나는 척수성 소아마비(폴리오)이고, 다른 하나는 뇌성 소아마비이다. 척수성 소아마비는 감염병으로서, 척수신경이 폴리오바이러스에 침범되어 수 · 족의 마비가 일어난다. 뇌성 소아마비는 출산 전후의 여러 가지 원인에 의하여 뇌신경이 침범되어 일어나는 것으로 감염성은 전혀 없다. 또 마비의 상태도 현저하게 달라서, 척수성 소아마비는 움직이지 않는 손발을 다른 사람이 굴신시키면 힘이 빠진 것 같이 흐늘흐늘 움직이는 급성 이완성 마비증세를 일으킨다. 뇌성 소아마비는 손발의 근육이 뻣뻣해지는 경직성 마비를 일으킨다.

1. 역학

폴리오 바이러스에 의한 감염성 질환이며, 급성회백수염, 척수전각염이라고도 하며, 1840년 J.하이네가 처음 기재하고, 1890년 O.메딘이 역학적인 연구를 추가한데서 하이네-메딘병이라고도 한다. 소아에 이환율이 높고 마비를 일으키므로 척수성 소아마비라고도 한다.

생백신이 사용되기 전까지 한국에서는 유유아(乳幼兒)에 많아 1~2세가 50% 이상, 4세 이하에서 90% 이상에 달하고, 유럽에서는 학동기에 다발하였다. 그러나 처녀지에서는 전 연령층에 걸쳐 환자가 발생하였다. 유행기는 열대에서는 연중 내내, 온대에서는 일반적으로 여름에서 가을에 걸쳐 유행한다. 감염경로는 자세하게 알려져 있지 않으나, 사람에서 사람으로의 직접접촉감염이 가장 많고, 오염된 하수오물을 통한 전파도 많다. 2003년 8월에 중앙아프리카 차드에서 폴리오 1형 바이러스에 의한 마비성 회박수염 환자 2명 발생하였다.

2. 병원체

바이러스 중에서는 가장 작고 정이십면체, 동물바이러스로서는 처음으로 결정화되었다.

- 크기 : 지름 27 nm
- 핵산 : 내부의 리보핵산과 외피인 60개의 단백질 소단위로 이루어진 리보핵산 RNA형 바이러스
- 분류 : 혈청형 1, 2, 3
- 저항성 : 외피가 결여되어 있으므로 에테르 내성이지만, 열에 불안정하고 50~60℃ 30분 처리로 불활화된다.

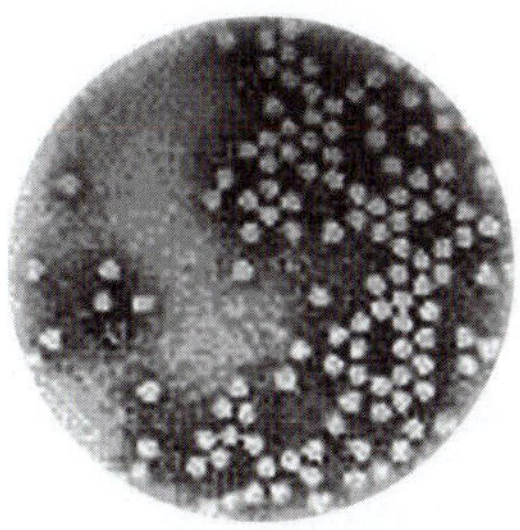

그림 7-1. 폴리오 바이러스

3. 임상증상

폴리오 바이러스는 환자의 인두, 후두의 분비물 및 분변 속에 배설되고, 다른 사람의 구강, 인두 또는 장관점막으로 침입한다. 한번 이환되면 그 바이러스형(型)의 면역은 영구히 얻게 된다 신생아

가 어머니로부터 받은 항체는 약 6개월이면 효력이 소실된다. 잠복기는 보통 7~14일이며, 폴리오 바이러스는 중추신경 및 척수의 전각 신경세포에 급성 염증을 일으키며, 비특이적 열성 질환에서부터 무균성 수막염, 마비성 폴리오까지 임상증상이 다양하며, 전구기는 2~5일이고, 37~38℃의 발열과 함께 두통, 구토, 복통 등이 보이지만, 대부분의 감염은 무증상 또는 경미하게 지나간다. 전구기의 열은 일단 내리지만 다시 38~39℃까지 오르고, 전구기의 증세가 다시 심하게 나타나는 것 외에 지각 과민이 되고, 등을 굽히면 허리가 아프다거나 사지를 타동적으로 움직이면 동통을 호소하게 된다. 급성감염증은 소아에서 많이 발생되는 급성회백수염으로 소아마비라고 부른다. 발열, 두통, 구토, 변비, 지각과민, 발한, 경부강직, 가면과 홍분 등의 증상을 나타내며, 척수에서는 주로 운동신경이 파괴되기 때문에 상지 또는 하지에 이완성 마비(flaccid paralysis)를 초래한다.

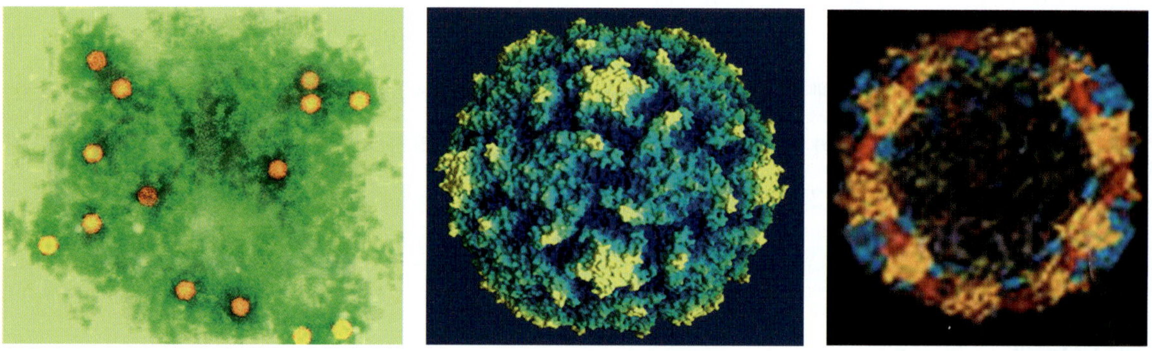

소아마비 바이러스 (TEM x350,000) | 소아마비 바이러스 (전체 표면) | 소아마비 바이러스의 캡시드(단면도)

그림 7-2. 소아마비 바이러스

때로는 혼수상태에 빠지는 경우도 있다. 마비기도 열이 내림과 동시에 시작되고, 사지, 구간 골격근의 하나 또는 둘 이상의 운동마비가 가장 많이 보이며, 마비형 폴리오의 80~90%를 차지한다. 감염한 바이러스는 위, 장관에서 증식하고 림프계를 통하여 혈류로 들어가 신경세포에 이르러 거기서 증식하여 신경세포를 파괴한다. 주로 척수전각 회백질의 운동신경을 침해하여 수족의 마비를 일으키며, 뇌신경이나 호흡, 순환 중추가 침범되는 경우나 양자가 합병한 곳도 있다. 근육 마비는 하지가 가장 많고, 그 다음이 상지이며, 이완성 마비를 일으킨 후 1~3주간이면 위축이 일어나고 후유증이 나타난다. 바이러스가 널리 분포하나 면역이 있으므로 발병자는 적다.

또 소화기장애와 상기도의 카타르 증세만을 나타내는 경우를 부전형, 뇌막자극 증세를 나타내지만 마비가 나타나지 않는 경우를 비마비형, 마비가 나타나는 경우를 마비형이라고 하는데, 그 비율은 불현성 감염 90~95%, 부전형 4~8%, 비마비형 0.5~1.0%, 마비형 0.5%이다.

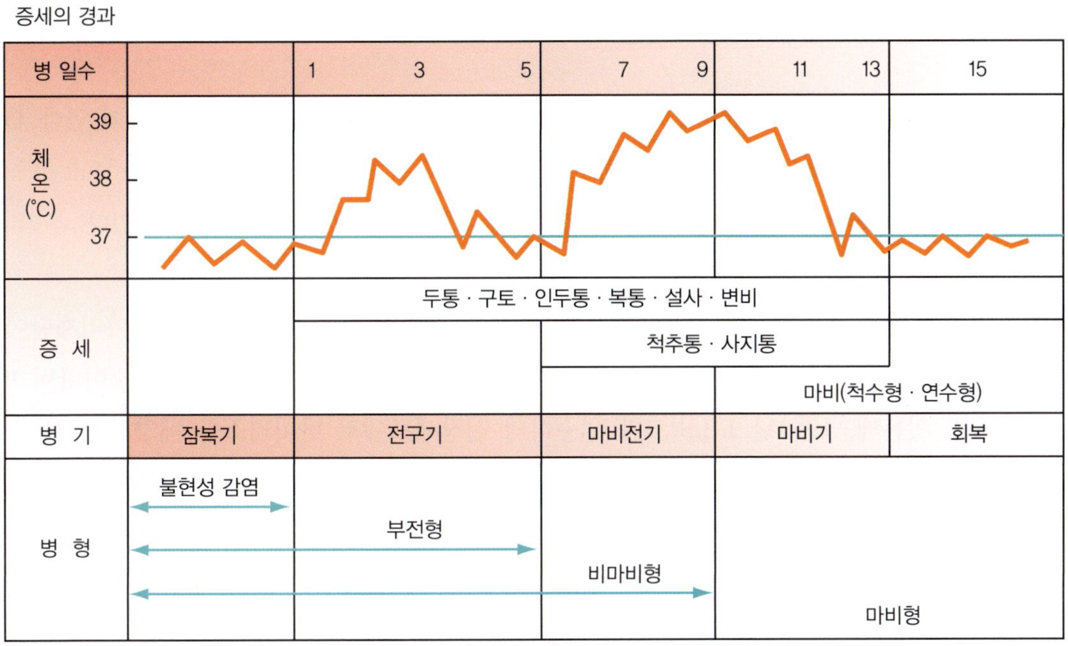

그림 7-3. 폴리오바이러스 감염의 경과

4. 진단

급성이완성마비(acute flaccid paralysis)증세를 보이는 경우 임상적으로 의심할 수 있으며, 확진을 위해서는 Polio 바이러스의 분리 배양이 필요하다. 이 때 발병초기 환자의 인두점막 도찰물(throat swabs), 직장 도찰물(rectal swabs) 또는 분변재료를 이용한다. 바이러스 분리가 용이하지 못할 경우 혈청학적 진단 방법을 쓴다.

5. 치료

치료는 주로 대증요법에 의하며, 급성기에는 안정하여 잠을 자게 하는 것이 가장 중요하고, 지각과민, 사지통증 등에는 온습포를 한다. 그 밖에 증세에 따라 약물요법, 이학요법 등도 쓴다. 후유증에 대해서는 정형외과적 요법이 실시된다. 백신의 출현 이후 치료보다 예방에 중점을 두게 되었다. 환자가 바이러스를 배설할 위험이 있는 5~6주간은 격리시키는 것이 바람직하며, 환자의 비인강으로부터의 분비물, 분변으로 오염된 것은 모두 소독한다.

6. 예방

폴리오 백신에는 경구용 백신(OPV)과 주사용 백신(IPV 또는 eIPV)의 두 가지 종류가 있다. OPV는 미국을 비롯한 대부분의 나라에서 사용하고 있으며, IPV 특히 새로 개발된 eIPV(enhanced inactivated polio vaccine)는 프랑스, 스웨덴, 네델란드, 핀란드 등 33개국에서 접종하고 있다. 우리나라는 OPV만 사용하고 있다.

소아마비의 예방을 위하여 쓰이는 면역백신을 만들기 위하여 1950년 전미국 소아마비재단이 결성되어 10센트 은화의 모금운동으로 연구비를 모아 소아마비 연구를 추진하였다. 소아마비 백신에는 2종류가 있는데, 1952년 J.E.소크가 원숭이의 신장세포에서 바이러스를 배양하여 포르말린으로 불활성화하여 사균백신(불활성 폴리오백신)을 만들었는데, 이것은 I형 · II형 · III형 바이러스를 각각 별개로 불활성한 후에 혼합한다. 피하에 1cc씩 3~4회 주사하며 마비에 대한 예방효과는 70~80%라고 한다. 디프테리아 · 백일해 · 파상풍 백신과의 혼합백신 또는 정제 농축 백신도 있다.

1955년 A.B. 세이빈이 약독화한 생백신(약독성 폴리오백신)을 만들었다. 이것은 소크백신의 주사에 비하여 경구복용이므로 간편하고, 면역효과도 크다. 폴리오 바이러스의 변이주 중에서 마비를 일으키는 독력은 없고 항체생산 능력을 지니는 바이러스 생백신을 만든다. 장관 내에서 바이러스를 증식시켜 소아마비 바이러스에 대한 저항성을 가지게 하는 것이다. I형 · II형 · III형의 백신을 별개로 또는 혼합하여 투여한다. 이 백신은 소아마비에 대한 기본적인 저항을 줄 뿐 아니라 소아마비 유행시에 광범위하게 투여하면 감염을 막는 효과도 있다. 현재 세계적으로 널리 사용되고 있다.

접종시기는 생후 2개월부터 3회의 기초 접종을 시작한다. 추가 접종은 4~6세(초등학교 입학전)에 1회 한다. 대부분의 경우에 OPV는 1회 접종으로 면역력을 가지게 되나 폴리오 바이러스 I, Ⅱ, Ⅲ형 모두에 대한 장기 면역(longterm immunity)을 획득하기 위해서는 매회 0.2 mL씩 3회의 기초 접종을 하여야 한다. 1회 접종과 2회 접종은 8주의 간격(최소한 6주)을 두고 실시하여야 하며, 2회 접종과 3회 접종은 최소 6주(8~12개월의 간격도 무방함)의 간격을 두고 실시하여야 한다.

초등학교 입학 전(4~6세)에 한 차례 실시하는 추가 접종은 간혹 3가지 폴리오 바이러스에 대하여 완전한 면역력을 갖고 있지 못한 소아를 위하여 실시하는 것이다. 4회째 접종을 마치지 않고 초등학교에 입학한 경우에는 접종기록을 조사하여 1학년 중에 접종해준다. 면역결핍 환자나 그 가족에 대해서는 OPV를 접종하여서는 안되고 IPV를 접종하여야 한다.

III. 공수병

① 병원체 : 공수병 바이러스는 직경 60~85 mm, 길이 60~400 mm인 RNA 바이러스로 탄환모양이다. 이 바이러스는 무서운 항신경성 바이러스이므로 감염동물의 뇌조직 내에서 증식한다. 1가지 혈청형 뿐이며, 공수병 바이러스는 4℃에서 수 주간 생존하고, 영하 70℃에서는 수 년간 보존될 수 있다. 자외선에 쉽게 파괴되며, 60℃에서 5분간 가열하면 사멸된다.

② 전파경로 : 바이러스의 병원소는 야생동물이며, 사람에서는 종말 감염을 일으킨다. 광견병에 감염된 개, 고양이, 여우, 코요테, 지칼, 스컹크, 망구스 등의 포유동물이 병원소이고 이들 타액이 감염원이 된다. 감염원의 주된 경로는 광견병에 걸린 동물에 의한 교상으로 타액이 사람이나 다른 동물에게 전해짐으로써 일어나나 이외에도 타액에 의한 점막(눈, 코, 입)의 오염, 연무질을 통한 전파, 각막이식 등을 통해서도 전파가 가능한 것으로 알려져 있다. 광견병에 걸린 동물의 타액에 바이러스가 존재하더라도 양이 일정하지 않기 때문에 노출된 경우 모두 감염되는 것이 아니므로 발병률은 높지 않다. 잠복기는 대개 20~180일이며, 30~60일이 가장 많다. 짧을 때는 9일, 길게는 19년을 보고한 예도 있다. 75%에서 90일 이내 발병한다. 광견 동물에 노출된 후 60~72시간이 경과하면, 이미 척수 후근 신경절에서 광견병 바이러스가 검출된다는 보고가 있다.

③ 증상 및 증후 : 광견병 바이러스가 말초 신경내로 침범하여 최초 감염부위의 감각신경 및 운동신경을 타고 역행성 축산운반(retrograde axoplasmic flow)을 통해 중추신경계를 침범하면서 증세가 나타난다. 초기에는 다른 바이러스 감염증과 같이 발열, 두통, 무기력감, 상기도 및 소화기 이상증상 등의 전구증상이 나타나며, 전구 증상이 지난 후 처음 1~2일간 침범 부위의 피부가 저리거나 쑤시는 수가 있으며, 인격 및 인지능력의 미묘한 변화와 함께 보채고, 흥분하거나 혹은 불안하거나 우울해지는 증상이 발생한다. 질병이 진행함에 따라 단지 음식이나 물을 보기만 해도 근육(특히 목의 근육)에 경련이 일어나며 침을 많이 흘리고, 얼굴에 바람이 스치기만 해도 인후 및 경부 근육에 경련을 일으키기도 한다. 격노형(furious rabies, 뇌염형)과 마비형(paralytic rabies)으로 나뉘며, 80%정도가 물을 두려워하는 증상, 섬망, 안절부절못함 등의 증상이 주가 되는 격노형을 보이고, 20%정도는 상행성 마비형을 보인다. 결국에는 경련, 마비, 혼수상태에 이르며, 호흡근마비로 사망하게 된다.

④ 진단 및 치료 : 동물에 물린 병력과 특징적 임상증세로 진단이 가능하며, 혈청, 뇌척수액, 모발선(hair line)부분의 피부조직검사, 타액 등을 검체로 이용하여 항체검사, RT-PCR, 특수 염색 등을 통하여 진단한다. 확진은 뇌조직의 특이염색법이나, 바이러스 배양을 통해서 가능하다. 뇌의 조직표본을 관찰하며 신경세포 내에서 직경 2~10 μm인 네그리소체(Negri body)를 확

인하여 확진할 수 있다. 일단 임상증상이 나타난 경우는 거의 100%에서 사망하며 특별한 치료법이 없다.

⑤ 예방 : 일단 동물에 물리거나 상처를 입게되면 상처를 비누 등을 사용하여 철저히 세척하는 것이 중요하며, 세척 후 베타딘 등의 소독약으로 상처부위를 소독한다. 필요에 따라 항균 치료와 파상풍 예방 접종을 실시하며, 상처는 어쩔 수 없는 경우를 제외하고는 봉합하지 않는 것이 원칙이다. 사람을 문 동물은 10일간 격리 관찰하여, 동물이 건강할 때에는 예방 접종을 하지 않아도 되며, 이상이 있으면 예방 접종과 글로불린(HRIG)을 투여해야 한다.

⑥ 환자관리 : 공수병은 동물에서 사람으로 전파되기 때문에 예방을 위해 가장 중요한 것이 동물에서의 광견병 예방이다. 집에서 기르는 개나 고양이에 대해서는 예방접종을 철저히 시행해야 한다. 야생동물에 대해서는 최근 경구용 백신이 개발되어 미끼먹이와 함께 투여되고 있다.

⑦ 예방 접종 : 과거에 백신접종을 받은 적이 없는 사람의 경우는 인면역글로불린 20IU/Kg을 가능한한 상처 주위에 접종하고 나머지는 백신접종한 부위와 먼 부위에 근주한다. 인면역글로불린은 백신과 같이 접종하면 면역형성을 저해할 수 있으므로 같은 주사기를 사용하면 안되고 용량을 초과해도 안된다. 백신은 0, 3, 7, 14, 28일째에 권장량만큼 접종한다. 과거에 백신접종을 받은 경우는 상처치료를 철저히 하고 인면역글로불린은 접종하지 않고 백신을 0, 3일 일정으로 접종한다. 노출전 예방은 수의사나 동물과 접촉이 많은 사람, 실험실 근무자 등과 같이 고위험집단에만 권장된다. 백신을 0, 7, 21 또는 28일에 3회에 걸쳐 근주 또는 피내주사한다. 이후 노출 위험정도에 따라 항체검사와 추가접종을 권장한다.

IV. 광견병

1. 특징 : 나들이가 많은 봄철 개를 키우는 가정은 각별히 주의할 것이 바이러스에 의해 감염되는 광견병이다. 광견병은 치료가 어렵고 사망률도 높아 예방이 중요하다.

   서울시 25개 구청에서는 10~30일 관내 모든 동물병원에서 생후 3개월 이상 된 개를 대상으로 예방접종을 실시한다. 약값이 무료여서 접종료 2,000원만 내면된다.

2. 발병현황 : 광견병(가축)은 우리나라에서 1984년에 소에서 발생했던 것을 마지막으로 1992년까지 발생이 없다가 1993년 강원도 철원지역에서 사육견이 야생너구리와 접촉하는 과정에서 감염된 이래 휴전선 인접지역을 중심으로 해마다 소, 개, 야생동물(너구리)에서 발생이 지속되고 있는 실정이다.

3. 국내발생지역 : 1993년 이후 최근까지 주요발생지역은 경기도의 경우 연천군, 포천군, 양주군, 가평군 등이고 강원도의 경우 속초시, 철원군, 양양군, 화천군, 양구군, 인제군, 고성군이다.

광견병은 현재 법정 감염병상으로는 공수병으로 표기하고 있습니다, 공수병예방을 위해 사람과 동물에 놓은 예방주사는 다르다. 동물용 백신은 공수병바이러스 중에 혈청형 ERA주를 돼지신장세포에서 배양하여 생독백신으로 제조하고 사람용 백신은 혈청형 PB주를 사람의 이배체세포(Human Diploid Cell)에서 배양하여 사독백신으로 제조한다.

그리고 개의 경우 예방을 위해 1년에 1회 접종하지만, 사람은 의심동물에 물렸을 때에 치료목적으로 5회 접종하며, 1회 접종비용은 개는 1,500원, 사람의 경우 63,000원이며 사람은 예방백신과 함께 인면역글루불린을 같이 접종해야 한다. 인면역글루불린은 1회 접종하며 비용은 사람체중 15 kg 당 240,000원이다.

참고적으로 치료방법은 교상장소가 위험지역인지, 비위험지역인지에 따라 다르고 교상동물이 가축인지 야생동물인지에 따라서도 달라지므로 『공수병예방 및 관리 지침』(질병관리본부 국립보건연구원발행)에 따라 적절한 치료를 하여야 한다.

※ 위험지역 : 경기(파주시, 고양시, 동두천시, 연천군, 포천군, 가평군, 양주군), 강원(속초시, 철원군, 화천군, 양구군, 인제군, 양양군, 고성군)

Chapter 8 헤르페스 감염증

Herpesviridae의 특성은

1) 존재하는 herpesvirus는 100여종이지만 그 중 8종만이 사람에 감염된다.

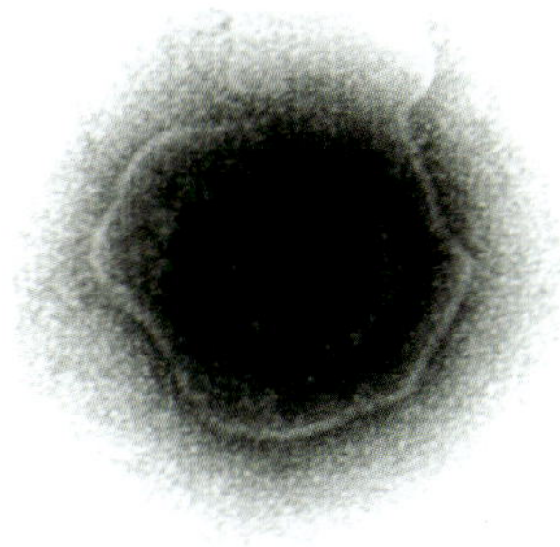

그림 8-1. 헤르페스 바이러스

2) 특징적인 virion의 구조를 가지고 있어 다른 바이러스와 쉽게 구별된다.

3) 구조적 특징

① 핵산 : dsDNA, 선상으로 그 크기는 120~230 kbp
left-terminal, fight-terminal, internal-repeat : 유전자 재배열 ⇒ isomer 출현

② Icosahedral capsid : 100 nm 핵산을 둘러쌈 : 162개의 capsomer

③ Viral capsid : 숙주 세포의 핵막 유래 지질 이중층 외피에 둘러싸여짐

④ Spike : 약 8 nm 정도되는 바이러스의 당단백질로 존재한다.

⑤ 크기 : 약 150~200 nm tegmant의 크기 포함

4) 생물학적 특성

① 유전물질은 많은 핵산대사를 포함한 많은 효소를 coding

② 복제와 capsid의 조립이 숙주세포의 핵내에서 호산성의 봉입체 형성

③ primary infection후 latent infection의 형태

④ 숙주 범위 좁음

⑤ 바이러스 전파 : 타액, 비뇨생식기 분비물내의 감염 세포, aerosol의 free virus

Human herpes vius는 HSV-1,2 VEV. EBV. CMV. HHV-6, 7, 8의 8종이며 생물학적 특성에 따라 α, β, γ의 세 group으로 나눈다(α, β, γ에 따라 서술하는 것도 필요).

I. 단순포진바이러스

단순포진의 원인이 되는 단순포진바이러스(HSV : herpes simplex virus)는 허피스바이러스(herpes virus)의 일종으로 허피스바이러스에는 HSV외에도 대상포진을 일으키는 대상포진바이러스(VZV) 등 여러 가지가 있다. 단순포진은 피곤하거나 스트레스를 받을 때마다 재발하는 경향이 있어 사람을 귀찮게 하지만, 대개는 증상이 가벼워서 며칠 쉬기만 해도 좋아진다. 하지만 경우에 따라 매우 가렵거나 아플 수도 있으며, 방치하는 경우 이차적으로 세균이 감염되거나 해서 증상이 악화될 수 있다. 재발성 단순포진은 보통은 흉터를 남기지 않으나, 염증이 심하거나 재발이 자주 되면 약간의 흉터를 남길 수도 있으며 단순포진바이러스는 단순포진 1형(HSV-1)과 단순포진 2형(HSV-2)이 있다.

1. 특성

단순포진바이러스는 인류에 광범위하게 분포 되어있고 세포배양시 빠른 증식, 높은 세포융해성(cytolitic)을 가진다. 관련된 대표적 질환은 HSV-1은 구순염, 뇌염, 각결막염(접촉에 의해 주로 감염) 등이며 HSV-1는 임상적인 증상이 없더라도 성인 대부분에서 HSV-1 항체가 증명되며, 모든 감염은 생 후 수년 내에 발병한다. HSV-2는 생식기 주변세포 및 궤양 등의 성기 병변을 유발한다.

2. 바이러스 특징

- 크기 : 약 150~200 nm
- 형태 : 162개의 캡소메어, 정 20면체의 캡시드,
  엔벨로프에 싸여있다.
- 핵산 : 이중나선 DNA형

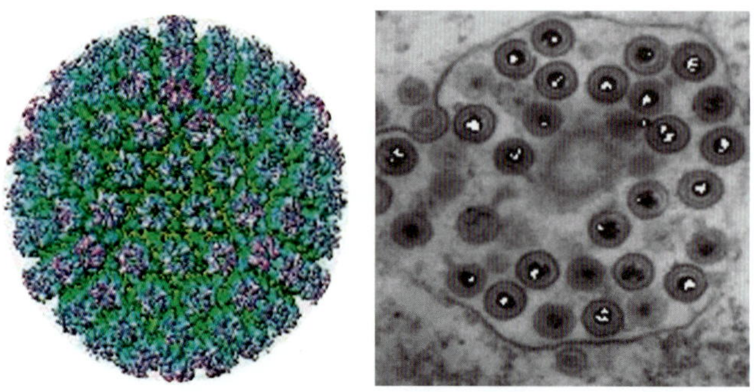

그림 8-2. Herpes simplex virus

표 8-1. 단순포진바이러스 1형과 2형의 구별

성상	1형	2형
1. 감염부위	원칙적으로 비성기 부위의 감염임	주로 성기부위의 감염임
2. 잠재 감염조직	주로 3차신경절 내	주로 천골신경절 내, 요추신경절
3. 전파	병변부 접촉, 분만시 산도감염	주로 성접촉에 의한 전파
4. 생화학적 및 물리화학적 성상		
① DNA의 G+C함량	67	69
② DNA간의 상동성 (homology)	약 40	
③ 단백질	캡시드 단백질이 특유하며 thymidine kinase가 다르다	
④ 열에 대한 안정성	보다 안정함	보다 불안정함
5. 생물학적 성상		
① 발육난의 융모요막 접종에서 생기는 폭(pock)	작다	크다
② 마우스 접종	신경친화성이 덜함	보다 신경친화성이 강함
③ 집토끼	초기에 각막염 발생	늦게 각막염 발생
④ 조직 배양 세포	증식, 세포병변 및 플라크 형성, 항바이러스 제제에 대한 감수성 등에 차이가 나타남.	

3. 임상적 특징

일차감염(primary infection)은 무증상이며, 감염 1~3일 사이에 감염부위에 국한된 포진이 나타나 재발성 질환(recurrent disease)이다. HSV는 감염 후 8~16시간 정도에 증식을 마치고 virion이 되며, 항체는 감염 후 14일 정도에 나타난다. 항체검사는 혈중에 존재하는 HSV-1의 특이 항체를 검출하는 것으로, IgM 검출은 일차감염 또는 재발생 질환에 의한 감염의 활성기를 의미하며, IgG의 검출은 HSV-1은 평생감염이기 때문에 잠복 감염을 의미한다. 신경뿌리에서 잠재하고 있다가 신경을 타고 나와 입, 성기에서 병을 일으키므로 상당히 아프다.

1) 단순포진 1형

단순포진 1형은 얼굴 쪽(입술과 입안, 코, 뺨, 턱 등)에 주로 나타나며 어릴 때부터 키스나 식기, 수건 등을 통해서 가족이나 친구들로부터 쉽게 감염된다. 1차 감염과 재발성 감염이 있으며, 초감염은 증상 없이 피부 및 구강 점막을 침범하여 항체만 생성되는 경우가 많으며 10~15%의 경우에서 치은구내염, 성기, 눈, 비강 등을 침범할 수 있다. 피부와 점막 경계 부위에 급성으로 나타나는 수포성 병변이 특징이다. 점막의 감염증이 1일 또는 2일 정도 국소적인 압통에 앞서 나타난다. 치은구

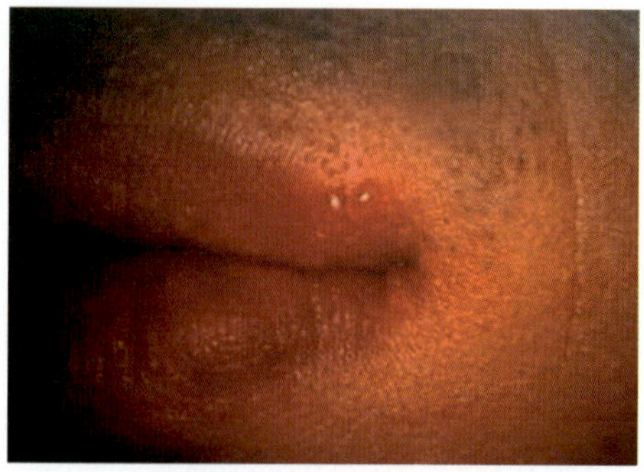

그림 8-3. 재발성 단순포진

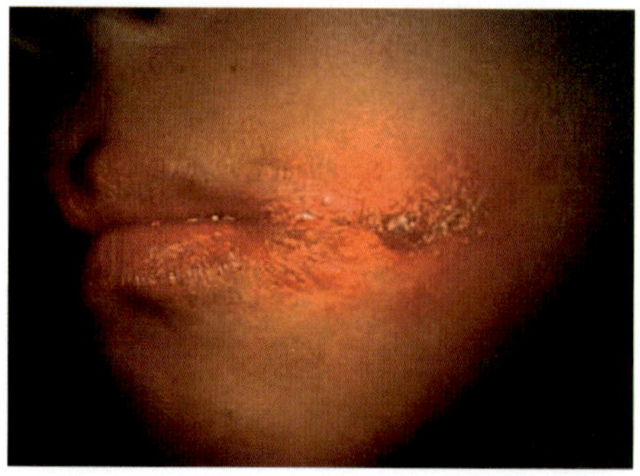

그림 8-4. 재발성 단순포진 후 scar 형성

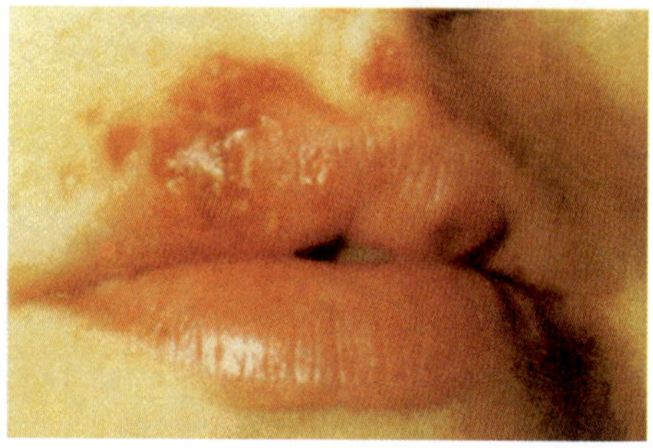

그림 8-5. 치은구내염(Gingivostomatitis)

내염은 1형 단순포진감염의 가장 흔한 임상 증상이다. 심하고 무기력한 통증 및 압통성의 림프선증이 동반되고 종종 치은구내염은 음식과 음료를 먹을 수 없을 정도까지 될 수도 있다.

아토피 체질을 가진 2세 남아의 얼굴에 발생한 원발성 단순포진으로, 매우 심한 증상을 보인 경우 양측 눈 주위로 물집이 터져서 진물이 나고 이차적으로 세균 감염이 되어 고름도 생겼다. 발병할 부위가 가렵거나 따끔따끔한 느낌이 있다가 물집이 나타난다. 물집은 긁거나 저절로 터지거나 해서 진물이 나오게 되며, 점차 딱지가 생겼다가 떨어지면서 붉은 색의 반점이 남았다가 차차 사라지게 된다. 특히 아토피성 체질이 있는 경우, 일차 감염 시 매우 심한 증세가 생겨 흉터가 남게 되는 경우도 있다. 매우 심한 경우를 제외하고는 1차 감염은 완전히 낫게 되므로 흉터가 남는 경우가 거의 없지만, 바이러스는 사라지지 않고 몸 안에 남아있는데, 후에 여러 가지 스트레스 등 악화인자에 의하여 재발성 감염이 나타나게 된다.

30대 남자환자의 입술에 생긴 재발성 단순포진으로 가장 흔한 형태로 약간 가렵거나 따가운 증상이 있으며 안정만 취하면 별 치료 없이도 1주일 정도면 호전된다.

재발성 단순포진은 가장 흔하게 보이는 형태이며, 단순포진이 한 번 생긴 후 재발하지 않는 사람도 많다. 과거에 herpes simplex 바이러스에 감염되었던 사람이 국소 감각신경절에서부터 피부로 바이러스가 다시 옮겨감으로써 발생하며 처음 생겼던 자리나 그 근처에 재발하게 된다. 자주 재발하는 사람은 한 달에 한 번 이상, 대개는 그보다는 천천히 재발한다. 재발의 경우는 1차 감염보다 증세가 덜하며 좌, 우 한쪽으로 생기는 경향이 있다. 발열, 일광노출, 생리 등의 스트레스에 의하여 발병된다. 그러나, 특별한 원인이 없이 재발이 되어서 예측 불가능한 경우도 많다. 일반적으로는 흉터가 잘 안 생기지만, 재발이 자주 되는데도 치료를 받지 않고 지내거나, 쑥 뜸 등 엉뚱한 치료를 하거나, 심하게 가렵지 않는데도 정신적인 스트레스 때문에 마구 긁는 경우에는 흉터를 남길 수도 있다.

5살 남자 어린이의 입 주위에 생긴 재발성 단순포진으로 비교적 심하게 물집이 생긴 편이며, 전문적인 치료를 받지 않으면 이차 세균감염, 흉터 등 합병증이 발생할 우려가 있다.

일차감염의 가장 보편적 형태이며 키스에 의한 감염이다. 수포가 입안 구강점막에 발생하며 입술, 입 주변 피부에도 발생한다. 수포가 궤양으로 발전, 회색의 딱지로 덮이며 병소가 머리와 목에 발생한다. 초기의 질환은 종종 입과 목에 임파선증(lymphadenopathy)을 동반하며 14일 이내에 치유된다.

2) 단순포진 2형

단순포진 2형(HSV-2)에 감염되면 대개 허리 이하(성기, 둔부 등)에 증세가 생기며, 감염 후 2일 내지 20일만에 발병한다. 성 접촉에 의하여 감염되는 경우가 대부분이다. 처음 생긴 경우나 재발한 경우나 증상은 마찬가지인데 자잘한 물집, 소양증, 헐어서 아픈 증세, 열이 나거나 근육통, 소변 시 따가운 증세 등이 나타날 수 있다. HSV-2가 성기 외에 음부포진 신생아포진 무균성뇌막염을 일으킬 수 있다. HSV-1과 마찬가지로, 발병부위나 재발하는 기간은 다양하다. 첫 감염은 모르고 지나갈 정도로 가벼울 수가 있다. 수년 후에 재발이 되었을 때 첫 감염으로 오인하는 경우도 있습니다. 첫 감염 후에, 바이러스는 뇌나 척수 근처의 신경세포로 이동해서 잠복해 있다가, 생리, 발열, 물리적 자극, 스트레스 등에 의하여 다시 나오게 된다.

통증이나 피부의 이상한 압통이 발병 하루 이틀 전에 생길 수 있는데, 이것을 전구 증상이라고 한다.

성행위로 전파되는 STD (sexually transmitted infection)이며 HSV-2에 의한 주된 감염과 HSV-1에 의해서 20~30% 감염된다. 임산부가 HSV-2에 감염시 신생아의 산도를 통한 감염도 가능하다.

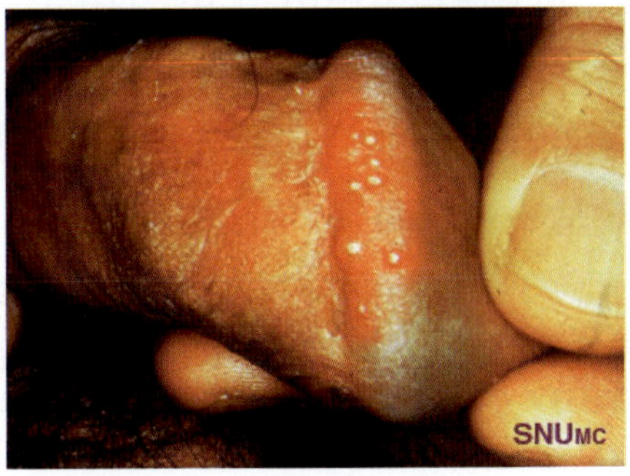

그림 8-6. 성기 헤르페스(Genital herpes)

4. 합병증

1) 카포시 수두상 병(Kaposi varicelliform disease)

습진성 피부, 수포 형성, 임파선 종창이 나타난다.

2) 각결막염(keratoconjuctivitis)

각막상의 헤르페스 병소로 수지상궤양(dendritic ulcer)이라고 하며 증상은 통증 등이며 일차감염과 연관, 보통 3주 정도에 치유된다.

3) 급성 괴사성 뇌염(acute necrotizing encephalitis)

HSV가 뇌의 측두엽의 neuron에 가장 많이 감염되는 괴사성 뇌염이며, 열, 두통, 정신착란 등의 증상이 나타나고 사망할 수 있으며, 손상 부위의 회복은 불가능하다. 일차, 재발이 모두 가능하다.

4) 신생아 감염(neonatal infection)

출생 시 감염은 산도를 통해 감염되고, 출생 후 감염은 헤르페스 병소가 있는 환자와의 접촉을 통해서 감염된다. 피부, 황달, 간비대, 혈소판 감소증, 폐염, 뇌염, 전신감염의 순서로 발전한다. HSV-1,2는 신경절을 통한 재발성 질환이며 neuron의 핵내 plasmid의 형태로 존재한다. 재활성화 요인은 자외선, 스트레스, 열병, 월경, 면역억제 등이며, 재발성 질환은 안면 헤르페스, 성기 헤르페스, 각막염 등이며 국소적이고 일차감염 보다 빠른 치유가 가능하다.

표 8-1. 대상포진과 단순포진의 증상 차이

	대상포진	단순포진
물집이 주로 생기는 부위	몸통 · 얼굴	입 · 성기 · 항문주변
물집의 분포	몸을 절반으로 나눴을때 오른쪽이나 왼쪽에만 나타남. 몸통에는 가로줄, 팔 · 다리에는 세로줄 형태로 나타남	특정한 형태없이 온몸에 마구잡이로 나타남
재발 여부	거의 재발 안 함	조금만 피곤해도 재발 가능
통증	매우 강함. 몸의 한 쪽(오른쪽이나 왼쪽)만 간헐적으로 쿡쿡 찌르듯 아픔	통증의 강도가 약함. 상처가 난 것처럼 아픔.

표 8-2. 헤르페스바이러스의 분류의 특성

아과(Subfamily)	종(Species)	1차 포적세포	잠복세포	감염경로
ALPHA-HERPESVIRINAE				
Human herpescirus 1	Herpes simpiex type 1(HSV-1)	점막상피세포	신경세포	밀접한 접촉
Human herpescirus 2	Herpes simpiex type 2(HSV-2)	점막상피세포	신경세포	밀접한 접촉
Human herpescirus 3	Varicella-zoster virus(VZV)	점막상피세포	신경세포	밀접한 접촉 호흡기
GAMMA-HERPESVIRINAE				
Human herpescirus 4	Epstein-Barr virus(EBV)	B-림프구 상피세포	B-램프구	밀접한 접촉 호흡기(kiss)
BETA-HERPESVIRINAE				
Human herpescirus 5	Cytomegalovirus(CMV)	단핵백혈구 림프구 상피세포	단핵백혈구 림프구	밀접한 접촉, 수혈, 조직이식, 선천 감염
Human herpescirus 6	Herpes lymphotropic virus(HHV 6)	T-림프구	T-림프구	호흡기 밀접접촉
Human herpescirus 7	Humen herpesvirus 7(HHV7)	T-림프구	T-림프구	
Human herpescirus 8	Humen herpesvirus 7(HHV7)	림프구		카포시 육종

5. 진단

단순포진은 증상이 뚜렷해서 다른 검사가 필요없는 경우가 대부분이다. 그러나, 성기 내부에 깊숙이 있거나 해서 진단이 불확실할 때는 가검물을 채취해서 검사기관에 의뢰할 수가 있다. 여자들의 경우, 자궁경부에 발병하면 통증이 거의 없으므로 병이 있는지 없는지도 모를 수 있다.

1) 전자현미경검사

수포액 가검물로부터 전자현미경으로 특정적인 외피를 가진 100 mm크기의 바이러스 입자를 직접 관찰한다

2) 바이러스 분리 및 동정

수포액 가검물로부터 vero 배양세포에 접종, CPE형성(보통 2~3일 이내 확인 가능)을 관찰한다.

3) 혈청학적인 방법

혈중에 형성되어 있는 특이항체를 검출하는 방법으로, 감염자를 IgG를 가지고 있으며, 수포 등 병변을 유발하는 중합효소 연쇄반응에 의하여 특이 염기서열 확인. 활성기 감염은 IgM의 검출로 가능하다.

4) 핵산을 이용한 방법

PCR, 중합요소 연쇠반응에 의하여 특이 염기서열을 확인하며 흔히 ELISA가 이용된다.

6. 치료

대부분의 환자에서 구순 포진은 저절로 호전되므로 항바이러스 치료를 하지 않아도 되며 보편적으로 Acyclovir 연고제를 사용하여 증상을 개선한다.

면역기능 저하, 기저질환이 있거나, 3일 이내에 발생한 초감염, 첫 발생된 성기 포진시에 acyclovir 등의 항바이러스 치료가 효과적이다.

- Acyclovir를 사용 : 바이러스 세포의 kinase 작용에 의해 순차적으로 phosphate 결합
- Acyclovir-MP, DP, TP로 변화
- Acyclovir-TP가 바이러스 DNA polymerase를 blocking 한다.

일반적으로 통증을 동반하므로 적절한 진통제를 사용한다.

수포가 형성될 경우에는 Burrow 용액 등으로 냉습포를 사용하고, 아급성기에는 calamine lotion 등을 사용하고, 가피가 형성되면 외용 항생제 등을 사용할 수 있다. 그 외 povidone 연고, silver sulfadiazine, zinc oxide 등을 사용할 수 있다.

7. 예방

일상생활에서의 주의점은 정신적 스트레스, 물리적 손상들(성 접촉 시 성기부위 손상), 햇빛에 노출 등이 단순포진 재감염을 유발할 수 있으므로 주의해야 한다. 증세가 없을 때에도 감염가능성은 있으므로 예방이 중요하다. 전에 단순포진이 생겼던 신체부위에 간질간질하거나, 따갑거나, 가렵거나 아픈 증세가 생긴다면 그 부위가 다른 사람과 접촉하지 않게 조심해야 한다. 입 주위에 증세가 있으면 발병 기간 동안 식구들에게 키스하면 안 되고, 성기 주위에 증세가 있으면, 성 접촉을 삼가야

한다는 의미가 된다. 수건이나 내의도 따로 사용해야 한다. 성기에 침범한 단순포진 환자는 질병이 활동성일 때는 성생활은 하지 않아야 한다.

II. 사람헤르페스바이러스 6, 7

원인병원체는 특이적이고 잘 동정된 바이러스들이며, 종종 HHV 6에 의해 성인의 면역 체계에서 복제 증식하는 것으로 알려져 있다.

1. HHV 6

1) 역학

1986년 임파선 망피증 환자의 PBMC에서 처음 분리되었으며, 일차감염은 다른 헤르페스바이러스와 같이 보통 어린 시절에 일어난다.

2) 병원체

다른 헤르페스바이러스와 항체에서는 유사하며, 특징적인 다핵 항체와 단핵 항체를 이용한 형광염색이 되지 않는다. 임파구 이상증식증 환자에게서 많이 분리되며, 임파조직에 감염되기 때문에 γ-herpesviridae에 분류 가능하다. 유전 물질은 cytomegalovirus와 유사성이 있어 beta-herpes virus로 분류한다.

3) 관련질환

돌발진을 동반한 Roseola infantum(소아 장미진, 소아 돌발진)과 경구 임파선증을 동반하며 성인에서 발병하는 단핵구증이다. 높은 열과 일시적인 발진이 특징이고 B세포를 감염시킨다.

4) 진단

다른 헤르페스바이러스의 진단과 유사한 방법을 이용하여 진단한다.

2. HHV 7

PBMC에서 분리하고 Seroconversion은 HHV 6이 감염된 것보다 이후에 HHV 7의 감염에 의해 혈청전환이 일어난다.

III. 거대세포바이러스 (CMV, HCMV)

1. 역학

T세포를 억제함으로써 면역억제 효과를 나타낸다. 선천성 사이토메갈로바이러스 감염의 발생빈도는 전 세계적으로 출생아의 0.3~0.4%로 거의 일정하며 이미 알고 있는 태내 감염인자에 의한 것이 가장 감염빈도가 높다. 10% 이하에서 신생아기에 여러 가지 이상을 나타낸다. 이 바이러스의 불현성 감염은 극히 보편적으로 성인의 항체 보유율은 40~100%에 달한다.

HCMV는 전세계적으로 분포하고 있으며, 계절과 무관하게 연중 발생하며 감염양상은 경제조건, 생활조건, 위생상태에 따라 다르다. 전파는 사람들의 직접접촉, 환자의 소변, 타액, 정액, 모유, 질분비물, 백혈구를 통하여 이루어지며, 구강 및 호흡기를 통한 전파가 주이고, 다음은 수혈, 조직이식, 성접촉 등이다. 면역이 억제된 사람에게서 HCMV의 감염이 현저히 증가한다. AIDS 환자들은 거의 100%가 HCMV에 대한 혈청검사에서 양성으로 나타난다. 가장 많은 전파는 어린이의 타액을 통해서 일어나고 성인기는 성적행위로 옮겨지는데 원인 바이러스가 정액과 자궁경부 분비물에 존재하기 때문이다.

2. 병원체

거대세포바이러스(CMV, HHV-5), 허피스바이러스군에 속하는 double-stranded linear DNA바이러스로 직경 150 nm, 막이 있는 정20면체, herpes virus이다. 광범위하게 포유동물에 분포되어 있다. 종종 외피가 결여된 결손 바이러스를 볼 수 있다. DNA 크기는 200 kbp로 크며, GC ratio는 56%이다. 시험관 내 증식은 상피세포에서도

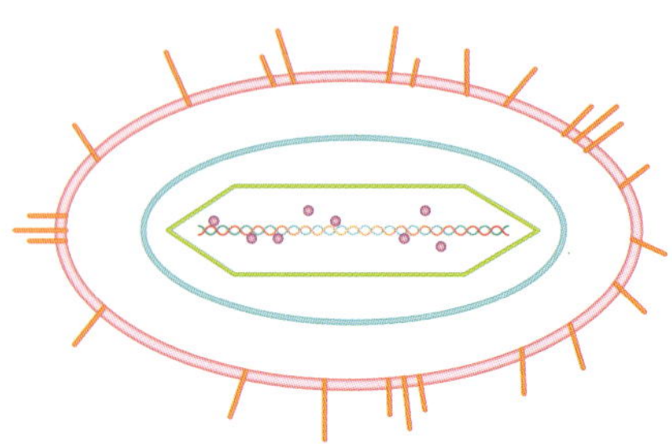

그림 8-7. Cytomegalovirus virion structure

종종 분리되며 사람의 섬유아세포에서만 증식하며, 사람과 헴스터의 세포를 암화 한다. 증식 속도는 HSV, VZV 보다 상당히 느리며 CPE도 느리게 나타난다. 핵 내와 세포질 내에 거대 봉입체를 형성하며 syncytia를 형성한고 그 모양이 올빼미 눈을 닮아 "owls eye"라고 한다.

3. 병리기전

감염원은 사람이며 동물의 거대세포바이러스는 사람에 감염되지 않는다. 전파양식은 임신 중에 잠재바이러스가 활성화되어 자궁경관 점액이나 모유에 나타나기 때문에 출생 시 산도 또는 생후 모유에 의하여 초기에 감염되는 경우가 가장 많다.

1) 일차 감염 경로

자궁 내, 분만 시, 분만 후, 수혈, 장기 이식, AIDS 환자에 관계

2) 바이러스 재발 경로

면역이 억제된 장기 이식 환자, AIDS 환자는 일차 감염이나 재활성에 따른 간질성 폐렴, 망막염, 장염 등의 질환이 발생한다.

3) 잠복기

임신기간 중 HCMV에 감염되면 태아의 선천성 감염이 발생한다. 모체의 감염 시 보통 무증상이며, 태아는 임신 기간 모든 단계에서 위험하다. 모체 감염이 일차성이든 재발성이든 태아에게 감염될 수 있다. 태아는 난청, 정신적 장애를 일으킬 수 있고, 태반감염은 비교적 드물지만 신생아에 전신감염(거대세포 봉입체병)을 일으킬 수 있다. 황달, 간비대, 혈소판 감소증, 용혈성 빈혈, 소두증을 동반한다.

타액이나 소변을 매개로 하는 생후의 수평감염은 탁아소 등의 시설에 많지만 일반적으로 불현성 감염이므로 임상적으로 문제가 되는 것은 적다. 수혈에 의한 수평감염에서는 특히 중증화되기 때문에 무시해서는 안 된다.

4. 임상증상

잠복기는 일정하지 않으며 수혈에 의한 경우 3~4주간, 산도감염에서는 생후 3주정도 소변에서 바이러스가 배출된다. 감염기간은 소아의 초기 감염에서 바이러스는 타액이나 소변 중에 수 개월에서 수년에 걸쳐 배출된다. 성인에서의 바이러스의 배출기간은 짧지만 잠복감염을 일으켜 면역기능이 저하되거나 임신기간에는 바이러스의 재배출이 보인다.

출생 전 태내에서 거대세포바이러스의 경시 태반감염을 받은 태아의 일부에서 신생아기에 이상을 보인다. 증상은 선천성 거대세포봉입체증으로 예로부터 기록되어 온 이상, 즉 간이나 비장의 종대, 황달, 출혈반, 소두증, 맥락강막염 및 석회화로 된다. 중증 예에서는 사망하는 경우도 있으나 생존 예에서는 신경학적인 후유증이 중요한 문제가 된다. 특히 소두증이나 뇌 석회화가 신생아기에 확인되는 경우에는 정신운동 발달 지연이나 청력장애를 남기며 정신지체를 야기한다. 이상과 같은 경태반감염 이외에 출생시에 산도에서 혹은 생후 모유를 통하여 거대세포바이러스 감염을 일으키는 경우가 많지만 보통은 무증상으로 경과한다.

생후 수평감염을 받은 경우에도 무 증상으로 지나가는 경우가 많지만 수혈에 의하여 감염된 경우에는 감염성단핵증과 유사한 질환을 일으키는 것이 있다. 또한 이 바이러스에 감염된 경력을 가지고 있지 않은 모친에서 태어난 신생아는 모체에서 이행되는 항체가 없어 수혈을 통하여 바이러스(또는 바이러스 보유 세포)가 직접 혈액 내로 들어가는 경우 전신감염증으로 진전되어 치명적인 결과를 가져올 수 있다.

원발성 면역부전증환자, AIDS환자 및 장기이식이나 백혈병 등의 면역억제요법중인 환자 등에 있어서는 사이토메갈로바이러스의 전신감염이 치명적이 될 수도 있다. 폐렴, 맥락강막염, 대장염 등의 증상을 보인다.

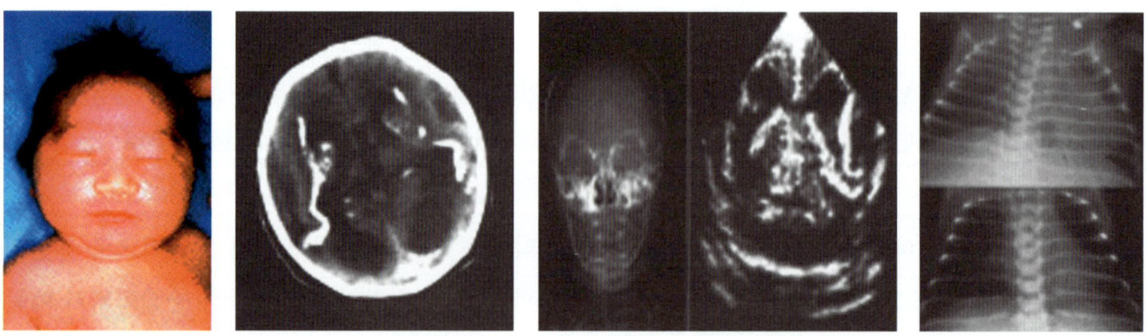

환아의 안면상　두부 CT상 석회화 소견　두부X선상 석회화 소견　흉부X선상 上 : 치료 전 下 : 치료후

그림 8-8. Congenital cytomegalovirus infection 환아의 안면상 및 방사선 검사 소견

5. 진단과 치료

뇨, 타액, 모유, 자궁경관 점액, 정액, 환자의 장기조직 등에서 바이러스의 분리, 뇨 침사, 환부의 생검, 부검조직에서 봉입체 보유거대세포를 검출, 단클론항체를 이용하여 각종 조직이나 기관지폐포 세척액 중에서 바이러스 항원검출, 보체결합항체나 각종 형광항체에서의 유의한 상승 등으로 진단한다. IFA에 의해서 환자의 백혈구에서 HCMV의 항원을 검출할 수 있고, 사람의 섬유상 세포를 이용, HCMV는 증식속도가 매우 느려 분리를 위한 시일이 소요되며 빨라도 접종 일주일 후에 전형적인 CPE를 관찰할 수 있다 보체결합반응, 중화시험, IFA 등 혈청학적 방법을 사용한다. 선천감염시는 명확한 진단이 될 때에는 치료가 가능하며, 주산기감염시는 무증상 및 자각증상이 없고 진단이 불가능하고, 출생후감염시는 대개 무증상에 무병변이여서 치료 없이 넘어간다. Immunocompromised patients 환자들은 CMV의 진단이 가장 신속히 이루어져야 한다. 질병 치료를 위하여 Ganciclovir(체내에서 바이러스 복제를 감소시킴)나 Foscarnet을 사용하면 어느 정도 효과를 볼 수 있다. 그러나 이러한 약제는 독성으로 인하여 제한적으로 사용한다.

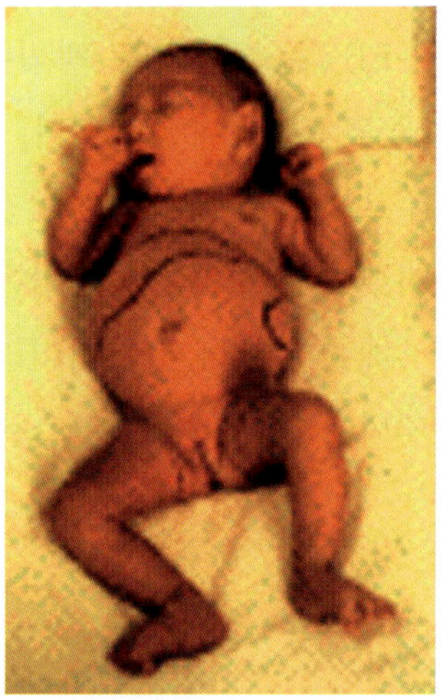

그림 8-9. Congenital cytomegalovirus infection 환아의 전신상

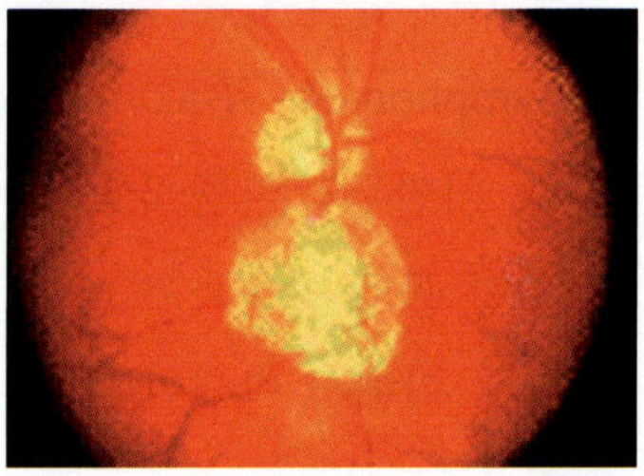

그림 8-10. 망막결막염 안저 검사 사진

6. 예방

유행을 일으키는 바이러스 질환은 아니기 때문에 사회적인 예방대책은 필요 없으나 선천적 또는 면역억제 환자들을 위하여 예방이 필요하다. 신생아들에게 수혈할 CMV 항체가 음성이어야 한다.

- 소독제 : 1% sodium hypochlorite, 70% ethanol, glutaraldehyde formaldehyde
- 물리적 불활화 조건 : 50~60℃, 30분 열처리
- Acyclovir에 내성을 나타낸다.

IV. 엡스타인-바 바이러스(EBV)

EBV는 HHV-4로 광범위하게 분포하며, 성인이 되는 시기에 항체를 보유한다. 숙주에 일차 감염된 후 B-cell에 잠복한다. 바이러스가 재활성 되는 기간에는 타액에서 바이러스가 발견되며 감염은 주로 침을 통해서 이루어진다. 영유아기의 감염은 주로 감염자인 어머니가 씹다가 주는 음식에 의해 이루어지며, 이후의 감염은 주로 키스할 때 침을 통해서 감염이 된다.

배출된 침에서의 바이러스 생존기간은 짧은 편이어서 단순히 함께 지내는 것만으로는 대개 감염되지 않는다. 바이러스는 혈액 속의 B림프구에서 증식을 하므로 수혈을 통해서 감염될 수 있다.

1. 역학

EBV는 키스하는 동안 타액의 교환에 의해 일차적으로 옮겨지고 전세계적으로 분포하며 일차 감염의 경우 어린 시기에 발생하고, 어린이의 경우 90% 이상이 6세 이전에 이루어진다. 감염은 보통 무증상이며, 불현성 감염은 감염성 단핵구증에 대한 영구 면역이 성립된다. 소아암인 Burkitt's Lymphoma는 주로 아프리카 적도 부근에서 발생하며, 말라리아가 발생하는 지역에서 같이 발생한다. 비인두암은 중국 남부지역에 주로 발생하며, 20~50세 성인에서 발생한다. 매년 인구 10만 명당 10명 꼴로 발생하고 발생 비율은 남 : 여가 2:1로 나타난다. 유전적 요인과 환경적 요인 두 가지 모두에 의해서 발생할 수 있다. 감염성 단핵구증의 빈도는 이 바이러스에 보출된 대학생들에게서 가장 높게 나타난다.

2. 병원체

Epstein-Barr virus (EBV, HHV-4)의 일반적 특성은 double-stranded linear DNA, 직경 150 nm, 막이 있는 정20면체, Herpesviridae(Gammaherpesviridae)이다. GC ratio는 56%이다. complement receptor, CR2 (CD21)를 통하여 B-cell과 상피세포에 감염, 증식하며 B-cell에 감염되면 B-cell은 활성화되고, 불멸성으로 인하여 시험관내 무한 증식하게 된다. EBV가 잠복 시 바이러스의 유전물질이 B-cell 내에서 대부분의 경우 plasmid 형태로 존재한다.

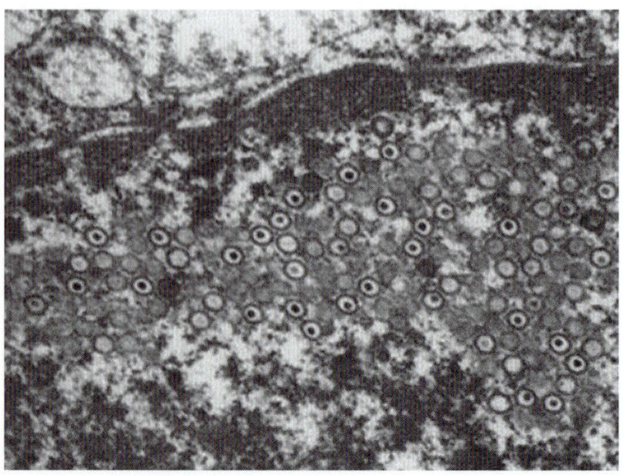

그림 8-11. Epstein-Barr virus

EB 바이러스는 B-lymphocyte를 암화시킨다는 것이 실험을 통하여 확인되었다. EB 바이러스는 감염성 단핵세포증(IM), Burkitt's 림프종(BL), 비인두암(NPC)을 일으킨다.

3. 임상 증상

감염 후 2~5주 정도의 잠복기가 지나면 권태감, 두통, 열, 인두염, 임파선 병증이 생기게 된다. 흔한 소견 및 빈도로는 비장 종대(50%), 구토(20%), 간염(20~50%), 황달(5%), 피부발진(4%), 알부민뇨(10%) 등이 있다.

4. 진단과 치료

상기 임상 소견을 기초로하여 비정형 림프구 증가증(atypical lymphocytosis), 이종 친화성 항체 검사(heterophil antibody test) 양성시 진단을 내릴 수 있다.

대부분의 EBV 감염에 대해서는 치료가 필요없다. 급성 EBV감염은 3~4개월 정도 내에 대부분 완전 치유된다. 증상이 있을 때는 안정을 취하면서 서서히 활동을 증가시키는 것이 권장된다. 비장 종대가 있으면 운동을 삼가해야 한다. 해열제와 진통제가 필요하면 acetaminophen이나 aspirin을 쓸 수 있다. 항바이러스제인 acyclovir는 이환 기간이나 심한 정도를 호전시키지 못하므로 쓸 필요가 없다. 인후도찰물은 VTM에 넣어 2~3일 보관때는 냉장고에 1이상~70℃에 보관한다.

- 소독제 : 1% sodium hypochorite, 70% ethanol, glutaraldehyde, formaldehyde
- 물리적 불활화 조건 : 50~60℃, 30분
- 숙주 밖 생존 여부 : 실온에서 2~3일 생존가능

5. 감염성 단핵구증

잠복기는 4~7주이며, 감염은 접촉에 의한다. 증상이 없는 보균자의 타액에 많이 존재하며 감염은 주로 키스에 의한다. 환자의 70~80%가 양의 적혈구를 응집하는 이호성 항체를 보유 하고 있으며 Paul-Bunnel test로 진단한다. 바이러스의 capsid 항원과 핵항원에 대한 항체를 검출함으로서 진단한다. 바이러스의 capsid 항원(EBNA)에 대한 IgG, IgM이 급성기의 초기에 검출되며, EBV의 항원(EBNA)에 대한 IgG는 회복기 후기에 검출된다.

임상증상은 열을 동반한 전신적 임파선증, 인후통, 권태, 피로, 간기능 이상, 말초혈액에서 임파구 증가증을 일으킨다. 실험실에서 CD(+)인 B-lymphocyte를 찾아냄으로서 알 수 있다.

EBV에 특이적인 IgM을 찾아내는 것이 의미가 있고, 이호중구 항체 검사를 하는 것도 좋다. 치료는 T-cell을 주입하는 면역혈청법이 있다.

6. 버킷림프종(Burkitt's Lymphoma)

1) 역학

EBF는 B-임파구를 감염시켜 암화시켜 버킷림프종 악성종양유발 열대아프리카의 소아에서 다발하며 그 다음으로 뉴기니아에서도 자주 발견된다. 그밖에 세계 각지에서 산발적으로 발생한다. 버킷림프종은 적도 아프리카, 특히 케냐, 우간다, 탄자니아가 국경을 접하는 빅토리아호 주변에서 다발하지만 사람에서 사람까지는 모기 등을 매개로 림프종이 이동하는 것은 아니다. 방아쇠가 되는 EBV에는 영아기에 대부분 불현성으로 감염되며 위험인자의 하나인 말라리아도 아직 열대 아프리카에서는 상존하는 것이 보편적이며 이들의 감염 중에서 버킷림프종의 발병은 연간 10만명당 10~30명으로 감염증의 전파개념에는 맞지 않고 있다.

2) 병원체

EB 바이러스(EBV)가 밀접하게 관계되어 있다. 아프리카 버킷림프종의 대부분의 증례에서는 EBV의 유전자가 림프종세포의 핵내에 존재하고 EBV특이핵항원(EBNA) 양성이다. 버킷림프종은 아프리카형과 산발형으로 모두가 제8염색체와 제14염색체간의 상호전이를 주로 하는 특이적 염색체이상을 보이고 여기에 반하여 세포성 암유전자 c-myc의 활성화가 보인다. 이상에서 아프리카 버킷림프종의 성인은 B림프구가 먼저 EBV에 의해 불사화작용(immortalization)을 받고 다음으로 이렇게 된 불사화 B세포에 c-myc의 발현이상이 생기는 것으로 이해되고 있다.

EBV가 원인 병원체라는 증거 :

- B-cell이 암화된 상태
- EBV가 B-cell을 암화시키며, 모든 환자에게서 EBV에 대한 항체가 높은 수준임이 증명됨.
- EBV의 유전물질을 암화된 세포에서 발견할 수 있다.
- EB세포를 배양하면 바이러스 입자를 발견할 수 있다.

3) 임상증상

아프리카에서의 버킷림프종 발병의 피크는 8~9세이다. EBV의 감염은 모친의 이행항체소실 직후의 1세 전후에 성립되며 말라리아나 발암촉진 식물인자의 작용도 같은 시기에 시작되는 것으로 생각되기 때문에 잠복기는 수년이다. 아래턱 부분에 가장 많고 그 다음으로 복부에서 볼 수 있다. 증식은 아주 빠르지만 항암제의 감수성도 높다. 5년 생존율은 약 50%이다. 이 림프종의 대부분이 열대아프리카의 소아에서 발생하고 나머지 대부분이 뉴기니아에서, 그 이외의 소수가 세계 각지에서 산발적으로 발생한다. 산발형의 버킷림프종은 어른에서도 보이며 아래턱보다 복부에 많다. 이 질환은 빅토리아호 주변의 루오족에 많고 이들 주민이 유전적으로 본 질환에 대한 감수성이 높을 가능성도 생각할 수 있다.

4) 진단

항-VCA의 항체들의 역가를 측정해 그 수치가 정상인보다 높을 때 의심한다. 임상적으로는 특유한 아래턱 종양, 병리학적으로는 특유의 starry-sky 조직상, 바이러스학적으로는 혈청 EBV 항체가의 정상이 아닌 고역가 및 종양세포 중의 EBV DNA의 존재와 그 발현되는 EBNA의 증명에 의한다. 더욱이 림프종세포의 제8, 14(일부의 증례에서는 8, 22 또는 2, 8) 염색체 상호전이의 검출에 의해 확정된다.

5) 치료와 예방

치료는 화학요법인 cyclophosphamide를 투여하며, 버킷림프종은 전파성 질환은 아니기 때문에 감염증으로서의 예방대책은 수립되지 않고 있다.

7. 코인두 암종

1) 역학

상인두 상피에 발생하는 암이며 방사선치료에 감수성을 보인다. 중국인 특히 광동인에 다발하고 중국대륙 남부에서 홍콩, 대만, 말레이지아, 싱가폴에 걸쳐 중년 남자에 많다. 그밖에 알래스카의 에스키모, 적도 아프리카의 흑인에서도 보인다. 특히 중국 남부에서는 년간 10만명당 50~100명에 이르고 이 지역의 악성종양 중 빈도가 가장 높다. 그 밖에 세계 각지에서 산발적으로 발생한다.

2) 병원체

원인으로서 EBV의 밀접한 관계가 시사되고 있다. 그 이유는 종양세포 중의 EBV DNA의 존재와 EBV 특이항원(EBNA)의 발현 또는 환자혈청 중의 EBV 항체가 비정상적으로 높은 것에 있다. EBV는 비인두암 다발지역과 그 밖의 지역에서도 비슷한 영아기부터 광범위하게 침범하기 때문에 무언가의 위험인자가 관여한다고 생각되며 중국인의 인종소인, 중국 남부에 생육하는 발암촉진물질 함유의 식물, 염장생선이나 훈제생선 등 주민의 기호식품이 거론되고 있다. 비인두암에서 발암성이 강한 EBV는 검출되지 않고 또한 EBV의 상존 · 보편성에서도 비인두암은 감염성의 종양이 아니다.

3) 진단 및 예방

상인두암은 특징적으로 혈청 EBV의 virus capsid에 대한 IgA 항체(VCAIgA antibody)의 출현과 역가가 높다. 중국 남부에서는 이 VCAIgA 항체를 지표로 하여 비인두암의 조기진단과 높은 위험도군의 주민을 검출하여 효과를 보고 있다. 비인두의 상피세포가 EBV에 의해 암화되며 이 질환자에게서 EBV 항원에 대한 항체가 높은 수준으로 검출된다. EBV의 유전물질이 NPC 세포에서 발견되며, NPC세포 배양시 바이러스 입자가 발견된다. IgG, A의 항-EA 항체들이 높은 역가로 나오며, 10만명 당 98%가 보균자 목과 구강에 혹이 생기고 탈수와 더불어 치사에 이른다. 예방을 위해서는 EB virus에 대한 vaccination이 중요하다.

Chapter

9 후천성면역결핍증(AIDS)

에이즈(AIDS)는 후천성면역결핍증이라 부르는데 인면역결핍바이러스(HIV : Human Immuno-deficiency virus)가 체내에 침입해서 면역기능(CD4 T세포)을 파괴시키고, 그로 인해서 정상인에서는 잘 나타나지 않는 여러 가지 위중한 감염증과 악성종양이 나타나는 무서운 감염병이다. 12월 1일은 에이즈의 날이다.

1. 역학

전 세계 에이즈 환자 수는 1999년까지 전 세계적으로 3,360만 명의 사람이 HIV 감염자이거나 AIDS환자인 것으로 추산되고 있다. 이중 3,240만 명이 어른이고, 나머지 120만명이 15세 이하의 어린이인 것으로 알려져 있다. 이들 중 69% 이상인 2,330만 명이 사하라 사막 아래 아프리카에서 살고 있고 전체 환자의 18%에 해당하는 600만 명이 동남아에 살고 있다. 세계적으로 15세에서 49세 성인 100명중 1명이 HIV 감염자이다.

1999년 한 해 동안만 해도 560만 명의 새로운 환자가 발생하였다. 이는 하루에 지구상에서 1,500명의 새로운 환자가 발생함을 의미한다. 이 환자들의 95%는 개발도상국에서 발생하였다. 1999년 한해만 해도 15세 이하 어린이 사망자 47만 명을 포함, HIV 감염이나 에이즈로 인해 전 세계적으로 260만 명이 사망하였다. 전 세계적으로 80%이상의 성인 HIV 감염자는 이성간의 성관계를 통해서 감염된 것이며, 유아나 어린이의 경우 90%이상이 HIV에 감염된 엄마로부터 감염된 경우이다.

2004. 12 감염자수가 3,153명 중 사망 AIDS환자 470명이다.

1985년 12월 국내에서 첫 번째 HIV 감염자가 확인된 이래 2001년 3월 현재 총 1,350명이 확인되었다. 그러나 실제 감염자수는 이보다 훨씬 많어 적게는 2~3배, 많게는 5~10배 정도 많을 것으로 추산하고 있다. 보고되지 않은 감염자중에는 HIV의 감염특성상 아무런 자각증세가 없어서 자신이 감염자라는 것을 모르기 때문인 것으로 추정하고 있으며 이는 HIV의 감염 확산에 커다란 원인이 되고 있을 것이다. 남녀 성비는 약 7:1로 주로 남성이다. 연령별 분포는 전체 감염자의 60%가 사회경제적으로 활동성이 가장 많은 20~30대이다. 현재까지 파악된 감염경로는 90%이상이 성접촉에 의한 것이며, 이중 국내 이성과의 성접촉을 통한 감염이 가장 빈번한 경로가 되고 있다는 사실은 근래 급변하는 성에 대한 가치관과 의식에 비추어 향후, 청소년에게까지도 만연될 우려가 크다.

2. 감염경로

현재 전 세계적으로 감염자의 70~80% 이상이 성 접촉에 의해서 감염되고 있는데, 그들 중 대부분은 이성간의 성 접촉 때문인 것으로 보고되고 있다. 이러한 이성간의 성 접촉에 의한 감염이 크게 증가하면서 여성 감염자수가 급격히 늘어나고 있다. 또한 여성 감염자수의 증가는 신생아 감염이라는 심각한 문제를 야기시키고 있는데, 실제 현재 전세계 에이즈 감염자수의 10~20%가 소아이며, 그들 중 80~90%는 감염된 산모로부터 감염된 것으로 보고 있으며, 감염된 모유를 먹은 아이에게도 감염이 된다. 한편 전 세계 감염자의 5~10%는 마약중독자인데, 이들은 HIV에 오염된 주사바늘이나 주사기를 돌려가면서 사용함으로써 감염되고 있고, 이러한 감염은 해가 갈수록 빠르게 증가하고 있다. 1980년대 중반부터 전 세계적으로 수혈 및 혈액제재에 대한 HIV검사가 실시되면서 혈액을 통한 전파는 많이 줄었으나 아직도 전 세계 감염의 3~5%를 차지하고 있다.

키스를 통해서나 악수, 포옹과 같은 피부접촉을 통해서는 감염이 되지 않고, 설사 감염자의 체액이 피부에 묻었다 하더라도 우리 몸의 피부는 방어벽을 형성하고 있기 때문에 감염이 되지 않는다. 또한 감염자와 함께 식사를 한다거나, 목욕탕, 변기를 같이 쓰고, 나아가서 한집에서 함께 생활한다 하더라도 결코 감염이 되지 않는다. 한동안 우려했던 모기에 의한 전파는 불가능한 것으로 밝혀졌다.

3. 병원체

HIV의 구조는 통상적인 외피가 있는 바이러스의 구조와 비슷하다. 입자중앙에는 전자 밀도가 높은 원통형의 핵심부로서 뉴클레오캡시드가 자리하며, 그 바깥에 두 종류의 당단백질로 이루어진 지

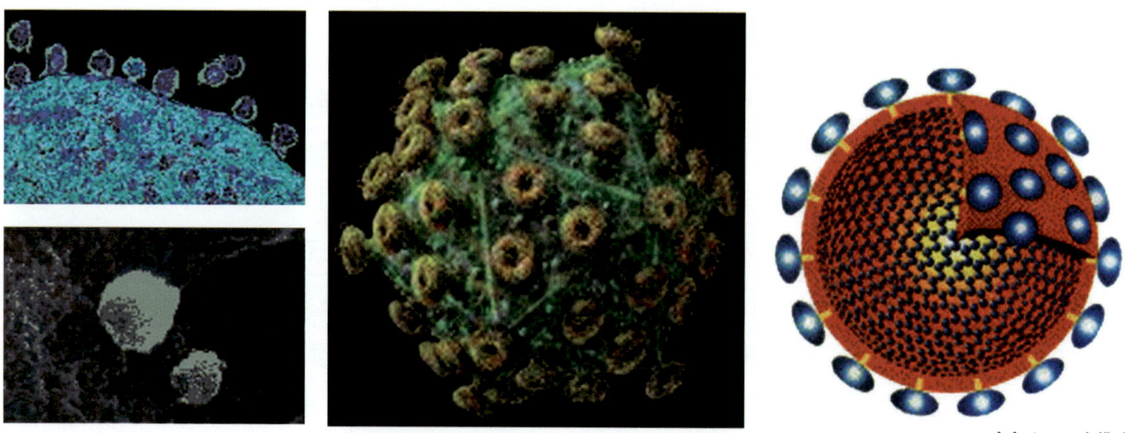

그림 9-1. Human immunodeficiency viruses

질층과 스파이크로 구성된 막이 둘러싸여 있다. 엔벨로프와 당단백질은 바이러스주에 따라 차이를 나타낼 수 있는 것으로서 형특이성 항원이라 하며 핵심 단백질은 동일 군의 바이러스들에서는 동일하므로 군특이성 항원이라 한다. 입자의 내부에는 RNA 의존성 DNA 중합효소(역전사효소)와 바이러스 게놈이 있다.

HIV는 바이러스 중에서도 레트로바이러스의 하나이다. 레트로바이러스란 바이러스의 유전 정보를 DNA로 가지고 있는 것이 아니고 RNA (ribonucleic acid)로 가지고 있으면서 살아있는 세포로 들어가면 RNA를 DNA로 바꿔야 세포 속의 복제기능을 이용할 수 있어서 자신을 복제할 수 있기 때문에 RNA를 DNA로 바꾸는 효소인 reverse transcriptase를 가지고 있다는 특성이 있다. 이러한 특성 때문에 reverse transcriptase을 억제하는 물질을 치료제로 쓰고 있다.

HIV의 또 하나의 특성은 슬로우 바이러스("slow" virus 또는 lentivirus)라는 것인데, 슬로우 바이러스라고 하는 이유는 감염에서 질환의 발생까지 오랜 시간이 걸리기 때문입니다. 동물에서도 사람의 HIV와 유사한 바이러스가 있어서 동물의 면역기능에 손상을 주어 에이즈와 유사한 증상을 일으키게 하는 슬로우 바이러스가 있는데, 고양이의 경우는 FIV (feline immuno deficiency virus), 원숭이의 경우는 SIV (simian immunodeficiency virus)가 그것이다.

HIV가 세포 속에 들어가서 분열하는 방법은 :

(1) CD4를 가지고 있는 세포에 바이러스가 결합하여 세포 속으로 들어감.

(2) 자신이 가지고 있는 역전사효소(Reverse trascriptase)로 자신의 유전정보가 들어있는 RNA를 DNA로 바꿈.

(3) 바꾸어진 DNA가 세포핵 속으로 이동

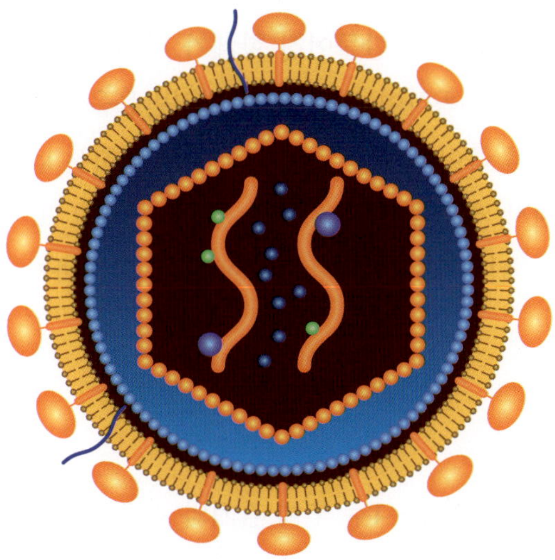

그림 9-2. 성숙한 HIV

(4) 이동한 DNA가 세포 속의 DNA에 삽입됨(integration)

(5) 세포 속 DNA에 삽입된 DNA에서 RNA를 만들어 냄.

(6) 만들어진 바이러스의 RNA가 바이러스에 필요한 구성 성분(Viral Proteins)을 만듬.

(7) 이렇게 만들어진 구성 성분(Viral Proteins)와 바이러스의 유전정보가 합쳐서 많은 수의 HIV가 됨.

(8) 바이러스가 세포 밖으로 나옴.

HIV(Human Immunodeficiency Virus)는 증식을 하려면 다른 세포 속으로 들어가야 한다. HIV의 경우는 감염이 되어 사람의 몸 속으로 들어오면 세포 중에서도 주로 면역기능에 중요한 역할을 하는 CD4 T 세포로 들어온다. CD4T 세포란 세포의 표면에 CD4라는 항원을 가지고 있는 세포를 말한다(T-cell중에는 CD8을 가지고 있는 CD8+ T-cell도 있음). 여러 경로에 의하여 HIV가 우리 몸 속에 들어오면 HIV 바이러스는 우리 몸 속의 CD4+세포라고 하는 백혈구들을 공격하여 그 세포 속에서 빠르게 증식하면서 CD4 T 세포 수를 원래의 20~40% 정도로 감소시킨다. 이 CD4 T세포는 주로 우리 몸의 면역기능을 담당하는 백혈구들로서 CD4+세포의 수적 감소는 우리 몸의 면역기능의 저하를 의미한다. 초기 단계에서 우리 몸 속의 혈액에는 많은 수의 HIV바이러스가 존재하며 혈액의 바이러스는 전신의 다른 장기에 옮겨간다. 특히 림프계가 주요 표적이 되는데 림프계란 임파선, 비장, 편도선 등을 말한다. 아직까지 의학자들은 왜 이 세포들이 HIV에 의해 죽고 또 혈액을 떠나 림프계로 이동하는지는 자세히 모른다. HIV에 감염되면 CD4+ 세포가 바이러스의 공격대상이 되는 반면 CD8+세포와 B-cell에서 만들어진 항체가 바이러스를 공격하여 바이러스의 숫자는 다시 급격히 줄어들어 다시 CD4+세포의 숫자가 원래의 80~90%정도까지 회복된다. 따라서 이 급성 기간이 지나면 비록 바이러스가 림프계에서 계속 증식을 하더라도 별 증상이 없이 수년간 계속된다. 다른 백혈구인 CD8+세포나 B-cell에서 만들어진 항체가 바이러스를 공격하는데도 바이러스가 다 죽지는 않는 이유는 바이러스도 똑똑하여 우리 몸의 면역반응을 피하는 여러 가지 능력을 가지고 있기 때문이다. 또한 바이러스를 죽이는데 가장 중요한 역할을 하는 killer T cell이 처음에는 바이러스를 죽이다가 나중에는 지쳐서 제 역할을 하지 않는 이유도 있고 또 바이러스는 림프계에 숨어서 증식을 하는데, 살해 T 세포는 림프계보다는 혈액 속에 많이 존재하기 때문이다.

4. 임상증상

HIV에 감염된 사람의 70% 정도는 2~4주 후에 감기와 같은 증상이 발생하는데, 나머지 30% 정도는 별 증상이 없이 넘어간다. 대개는 에이즈로 위중한 증상이 나타나기까지 수년간 아무런 증상도 없이 정상인과 똑같은 생활을 하게 되는데 일부 감염자는 이 시기에 목이나 겨드랑이, 사타구니 등

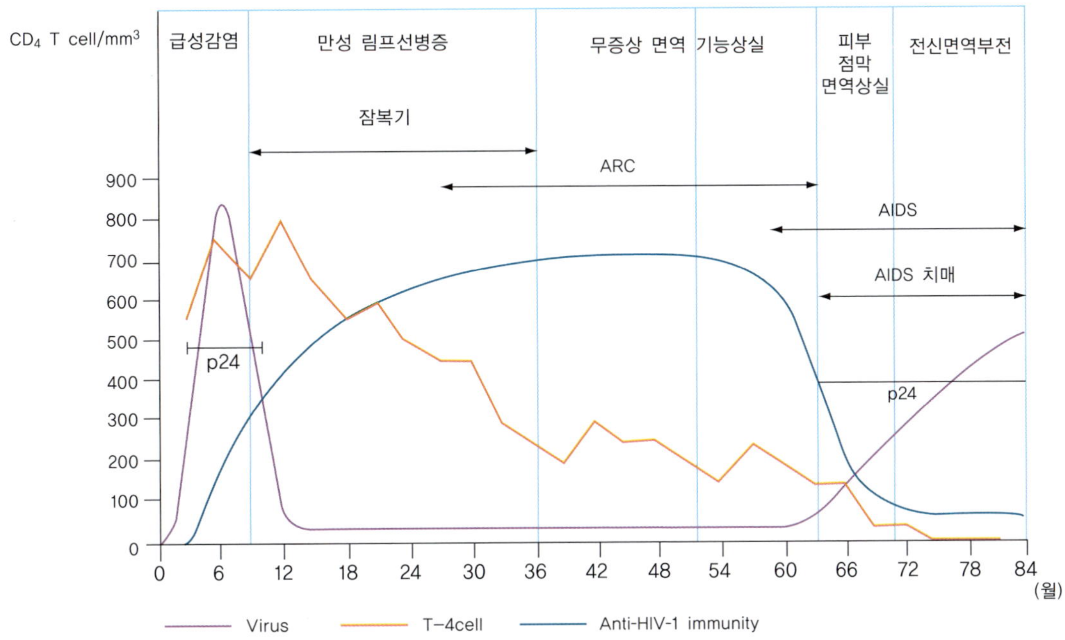

그림 9-3. HIV의 진행과정 : T4(CD4) 세포는 잠복기 이후부터 감소한다.

에 림프선이 붓기도 한다. 그러나 이 시기에 아무런 증상이 없다하더라도 면역기능검사를 해보면 면역기능은 계속 감소하는 것을 볼 수 있다. 또한 이 시기에도 남에게 감염시킬 수 있는 감염력은 물론 있다. 정상인과 똑같이 건강해 보이는 감염자라 할지라도 혈액이나 성접촉을 통해서 다른 사람에게 에이즈를 전파시킬 수 있는 것이다.

HIV 감염의 잠복기(항체미형성기)는 3개월(4~12주)정도로 개인차이가 있다.

일반적으로 HIV에 감염된 후 평균 8~10년이 지나면 에이즈로 이행하게 되는데, 에이즈로 이행하기 바로 직전, 다시 말해서 수개월 또는 1~2년 전에 몇 가지 전구증상이 나타난다. 전구증상으로는

(1) 쉽게 멍이 든다.

(2) 급격한 체중감소 : 원인모를 만성설사, 발열, 마른기침

(3) 지속되는 설사

(4) Thrush라 불리는 두꺼운 하얀 색의 물질이 혀와 인후에 생긴다.

(5) 이유 없는 발열과 식은땀이 나거나, 잠잘 때 심하게 땀을 흘린다.

(6) 밥맛이 없고, 설명할 수 없는 극도의 피로감이 몰려온다.

(7) 목, 사타구니, 겨드랑이의 임파선이 붓거나 딱딱해 진다. 대상포진, 임파선종창

(8) 감기나 담배연기가 아니어도 깊고 마른기침을 한다.

(9) 숨이 가빠지고 숨을 짧게 쉰다.

(10) 입안이나 피부가 변색이 되거나 자줏빛이 된다. 카포시 육종(피부암)

(11) 손이나 발의 심각한 마비나 통증이 오기도 한다.

또한 몸의 균형을 잡기가 힘들어지면서 심한 경우에는 글씨 쓰는 것조차 힘들어진다.

이러한 전구증상이 나타나고 얼마간 지나면 에이즈로 이행하면서 각종 위중한 감염증과 악성 종양이 나타나게 된다. 정상인에게서는 잘 나타나지 않는 바이러스, 진균, 원충, 기생충 등에 의한 폐렴, 뇌염, 위장염, 망막염, 패혈증 등이 나타나고, 또한 피부, 뇌, 림프선 등에 악성 종양이 나타나기도 한다. 대개는 이러한 심각한 에이즈증상이 나타난 후 약 2~3년이 지나면 환자는 그로 인해 사망하게 된다.

에이즈가 발병하면서 나타날 수 있는 증상들을 정리해보면 아래와 같다.

(1) 세균에 의한 기회감염

① Mycobacterium Avium Complex (MAC, MAI)
② Salmonellosis
③ Syphilis and Neuroshyphilis
④ Turberculosis (TB)
⑤ Bacillary angiomatosis (cat scratch disease)

(2) 곰팡이에 의한 기회감염

① Aspergillosis
② Candidiasis (thrush, yeast infection)
③ Coccidioidomycosis
④ Cryptococcal Meningitis
⑤ Histoplasmosis

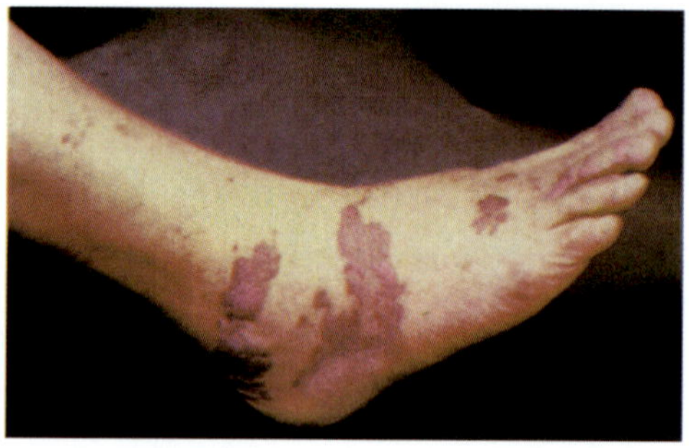

그림 9-4. Kaposi's Sarcoma

(3) 에이즈에 의한 종양

① Kaposi's Sarcoma
② Lymphoma
③ Systemic Non-Hodgkin's Lymphoma (NHL)
④ Primary CNS Lymphoma

(4) 원충(기생충의 일종)에 의한 기회감염

① Cryptosporidiosis
② Isosporiasis

③ Microsporidiosis

④ Pneumocystis Carinii Pneumonia (PCP) - 아주 중요한 기회감염임

⑤ Toxoplasmosis

(5) 바이러스에 의한 기회감염

① Cytomegalovirus (CMV)

② Hepatitis

③ Herpes Simplex (HSV, genital herpes)

④ Herpes Zoster (HZV, shingles)

⑤ Human Papiloma Virus (HPV, genital warts, cervical cancer)

⑥ Molluscum Contagiosum

⑦ Oral Hairy Leukoplakia (OHL)

⑧ Progressive Multifocal Leukoencephalopathy (PML)

(6) HIV에 따른 신경학적 문제들

① AIDS Dementia Complex (ADC)

② Peripheral Neuropathy

(7) 기타 문제들

① Apthous Ulcers

② Malabsorption

③ Depression

④ Diarrhea

⑤ Thrombocytopenia

⑥ Wasting Syndrome

⑦ Idiopathic thrombocytopenic purpura

⑧ Listeriosis

⑨ Pelvic inflammatory disease, particularly if complicated by tubo-ovarian abscess

⑩ Lymphoma, Burkitt's (or equivalent term)

⑪ Lymphoma, immunoblastic (or equivalent term)

5. 진단과 검사

AIDS에 대한 상태와 HIV 바이러스에 대한 가장 일반적인 진단은 혈액에 있는 HIV바이러스에 대한 항체를 살피는 것이며, 이 진단은 바이러스 감염이 AIDS로 진행할지 안 할지는 결정하지 못한다. 그리고 병이 얼마나 진행되었는지 예측할 수 있는 진단하는 방법도 있다. 우리 몸이 HIV 바이러스와 싸우기 위해 HIV 바이러스에 대한 항체를 만드는데, 항체가 만들어지는 시기는 바이러스가 몸 속에 들어오고 약 4주에서 12주가 경과해야 만들어진다. 따라서 만약 성관계를 하고 에이즈가 두려워 성관계 후 즉시 에이즈 검사를 하여도 감염이 됐는지를 알 수가 없다.

• 항체검사 : 1차검사(Screenig) : P.A법, ELISA,
  2차 검사(확인 : Westhern Blot IFA 등)

현재 가장 널리 사용되는 에이즈 검사는 두 단계로 이루어져 있는데, 처음 단계로 ELISA등의 검색시험으로 HIV 항체 양성 반응을 나타내는 혈청에 대하여 Western Blot이라는 방법으로 에이즈를 확진하게 됩니다. 여기서 중요한 것은 처음의 검색 시험에서 음성으로 나오면 에이즈가 아니라고 할 수는 있으나 양성으로 나온 경우에도 HIV에 감염되어있지 않을 확률이 높다. HIV에 감염이 되지 않았는데도 검사에서 양성으로 나오는 경우가 많은데 그 원인은 다양하다. 따라서 에이즈검사에서 양성으로 반응되었다고 할 때 이는 ELISA검사에서 그렇다는 것이므로 즉시 Western Blot 검사법으로 확인을 해 보아야 한다. 처음 검사에서 양성으로 나오면 검사한 기관에서 다음 검사를 해야 하는데, 다음 단계의 검사(Western Blot)를 받지 않고 절망감에 빠져서 숨어 다니면 절대 안된다.

HIV에 대한 viral load 테스트는 혈액 속에 포함된 활동 바이러스의 숫자를 직접 측정하는 방법으로 에이즈의 진행상황을 예측하고, HIV의 직시를 억제하는 치료법을 결정하고, 질환을 통제하는 방법을 의사와 환자에게 제공하는 것이다. HIV-RNA라 불리는 바이러스에 의하여 생산되는 유전학적인 물질을 측정하는 매우 강력한 검사법인 viral load 테스트는 얼마나 많은 바이러스가 선택된 지점의 혈장 안에 존재하는지 알아낼 수 있게 해주는 방법이며 바이러스가 감염된 세포에서 감염되지 않은 세포로 움직일 때 성숙한 바이러스입자를 더욱 더 많이 생산하고, 이때 HIV의 유전학적인 물질인 viral load가 증가되는 것이다.

viral load 테스트 방법은 3가지가 있는데 혈액샘플의 혈청에서 핵이 p24라 불리는 바이러스의 조각을 측정하는 법과 혈장 속의 HIV의 유전학적인 물질의 측정과 직접 RNA를 측정하는 법과 백혈구의 특정군에서 DNA를 측정하는 방법이 있다. 하지만 p24항원 검사법과 HIV 배양법은 임상에서 사용이 어려운 점이 있다. HIV 배양에 시간이 걸리고, 비용이 많이 들고, 인체에서 HIV의 움직임을 정확하게 측정하는 데도 문제가 있다. p24항원 검사법은 모든 사람에게서 발견되지도 않고, HIV 활동을 측정하는데 정확하지 않다. 하지만 HIV로부터 직접 측정하는 방법은 혈장 속의 HIV 입자로부터 나온 RNA는 아주 정확해서 폭넓게 복제 바이러스를 측정할 수가 있다. 즉 수백 개에서 수백 만 개의 바이러스를 측정하는 방법이다. 이 방법이 실험실에서 아주 유용한 방법이다. 그래서 세 가지 사용되는 분석 Kit가 있다.

1) AMPLICOR HIV-1 모니터 방식 : RT-PCR에 근거를 둔 방식(Roche Diagnostic Systems)
2) Quantiplex방식인 HIV-RNA 분석법 : branched-chain DNA (bDNA) (Chiron Corporation)
3) Nucleic Acid Sequence-Based Amplification (NASBA) (Organon Teknika).

이상 3가지 방식이 있는데 "Amplicor HIV-1 Monitor" 방식만이 미 식품의약국인 FDA의 승인을 받은 것이다. 나머지 두 가지 방식은 현재 승인중인 것으로 알고 있고, 각각의 시험법은 아주 정밀하다.

AMPLICOR HIV-1 MONITOR방식은 PCR(Polymerase Chain Reaction)이라 불리는 효소의 작용을 통하여 혈액속에 HIV-RNA의 양을 산출하는 것이다. 이 시험법의 등록상표명은 "AMPLICOR HIV-1 MONITOR"이다. 이 방법을 위한 혈장 샘플은 두 개의 anticoagulants인 EDTA나 혹은 ACD (acid citrate dextrose)중에서 하나를 사용함으로서 얻을 수 있다.

HIV감염자는 가능하면 빨리 viral load 검사를 받아 보아서 baseline viral load 빨리 정하는 것이 좋다. 여기서 baseline viral load 검사란 혈액속의 HIV의 첫 번째 검사와 다음의 검사를 비교하는 것을 의미하며, baseline 검사법은 2주와 4주안에 서로서로 분리된 검사를 필요로 한다. 이러한 방법은 병이 어떻게 진행할지 예측할 수 있는 것이다.

새로 감염된 사람은 치료를 받기 전에 미리 "HIV serostatus" 뿐만 아니라 viral load 검사를 받아서 자신의 상태를 확인하여야 한다(참고 : HIV Serostatus : 감염의 결과로 혈액 안에 있는 HIV에 항체가 발견되는지 안 되는지의 존재여부이다. 보통 항체검사로 음성 Serostatus이거나 양성 Serostatus로 나타난다).

신생아 감염의 혈청에 의한 최종확인은 출생 후 18개월에 채취된 혈액에 의하여 검사를 실시하도록 한다.

HIV양성인 사람을 위해 viral load 검사를 받는 것이 바이러스의 현재 동향을 결정하는데 도움을 줄 것이고, 중요한 것은 "antiretroviral 요법"과 인체의 면역반응이 바이러스를 제지하는 것이다(참고 : antiretroviral 요법은 인체의 HIV의 활동을 멈추거나 느리게 만드는데 목적을 둔 치료법이다).

CD4+ 세포수의 개수 파악과 viral load 검사를 사용함으로서 면역계통의 치료에 더 좋은 아이디어를 가질 수 있으며, 치료가 시작되면 이상의 검사를 받으므로, 치료가 잘 되는지 안되는지 관찰할 수 있다.

일반적으로 매 수개월마다 CD4+세포의 개수를 알기 위해 병원으로 갈 때 viral load 수치도 검사되어야 한다. viral load의 변동을 알아내는 것은 의미 있는 일이다. 검사는 동일한 것으로 해야하고,

치료과정동안 동일한 검사를 해야만 한다.

HIV의 viral load 검사의 4가지 강점은

1) HIV질환의 예후를 정하는 것을 도와준다.
2) 인체에서 HIV의 활동을 중지하거나 느리게 하는 antiretroviral 요법을 결정하거나 모니터하는데 도움을 준다.
3) 약의 사용에 실패의 징후가 나타나기 전에 빨리 약의 저항(Drug Resistance : 특정한 바이러스나 병균에 대해서 작용하는 약효의 감소)을 예측할 수 있다.
4) 이 검사법은 시험적이지만 효과적인 치료법을 빠르게 승인시키게 만들고, 임상에서 유용한 평가를 할 수 있다.

요즘은 Rapid serum HIV antibody tests, 침이나 소변에서 항체를 검사하는 방법, 또 집에서 스스로 HIV감염여부를 검사할 수 있게 만든 키트(home HIV antibody testing kits) 등이 FDA의 승인을 받아 판매되고 있다. 혈액이 아닌 침이나 소변으로 항체를 검사하는 검사법(SALIVA - AND URINE-BASED TESTS)도 상당히 정확한 검사법으로 알려져 있으며 침으로 검사하는 방법이 좀 더 정확하다.

• 침 : 민감도 99.5%, 특이도 99.5%
• 소변 : 민감도 98.7%, 특이도 99.1%

스스로 검사를 할 경우 위양성인 경우가 많은데도 만약 양성으로 나오면 스스로 자신을 에이즈 환자로서의 삶을 살게 할 수 있는 위험이 있다. 즉 검사에서 음성이면 안심하고 양성이라도 의료기관을 꼭 방문하여 의사와 상담을 하여야 한다. 그리고 이 외에도 HIV RNA 테스트가 개발되어 아직 상품으로는 널리 쓰이고 있지는 않지만 연구목적으로 임상실험 중에 있다.

6. 분류

HIV에 감염된 환자를 3가지로 분류하고 있다.

1) 분류1 (자각증상이 없는 경우) : CD4세포의 개수가 500 cells/uL이상일 때

AIDS 증세가 나타나지 않으며, CD4 세포의 개수가 절대수가 500이하로 떨어지지 않는 경우

2) 분류2 (ARC) : CD4세포의 개수가 200~499 cells/uL일 때

(1) T세포가 200~500일 경우나 혹은 (2)의 경우이다.

(2) 분류 3의 질병이 나타나지 않지만, 적어도 다음 질환 중에 하나를 가졌을 경우이다.

Bacillary angiomatosis, Candidiasis, oropharyngeal thrush

Candidiasis, vulvovaginal

Cervical dysplasia (moderate or severe)/cervical carcinoma in situ

Constitutional symptoms : 38.5℃의 열이 있거나, 1개월 이상 지속되는 설사.

Hairy leukoplakia, oral

Herpes zoster (대상포진)

Idiopathic thrombocytopenic purpura

Listeriosis

Pelvic inflammatory disease(골반염)

Peripheral neuropathy(말초 신경장애)

분류2의 의미는 면역계통이 약화되는 정도이고 생명을 위협하는 정도는 아니라고 말한다.

3) 분류3 (AIDS) : CD4세포의 개수가 200 cells/uL 보다 작을 때

분류 3의 경우는 AIDS 환자로 분류한다.

1) T세포의 개수가 200 이하일 경우나 혹은 (2)의 경우이다.

2) 적어도 다음의 질환 중에 한가지를 가진 경우이다.

Candidiasis(기관지, 폐)

Candidiasis(식도)

경부암

Coccidioidomycosis, disseminated or extrapulmonary

Cryptococcosis, extrapulmonary

Cryptosporidiosis, chronic intestinal(1개월 이상 지속)

Cytomegalovirus disease (간, 비장)

Cytomegalovirus retinitis (망막염) (실명)

Encephalopathy (HIV와 관련된 뇌질환)

단순 Herpes, 만성위궤양(1개월 이상 지속), 기관지염 등

Histoplasmosis,

Isosporiasis,

만성장염(1개월 이상 지속)

Kaposi's sarcoma (카포시 육종)

Lymphoma, Burkitt's (버킷임파종)
Lymphoma, immunoblastic
Lymphoma, primary, of brain
Mycobacterium avium complex
Mycobacterium (미코박테륨(속))
Mycobacterium tuberculosis(결핵균)
Pneumocystis carinii pneumonia
Pneumonia (재발성)
Progressive multifocal leukoencephalopathy
Salmonella septicemia (재발성)
Toxoplasmosis of brain (뇌의 원충질환)

7. 치료

치료제 투약 대상자 선정은 국립보건원 또는 전문진료기관에서의 정기면역검사 결과 면역기능이 저하된 자(CD4 세포수 500이하 또는 혈청내 HIV RNA가 5000~10,000 copies/mL 이상)를 1차 대상으로 선정하여 전문의의 진료결과 투약하도록 한다. 현재로서는 AIDS에 대한 완전한 치료법은 없지만, HIV증식을 억제하고 기회 감염증을 치료하는 AIDS환자에 도움을 줄 수 있는 복합적인 치료방법은 있다. 비록 그 치료법이 병 자체를 완치시킬 수는 없지만, 많은 사람들의 경우에는 수명을 연장시킬 수는 있다. HIV의 감염이 얼마나 진행이 되었는지를 알아내는 것이 참 중요한데 이것을 알아야만 몇 가지 치료를 사용하여 면역기능을 증진시킬 수 있으며 이 방법이 수명을 연장시킬 수 있다. HIV질환의 진행을 늦출 수 있는 처방은 HIV 치료약의 복합치료로 가능하다. 약들 중 대표적인 약이 AZT(Zidovndine)라는 약인데, 이 약도 환자의 생존기간을 약간 연장시킬 뿐 완치를 시키지는 못한다. 또한 AZT를 계속 복용하면 HIV바이러스도 내성이 생겨 얼마동안은 약이 듣다가 더 이상 약이 안 듣는 경우가 대부분이다. AZT 단일약의 치료는 짧은 기간에 viral load수치의 작은 수치만 낮출 수 있다.

치료는 HIV의 초기감염 시 HIV-RNA수치를 많이 감소시킬 수 있으므로 그래서 많은 의사들이 첫 번째 치료에서 강력한 복합처방을 사용하여 viral load를 아주 낮은 수치로 낮춘다. 단일제재의 치료로서는 HIV의 돌연변이성과 저항력 때문에 계속된 바이러스의 복제가 이루어 질 뿐이다. 역전사효소 반응억제재인 nucleoside (Nucleoside analogue reverse transcriptase inhibitors)가 여전히 HIV치료의 초석이 되고 있고, 역전사효소 반응억제제인 역하는 non-nucleoside (non-nucleoside analogue reverse transcriptase inhibitors)와 같은 약과 단백질 분해 효소억제제가 최선의 효과를 보인다.

HIV의 초기감염에 복합처방으로 치료를 하게 되면 viral load수치를 아주 낮게 유지할 수가 있다. 복합처방은 각각의 연구 데이터에 따르면 모든 치료결정은 다양한 요소인 이전의 치료 경험과 약에 대한 내성과 식사 스케쥴과 자발적으로 복합약을 먹으려고 하는 데에 달려있다. AZT+ddI나 AZT+ddC가 AZT를 단독으로 사용하는 것보다도 CD4+세포를 높이고 viral load를 감소시킨다. 최고의 효과는 한번도 AZT로 치료받지 않은 사람에게서 나타난다.

1996년 12월 30일 미국의학협회지(Journal of the American Medical Association)에 따르면 복합치료의 단기간의 효과는 HIV의 viral load(바이러스 개수)가 줄어들고 CD4세포의 개수는 증가한다. 감소된 viral load는 임상학적으로 좋은 예후이고 CD4세포의 개수의 증가 역시 다른 감염을 막는 것이다. 예를 들면 CD4세포의 개수가 40이하로 감소 된 환자에게 복합 치료를 하면 CD4세포의 개수는 220으로 증가한다.

가장 효과적인 약의 배합에 관해서는 다음의 3가지를 기억하는 것이 중요하다.

(1) HIV는 만성감염이므로 환자가 장기간 견딜 수 있는 방법을 사용해야한다. 견딜 수 없는 치료법으로 만성인 상태를 효과적으로 치료 할 수 없다.

(2) 단 하나의 치료법을 모든 환자에게 권해서는 안 된다. 이전의 다른 약의 복용(바이러스의 저항력이 생긴)과 다른 현존하는 의학적인 상태(췌장염, 임신, 알코올 남용자, 말초신경장해 등)와 다른 약과의 상호작용(즉 dilantin과, rifampin, itraconazol)등이 고려되어야 한다.

(3) 일반적으로 치료의 목적은 환자가 견딜 수 있는 치료로 viral load 수치를 거의 탐지할 수 없을 정도로 만드는 것이다. 이러한 목적을 달성하기 위해서는 보통 단백반응억제재(protease inhibitor)를 포함하여 약품을 배합하는 것이다.

두 가지의 nucleoside 약품을 포함하는 치료는 바이러스 복제를 못하게 하고 충분한 효과를 가지지 못한다. 비교적 양호한 초기환자에게서 두가지 nucleoside와 protease inhibitor는 효과적 대안이 될 것이다.

미국 FDA (Food and Drug Administration)에서도 몇 가지 약들을 에이즈 치료제로 승인하였다. 처음으로 나온 약이 nucleoside analogue reverse transcriptase inhibitors (NRTIs)라고 하는 약들인데, 이는 바이러스가 CD4+세포로 들어가서 증식을 위해 자신의 유전정보를 세포핵 속으로 넣기 위해 필요한 reverse transcriptase를 억제하여 치료효과를 나타내는 것이다. 이러한 약으로 가장 많이 알려진 zidovudine (AZT) 외에도 zalcitabine (ddC), didanosine (ddI), stavudine (D4T), lamivudine (3TC), abacavir succinate 등이 있다. 이러한 약들은 몸 속에서 HIV의 증식을 억제하여 기회감염을 억제 또는 연기시키는 역할을 한다. 그러나 이러한 약들을 복용하고 있다고 하더라도 다른 사람에게 감염시키는 능력은 계속된다.

이러한 약들이 화학적으로 nucleoside의 구조를 하고 있는 반면 nucleoside의 구조가 아닌 약들 즉, Non-nucleoside reverse transcriptase inhibitors (NNRTIs)라는 약들이 다른 종류의 약들과 함께 치료에 이용되고 있다. Non-nucleoside reverse transcriptase inhibitors (NNRTIs)의 종류에는 delavirdine, nevirapine, efavirenz 등이 있다.

세 번째로 protease inhibitors라는 약들이 새로 개발되었는데, 이는 바이러스가 세포 속에서 분열한 후 세포 밖으로 나오는 것을 억제하는 약물로 ritonavir, saquinivir, indinavir, nelfinavir 등이 이에 속한다.

한가지 약으로만 치료를 하면 HIV가 약에 내성이 생겨 더 이상 듣지 않는 것이 문제이다. 따라서 reverse transcriptase inhibitors와 protease inhibitors를 동시에 복용하는 것이 일반적이다. 현재로는 어떠한 약도 에이즈나 HIV 감염을 완치시키지는 못한다. 또한 심각한 부작용이 있을 수도 있다. 예를 들어 AZT는 특히 에이즈 발병 초기가 아닌 나중에 복용하면 빈혈이라든지, 백혈구 수의 감소 등 심각한 부작용이 생길 수 있다. 이러한 부작용이 발생할 경우는 AZT 복용을 중지해야 한다. 또 didanosine(ddI)은 췌장염이나 신경손상을 나타낼 수 있다. protease inhibitors에 의한 가장 흔한 부작용은 오심, 설사, 기타 위장관 증상을 나타낸다. 그 외에도 protease inhibitors는 다른 약들과 상호작용을 하여 심각한 다른 부작용을 나타낼 수 있다.

HIV 바이러스에 관한 약 외에도 에이즈가 발병하면서 나타나는 기회감염(opportunistic infection)의 치료제들도 있다. 예를 들어 foscarnet과 ganciclovir는 cytomegalovirus에 의한 눈의 감염을 치료하는데 이용되고, fluconazole은 곰팡이 감염에 그리고 아주 중요한 Pneumocystis carinii pneumonia (PCP-Pneumocystis carinii라는 기생충에 의한 기회감염) 치료에 TMP/SMX (흔히 bactrim이라고도 함) 또는 pentamidine이 이용된다. CD4+ T-cell의 숫자가 200 이하로 떨어지면 Pneumocystis carinii pneumonia를 예방하기 위해 약을 복용한다. 어린이의 경우는 CD4+ T-cell의 숫자가 자기또래의 다른 아이들 보다 떨어지면 neumocystis carinii pneumonia를 예방하기 위한 약을 복용해야 하며, Pneumocystis carinii pneumonia를 예방하는 약들은 평생 복용해야 한다. 그리고 에이즈에 의한 기회감염 외에도 에이즈 때문에 카포시 육종(Kaposi's sarcoma)을 비롯한 종양이 발생하는데, 이의 치료는 방사선 치료, 항암제 그리고 알파 인터페론(alpha interferon) 등으로 치료를 하게 된다. HIV에 감염된 여성이 임신을 할 경우는 아기로 감염되는 것을 막기 위해 임신기간중과 분만시에 엄마가 AZT를 복용하여야 하며, 태어난 아기는 AZT를 6주 동안 복용하여야 한다. 이렇게 하면 HIV에 감염된 여성에서 아기에게 HIV 감염되는 것을 현저히 줄일 수 있다고 한다.

HTV 노출 후 검사 : 노출 시 6주, 12주, 6개월에 검사한 후 최종 확인 진단한다.

8. 예방법

1) 감염자와 질, 구강, 항문을 통한 성적인 접촉을 금해야 한다. 환자나 환자로 예상되는 사람과 성적인 접촉을 할 경우에는 nonoxynol 9(살정제 : 정충을 죽이는 피임약)를 바른 콘돔을 사용해야 한다.
2) 문신바늘이나 주사기 바늘을 함께 사용하지 않아야 한다.
3) 부부나 가족인 경우에는 여러 가지 정보를 가지고 상의해야 한다.
4) 문란한 성관계나 문신바늘이나 주사바늘을 공유한 적이 있으면 HIV바이러스 검사를 받는 것이 좋다.
5) 증세가 나타나면 전문가의 조언과 검사를 받아야 한다.
6) 다른 사람의 혈액이나 체액을 다룰 때는 주의를 해야 한다.

9. 국내 에이즈 검진대상 및 주기

1) 정기 검진

(1) 대상 : 감염병 예방법에 의해 성병에 관한 건강진단을 받아야 할 자

• 특수업태부, 유흥접객원, 여관업 및 여인숙업의 여자 종업원, 휴게음식점 영업 중 다방형태의 영업에 종사하는 여자 종업원, 안마시술소 여자 종업원.
외국인(연예, 운동, 경기 등 흥행 목적으로 91일 이상 장기 체류자)

(2) 검진주기 : 년 2회

2) 수시 검진

(1) 대상 : 검사희망자, 선원, 교도소수형자, 마약사용자 등

(2) 검진주기 : 수시 (교도소 수형자는 신규입소시)

3) 기타 검진

(1) 대상 : 외국인 불법체류자, 산업기술연수생 등

(2) 검진주기 : 수시

Chapter 10

바이러스감염 안과 질환

I. 유행성각결막염

여름철 눈병환자에 대한 각별한 주의가 필요합니다.

1. 역학

이 병은 Fuchs에 의해서 1889년에 acute superficial punctate keratitis로 처음 기술되었다. 그 후 이 병은 유행성인 형태로 여러 곳에서 보고되어 왔다.

2. 병원체

이 병의 원인으로 1955년에 Jawetz에 의해 adenovirus 8형이 처음 분리된 이래 여러 형이 분리되었다. 이 중에서 가장 흔한 형은 8과 19형, 4, 34, 37형이다. 감염성이 강하고 보통 5~14일정도 앓게 되고 심한 경우 각막염이 생겨 눈부심이 오래갈 수도 있으므로 초기 진단 및 치료가 필요합니다. 어느 장소이건 직접접촉에 의해서 오는데 특히 물수건, 수영장 등이 좋은 매개가 될 수 있고 집안에 한 사람이 생기면 온 집안식구가 옮는 수도 있다.

최근에 D'Angelo 등은 수영장 물에서 virus를 분리함으로써 여름철의 수영장이 이 병을 감염시키는 주된 원인이 된다는 것을 뒷받침하였다. 그 외에도 병원에서 다른 환자에게 옮기는 병원감염도 많아 이 병이 유행할 시기에는 특히 다른 환자로부터의 감염예방에 주의를 기울여야 한다.

3. 임상증상

증상으로는 보통 양안에 발병하나 한쪽만 발병하는 수도 있으며, 양안에 발병한 경우 대개 먼저 발병한 눈에 증상이 더 심하게 나타난다. 발병초기에는 충혈, 안통, 안검부종, 눈물 및 눈꼽이 많이 나온다. 눈 속에 모래알이 굴러다니는 것처럼 껄끄럽고 각막표면의 상피세포의 손상으로 수명(빛을 보면 눈이 아픈 것)이 나타나기도 하며, 이때의 손상이 각막상피하 혼탁(subepitelial opacity)을 남겨 superficial punctate keratitis (표층성 점상각막염)도 생기는 수가 있다. Superficial punctate keratitis가 각막의 중심부에 위치하면 시력감퇴가 오는데 보통 각막 전체에 퍼지며 수, 위치, 농도 등은 환자에 따라 개인차가 많다. 이런 것은 3~4주 째에 최고에 달하고 그 후 차차 감퇴되나 때로는 수개월에서 수년간 심한 시력장해를 주는 수도 있다. 어린아이에서는 두통, 오한, 인두통, 설사 등이 동반되어 나타나기도 한다. 결막의 follicular and papillary hypertrophy, 안검이 몹시 붓는 것이 특징이며 그 외에 출혈점 등이 있다. 다른 눈에 감염이 늦게 올수록 그 눈에 각막침범이 오는 율은 적고 또 오더라도 가볍게 생긴다.

4. 치료

치료는 2차적 세균감염을 막기 위해 주사, 약, 안약을 넣는 등 여러 가지 방법이 있는데, 충분한 휴식과 영양섭취도 좋은 방법이다. 찬물 맛사지가 효과적이며, 심하게 붓는 경우 통증을 완화시키므로 도움이 된다. 또한 이 병은 감염성이 강하기 때문에 감염예방에 각별히 주의하는 것이 중요하다. 눈병치료 중 주의할 사항은 술은 절대 금물이며 눈병이 심해지면서 각막혼탁으로 인하여 시야가 뿌옇게 보일 수도 있다. 가까운 약국에서 함부로 안약을 사용하여 오히려 병의 경과를 악화시키거나 지연시켜 합병증을 유발시킬 수 있으므로 가까운 안과 전문의의 자문을 받아 치료하는 것이 중요하다

5. 예방

예방법으로는 환자의 손에 닿는 모든 물건(예 : 비누, 수건, 침구 등)을 따로 사용하고 안약을 넣기 전과 후에 꼭 손을 씻도록 하여야 합니다. 안약은 본인만 사용토록 하고 늘 청결유지를 하는 것이 좋습니다. 하지만 공기 중 감염도 가능하므로 모든 방법을 지킨다 할지라도 안심할 수는 없습니다. 이 바이러스는 소독약에는 강하지만 열에 약하기 때문에 끓일 수 있는 것은 되도록 끓여서 소독하는 것이 좋다. 특효약이 없기 때문에 치료도 중요하지만 예방이 더욱 중요하다. 의사의 손, 안약, 특히 점안마취약, 적외선 온습기, 안압계 사용 시 감염되는 수가 많으니 유행성 각결막염(Epidemic Kerat-Conjunctivitis, EKC)가 유행할 때는 특히 조심해야 되고, 환자의 분리진료 또는 안약의 분리사용 그 외 기계의 소독 등에 세심한 주의가 필요하다.

여름방학동안 사람들이 많이 모이는 수영장, 피서지에서 옮기기 쉽고 개학 후 학생들이 모이는 학교나 유치원, 놀이방 등에서 눈병환자가 급격히 늘어날 수 있습니다. 우리 나라에서는 무더운 여름

철에 풀장 등에서 폭발적으로 감염되는 수가 많기 때문에 풀장의 소독이나 자주 물을 교환하는 것과, 안 질환이 있는 사람의 입장을 막는 것 등 행정적인 지도, 감독이 필요하다. 또 풀장에서는 손을 자주 씻고 눈을 함부로 비비는 것은 삼가 한다. 그 외에 음식점에서 주는 물수건도 감염원이 될 수 있으니 소독이 안된 물수건으로 눈을 닦지 말아야 한다. EKC는 감염 후 1주일간이 가장 감염력이 강하므로 특히 이 기간에는 환자는 사람이 많이 모이는 곳에 가는 것을 삼가는 것이 좋다.

II. 급성출혈성 결막염

1. 역학

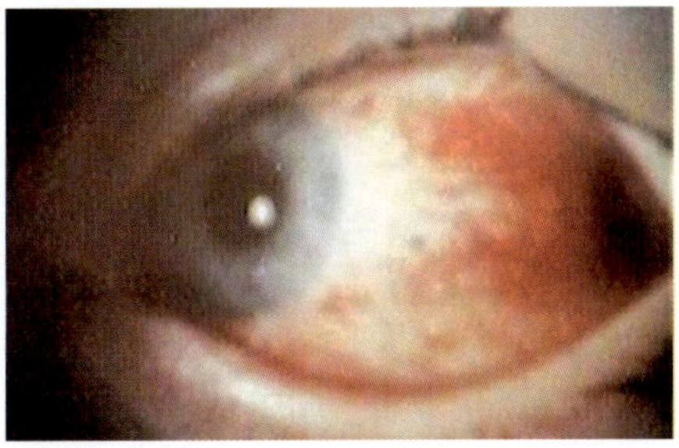

그림 10-1. 급성출혈성결막염

이 질환은 아프리카 가나국에서 처음으로 유행하기 시작하였는데, 1969년 아폴로 11호가 달에 착륙한 시기와 맞물려 나타났기에 아폴로 눈병이라고도 불린다. 그 후 1~2년 사이에 아메리카대륙을 제외한 북반구 전역에 파급되어 세계적인 대유행을 일으켰으며 더욱이 10년 후인 1981~82년에는 아메리카대륙을 포함한 두 번째의 세계적인 대유행을 일으켰다. 그러나 1985년 이후 엔테로바이러스 70형에 의한 급성출혈성 결막염의 유행은 세계 어디에서도 보고되지 않고 있으며 또한 바이러스도 분리되지 않고 있다. 한편 콕사키바이러스 A24 변이형에 의한 유행은 1969~70년경 동남아시아(싱가포르, 자바섬 주변)에서 발생하였고 그 후에도 자주 동남아시아 지방에서 크고 작은 유행을 반복하고 있다. 1974년 우리나라에도 상륙하여 기승을 부렸던 눈병이며 2002년도에 대유행이 일어나 전국에 25개 학교가 휴교령을 내렸다.

2. 병원체

유행을 일으키는 주요 병원체는 엔테로바이러스 70형이고 드물게 콕사키바이러스 A24 변이형 CB3, Echovirus 6에 의해서도 나타나며 이 결막염은 짧은 잠복기(8~48시간)와 짧은 경과기간(5~7일)이 특징이다.

분비물에 오염된 손을 통하여 사람에서 사람으로 전파된다. 오염된 물건이나 파리 등의 곤충에 의한 전파도 고려되고 있다. 가족 내나 직장 내 감염이 대부분이다.

3. 임상증상

잠복기는 24~36시간이며, 감염기간은 늦어도 발병 4일 정도까지이다. 주요 증상으로는 갑작스런 안통, 안검부종, 이물감, 눈부심이 있고 눈물이 많이 나며, 결막하 출혈 등이 생긴다. 갑자기 앞쪽 안부의 통증과 이물감이 있고 눈물 및 점액성 분비물이 증가한다. 눈꺼풀 부종, 결막의 충혈이 보이지만 결막아래에 심한 출혈이 특징이다. 안구 결막 아래의 출혈은 상원개(upper fornix)에 가장 먼저 나타나며 결막의 부종상 종창에 동반하여 혈종의 외관을 보이는 것도 있다. 눈꺼풀 결막 아래에는 점상출혈이 확인된다. 표층성의 각막염도 생기며 점상의 혼탁을 보이는 것도 있다. 한 눈에서 시작하여 대부분은 다른 쪽 눈도 침범한다. 증상이 심한데 비하여 예후는 좋아 1~2주 사이에 완치되고 시력의 장애도 남기지 않는다. 다만 드물게 결막염 증세 후 평균 2~3주를 지나서 가벼운 발열과 전신권태감 등이 생기는 것과 함께 주로 하지에 소아마비 비슷한 운동마비를 일으키는 예가 있다. 때로는 팔이나 뇌신경 지배영역에도 운동마비가 보인다. 소아에서는 경증이고 20세 이상의 성인 쪽의 증상이 심하다. 대부분의 성인은 항체를 가지고 있지 않으며 재감염도 보고되고 있다.

4. 검사 및 치료

검사는 결막에서 떼어낸 검체에서 바이러스의 분리 및 항체가의 상승에 의한다. 2차적 세균 감염을 방지하기 위해 항생제 안약을 사용하며 감염예방에 주력해야한다.

5. 예방

개인의 청결을 유지하고 손씻기와 70% 소독용 알코올은 효과적이다. 안과진료에서는 무균적인 조작을 하고, 이 질환자와 다른 환자를 따로따로 진료해서 접촉을 하지 않도록 한다. 환자의 경우는 휴식을 취하고 세면도구 등은 따로 쓰도록 한다. 백신이나 유효한 항바이러스 제재는 없다. 유행시의 대책은 환자의 신속한 발견과 진단 및 치료, 전파상황에 대한 역학조사 및 개인위생교육을 강화한다.

▶ 급성출혈성결막염 감염예방 수칙

① 비누를 사용하여 흐르는 수돗물에 손을 자주 씻도록 한다.

② 손으로 얼굴, 특히 눈 주위를 만지지 않도록 주의한다.

③ 수건이나 개인 소지품 등을 다른 사람과 함께 사용하지 않는다.

④ 눈에 부종, 충혈, 이물감 등이 있을 경우에는 손으로 비비거나 만지지 말고 안과 전문의의 지료를 받는다

⑤ 안질환에 걸린 환자의 경우는 증상완화 및 세균에 의한 이차감염 또는 기타 합병증 예방을 위하여 안과 치료를 받도록 한다.

⑥ 환자는 감염기간 (약 2주간)동안에 놀이방, 유치원 및 학교 등은 쉬고, 사람들이 많이 모이는 장소 등은 피하도록 한다.

▶ 급성출혈성결막염 대상자별 예방 수칙

① 개인

- 비누를 사용하여 흐르는 수돗물에 손을 자주 씻도록 한다.
- 손으로 얼굴, 특히 눈 주위를 만지지 않도록 주의한다.
- 수건이나 개인 소지품(컵 등)을 다른 사람과 함께 사용하지 않는다.
- 눈병 유행 시 사람들이 많이 모이는 밀집된 장소는 피하고, 특히 수영장 출입을 삼간다.
- 눈에 부종, 출혈, 이물감 등이 있을 경우에는 손으로 비비거나 만지지 말고 안과 전문의의 진료를 받는다.

② 환자

- 증상완화 및 세균에 의한 이차 감염 또는 합병증 예방을 위하여 안과 치료를 받도록 한다.
- 수건이나 소지품은 다른 사람과 같이 사용하지 않는다
- 개인용품은 끓는 물에 소독하거나 500 ppm농도의 살균제(차아염소산나트륨)에 10분간 소독한 후 사용한다.
- 눈은 가급적 만지지 않도록 하며, 만지기 전후에는 반드시 흐르는 수돗물에 손을 깨끗이 씻도록 한다.
- 환자는 감염기간(약 2주간)동안에 놀이방, 유치원 및 학교 등은 시고, 사람들이 많이 모이는 장소는 피하도록 한다.

③ 학교 및 공동 시설

- 질병의 특성(높은 감염력 등)에 대하여 교육 홍보를 강화한다.
- 환자 또는 의사 증세가 있는 사람은 등교를 피하고 공동시설을 이용하지 않도록 하며, 수건 등의 공동사용을 피한다.

• 개인용품은 끓는 물에 소독하거나 500 ppm농도의 살균제(차아염소산나트륨)에 10분간 소독한 후 사용한다

• 가급적 끓일 수 있는 것은 끓여 소독하고, 공동물품 등은 차아염소산나트륨 살균제(500 ppm 이상의 농도)를 이용하여 닦는다.

III. 헤르페스바이러스 각막염

헤르페스바이러스 각막염에는 원인별로 1) 단순포진 각막염(Herpes simplex Keratitis), 수지상 각막염(Dendritic Keratitis), 2) 대상포진 각막염(Herpes zoster Keratitis)의 두 가지로 나눌 수 있습니다.

1. 병원체

단순 헤르페스바이러스의 감염에 의한 각막염이다. 바이러스는 통상 1형이지만 극히 드물게 2형에 의한 것도 있다. 현재 시력을 파괴하는 각막감염증 중에서 빈도와 난치성이라는 점에서 가장 중요시되고 있다. 주로 영아에서 볼 수 있는 결막염을 동반한 초기 감염형과 이것을 동반하지 않는 성인의 재발형(회귀형)이 있으며, 후자가 많고 일반적이다.

2. 임상증상

원발형에서는 눈의 감염이 드물지만, 재발형에서는 비교적 흔하게 나타난다. 단순 헤르페스 각막염에서는 오직 각막상피만 침범하지만, 대상 헤르페스인 경우에는 각막의 중심부와 그 뒤의 홍채모양체까지 침범하면서 발생하는 것이 특징이다.

각막상피의 병변으로서 발병하지만 수지상으로 갈라지는 궤양(수지상 각막염)을 만든다. 병소의 상피세포 내에 바이러스의 증식이 있다. 충혈, 눈물, 이물감을 호소하지만 지각신경이 침범되기 때문에 심한 안통은 없다. 이 상피성 병변의 단계에서 치료하면 반흔성의 각막혼탁은 적게 남고 시력장애는 적게 온다. 그러나 자주 각막 실질내의 부종이나 침윤에 의한 혼탁으로 진전되면 이것을 실질성 병변이라 부른다. 대표적인 실질성 병변은 원형의 혼탁을 나타내는 원판상 각막염이지만 그 이외에도 여러 병상이 있으며 홍채염을 병발하는 것도 있다. 실질성 병변은 시력을 손상하는 것이 많

다. 실질성 병변에서는 바이러스가 증명되기 어렵고 병변의 발생에 면역적 검사가 고려되고 있다.

신체 다른 부분의 단순헤르페스와 같이 헤르페스 각막염도 재발이 특징적이다. 재발까지의 정지기에는 바이러스가 3차 신경절에 잠복한다고 생각하고 있다. 영아의 눈부위의 접촉은 피하는 것이 좋다.

3. 진단

상피성 병변의 진단은 형태적인 특징에서 임상적으로 되고 있다. 병소도말액에 대하여 형광항체법 및 바이러스분리를 실시한다. 실질성 병변의 진단은 상피성 병소에서 발전했다고 하지만 입술이나 눈꺼풀 헤르페스의 합병, 각막의 지각저하 등을 참고한다.

4. 치료

치료로서 상피성 병변에는 병소제거나 IDU, Acyclovir 등 항허피스제의 점안을 실시한다. 실질성 병변에는 항헤르페스제는 효과가 없다. 여기에 항염증제로서의 스테로이드 점안이 병용되고 있다. 그러나 스테로이드는 본 질환을 중증화하는 작용이 있다. 항헤르페스제와의 병용에 있어서도 주의해야 하며 최소한으로 한다. 강한 반흔성 혼탁을 남기는 것에는 각막이식 이외에는 치료법이 없다.

IV. 인두 결막염

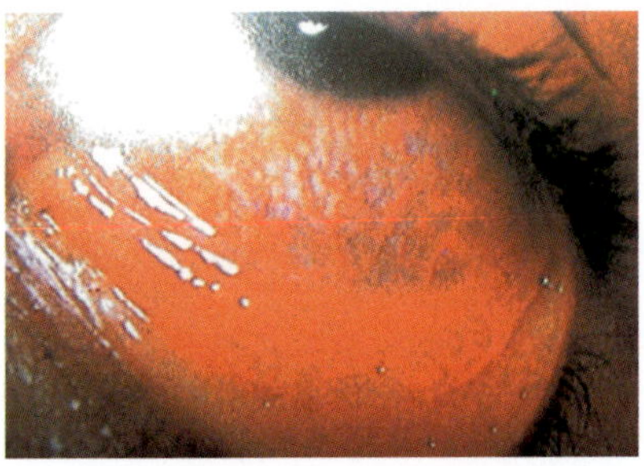

그림 10-2. 인두결막염

아데노바이러스 3, 7에 의해서 생기며 역시 수영장에서도 감염이 될 수 있고 주로 어린이에서 많이 발생한다. 약 1주일의 잠복기를 거친 후 전신발열, 인두염, 충혈, 결막의 부종 등이 생기나 각막에 변화를 일으키는 일은 매우 드문 눈병이다. 어른의 경우는 눈에 국한된 임상증상을 나타내나 어린아이의 경우는 고열, 인두통, 설사 등의 전신증상이 발현되기 때문에 다른 전신질환과의 감별이 중요하다. 대개는 적절한 안과적 치료에 잘 반응하며 안구에 생기는 후유증은 거의 없다.

Chapter

11 절족동물매개 바이러스 질환

I. 황열

1. 역학

황열은 모기에 의해 전파되는 바이러스 질환으로 우리나라 검역감염병이며 황열을 옮기는 모기는 주로 저녁시간에 활동한다. 지역적으로 중부 아프리카와 남미 지역, 특히 적도 중심으로 20도 내외의 지역에서 발생한다. 황열은 모기와 사람이외의 영장류 사이에서 나타나는 정글 순환형과 이집트 숲모기와 사람사이에 순환하는 도시 순환형 등 2가지 전파형이 있다. 1954년 토리니다도에서 몇 건이 발생한 후 열대줄무늬모기(Aedes aegypti)로 매개되는 도시형 황열은 1942년이래 아메리카대륙에서는 발생하지 않고 있다. 그러나 아메리카에서는 삼림형 황열이 존재하고 있는 강우림지역에 접한 지역에서 도시형 황열의 발생이 보고되고 있다. 최근에는 1983년 오타 볼타의 풀키나하소에서 250명의 사망자가 발생하였다. 아메리카와 아프리카대륙의 여러 도시에서 발생하고 있다. 주로 아프리카와 남미의 열대지방에서 발생하고, 우리 나라에서는 발생한 적이 없다. 황열 감염자의 약 5%가 사망하는 것으로 보고되고 있다. 도시형 황열이 처음으로 아메리카대륙에 나타났을 때는 성별, 인종, 연령에 구별 없이 이환되었지만 정글형은 아프리카와 라틴아메리카의 열대지역(페루, 에콰도르, 콜롬비아. 볼리비아, 브라질 등)의 삼림이나 개간지에서 직업적으로 노출된 젊은 남자들을 중심으로 연간 수백 여명이 발생한다. 1979년에는 토리니다도에서 삼림을 방문한 18명이 이환되었다.

아프리카에서는 북위 15도에서 남 10도에 달하는 남부 사하라사막, 앙고라, 자이래, 잠비아, 탄자니아, 우간다, 케냐, 에티오피아, 소말리아공화국, 수단에서 환자가 발생하고 있다. 황열이 아시아, 아프리카 극동연안에서 발생한 증거는 없다.

2. 병원체

황열 바이러스는 Flaviviridae과, Flavi virus속에 속하며, spherical shaped, enveloped linear positive-sense single stranded RNA virus이다. 크기는 직경이 40~60 nm이다.

Nucleocapsids isometric; 25~30 nm in diameter. Symmetry polyhedral, 전체 genome 길이는 11000 nt이며. 게놈의 5'end는 a cap을 가지고있고, 3'end는 poly (A) tract를 가지지 않는다. 물리화학적 자극에 매우 불안정하고, 생리식염수 내에서 빨리 사멸한다. 이 바이러스는 감염된 환자나 동물의 혈중을 순환하고 간장, 신장, 기타 장기 내에서 증식이 잘되며, 독력이 강하다

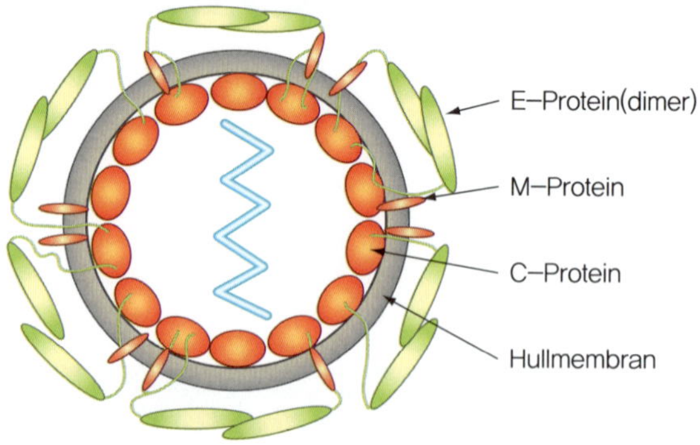

항원성은 적혈구 응집 항원과 보체결합 항원이 있다. 사람은 정글 황열의 매개나 바이러스의 유지에 본질적으로 관련이 없다. 도시에서도 일부의 전원주택에서는 감염 열대줄무늬모기에 물려서 생긴다. 동부 아프리카에서는 Ae. africanus가 원숭이 사이에 매개를 하고 Ae. bromeliae, Ae. simpsoni가 인가주변 아종과 다른 Aedes종이 원숭이에서 사람으로 매개한다. 에티오피아의 대유행에서는 Ae. simpsoni가 사람간에 매개를 한다는 역학적 증거가 있다. 서아프리카에서는 Ae. furcifertaylori, Ae. luteocephalus가 사람과 원숭이사이에 전파의 역학을 맡고 있다.

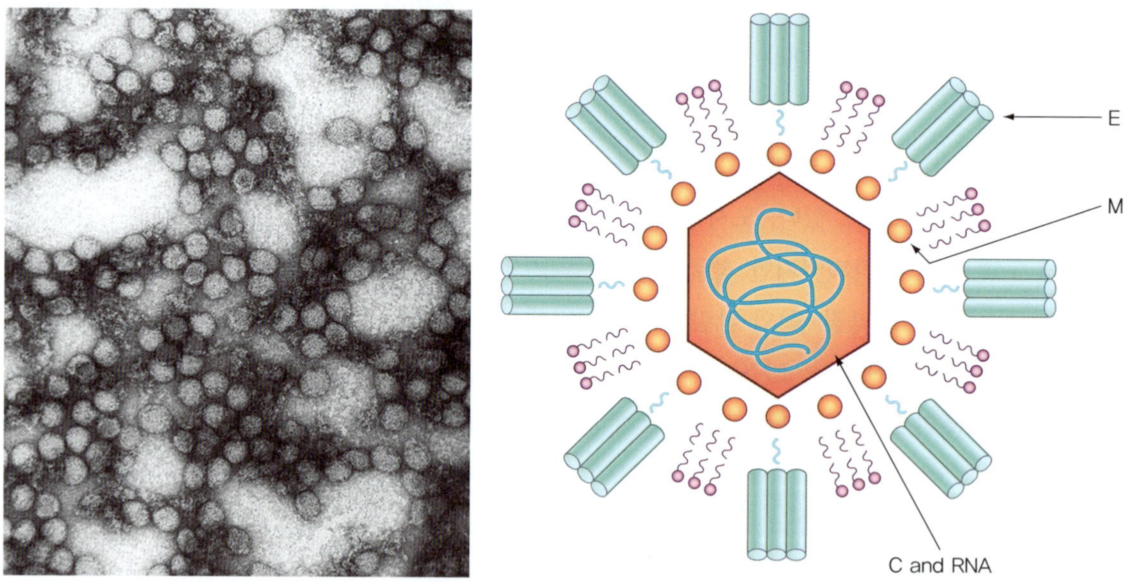

그림 11-1. Schematic Representation of the Mature Flavivirus Virion
(E – envelope protein; M–membrane protein; C–capsid protein)

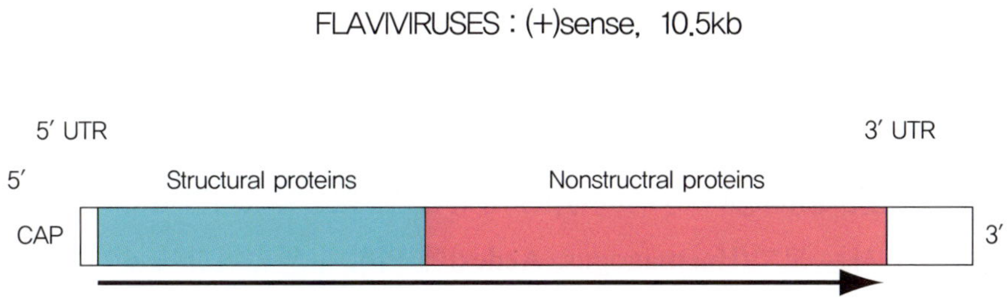

그림 11-2. Flavivirus genome structure

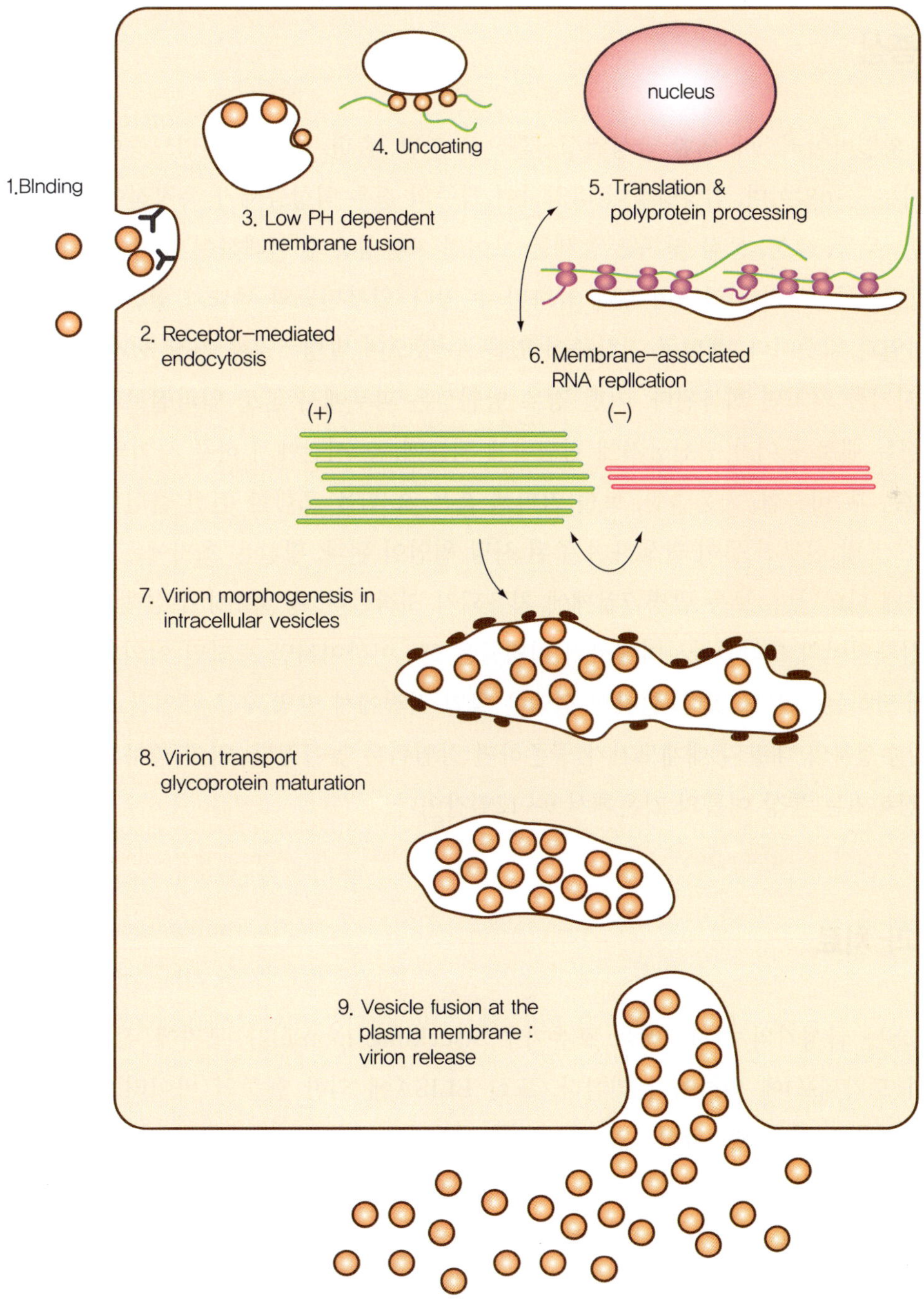

그림 11-3. 황열 바이러스의 Life cycle

3. 전파

도시형 황열은 매개 곤충이 집모기 일종인 열대 숲모기(Aedes aegypti)이고 사람 모기의 순환고리에 의해 전파된다. 밀림형(jungle; sylvan type) 황열은 원래는 아프리카나 남미산 원숭이에 감염되는 질환으로 수목에 사는 모기(Haemagogus, Aedes)에 의하여 원숭이간에 전파된다. 인간은 기회숙주로 산림 벌채하는 사람, 철도건설 노동자와 같이 밀림노동자에서 환자가 발생될 수 있다.

4. 임상증상

황열은 황열바이러스에 의한 급성열성질환으로 황달, 출혈, 심한 알부민뇨증이 전형적인 증상이다. 잠복기는 3~6일이며, 임상양상이 다양하여 경증의 경우 임상증세가 특징적이지 않다. 갑작스런 발열, 오한, 두통, 요통, 오심 및 구토증세를 보이며 체온상승에 비례하여 맥박이 약하고 느려진다. 황달은 발병 3일경부터 나타나며 후에 악화될 수 있다. 알부민뇨와 무뇨가 있을 수 있으며, 초기 증세는 뎅기열과 비슷하다. 백혈구 저하증이 있을 수 있으며 발병 5일째 가장 현저하다. 대부분의 감염은 이 시기를 거치면 회복된다. 어떤 경우 병원성은 피부에서 국소 임파절로 바이러스가 이동하여 다시 혈류 내로 들어가 전신장기에 침범하게 되는데, 수 시간에서 하루 사이의 짧은 임상 증세의 소실이 있은 후 비출혈, 치은출혈, 토혈(커피색 혹은 흑색)을 포함한 전신 출혈로 위급한 중독증상을 보이며 간 및 신부전 등이 발생하며 주된 사망 원인이 된다. 황달은 초기에는 중등도이지만 후에는 확실하게 나타난다. 보통 발병 7일째에 치유되기 시작한다. 황달증상이 심해지면 20~50%는 사망한다. 상재지역의 토착민들사이에서의 치명률은 5% 이하이지만 토착민 이외의 경우나 유행시에는 50%에 달하는 경우도 있다. 환자의 혈액은 발열 직전에서 발병 후 3~5일간 모기를 감염시킨다. 다수의 감수성자와 대량의 매개모기가 공존하면 감염력은 높아진다. 열대 줄무늬모기가 감염을 갖게 되면 잠복기는 통상 여름의 기온에서 9~12일간이다.

5. 진단과 치료

바이러스는 급성기의 환자혈액을 포유마우스(suckling mouse)나 모기에 접종하든가 세포배양접종(특히 모기세포)에 의하여 분리한다. 또한 ELISA에 의한 혈중의 바이러스 항원의 증명, 조기 혈청중의 IgM의 증명, 급성기와 회복기의 페어혈청에 의한 항체가의 상승을 증명한다. 다른 Flavivirus와의 사이에 혈청학적 교차가 있다. 간장의 정기적인 병리조직학적 변화를 확인하면 황열로 의심하지만 확정할 수는 없다. 특별한 치료방법은 없다.

6. 예방접종

예방접종의 효과는 매우 양호하지만, 반면 예방접종을 받지 않은 성인에게 질병발생 시 치명율은 60%를 넘는다. 우리나라에서는 발생한 적이 없으므로 황열 감염지역으로 여행하는 사람에 대해서 9개월 이상 어린이나 성인에게 접종하도록 되어 있는데 검역소에서 예방접종을 실시하고 있다. 황열의 일반적인 예방방침은 다음과 같다.

① 도시형 황열 : 열대 줄무늬모기의 근절 또는 방제, 필요하다면 예방접종

② 지방형 및 삼림황열 : Haemagogus나 Aedes의 삼림종에서 매개되기 때문에 예방접종이 주체가 된다. 황열 유행지역에서 삼림에 들어가는 직업을 가진 현지의 전원, 또는 그 지역을 방문하는 사람들에 대해 권고한다. 비예방접종자에는 예방의, 모기장, 기피제 등을 권고한다.

③ 거주지, 직업 또는 여행에서는 위험이 있는 대부분의 사람에게 예방접종한다.

약독 생황열 17주 바이러스 백신을 피하에 1회 접종하는 것으로 유효하다. 예방접종 후 7~10일에 항체가 생기며 30~35년간 장기간 지속된다. 그러나 유행지에서의 여행자에게는 국제보건규칙에 의해 10년이내에 예방접종 또는 재접종을 요구하고 있다.

4개월 이하의 유아, 임산부, AIDS나 HIV 감염자, 또는 면역체계 기능이 비정상인 경우, 그리고 특히 계란에 대해 과민반응을 보이는 사람은 황열 예방접종을 받아서는 안된다. 계란이나 유제품을 먹을 수 있는 사람은 황열 백신 접종을 받을 수 있다. 황열 예방을 위해서는 모기에 물리지 않도록 조심하는 것이 가장 중요하다.

황열 예방접종증명서가 있어야 입국이 가능한 나라를 여행하기 위해서는 반드시 예방접종 증명서를 소지해야 한다. 황열 백신은 약 10년 정도 예방효과가 있으므로 예방접종증명서는 10년간 유효하며, 필요한 경우 매 10년 단위로 예방접종을 실시하면 된다. 만일 의학적으로 황열 예방접종을 받을 수 없는 타당한 이유가 있는 여행자의 경우에는 예방접종증명서 대신 의사의 소견서(medical waiver)를 가지고 가면 입국이 허락된다.

표 11-1. 황열 유행지역

아프리카	아메리카
앙골라, 베냉, 부르키나파소, 부룬디, 카메룬, 중앙 아프리카 공화국, 콩고, 코트디브와르, 나이제리아, 가나, 세네갈, 잠비아, 리베리아, 르완다, 가봉, 에디오피아, 소말리아, 케냐, 탄자니아공화국, 토고, 적도기니아, 말리	파나마, 베네수엘라, 수리남, 프랑스령가아아나, 가이아나, 페루, 볼리비아, 브라질

황열은 급성감염병으로 신고해야 하며 특히 검역감염병이기 때문에 여기에 따라 처리해야 한다. 검역법에 따라 검역관은 질문, 진찰 및 검사에 따라 조치한다. 검역시에나 국내에서 용의 환자가 발견될 경우에는 먼저 유효한 예방접종증명서를 휴대하고 있는가를 확인한다. 유효한 예방접종을 받

은 경우에는 말라리아 등 다른 질환과의 감별이 중요하다. 환자가 발견되었을 때에는 환자의 격리 및 검역(정류)을 실시한다. 황열에 대하여는 144시간의 조치를 한다.

우리나라 및 아시아에서는 유행은 없었고 매개모기도 없다. 그러나 일반적으로 유행에는 ① 환자의 격리, ② 감염경로의 조사, ③ 매개모기의 구제, ④ 감염노출군에게 예방접종을 실시한다.

II. 뎅기열

뎅기열은 모기에 의해 전파되는 바이러스성 감염이다. 주로 동아시아, 동남아시아, 카리브연안, 남아메리카, 아프리카, 인도 등지에서 발생하며 뎅기열에 걸리면 감기와 비슷한 증상이 나타나는데 갑자기 고열과 함께 심한 두통, 관절통, 근육통 증세를 보이며 고열이 나기 시작한지 3~4일 후에 발진이 나타난다. 뎅기열은 예방접종 백신이나 특별한 치료가 없기 때문에 모기에 물리지 않는 등 예방이 중요하다.

1. 역학

주요 발생지역은 동아시아, 동남아시아, 카리브연안, 남아메리카, 북오스트레일리아, 아프리카, 인도 지역 등에 토착화되어 있고 주기적인 유행을 보인다(필리핀, 방글라데시, 뉴기니아, 뉴칼레도니아, 타이티, 중국, 베트남, 라오스, 캄보디아, 태국, 말레이시아, 싱가포르, 인도네시아, 미얀마, 파키스탄, 인도, 스리랑카, 말디브, 쿠바, 베네수엘라, 프랑스령 가이아나, 수리남, 브라질, 콜롬비아, 니카라구아, 푸에르토리코 등) 에서 항상 유행하고 있다. 1971년 이래 뎅기열의 유행은 폴리네시아의 대부분, 미크로네시아, 타이티, 중국, 대만으로 확대되었다. 1977년부터는 카리브해 연안, 중남미의 여러 나라에서 가끔 유행되었다. 뎅기열은 거의 예외 없이 현지인들 사이에서 발생되고 있으며 발생은 A. aegypti가 많이 발생하는 우기에 한정되고 있다. 우리 나라에서의 발생은 현재까지는 없지만 유입될 가능성은 항상 존재하고 있다.

2. 병원체

병원체는 Flaviviridae과, Favivirus속의 Dengue virus-1, 2, 3, 4형 (P-2)이며, spherical enveloped RNA virus이다. 뎅기 출혈열은 남아시아, 동남 아시아, 태평양 지역과 라틴 아메리카에서 나

타난다. 열대 아시아에서는 15세 이하에서 주로 발생하고, 우기에 많다. 전파양식은 감염자에서의 흡혈에 의해 감염된 이집트 숲모기(Aedes aegypti), A.albopictus 내지 A. scutellaris의 일종에 의한 흡혈에 의하며, 말레이지아에서는 A. niveus의 일종이고, 서아프리카에서는 A. furcifertaylori의 일종인 원숭이와 모기에서 유행을 형성하고 있다.

쇼크예의 대부분은 뎅기열의 2차 감염증에서 발생한다. Togaviridae의 Alphavirus속의 Chikungunya 바이러스는 방콕에서는 출혈경향(체액상실)을 동반하지 않는 경증의 병원체가 되나, 캘커타에서는 중증인 출혈을 일으키는 예도 있다.

3. 임상증상

잠복기는 3~15일 통상 5~6일이며, 사람들 사이의 직접 감염은 없다. 환자가 모기의 감염원이 되는 것은 발병 전일에서 발병 후 5일까지이다. 뎅기열(dengue fever)은 급성으로 나타나는 열성질환이다. 뎅기열에 걸리면 감기와 비슷한 증상이 나타나는데, 발열은 3~5일간 계속되고, 심한 두통, 근육통, 관절통과 안면통이나 식욕 부진이 생기며, 초기에 때로 전신에 홍반이 나타난다. 해열기에는 전신에 반점상 구진이 나타나 1~5일간 계속된다. 발진은 통상적으로 발열 후 3~4일에 생기며 반문구진성 또는 얼룩말 모양이다. 피하출혈은 다리, 허벅지, 겨드랑이, 손바닥에 발열기의 끝이나 열이 내린 후 사이에 나타난다. 점상출혈이나 비출혈, 잇몸출혈 등 경미한 출혈경향이 경과 중에 나타난다. 성인에서는 장관출혈이나 월경과다, 림프절 종창 등이 나타날 수 있다.

회복기에 피로감과 울적한 상태가 계속되며, 통상적으로 백혈구감소, 혈소판감소 및 림프절 종창이 보인다. 유행은 폭발적이지만 사망은 드물고 사람에서 사람으로 감염된다는 증거는 없다.

뎅기 출혈열(dengue hemorrhagic fever)은 혈관투과성 이상, 체액상실 및 혈액응고이상을 특징으로 하는 중증질환으로 주로 소아에서 발생되며 성인은 가끔 이환된다. 갑작스런 발열로 시작하며 식욕부진, 구토, 두통 및 복통을 동반한다. 지혈대시험 양성, 타박상이 되기 쉽고 정맥주사 부위에서의 출혈, 미세피하출혈, 코에서의 출혈 및 잇몸의 출혈 등의 출혈이 자주 나타난다. 위장에서의 출혈은 많지 않고 통상적으로 쇼크에 들어간다. 간은 유열기에 커지며 2~7일간 계속되고 환자에 따라서는 열이 수 일간 계속된 후 급속하게 악화되며 피부의 냉각반문화, 입 주위의 청색증, 빈맥과 중증 예에서는 혈압저하 및 맥박축소 등의 뎅그쇼크증상의 순환장애를 나타내며 전례에서 혈소판수가 저하되고 높은 Hematocrit, 저혈청알부민, Transaminase치 상승, 프로트롬빈시간 연장 및 보체 C3 단백질의 저하가 보인다. 치료를 하지 않으면 쇼크를 동반한 예에서의 치명률은 40~50%로 높아진다. 그러나 병원의 적절한 간호와 수액치료를 받으면 통상 5% 이하로 된다. 감별진단은 다른 아보바이러스성 출혈열, 인플루엔자 및 풍진 등과 구별해야 한다.

4. 진단

증상이 생긴 후 6~7일까지 IgM항체가 검출되며, 혈액에서 바이러스를 세포배양으로 검출할 수도 있다. 하지만, 비슷한 증상을 나타내는 절지동물 매개 바이러스성 질환이나 피부발진을 초래하는 질환과 감별할 필요가 있다. 검사는 출혈시간, 혈액응고시간, 혈소판계수, Hematocrit 측정 등의 임상검사 이외에 혈구응집억제반응, 보체결합반응, ELISA 및 중화반응이 진단에 유효하다. 바이러스는 혈액을 모기, 모기세포 및 척추동물세포에 접종하여 분리하며 동정은 단클론항체로 한다.

5. 예방 및 치료

곤충 기피제 등을 사용하여 모기에게 물리지 않도록 예방한다. 모기가 발생하는 장소를 없애거나, 살충제를 사용하여 매개모기를 줄이는 노력을 한다. 환자는 회복될 때까지 모기에게 물리지 않도록 한다. 백신은 없지만 발생지역이 황열병 발생지역과 겹치기 때문에 황열 백신 접종을 고려해야 할 것이다. 환자가 발생한 후 적어도 5일간은 모기에 물리지 않도록 하며 다른 환자가 발생하는지를 관찰해야 하며 특별한 치료법은 없고 대증요법을 실시한다.

뎅기 출혈열 시에는 특이요법은 급성으로 혈관투과성 상승에 의한 혈청저하에서 오는 체액상실 쇼크에 대하여 산소요법 및 수액요법이 유효하다. 수혈은 고도의 출혈에 의한 Hematocrit이 떨어질 때 적용하며 Aspirin 투여는 금기사항이다.

1) 뎅기열 바이러스(dengue fever virus)를 멈추게 할 방법

과학자들은 뎅기열 바이러스(dengue fever virus)가 사람 세포에 붙게되는 기작에 대해 차츰 알게 되었고, 이를 막을 수 있는 방법도 발견했다. 모기가 매개하는 바이러스로 뎅기열이 발생하면, 독감과 같은 증상이 나타난다. WHO는 이 병을「세계에서 가장 중요하고 가장 빨리 증가하는 arbovirus」라고 칭한다. 이 병은 제 3세계 열대지방에서 유행하며, 미국을 포함한 아열대 선진국으로도 퍼지고 있다. WHO의 추산에 따르면, 매년 약 5천만명의 사람들이 뎅기열에 걸리고, 여기에는 치명적인 dengue hemorrhagic fever도 포함되어 있다.

이 병은 대부분 어린이에게서 발병한다. 미시간 대학과 아이오와 대학의 연구팀은 바이러스가 세포단계에서 어떻게 세포를 공격하는지에 대해 새로운 사실을 알아냈다. 뎅기열은 감염 되거나 더 치명적인 형태의 병으로 진전되는 것을 막을만한 특별한 치료법이 없고, 백신도 없으며 가까운 시일 내에 만들어질 것 같지도 않다. 그래서, 뎅기열 감염을 조절하는 프로그램은 바이러스를 사람에게 옮기는 모기를 죽이는 것이 주요 방법이었다. 이 방법은 과거에는 아주 효과적이었지만, 최근 몇

년 동안은 실패했다.

이러한 이유로 모기보다 바이러스에 초점을 맞추어 감염을 막을 수 있는 방법을 개발하게 되었다. 연구팀은 바이러스가 스스로 세포에 붙어 감염하는 기전을 발견했고, 실험실 테스트에서 감염을 막는 데 성공했다. 미시간 대학의 조교수이자 연구팀의 일원인 Rory Marks 박사는 뎅기열이 다음과 같다고 말한다.

- 뎅기열은 개발 도상국에서 사회적, 경제적으로 아주 큰 문제가 된다.
- 뎅기열은 미국령 푸에르토리코와 다른 선진국으로 퍼지고 있다.
- 모기를 없애는 프로그램을 중지하면 더욱 심각해진다.

연구 초기에 과학자들은 바이러스가 세포에 붙어 감염하는 데 특별한 뎅기 바이러스 단백질(외피 단백질로 불림)을 이용한다고 결론을 내렸다. 그 후, 한 단계 더 나아가 바이러스가 목표 세포의 표면에서 발견되는 heparan sulfate라는 물질에 붙어 감염이 일어난다는 것을 밝혀냈다. 연구팀은 또한 바이러스가 세포에 붙는 것을 방지해 감염을 막는데 성공했다. 여기에는 Suramin이라는 약을 이용했는데, 이는 heparan sulfate와 구조가 비슷해 이용된다.

Suramin이 뎅기열 감염을 궁극적으로 막는데 이용될 수 있는지는 아직 미지수이지만, 효과적으로 바이러스 감염을 막을 수 있는 약을 최초로 발견한 것으로 바이러스 감염을 안전하고 효과적으로 막을 수 있는 다른 관련물질들을 찾아낼 수 있는 기초가 될 것으로 생각된다. 뎅기 바이러스는 flaviviruses라 불리는 큰 바이러스 일족의 하나로 여러 가지 심각한 질병을 일으킨다. 이 일족에는 황열병 바이러스(yellow fever virus)와 C형 간염 바이러스(hepatitis C virus)가 포함된다. 대부분의 flavivirus들은 비슷한 외피 단백질을 가지고 있고, 세포에 결합하는 데 비슷한 기본적 기작을 이용하고 있는 것으로 생각된다.

2) 발생지역

동아시아, 동남아시아, 카리브연안, 남아메리카, 아프리카, 인도 지역 등에서 토착화되어 있고 주기적인 유행을 보인다(필리핀, 뉴칼레도니아, 타이티, 중국, 베트남, 라오스, 캄보디아, 태국, 말레이시아, 싱가포르, 인도네시아, 미얀마, 파키스탄, 인도, 스리랑카, 말디브, 쿠바, 베네수엘라, 프랑스령 가이아나,수리남, 브라질, 콜롬비아, 니카라구아, 푸에르토리코 등).

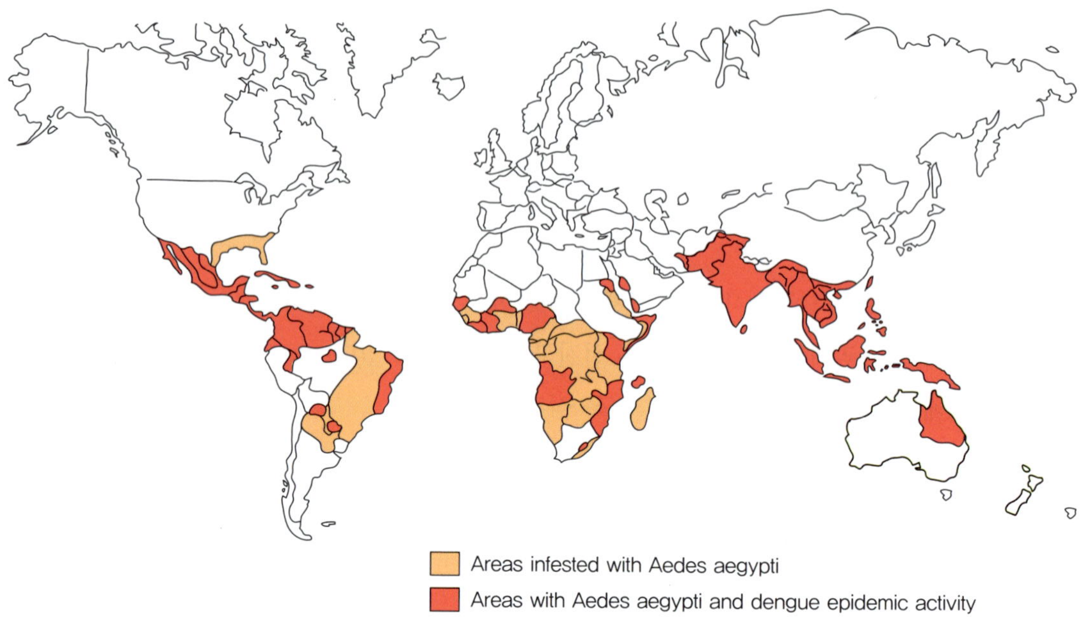

그림 11-4. 뎅기열 유행지역

III. 웨스트나일바이러스

1973년 최초 우간다 나일강 서부지역에서 발견된 이래 1999년 9월~2001년 7월 사이에 다시 발견되었다. 이 웨스트 나일 바이러스는 감염된 조류의 피를 빨아먹은 모기, 사람, 조류, 기타동물(주로 말)에 의해 감염되는 것으로 확인되었고, 감염되면 두통, 고열 등 감기와 유사한 증세를 일으키며 이 바이러스가 특히 5세 이하의 어린이나 노인과 같은 면역체계가 약한 사람에게 감염될 경우, 뇌와 중추 신경을 마비시키는 치명적인 뇌염을 일으킬 수 있다고 말한다.

아프리카 아시아에서 퍼져 있으나 1999년 미국 뉴욕에서 발견된 것은 처음이다. 그 해 8월 뉴욕에서 이 바이러스의 첫 희생자가 발생한 이후 지금까지 8명이 숨졌으며 162건의 감염사례가 보고됐다. 과학자들은 가을철을 맞아 새들이 계속 남쪽으로 이동함에 따라 이 바이러스도 미 동남부 지역으로 확산될 것을 우려하고 있다.

그 후 2000년, 2001년 다시 재출현하게 되었다.

2000년, 맨해튼의 중심부인 센트럴 파크와 인근 스태튼 아일랜드구에서 채집된 모기 중 각각 1마리와 2마리가 이 바이러스에 감염됐었으며, 또 메사추세츠주에서 보스턴 근교에서 죽은 까마귀의 시체에서 「웨스트 나일 바이러스」가 발견됐다.

2001년, 미국 플로리다주 메디슨 카운티에서 나일 바이러스에 양성을 보이고, 뇌와 중추신경을 마비시키며 현재까지 중태에 빠진 나이 73세의 환자가 발생했다. 또한 이번 여름에 캐나다에서 플로리다까지 수백마리의 까마귀가 나일 바이러스에 감염되어 떼죽음을 당했다.

이로써 폴로리다 주정부는 말을 방목하는 농장들이 많은 14개 카운티에 웨스트 나일바이러스 주의보를 내렸다.

2002년, 미국에서는 39개주와 워싱턴 D.C에서 4,156명의 환자가 발생하여 284명이 사망했으며 첫환자는 7월 12일 미시시피주에서 보고되었다.

사우스캐롤라이나주 오코니카운디에서 낚시를 한 후 2003년 5월 29일 감기유사증상으로 시작해 뇌수막염으로 진행한 70대 노인이 6월 15일 첫 웨스트나일바이러스 감염자로 확인된 이후 미국에서는 2003년 8월 28일 현재 33개주에서 1,481명의 감염자가 발생하여 24명이 사망하였고, 44개주에서 사람, 모기, 조류, 기타 동물(주로 말)에서 웨스트나일바이러스 감염이 확인 되었다.

1. 웨스트나일바이러스 감염병

1) 병원체

: 일본뇌염바이러스와 같은 Arbovirus로 Flavivirus과에 속하는 웨스트나일바이러스임

① 1973년 우간다의 웨스나일주에서 발열을 주증상으로 하는 여성에게서 처음 분리되어 명명되었음

② 흔히 사람, 조류, 그 외 몇몇 척추동물에서 질병을 일으키며 아프리카, 동유럽, 서아시아, 중동에서 발생하였으나 최근 서반구로 확산되어 1999년 미국 동부지역을 중심으로 한 유행

③ 주요 유행 발생현황

- 이스라엘(1951~1954년, 1957년, 2000년)
- 프랑스(1962년, 2000년)
- 남아프리카(1974년 유행발생)
- 루마니아(1996년)
- 이탈리아(1997년)
- 러시아(1999년)
- 미국(1999~2013년)

2) 전파양식

① 사람은 우연히 감염되는데 바이러스에 감염된 조류를 흡혈하면서 감염된 모기가 사람이나 동물을 흡혈함으로써 감염됨

② 감염된 사람이나 조류외에 동물(주로 말)은 모기에게 바이러스를 전파할 만큼의 충분한 바이러스 혈증이 야기되지 않기 때문에 사람(동물)-모기-사람(동물)간의 전파는 일어나지 않음
③ 사람간의 전파는 일어나지 않지만 수혈, 장기이식을 통한 감염은 증명되었고 모유 수유를 통한 전파의 가능성도 재기됨

3) 증상 및 증후

① 잠복기 : 3~14일
② 감염환자의 80%가량이 무증상이며 20%정도에서 경증의 발열질환(웨스트나일열)이 발생하고 감염자 150~300명 중 1명 정도에서 중증의 중추신경계감염 증상(웨스트나일뇌염)이 나타남
③ 임상증상은 발열, 전신쇠약감, 오심, 구토, 두통, 설사, 바지 등이면 경증의 경우 3~6일 정도 증상이 지속된 후 회복되지만 중증감염의 경우 의식수준의 변화, 운동조화불능, 경련 등 신경계 기능이상 증상이 동반됨
④ 중증감염(웨스트나일뇌염)의 위험인자는 고령으로 80세 이상의 환자는 20세 미만의 환자보다 뇌염 발생 가능성이 약 40배 높음
⑤ 중증감염의 경우 신경계의 영구 손상으로 인한 후유증이 남을 수 있으며 유증상(웨스트나일열+웨스트나일뇌염) 환자의 사망률은 5~10%정도로 알려짐
⑥ 검사실 소견
※ 백혈구수치는 정상이거나 약간 증가함
※ 뇌염을 보이는 환자에서 종종 저나트륨혈증을 나타냄
※ 뇌척수액
- 백혈구 : 정상~1,782개/mm^3까지 다양한 양상을 보임, 주로 림프구를 보임
- 단백 : 일반적으로 상승(51~899 mg/dL)
- 글루코스 : 대체로 정상치
※ 뇌전산화단층촬영 : 급성 질환의 증거가 없음
※ 자기공명영상촬영상 : 1/3에서 뇌막, 뇌실주위에 영상증가가 관찰됨

(4) 진단 및 치료

① 진단
※ 바이러스 분리

※ 항원 검출
- IFA Mabs
- Ag Capture
- Dipsticks
- Immunohistochemistry

※ 핵산 검출
- RT-PCR검사를 통해 검출하나 사람에게는 단독진단법으로 사용하지는 않음

② 치료

※ 보존적인 치료
- 약 25%의 환자는 중환자실 치료가 필요하고, 10%정도의 환자는 인공호흡치료가 필요함

※ 리바비린, 인터페론-a2b

Ⅳ. 니파 바이러스(Nipah virus)

1. 병원체

Nipah 바이러스는 Paramyxoviridae과에 속하는 RAN 바이러스로 1994년 호주에서 처음 발견된 Hendra virus와 유사하여 초기에는 Hendra-like 바이러스로 불리기도 하였다. 본 원인체는 뇌염 환자에서 최초로 바이러스가 분리된 지명에서 유래하여 명명되었다.

2. 국내외 발생 현황

국내에서는 아직 발병한적이 없고, 말레이시아와 싱가포르에서만 발생이 보고되었으며 그외 국가에서의 발생보고는 없다.

1998년 말 말레이시아 Perak주에 위치한 양돈장에서 시작되었으며, 보독상태의 돼지가 남쪽으로 매매되어 이동되면서 질병이 전파되었다. 사람의 경우 1999년 5월까지 총 265명의 뇌염환자가 발병하여 이 중 105명이 사망하였으며, 말레이시아정부는 질병의 전파를 막기 위해 1999년 2월말부터 2개월 간 약 백만두의 돼지를 살처분하였고, 1999년 5월 이후 사람과 돼지에서 더 이상의 새로

운 임상 증상은 발견되지 않고 있다. 또한, 1999년 3월 말레이시아로부터 수입한 돼지를 도축한 싱가폴 도축장에서만 발생하여, 도축장 작업 인부 9명이 감염되어 이중 1명이 사망하였다.

3. 감염경로

감염 돼지의 비점액, 타액, 비인두액, 기관분비액 등 분비물 및 배출액에 직접 접촉하여 사람, 돼지 등 다른 동물로 전파된다. 그 외 기계적 전파(차량, 사람 이동 등)에 의한 질병 전파 사례는 말레이시아에서 유행당시 입증되거나 추정되는 사례가 없었기 때문에 이 질병의 전파 방법으로서의 가능성이 낮아 보인다. 또한 돼지 이외의 동물이나 사람으로부터 질병이 전파된 사례도 없었다. 말레이시아에서 지역간 질병확산의 주원인이 보독돼지의 이동이였다는 점과 싱가폴 도축장에서 감염돼지와의 접촉에 의한 도축인부감염사례가 이를 입증한다.

1) 돼지간의 감염

감염돼지의 혈액, 분뇨 및 정액등을 통한 접촉 감염과, 기침과 동시에 흩날리는 분비물 등을 통하여 감염을 일으키는 것으로 생각된다. 그러나 농장사이의 공기감염 보고는 없었다. 호주의 시험장내에서 행해진 감염실험에 의하면, 니파바이러스를 경구투여한 돼지는 14~16일간의 잠복기 후에 가벼운 증상을 보였다. 바이러스를 주사한 돼지는, 접종 후 7~10일에 확실한 증상(1두는 신경증상, 1두는 호흡기증상)을 보였다. 발병한 돼지와 같은 방에 넣은 돼지는 14일 후에 항체양성을 보였으나 증상은 보이지 않았다.

2) 돼지로부터 개 · 고양이로의 감염

개나 고양이를 기르고 있는 양돈장은 대부분 니파바이러스에 감염되는 것으로 밝혀지고 있다. 양돈장 개의 50%가 항체 양성을 보이고 있다. 개나 고양이는 바이러스에 오염되어 있는 태반이나 오물을 통하여 입과 코를 거쳐서 감염된 것으로 생각되고 있다.

3) 돼지로부터 사람에게로의 감염

감염된 사람은 감염돼지를 많이 접촉하여 입과 코를 통한 감염이나, 상처로부터도 감염이 일어났다고 간주되고있다. 그러나 돼지고기를 먹어서 감염되었다는 보고는 없었다.

4) 양돈장간의 전파

주로 감염돼지의 이동에 의해 감염이 일어나지만, 때로는 농장을 방문하는 출하차, 사료차 등이 오염원이라고 생각되고 있다. 기타 작은 새나 박쥐, 쥐도 오염원이라고 생각되어 조사 중이다. 그러나 본 질병의 전파는 구제역이나 돈콜레라에 비교하면 상대적으로 느린 속도로 전파되는 특징이 있다.

4. 증상

감수성 동물 - 사람, 돼지, 개, 고양이, 말, 산양 등 감수성 동물의 범위가 넓으며, 이 중 사람과 돼지가 감수성이 매우 높다.

① 사람 : 잠복기는 4~18일로 알려져 있으며 비화농성 뇌막염이 유발될 수 있으며, 발열, 두통, 졸음 및 인사불성을 보이고 혼수에 빠지면 대부분 사망하게 된다.

② 돼지 : 일령에 따라 미묘한 증상의 차이가 관찰된다. 즉 모돈의 경우 신경증상이, 육성돈 또는 그 이하의 어린돼지는 호흡기 증상이 심한 경향을 보였다. 이유돈 및 육성돈의 경우 매우 감염율이 높아 거의 100%이나 치사율은 1~5% 정도로 낮다. 그러나 증상은 돈군내에서도 무증상에서부터 중증까지 다양하게 나타난다. 스트레스에 의한 증상 가중 현상도 존재 할 수 있다. 급성발열(>39.9℃), 심한 기침(One-mile coughing) 및 호흡곤란(개구호흡)이 주요하며 심한 떨림, 근육강직 및 발작경련, 다양한 정도의 후지마비, 보행장애 등 신경증상발현은 흔하지 않다. 모돈의 경우 첫 발생시 증상 없이 유산의 증가가 관찰되는 경우 많다고 보고되었다. 임상증상 없이 24시간내 급사하거나 급성발열(>39.9℃), 심한기침(One-mile coughing) 및 호흡곤란, 신경증상(Tetanus성 강직 및 마비, nystagmus, 인두근육 마비 등), 심한 유연, 비루,(심한 경우 혈액성)가 보이게 된다.

③ 개 및 고양이의 경우 발생당시 폐사된 개체가 발견되었으며 개에서는 발열, 호흡장애, 결막염 등 개 디스템퍼 유사증상이 관찰되었다.

④ 말, 산양 등에서는 항체반응이 존재하였으나 임상증상은 관찰되지 않았다.

5. 예방

치료 방법은 현재까지 없다. 우선 우리나라는 자연숙주인 과일박쥐 서식지역에 포함되지 않고, 말레이시아로부터 감수성 동물의 수입이 금지되고 있으며, 말레이시아 내 '99년 5월 이후 추가 발생이 없다는 점은 다행이다.

그러나 자연숙주로 알려진 과일박쥐가 동남아시아 일대에서 분포하고 있으므로 이들 지역에서 질병 재발에 대한 가능성을 배제할 수 없는 상태이다. 따라서 국내 유입 방지를 위하여 말레이시아 및 인접 동남아시아 국가들에 대한 니파바이러스 감염증 발생의 지속적인 정보 수집 및 국경 검역 강화가 이루어져야 할 것이다.

Chapter

12 출혈열(Hemorrhagic fever)

지역적으로 유행하며 출혈열로 총칭되는 질환군이다. 전신성의 급성 바이러스질환으로 그 공통점은 발열, 피부 및 점막, 소화관, 비뇨생식기에서 출혈이 있으며 중증에서는 혈압의 저하와 함께 쇼크 증상이 생기며 혈소판이나 백혈구의 감소를 동반하는 것이 많다. 출혈열은 다음 표 12-1과 같이 분류할 수 있다. 다음 4가지 질환은 산발적인 예에서는 임상증상에 의한 감별은 매우 어려워 확정진단은 바이러스학 검사에 의할 뿐만 아니라 검체는 일부 특정기관에서만 취급한다. 그리고 진단도 일부 연구기관에서만 가능하다.

표 12-1. 출혈열의 종류

분류	병명	유행지역	바이러스
모기매개	Dengue H. F Chikungunuya H. F Yellow fever	동남아시아, 인도 동남아시아, 인도 아프리카, 중남미	Dengue virus 1, 2, 3, 4형 Chikungunuya virus Yellow fever virus
진드기매개	Omsk H. F Crimean-Congo H. F Kyasanur forest fever	러시아, 시베리아 러시아, 크리미아 인도남부 고원	Omsk H. F virus Crimean-Congo H. F virus Kyasanur forest fever virus
들쥐유래	Bolivian H. F Argentine H.F Lassa fever Hemorrhagic fever with renal syndrome	남미 볼리비아 남미 알젠틴 북부 한반도, 시베리아 중국 동북부	마츄포바이러스 후닌바이러스 Lassa virus HFRS virus
전파경로불명	Marburg disease Ebola H. F	아프리카 아프리카	Marburg virus Ebola virus

I. 신증후군출혈열

1. 역학

등줄쥐, 집쥐의 타액, 뇨, 분변에 의해 호흡기로 감염되는데 기상이변으로 출현한 바이러스로 보고되고 있다. 환자는 남북한을 비롯하여 중국(40만 명), 러시아(1~2만 명), 동남아 및 유럽에서 수

십 년 전부터 발생하였으며 세계적으로 매년 약 50만 명의 환자가 발생하고 약 4~7%가 사망한다. 한국에서 처음 환자가 발견된 것은 6 · 25전쟁 중인 1951년이며 그 후 매년 수백 명의 환자가 주로 휴전선 근처에서 발생하였고, 최근에는 약 2,000명 이상의 환자가 전국에서 발생하고 있다. 1993년 여름에는 미국에서도 처음으로 출혈열 환자가 남서부지역에서 집단 발생하여 큰 소동이 벌어졌는데, 사망률이 70%나 되어 공포의 대상이 되고 있으며, 캐나다에서도 환자가 발생 사망하고 있다.

2. 병원체

유행성출혈열(신증후출혈열)을 일으키는 Hantaan Virus는 Bunyaviridae과에 속하는 Hanta virus 속(genus)에 속하며, 종(species)으로는 Hantaan virus 이외에도 Seoul virus(도시형 출혈열의 병원체), Pumulavirus(Scandinavia형 출혈열의 병원체, 유럽), Pruspit, Hill virus(미국에서 분리되며 비병원성)가 있다. Hantan virus입자는 크기가 95 nm이며, 원형 내지는 타원형이며 물리학적 및 화학적 성상은 다른 Bunyaviridae에 속하는 바이러스와 유사하다. 국내에서 발생되는 출혈열은 이전에는 모두가 먼저 발견된 Hantaan virus로 생긴다고 생각되었으나 최근에 환자로부터 Hantaan virus(야외형)와는 구분되는 Seoul virus(도시형)가 분리, 동정된 바 있다. 한탄바이러스는 1976년 이호왕(李鎬汪) 박사가 세계 최초로 동두천 지역에서 잡은 등줄 쥐에서 발견하여 한탄강의 이름을 땄으며, 서울바이러스도 이호왕 박사가 1980년 서울 서대문구에서 잡은 집쥐에서 제2의 병원체를 발견하여 명명한 것으로 한국에서 최초로 발견된 미생물이다.

3. 감염경로

1년 내내 전국에서 환자가 발생되며 농촌에서는 늦가을(10~11월)과 늦봄(5~6월)건조기에 많이 발생한다. 이 병의 보균동물은 전국에 있는 등줄쥐와 집쥐인데 시골에서는 등줄쥐의 약 15%가 한탄바이러스를 갖고 있으며 또 도시에 있는 집쥐의 약 12%가 서울바이러스에 감염되어 있다. 이런 쥐의 소변과 타액 중에는 다량의 바이러스가 함유되어 있는데 배설물에 오염된 먼지가 사람의 호흡기를 통해 들어오면 감염된다. 환자가 집단적으로 발생되는 일은 없다. 감염기회가 많은 젊은 연령층 남자가 잘 감염된다. 유행성출혈열의 잠복기는 9~35일 정도로 평균 약 2~3주 정도이다.

4. 임상증상

발열, 출혈, 신장 병변이 특징이며, 임상 경과로는 5기로 나눌 수 있으며, 다음과 같다.

(1) 발열기(3~5일)

갑자기 시작하는 발열, 권태감, 심한 두통, 얼굴과 몸통의 발적, 결막 충혈, 출혈반, 혈소판 감소, 단백뇨 등이 나타난다.

(2) 저혈압기(1~3일)

전신증상이 지속되고, 불안해 보이며, 심하면 착란, 섬망, 혼수 등 쇼크 증상을 보이며, 심한 단백뇨, 빈뇨가 나타나고, 혈소판 감소, 백혈구 증가, 혈뇨, 토혈, Hematocrit 상승 등을 볼 수 있다.

(3) 핍뇨기(3~5일)

오심, 구토, 핍뇨, 질소혈증, 전해질 이상(K 증가), 고혈압, 때로는 뇌부종, 폐수종도 볼 수 있으며, 반상 출혈, 자반, 위장관 출혈이 현저해진다.

(4) 이뇨기(7~14일)

신기능이 회복되는 시기로 다량의 배뇨가 있으며, 심한 탈수, 쇼크, 폐 합병증으로 사망할 수 있다.

(5) 회복기(1~2개월)

가끔 다뇨가 지속되거나 야뇨, 빈혈 증상이 있다.

5. 진단과 치료

병력, 임상 증상, 검사 소견, 병의 경과로 추정 진단이 가능하며, 간접면역 형광항체법으로 1주 간격으로 검사하여 항체 역가가 4배 이상 증가하거나, ELISA법으로 IgM항체 측정, 또는 Hantadia kit을 이용해서 혈청학적으로 확진이 가능하다. 진단에 의의가 있는 임상소견으로는 급격히 발현되는 고열과 오한, 피부 3주증(결막충혈 · 출혈, 안면 특히 안와 주위부종, 안면홍조), 3통(두통, 안구통, 늑척추각 압통), 연구개, 액와 등의 점상 출혈을 들 수 있다. 치료를 위한 특이요법은 없고 병태생리학적 및 생화학적인 지식을 바탕으로 임상경과 시기별로 적절한 대증요법을 실시한다. 치료에 앞서 출혈이나 쇽(shock)의 발생을 감소시키기 위해서 절대안정이 필요하다.

6. 예방

유행성출혈열 환자는 격리시킬 필요가 없다. 다발지역에 접근하지 않는 것이 최선의 예방법이며, 예방접종 백신이 있다. 특히 들쥐의 배설물에 접촉하지 말고, 늦가을(10~11월)과 늦봄(5~6월) 건조기에는 잔디 위에 눕거나 잠을 자지 말아야 한다.

1) 접종대상자

논과 밭에서 주로 일을 하는 농부, 야전생활을 많이 하는 군인, 등산, 낚시, 골프를 하는 사람들이다. 그러나 최근 생활수준의 향상으로 야외로 나가는 레저활동의 빈도가 과거보다 급격히 증가하기 때문에 어린이들도 예상치 못한 유행성출혈열에 감염기회가 높다.

한타박스를 사용한 기본 면역은 한달 간격으로 2회, 근육 또는 피하주사하며 추가 접종은 1년마다 하는 것이 바람직하다.

II. 라싸열(Lassa fever)

1. 역학

서아프리카 및 중앙아프리카에서 풍토병으로 존재한다. WHO에서는 연간 감염자수를 20~30만 명으로 보며 치명률은 약 1~2%로 추정하고 있다. 입원환자 1명에 대하여 약 20례의 경증 또는 불현성 감염자가 있다. 나이지리아, 리베리아, 기니, 중앙아프리카 등에 환자 및 항체 양성자가 알려지고 있다. 또한 1989년까지 20명의 환자가 영국, 미국, 일본, 캐나다에서 보고되었다. 아직까지 국내 감염자 보고는 없는 상태이나 국제교류가 활발하기 때문에 항상 주의해야 한다.

2. 병원체

라싸 바이러스이며, 사바나지대에 서식하는 Mastomys natalensis(다유방쥐, 들쥐)가 바이러스 보유동물로서 뇨 및 타액에서 바이러스가 배출된다. 이 쥐는 집의 내외에서 살고 있다.

3. 임상증상

1969년 서아프리카의 나이지리아 북동부 라싸에서 처음으로 인체감염 예가 알려진 새로운 급성 바이러스성 감염병이다. 잠복기는 6~21일, 통상적으로 4~10일이며, 처음 증상은 두통, 발열, 전신권태감, 인두통, 기침, 설사, 복통 등으로 서서히 시작하며 장티푸스와 비슷하다. 열은 계류성과 함께 이장성도 있으며 서서히 상승한다. 다음으로 구강 인두의 궤양, 림프절 종창, 결막염, 안면 경부종창 등이 나타난다. 피부에는 출혈진이 나타나지만 수는 많지 않다. 그러나 때로는 자반병상으로 되는 것도 있다. 중증 예에서는 쇼크, 흉 · 복수저류, 심부전 및 신부전의 징후가 나타나고 뇌의 발병에 의한 여러 가지 정도의 의식혼탁이 생긴다. 이상의 증상을 견딘다면 2~4주 후에 체온의 하강이 보이면서 증상이 경감되어 회복기로 들어간다. 치명률은 입원환자에서 약 20%이다. 또한 증상이 재연될 수 있으며 건강상태를 회복하기에는 수 개월 걸리며 탈모나 청력장애가 남는 경우도 있다.

사람에서 사람으로의 감염은 환자의 혈액, 분비물 또는 배설물에서 피부점막의 상처를 통하여 바이러스가 침입하거나 성교에 의하여 감염된다. 일상생활정도의 접촉에 의한 감염은 부정적이다.

4. 검사

혈액, 혈청, 인두 도말액, 소변, 흉 · 복수 및 부검시의 각종 장기에서 VERO세포를 이용하여 바이러스를 분리한다. 이 바이러스는 최고 위험인 4군으로 분류되며 P4 설비가 있는 고도의 안전검사실에서 취급해야 한다. 혈청항체는 간접형광항체법 혹은 보체결합반응에 의하여 측정한다. 전자는 발병 2주초, 후자는 발병 3주 이후에 양성으로 된다. 검체는 국립보건원에 의뢰한다. 지금까지 혈액은 19병일, 인두 도말액 19병일, 소변에서는 32병일까지 바이러스 분리의 기록이 있다. 검사상 중등 정도의 백혈구감소증, 혈액의 농축, 단백뇨 양성, 혈청효소(LDH, S-GOT, S-GPT, CPK)의 증가 등이 주된 변화이다.

5. 예방 및 치료

환자의 혈액이나 배설물의 취급은 장갑을 착용하고 특히 주사바늘 사고에 주의해야 한다. 유행지에서는 다유방쥐의 구제에 노력해야 한다. 여행자는 유행지역에서 덤불 속으로 들어가지 않도록 한다. 집안내의 쥐를 구제하며 맨손으로 흙을 만지지 않는다.

접촉자(환자와 침식을 함께 한 사람)의 건강을 감시하는 것은(체온측정) 3주간이며 직장 및 항공기 등 수송기관의 동승자에 대하여는 특별히 조사할 필요는 없다.

소독은 환자의 배설물은 가열멸균 또는 소각하고 혈액부착물은 가열 또는 차아염소산 나트륨으로 멸균한다. Formaldehyde 등의 가스멸균도 유효하다.

예방접종은 없다.

치료약은 Ribavirin이 유효하다. 특히 1주 이내의 투여는 유효도가 높으며 또한 발병저지에 효과적이다.

III. 마버그출혈열 (Marburg hemorrhagric fever)

1. 역학

1967년 서독 및 유고슬라비아에서 우간다 유래의 아프리카 녹색원숭이 신장세포를 사용하여 백신용 약독 폴리오바이러스를 배양 중 31명의 감염자가 발생하고 그중 7명이 사망하였다. 그후 1975년 짐바브웨서 감염된 2명이 남아프리카에서 발병하여 1명은 사망하고 간호사 1명이 병원 내 감염을 일으켰다. 1980년에는 케냐에서 2명이 발생하여 1명이 사망하였다. 1987년에도 케냐에서 1명이 사망하였다. 1990년 1월에는 케냐에서 감염된 1명이 스웨덴에서 진단되었다.

2. 병원체

마버그바이러스(RNA virus)이고 보유 동물은 분명치 않다. 감염원은 1967년의 유행은 바이러스를 보유한 아프리카 녹색원숭이가 원인이었으나 자연계에서 병원소는 분명치 않다. 전파양식은 라싸열과 같다.

3. 임상증상

라싸열과 유사하며 산발적인 발생례에서는 임상적인 감별진단은 어렵다.

잠복기는 3~9일이며 감염기간은 혈액에서는 발병 후 15일, 인두 도말액은 발병 후 6일, 소변은 발병 후 7일, 정액은 발병 후 83일까지 바이러스가 분리된 기록이 있다. 사람의 감수성은 보편적이며 원숭이도 감염되어 사망한다.

4. 예방 및 치료

바이러스 보유동물은 많은 역학조사에도 불구하고 분명치 않다. 다만 원숭이 특히 아프리카 녹색 원숭이의 취급에 주의해야 한다. 수입원숭이는 9주간의 검역을 거친 후에 실험 등에 사용해야 하며 그 이외 것은 라싸열과 같다. 유효한 항바이러스 제재는 없다.

IV. 에볼라출혈열 (Ebola hemorrhagic fever)

1. 역학

1970년 수단 남부에서 284명의 환자가 발생하여 그중 151명이 사망(치사율 53%)하였고, 자이래 북부에서 318명이 발생하여 280명(88%)명이 사망한 유행이 있은 후 일시적으로 사라졌다가, 1979년 수단 남부에서 33명 중 사망 22명(67%)의 유행이 재발하였다. 그 이후 이 바이러스에 의한 출혈열의 유행은 보고되지 않고 있지만 1989년 11월 필리핀에서 미국으로 수출된 원숭이가 검역기간 중에 다수 사망하여 여기서 바이러스가 검출되었다. 이 바이러스는 에볼라바이러스와 교차반응은 있으나 항원학적 및 유전학적으로는 달랐다. 또한 본건 이외에 원숭이를 취급한 550명에 대한 항체 조사를 실시한 바 에볼라 자이래, 에볼라 수단, 피로레수톤 및 마버그주 등에 1 또는 2개 이상에 양성반응을 나타낸 사람이 42명(7.6%) 존재하였으나 발병의 기왕력은 확인되지 않았다.

2. 병원체

에볼라바이러스이며 형태적으로는 마버그바이러스와 흡사하나 혈청학적인 교차반응은 없다. 생물학적으로 약간 차이가 나는 몇 종이 알려져 있다. 감염원은 많은 역학조사에도 불구하고 자연계에서의 보유동물은 발견되지 않고 있다. 전파양식은 라싸열이나 마버그열과 같다고 본다. 동물에게서 사람에게 전파되는 인수공통감염병으로 추측한다.

3. 임상증상

증상이나 임상경과가 마버그병과 유사하며 산발적인 임상 예에서는 라싸열과 구별이 안 된다. 잠복기는 2~21일이며 감염기간은 혈액은 발병 후 8일, 정액은 발병 후 16일까지 바이러스가 분리되고 있다. 감염 후 수일이내 고열, 두통, 근육통, 출혈, 위장통증, 설사, 인후통, 발진, 눈의 출혈, 혈성, 구토, 설사 등의 증세를 보이며 감염 후 일주일 이내 흉통, 쇼크, 사망, 실명 가능하다. 치사율은 50~90% 까지 높다.

4. 검사

검사는 라싸나 마버그바이러스와 같으며 고도의 안전시설이 확보된 실험실에서 실시한다. 검체는 조직 · 정액, 소변 등에서 바이러스 분리, 바이러스유전자 검출, 항원검출, IgM, IgG 항체 검출.

5. 에볼라 유행현황 및 예방대책

특별한 치료법 없고, 환자의 체액이나 가검물과 접촉하지 않는 것이 중요하며 예방을 위한 특별한 대책은 없으며 라싸열이나 마버그병에 준한다.

지난 2014년 3월, 아프리카 기니에서 출혈과 열을 동반하는 환자가 발생했다. 의료진들은 이 환자가 에볼라 바이러스에 감염되었음을 금방 알아냈다. 에볼라 바이러스 감염증은 1976년에 처음 등장했다. 자이르(현재의 콩고민주공화국)에서 처음 나타난 이 질병은 약 1년에 걸쳐 자이르와 수단에 600여 명의 환자를 발생시키면서 새로 등장한 강력한 바이러스 질병의 하나로 자리매김을 했다. 에볼라라는 이름은 처음 환자가 발생한 지역에 흐르고 있는 강 이름에서 유래했다.

출혈과 열을 특징으로 하는 질병을 일으킨다.

에볼라 바이러스가 일으키는 병을 에볼라 열 또는 에볼라 출혈열(hemorrhagic fever)이라 한다. 열이 나고, 바이러스가 내부장기를 침범하는 경우 출혈이 생기는 증상을 특징으로 하기 때문에 붙은 이름이다.

세계 곳곳에서 출혈과 열을 동반하는 질병의 병원체는 필로바이러스과(Filoviridae)에 속하는 에볼라(Ebola)와 마르부르크(Marburg) 바이러스가 특히 유명하다.

1976년에 자이르에 처음 에볼라 출혈열이 발생했을 때 318명의 환자가 발생하여 280명이 사망함으로써 88%의 사망률을 기록했다. 88%라는 숫자는 수백 명 단위로 발생한 질병 중에서는 최고 수준의 사망률로, 이보다 더 치명적인 질병은 찾기가 어려울 정도였다. 자연히 '이러다가 인류를 멸망에 이르게 하는 것인 아닐까?' 하는 공포를 안겨 줄 수밖에 없었다. 게다가 그 직후 수단에서 또 유행을 하여 284명 감염에 151명의 사망자를 낸 후 어느 날 갑자기 이 병이 사라져 버렸으니 신비의 질병 취급을 받게 되었다.

발병 당시부터 그 병을 연구하기 시작했지만, 질병의 정체도 불명확하고 치료법도 확실치 않은 상태에서 1년여 만에 자취를 감추었으니 신기하지 않을 수 없었다. 다행히 90년대 중반까지는 새로운 환자가 거의 발생하지 않아서 별 문제가 되지 않았다. 그러나 그 후로 2013년 이전까지 지역을 옮겨가며 가끔씩 수십에서 최대 425명까지 환자가 발생하는 산발적 유행을 해왔다.

〈출처 (cc) Zorecchi at Wikipedia.org〉

[아웃브레이크]라는 로빈 쿡의 소설과 같은 이름의 영화도 제작되었는데, 더스틴 호프만이 주연을 맡았으며, 치명적인 바이러스를 보유한 아프리카 원숭이가 아프리카에서 미국으로 건너가 새로운 감염병을 퍼뜨리는 내용이었다. 그런데 하필이면 이 원숭이를 싣고 간 배가 한국 배여서 영화 중간에 한국어 대사가 나오는 것이 보는 이들의 열을 올리게 했다. 두 영화 모두에 에볼라라는 이름의 바이러스는 등장하지 않으나 그 특성이 에볼라를 연상시켰고, 전체적인 내용에 음모론이 내재되어 보는 이들의 흥미를 유발시켰다.

에볼라 출혈열은 왜 그리 치사율이 높을까? 역설적이지만 에볼라 바이러스가 '진화가 덜' 되었기 때문이다(바이러스 입장에서 인체에 잘 적응했다는 의미이다). 바이러스란 그 자체로는 생존하지 못하

에볼라 바이러스 감염의 예방과 치료

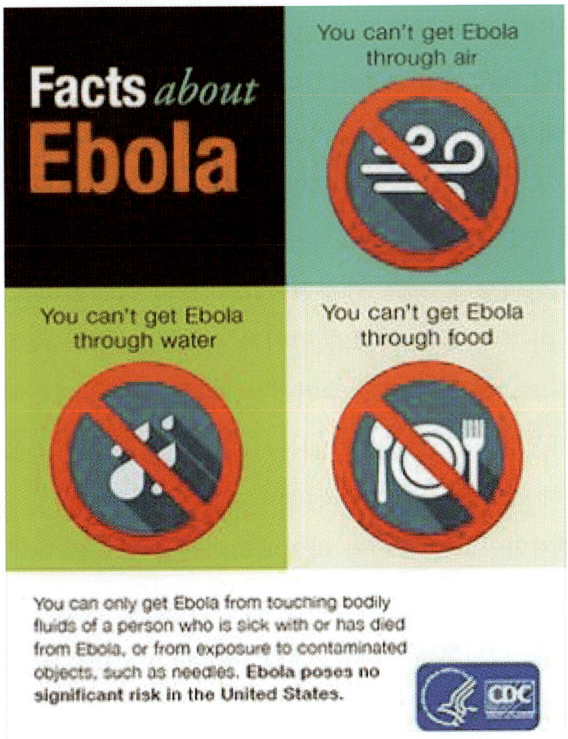
Facts about Ebola
You can't get Ebola through air
You can't get Ebola through water
You can't get Ebola through food
You can only get Ebola from touching bodily fluids of a person who is sick with or has died from Ebola, or from exposure to contaminated objects, such as needles. Ebola poses no significant risk in the United States.
CDC

며, 반드시 숙주가 있어야 생존이 가능하다. 따라서 바이러스 입장에서는 일단 숙주세포에 들어가면 그 숙주세포가 죽지 않고 살아 있어야 자신의 생존에 유리하다. 숙주에 치명적인 바이러스라면 생존을 위해 숙주가 죽기 전에 새로운 숙주를 찾아가야 하는데 이것은 결코 쉬운 일이 아니다.

앞으로도 인류에게 계속 에볼라 바이러스에 의한 에볼라 출혈열이 발생하게 된다면 에이즈가 그런 것처럼 그 치명성이 낮아질 것으로 예상된다. 물론 그 이전에 치료약과 예방백신을 개발하는 것이 급선무이긴 하지만 말이다.

미국 질병통제예방센터(CDC)에서 제작한 에볼라 관련 팜플렛, 에볼라는 공기, 물, 음식으로 감염되지 않으며, 환자 혹은 사망자의 체액 혹은 오염된 의료기구를 통해 감염된다는 것을 알려주고 있다.

에볼라가 무섭기는 하나, 예방과 치료가 불가능한 것은 아니다. 에볼라 출혈열은 공기 중으로 전파되지는 않고 환자와의 접촉에 의해 전파되므로 환자의 체액, 분비물, 혈액과 접촉하지 않는 것이 최선이다. 잠복기에는 전파력이 없는 것으로 알려져 있으므로 미리부터 겁을 먹을 필요는 없으며, 조리한 음식과 끓인 물을 마시고, 외출 후에는 꼭 손을 씻으며, 환자 또는 에볼라 바이러스 감염 가능성이 있는 동물과의 접촉을 금하는 것 등 일반적인 감염질환 예방수칙을 따르는 것이 중요하다.

혹시라도 바이러스에 감염된 후 2~21일의 잠복기가 지나 발열 · 오한 · 두통 · 근육통 · 권태감 · 가슴통증 등의 증세가 나타나면 얼른 병원에 가서 진단과 치료를 받아야 한다. 사람의 몸에 들어온 바이러스를 완전히 죽이는 것은 어렵지만 증상을 완화시키고 질병의 진행을 느리게 하는 방법으로 대응을 하면 바이러스에 의한 면역력이 커져 치료효과를 기대할 수 있기 때문이다. 치료하지 않고 그대로 두면 인두염 · 구토 · 설사 등과 함께 내부장기의 출혈이 나타나기 시작하면서 내부장기가 못쓰게 되거나 혈관질환, 신경계질환 등으로 발전하여 사망하게 된다.

그러나, 아직까지 확실한 치료법이 개발되었다고 할 수는 없다. 다만 최근에 에볼라 바이러스 퇴치를 위해 시험 중인 약이 여러가지가 있으니 기대를 가져볼 만하다. 지맵(ZMapp), TKM-에볼라(TKM-ebola)라는 약 등이다. 이 외 백신도 개발 중이므로 가까운 미래에 백신에 의해 에볼라 출혈열에 대한 공포가 사라질 수도 있을 것이다.

최근 환자 발생상황을 살펴보면, 최초 발생했던 기니보다 라이베리아와 시에라리온의 상황이 더 나빠졌다. 특히 라이베리아 수도 몬로비아의 빈민가 웨스트포인트(West Point)에서는 에볼라를 믿지 않는 주민들이 환자를 격리하고 시신을 수거하는 당국에 저항, 격리치료소에 난입하여 환자들을 '탈출'시키는 일까지 벌어졌다. 웨스트포인트에는 수만 명이 거주하고 있는 것으로 알려져, 앞으로 라이베리아의 상황이 특히 악화될 것이 우려된다

에볼라 피해 집중 발병지역인 서아프리카 라이베리아가 휴교령을 내린 지, 약 6개월 만인 2014년 2월부터 학사 일정을 재개한다고 외신들이 전했다.

라이베리아 교육부는 5일 라디오를 통해 발표한 성명에서 "각급 학교에 2월부터 학교 문을 다시 열 수 있도록 필요한 모든 조치를 하라고 지시했다"고 밝혔다. 교육부는 "모든 학교는 염소소독액,

체온계 등을 갖춰야 한다"며 "에볼라 바이러스 확산 방지를 위해 보건부가 권장하는 모든 조치도 시행해야 한다"고 덧붙였다.

앞서 엘렌 존슨 설리프 라이베리아 대통령은 지난해 7월 말 에볼라 확산을 막기 위해 국가비상사태를 선포하고 모든 학교에 휴교령을 내렸다. 라이베리아가 통학을 재개하기로 한 것은 최근 몇 주간 에볼라 감염 사례가 꾸준히 줄어든 데 따른 것이다.

세계보건기구(WHO)는 이날 서아프리카 기니, 라이베리아, 시에라리온 등 에볼라 주요 발병국 3개국의 사망자 숫자가 8,000명을 넘었다고 밝혔다. WHO에 따르면 이 지역 에볼라 감염자는 모두 2만656명이며 이 가운데 8,153명이 사망한 것으로 집계됐다. 숨진 사람은 라이베리아가 3,471명으로 가장 많고 이어 시에라리온이 2,915명, 기니1,767명이었다.

V. 크리미아콩고출혈열(Crimean-Congo hemorrhagic fever)

1. 역학

서크리미아지방의 대초원지대(카자흐스탄, 우즈베키스탄), 유고슬라비아, 불가리아, 이라크, 아라비아반도, 파키스탄, 중국서부, 열대 또는 남부아프리카에서 볼 수 있으며, 환자는 주로 목축업자나 의료종사자(병원감염) 사이에서 보인다. 그러나 비유행지에서의 수입 예나 실험실 감염예의 보고는 없다.

2. 병원체 : Crimean-Congo hemorrhagic fever virus (Bunyaviridae)

크리미아콩고출혈열 바이러스로 토가바이러스과에 속한다. 감염원은 바이러스 보유숙주로서는 진드기(Hyalomma, Boophilus), 야생토끼, 조류, 곤충 및 설치류가 고려되며 또한 동물사이에서 유행할 때에는 양, 염소, 소나 말 등의 가축이 증폭 숙주의 역학을 한다고 생각하고 있다. 전파양식은 감염된 성충 진드기에 의하여 감염되며, 미성숙 진드기는 바이러스 보유동물숙주에서 감염되며 난소 내에서 계대된다고 생각된다.

최근에 주목하고 있는 것은 환자의 혈액이나 분비물을 취급하는 의료종사자에서 집단 발생하는 병원 내 감염이다. 또한 감염동물 해체에서 감염되는 경우도 있다. 사람에서 사람으로의 감염도 다수 보고되고 있다.

3. 임상증상

라싸열, 마버그병 및 에볼라출혈열과 비슷하며 산발적인 예에서는 감별하기 어렵다. 역학적인 배경이 진단의 한가지 수단으로 알려져 있다. 잠복기는 3~12일이고, 감염기간은 발병 1주 이내의 환자 또는 동물의 혈액이나 분비물에 폭로된 경우이다. 갑자기 열이 나고, 오한, 두통 그리고 팔, 다리에 심한 통증이 올 수 있다. 반점이 나타날 수도 있고 가끔 내출혈을 동반하기도 한다. 심한 경우 사망할 수도 있다. 치료는 제한되어 있으며, 예방접종 백신은 없다.

4. 검사

발병 1주일 이내의 혈액에서 바이러스분리 또는 20병일 까지 항체(IFA, CF)가 양성일 경우이고 바이러스검사나 항체검사는 국가기관에 의뢰한다.

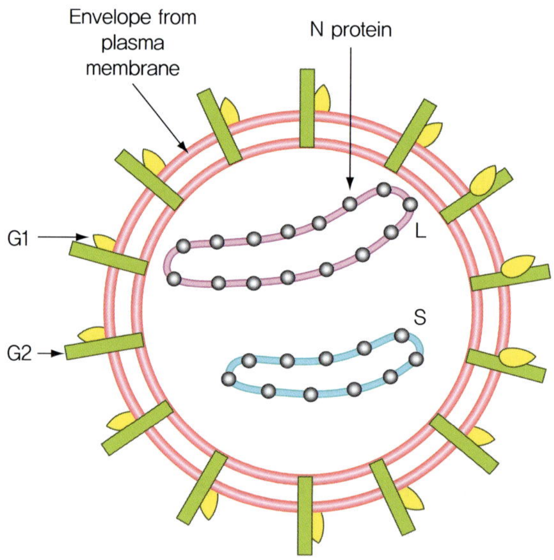

그림 12-1. An Arenavirus particle cartoon

5. 예방 및 치료

진드기에 물리지 않게 하며 환자의 혈액 및 분비물을 맨손으로 취급하지 않는다. 우리나라에는 유행의 요소가 없다. 치료방법은 중화 항체가가 높은 회복기 환자혈청이 유효하다는 보고가 있다.

Ⅵ. 알젠틴 출혈열(Argentine hemorrhagic fever)

1. 역학

알젠틴 출혈열은 1955년에 처음으로 기술되고 있다. 옥수수를 재배하는 농민들 사이에서 발견되었으며, 3월에서 10월 사이에 유행한다. 호발 연령은 15~44세이며 남성의 이환률은 여성보다 5배 높다. 볼리비아출혈열도 매우 유사한 질환으로 볼리비아 농촌지대의 풍토병이다.

2. 병원체

알젠틴 출혈열의 병원체로서 후닌바이러스와 볼리비아출혈열에 대하여는 마츄포바이러스가 알려져 있다. 양자는 아레나바이러스과에 속한다. 림프구성 맥락수막염 또는 라싸열의 병원체와 가깝다. 감염원은 아르헨티나에서는 옥수수밭의 들쥐이고 볼리비아에서는 Calomys callosus라는 집쥐가 병원소이며 그들의 타액이나 뇨로 오염된 식품과 물건 등이 감염원이라고 생각된다. 쥐의 타액이나 뇨에 바이러스가 함유되어 여기에 오염된 식품, 물건을 통하여 전파된다. 절족동물의 매개는 증명되지 않고 있다. 실험실내 감염이 일어나기 때문에 주의해야 한다.

3. 임상증상

잠복기는 7~16일이며, 라싸열 등의 바이러스성 출혈열과 비슷하다. 사람에서 사람으로의 전파는 드물기는 하지만 볼리비아 출혈열에서 그 예가 있다. 바이러스 배설기간 중에는 위험하다.

4. 검사

혈액, 인두 도말액, 뇨 및 부검재료(비장)에서 바이러스 분리 및 ELISA, IFA, 중화시험에 의한 혈청학적 검사에 의한다. 바이럿의 취급은 매우 위험해서 특정한 검사실 이외에서는 검사를 하지 않는다.

5. 예방 및 치료

남미 등 유행지에서의 환자입국에 주의한다. 유행지에서는 구서가 권장되고 있을 뿐이다. 환자는 유열 기간 중에는 격리한다. 기도에서의 배설물 또는 혈액부착물은 즉시 소독한다. 유행 시 대책 및 국제적 대책은 필요 없다.

Chapter 13

종양바이러스 (Tumor viruses or Oncogenic viruses)

1. 종양 바이러스란?

바이러스 중에서 자연 감염이나 실험적 접종으로 동물에서 종양 또는 암을 일으키거나, 시험관 내에 배양된 조직 세포에 접종하였을 때 세포 전환(cell transformation)을 야기시킬 수 있는 것으로 규정, 그런 능력을 종양 발생능(oncogenicity)이라고 하며, 어떤 종류의 핵산을 가졌느냐에 따라서 크게 DNA 종양 바이러스와 RNA 종양 바이러스로 나눌 수 있다.

(1) DNA 종양 바이러스

papovavirus과, adenovirus과, herpesvirus과, B형 간염 virus과, poxvirus과. CMV, 점염성 연속종, EBV

(2) RNA 종양 바이러스

과거에는 onconarvirus로 호칭, 현재는 retrovirus로 호칭되는 일단의 RNA바이러스 뿐이다. 조류복합군(avian complex), 마우스 복합군(mouse complex), 마우스 유방암 바이러스(mouse mammary tumor virus), 고양이 복합군(feline complex), 영장류 레트로 바이러스(primate retrovirus) C형 감염 바이러스 등.

표 13-1. DNA종양 바이러스의주요증상

바이러스	바이러스가 분리된 숙주동물	종양의 자연발생 유무	실험적 접종		바이러스			
			종양발생동물	배양세포의 전환 (cell transformation)	크기 nm	구조	구조입자 조립 및 성숙장소	종양내 존속
파포바바이러스 (papovavirus) 유두종(papilloma) 사람 토끼 소 개	사람 토끼 소 개	있음 있음 있음 있음	사람 토끼 소,말 개	소, 마우스	45~55	20면체	핵	함
폴리오마 (polyoma)	마우스	없음	마우스, 햄스터 기타 설치류	마우스, 햄스터, 백서				안함
SV40	원숭이	없음	햄스터	햄스터, 마우스, 원숭이, 사람				
BK, JC	사람		햄스터	햄스터				
아데노바이러스 (adenovirus) 사람(3, 7, 11, 12, 14, 16, 18, 21, 31형) 원숭이 소(3형) 조류(CELO)	사람 원숭이 소 닭	없음 없음 없음 없음	햄스터, 백서, 마우스	햄스터, 백서 사람	79~90	20면체	핵	않음
헤르페스바이러스 (herpesvirus) 사람 단순포진바이러스2형 EB바이러스 원숭이 조류(Marek) 개구리(Lucke) 토끼(Hinze)	사람 사람 원숭이 닭 개구리 토끼	없음 있음 있음 없음	햄스터 원숭이 원숭이 닭 개구리 토끼	햄스터, 사람, 원숭이	100	20면체	핵	않음
헤파드나바이러스 (hepadnavirus) B형간염바이러스					42	복합형	핵	않음
마아못트(wood chuck) 간염바이러스	마아못트	있음						
폭스바이러스 감염성연속종	사람	있음	사람		230 × 300	복합형	세포질	있음
야바(yaba)	원숭이	있음	원숭이					
섬유종,점액종	토끼 다람쥐 사슴	있음	토끼 다람쥐 사슴					

표 13-2. RNA종양 바이러스(레트로바이러스)의 주요 성상

바이러스	약자표기	바이러스가 분리된 숙주동물	종양의 자연발생 유무	실험적 접종		바이러스			
				종양발생 동물	배양세포 전환	크기 nm	형태	입자조립 및 성숙 장소	종양내 존속여부
조류복합군 백혈병	ALV	닭	있음	닭, 칠면조	닭	70~100	C	세포막으로부터 발아(budding)	대개 존속함
육종(rous)	ASV			조류,설치류 원숭이	조류,설치류 소,원숭이, 사람				
마우스복합군 백혈병	MLV	마우스	있음	마우스,백서 햄스터	마우스		C		
육종	MSV		없음	마우스,백서햄스터	마우스,백서 햄스터				
마우스유방암 (Bittner)	MMTV	마우스	있음	마우스			B		
고양이복합군 백혈병	FeLV	고양이	있음	고양이					
육종	FeSV			고양이, 개, 토끼, 원숭이	고양이, 개, 원숭이, 사람				
영장류 털원숭이 (woolymonkey, 육종)	SSV-1	원숭이	있음	원숭이	원숭이		C		
긴팔원숭이 (Gibbon), 백혈병	GALV	꼬리 없는 원숭이	있음				C		
원숭이, 유암(Mason-Pfizer)	M-PMV	원숭이	?		원숭이		D		
기타 살무사		살무사	있음				C		
햄스터, 백혈병	HaLV	햄스터	?				C		
백서, 백혈병	RaLV	백서	?				C		
소, 림프종		소	있음				C		

2. 종양 바이러스에 의한 종양 형성

바이러스들 중 일부는 악성종양의 원인 및 위험요인으로서 그 발병에 관여하고 있다. 사람의 악성종양의 발생요인으로서 직접이나 간접적으로 관여한다고 현재 생각하고 있는 바이러스는 다음과 같다.

① B형 및 C형 간염바이러스 : 간세포 암에 관계
② EB바이러스 : Burkitt's lymphoma, 상인두암, 면역아구성 림프종, Hodgkin's disease, 면역억제요법중인 환자에서 발생하는 어떤 종류의 림프종 등에 관계
③ 사람 Papilloma virus, Herpes Simplex virus : 자궁경부암과 외음부 암에 관계
④ Human T-cell lymphotropic virus type-1 (HTLV-1) : 성인 T세포 백혈병(ATL)
⑤ C형 간염 virus : HIV

1) DNA 종양 바이러스

(1) Papovaviridae family

여러 유두종 바이러스(papilloma viruses), 폴리오마 바이러스(polyoma virus), 공포 바이러스(vacuolating virus 또는 SV40 : simian virus 40)의 3종이 포함되며 유두종 바이러스의 경우에만 자연 감염에 의해서 종양 즉 유두종(papilloma)이 발생한다. virion의 크기는 45~55 nm, 20면체 구형을 나타내는 nucleocapsid를 가지고 있으며 capsomer의 총 수는 72개이다. 공통적인 capsid 구조와 상호간에 비슷한 화학적 구성을 지닌 점등으로 papilloma virus와 polyomavirus 및 SV40 등이 한데 뭉쳐서 papovaviridae family를 이룬다. 현재는 분자 생물학적 지식이 축적되면서 이들 바이러스 과는 papillomavirus subfamily polyoma virus (-SV40) suvfamily로 나누어진다.

유두종 바이러스는 인간, 개, 소 토끼에서 각각 유두종을 일으키는 인간 유두종 바이러스(human papilloma-virus)만 보더라도 유두종의 종류와 명칭이 다양하다. 족저 유두종-planter warts, 단순우종-common warts, 편평 우종-flat warts, 첨규 콘딜롬-condyloma acuminatum, 후두 유두종-laryngeal papilloma등 원인이 되는 바이러스의 type도 많아서 현재까지 약 60여종이 등장했다.

여러 종류의 HPV중에서도 자궁 경부암과 깊은 관련성을 지니는 HPV 11형, 18형 등은 소위 고위험도(high risk) HPV로 분류, 그 전환 단백질(transforming protein)인 E6과 E7의 기능에 대해서도 활발한 연구가 진행되고 있다.

① 자궁경부암

가. 자궁경부암이란 자궁암에는 자궁경부암, 자궁체부암, 자궁육종암 등이 있으나 우리 나라에서는 자궁 경부암이 여성암 중 가장 흔한 암이며, 매년 6,000명 정도의 새로운 환자가 발생한다. 자궁경부암은 자궁경부 세포진단검사라는 비교적 간단하면서도 우수한 진단 방법이 있어서 조기발견이 가능한 대표적인 질병 중의 하나지만 아직도 적지 않은 수의 환자가 진단이 늦어져서 사망하는 것은 매우 안타까운 일이다. 그러나 다행히도 대부분의 자궁경부암은 급작스럽게 발생되는 것이 아니라 자궁경부 상피내종양이라는 암 전 단계에서 자궁 경부암으로 장기간에 걸쳐 서서히 진행되므로 조기 진단만 하면 완치가 가능한 질환으로 정기적인 부인암 검진의 중요성이 더욱 강조되고 있다.

나. **자궁경부암의 발생 원인** : 자궁경부암은 특히 다음의 경우에 발생률이 더욱 높다. 처음 성 관계를 한 연령이 어린 경우, 성병에 감염된 병력이 있는 경우, 많은 여성과 성관계를 가진 남성과 성교를 한 경우 등 성행위와 밀접한 관계가 있으며 사회경제적 여건이 낮은 계층이나, 흡연을 하는 여성에서도 많이 발생한다. 1970년대에는 단순헤르페스바이러스 2형(HSV-2)이 후보로 되었다. HSV-2는 성기에 감염되어 성교에 의해 전파되며 그리고 HSV-2에 대한 항체가 자궁경부암 환자에 유의하게 높은 빈도로 검출되었기 때문이다. 그리고 시험관내에서의 발암성이 증명되어 한동안 유력시되었다. 그러나 자궁경부암 조직에서 HSV-2의 유전자가 검출되는 빈도는 낮고 바이러스 발암에서 가장 기본적인 조건이 만족되지 않았다. 그 위에 HSV-2 항체양성자와 음성자 사이에서 자궁경부암 발생의 빈도차는 없고 HSV-2 원인설은 차제에 부정적이게 되었다. 다만 HSV-2 항체가 자궁경부암 환자에서 유의하게 높은 빈도로 검출되는 것은 문제가 안 되는 것으로 생각되기 때문에 HSV-2와 자궁경부암에는 어떤 관련이 있다고 생각되었다. 무엇보다도 HSV-2항체를 가지고 있는 것은 단지 성행동이 활발하다는 것을 나타낸다.

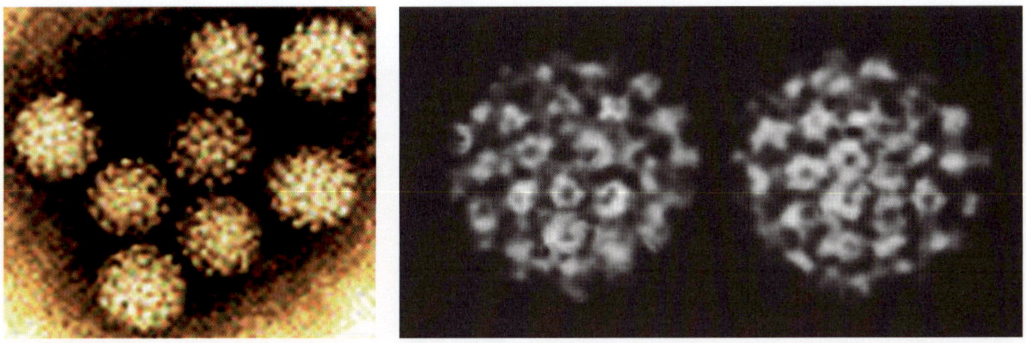

그림 13-1. human papilloma virus

1980년대에 들어와 HSV-2에 대신해서 Human papilloma virus(HPV)가 그에 유력한 후보로 등장하였다. HPV에는 70종 이상의 여러 형이 알려져 있다. 이 가운데 6, 11, 16, 18, 31, 33, 35, 52, 58형 등 20종 이상이 성기에 감염된다는 것이 판명되었다. 성기의 유두종양 병변인 첨규콘딜롬에서는 HPV-6, 11이 검출된다. 자궁경부암에서는 최초 HPV-16, 다음에 HPV-18이 상당히 높은 빈도로 검출된다는 것이 보고되어 HPV 원인설이 갑자기 주목받게 되었다. HPV-16/18은 앞의 암 병변에서도 검출되며 자궁경부암의 발암과정에 강하게 관찰된다는 것을 시사하고 있다.

다. **자궁경부암의 임상증상** : 자궁경부암의 증상은 초기에는 특이 증상이 없는 것이 특징이며, 대부분 성관계 후나 배변 후 질출혈이 있는 경우가 많으며, 젊은 환자의 경우에는 월경간 출혈의 형태로 나타나기도 한다. 질의 분비물의 형태는 담홍색의 혹은 약간 피가 묻은 정도이며, 이 현상은 출혈이 시작되기 전부터도 관찰할 수 있으며, 병이 진행될수록 출혈과 분비가 증가하며 지속된다. 자궁경부암이 요관, 골반벽, 좌골신경 등을 침범한 경우 허리나 하지로 뻗치는 통증이 있을 수 있으며, 침범정도에 따라 배뇨곤란, 혈뇨, 직장출혈, 변비, 하지 부종 등도 나타날 수 있다. 자궁 경부암에서 동통은 말기 증상이며 침윤 증식된 암 조직으로 말초 지각 신경이 압박될 때 비로소 나타나므로 평소 아프지 않으면 병이 아니라는 생각은 버리고 증상이 없더라도 부인암 진찰을 위한 정기적인 진찰을 받는 것이 꼭 필요하다.

라. **진단** : 자궁경부암의 90% 이상에서 HPV DNA가 검출되며 그 주요한 형은 16, 18, 52, 58형 등이다. HPV의 검출은 DNA hybridization이 이용되며 Southern blot법, in situ hybridization법, Dot blot법이 이용되며 PCR법의 개발에 의해 검출빈도가 상승되었다.

자궁경부암의 발생 평균 연령은 0기가 35세이고, 1기 이상의 암은 발생평균 연령이 45세 정도이며, 최근에는 젊은 나이에서도 암이 진단되는 경우가 증가하는 경향을 보이고 있다. HPV의 시험관내의 조종양성이나 그 밖의 동물 종에서의 파피로마 바이러스의 생물학적 성격을 맞추어 보면 자궁경부암의 원인으로 HPV는 상당히 유력한 후보이다. 그러나 in vitro

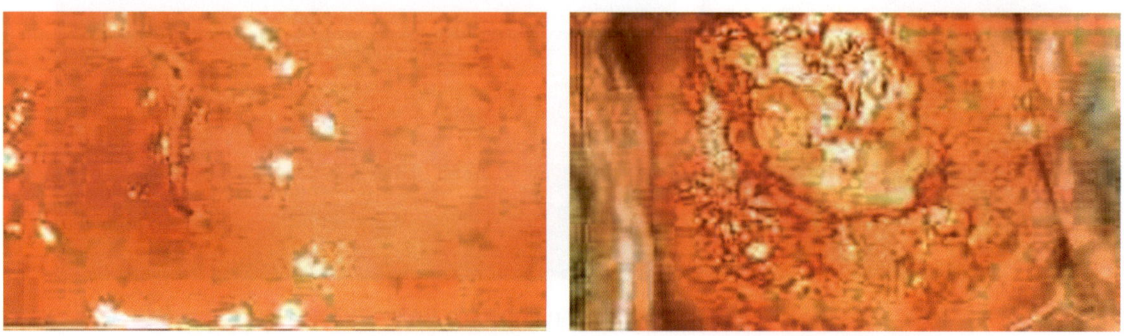

그림 13-2. 표면이 매끈한 정상 자궁경부(위)와 암이 자라고있는 자궁경부(아래)

실험에서는 HPV 16/18은 세포를 불활화하지만 종양화는 되지 않는다. 놀랍게도 HPV 이외의 인자가 암화에는 필요하다고 본다. 다만 HPV의 자연사는 아직 혈청학적인 역학조사가 확립되지 않았기 때문에 이후의 연구에 기대를 걸고 있다.

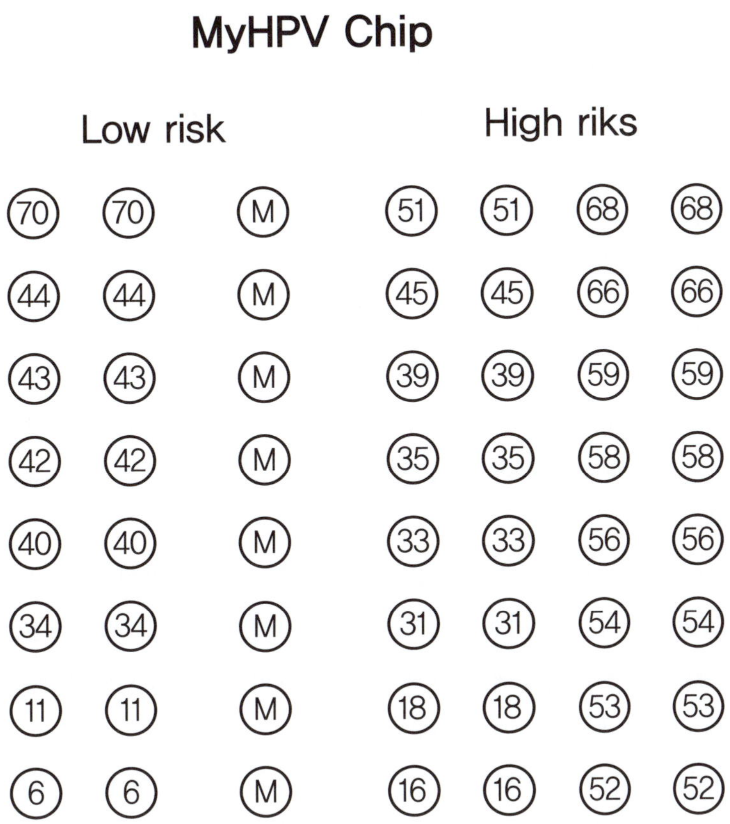

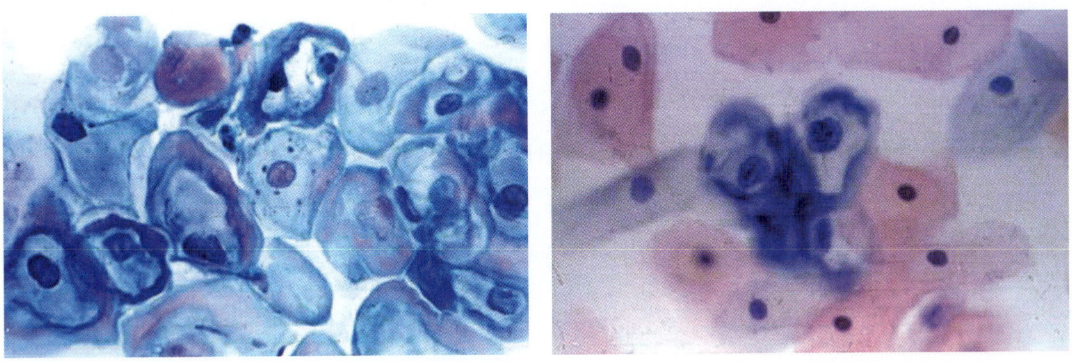

그림 13-3. Human papilloma virus 감염 세포

② **심상성 사마귀** Verruca vulgaris : Papova viridiae

바이러스에 의한 사마귀에는 Human papillomavirus (사람 유두종바이러스; HPV)의 감염에 의한 심상성 사마귀, Poxvirus속의 바이러스에 의한 감염성 사마귀가 있다. 지루성 각화증(Keratosis seborrheica; 노인성 사마귀, Verruca senilis)은 바이러스에 의한 것이 아니다.

가. **역학** : 전 세계에 존재, 발생하며 감염원은 사람이며 감염소도 같다. 직접접촉에 의하여 전파되며 면도기, 마루 등을 통하여 감염된다.

나. **병원체** : Papillomavirus속의 Human papillomavirus로 DNA의 염기배열의 차이에 의해 71형으로 나누지만 심상성 사마귀는 2, 4형, 청년성 편평사마귀는 3, 10형, 첨규콘딜로마는 6, 11형 등으로 바이러스의 형과 임상과 일치한다.

다. **임상증상** : 잠복기는 수개월에서 6개월이며 피진이 존재하는 기간에는 감염된다고 생각되며 오래된 것은 바이러스를 만들지 못한다. 대부분의 사람들이 감수성이 있다. 심상성 사마귀는 손발에서 많이 보이며 반구상으로 융기한 표면각화성 종양으로 발바닥에 보이는 경우에 융기되지 않는 티눈과 구별된다. 청년성 편평사마귀(Verruca plana juvenilis)는 안면, 손 등에 보이며 이 경우 편평하게 융기하며 각화경향은 적다. 첨규콘딜롬은 외음부에 유두종상의 부드러운 종양이다.

라. **검사** : 전자현미경으로 바이러스입자를 증 명할 수 있지만 바이러스 단백질에 대한 항체를 이용하여 면역조직학적으로 바이러스 항원의 존재를 볼 수도 있다. 또한 바이러스 DNA를 probe하여 분자간 잡종형성에 의한 종양중의 바이러스 DNA의 존재를 증명할 수 있으며 PCR법에 의한 바이러스 DNA의 검출도 가능하다.

마. **예방대책** : 환자와의 접촉, 오염된 면도기 등의 사용을 피하며 치료는 일반적으로 액체질소에 의한 동결요법이 실시되고 있다. 손바닥이나 발바닥의 사마귀는 Bleomycin의 국소 내 주사, Condyloma에는 Photobiline의 외용도 실시되고 있다

(2) Oncogenic human adenoviruses (종양 발생 아데노 바이러스)

인간의 adenovirus의 여러 형 중에서 3, 7, 11, 12, 14, 18, 21 및 31형이 신생 햄스터(newborn hamster)에서 종양을 발생시킨다. 이 중 12, 18, 31형은 DNA의 G, C함량이 중간정도(50~53%)이며, 그 DNA의 G. C함량이 낮고 높은 것과 종양 발생능 간에 어떤 뚜렷한 관련성이 있는 것 같지는 않다. adenovirus의 세포 내 증식을 보면 그 증식 과정의 초기에 T항원이 핵내에 출현함을 볼 수 있었다.

(3) Herpesvirus group

단순 포진 바이러스 1형, 2형 감염과 자궁 경부암(cervical carcinoma) 엡스타인-바 바이러스

(EBV)감염과 버킷림프종(Burkitt's lymphoma), 비인후암(nasopharyngeal carcinoma) 사이에 깊은 연관성이 있음이 역학적, 혈청학적, 분자 생물학적 증거와 더불어 강력하게 시사한다.

① 구강암

가. 일반적으로 치암이라고 부르기도 하나 치아 자체에는 암이 발생하지 않고 주로 연조직(잇몸, 뺨, 입 천정, 입술 등)에 발생하므로 구강암이라고 하는 것이 옳다.

나. **발생 빈도** : 구강암은 전체 암의 약 5%~10% 정도를 차지하며 다른 암에 비하여 악성도나 사망률이 높다. 특히 남성에 많으며 그 증상이 파괴적이고, 발병하면 다른 부위나 장기로의 전이가 잘 된다.

다. **특징적 증상** : 초기에는 육안으로 거의 확인할 수 없으며 상당히 진행되면 움푹 패이고 다소 단단하게 솟아오르는 형태를 일반적으로 나타낸다. 감염이 되지 않으며 대개는 통증이 없다.

라. **구강암의 예후** : 구강암은 인체 내 암중 발생율이 높은 편에 속하지는 않으나 일단 발생하면 사망률이 매우 높으므로 조기에 발견하지 않으면 예후가 매우 나쁘다. 구강 검진 시 육안적으로 볼 수 있을 정도면 이미 암조직이 상당히 진행된 상태이므로 수술해도 예후가 나쁘거나 수술을 할 수 없는 경우가 많다.

마. **조기 발견 검사법** : 오래 전 암 조직에 침착되는 염색법이 이미 발견되었으나 장기 보관법이 개발되지 않아 실용화되지 못하였다. 최근 기술의 발달로 구강암조직 염색법(ToluidineBlue 염색법)이 실용화됨으로써 많은 사람으로 하여금 구강암의 공포에서 벗어날 수 있게 되었다.

EBV 감염으로 B 임파구가 아세포양 전환(blastoid transformation)을 일으키게 되며 버킷림프종에서 유래된 세포들의 염색체를 조사해 보면 특정 염색체의 전좌(translocation)이 일어남에 따라 어느 특정 원형 종양 유전자(protooncogene)가 활성화 된다.

(4) Pox virus

섬유종 바이러스(fibroma virus)와 점액종 바이러스(myxoma virus)에 의하여 토끼에서 각각 섬유종과 점액종이 발생한다. 이 섬유종 바이러스와 점액종 바이러스 사이에서 관찰되는 Berry-Dedrick 현상은 유전자 교환에 의한 진정한 의미의 형질 전환이 아니라 탈외피 단백질(uncoating protein)을 매개한 보완 현상(complementation)이다.

① **감염성 연속종** Molluscum contagiosum

가. **역학** : 전 세계에서 발생하며 감염원은 사람이며 병원소도 같다.
전파양식은 접촉감염이며, 풀장에서 감염되기 쉽다.

나. **병원체** : Poxvirus속의 감염성 연속종 바이러스

다. **임상증상** : 잠복기는 2~6주이며 감염기간은 피진이 보이는 기간이다. 대부분의 사람이 감수성을 가진다. 작은 콩 크기의 표면에 광택이 나며 반구상으로 융기하는 사마귀모양의 종양으로 중앙에 제실(배꼽비늘)이 있다. 누르면 백색의 죽모양의 물질이 배출된다. 아토피성 피부염이 있는 소아에서는 많이 생긴다. 성인에서는 성감염증으로서 외음부에 보인다.

라. **검사** : 전자현미경으로 바이러스 입자를 증명하며 조직학적으로도 특징이 있는 소견을 보인다.

마. **치료 및 예방** : 피진이 있는 환자와의 접촉을 피하고, 치료는 핀셋으로 잡고 내용물을 짜낸다. 레이져 치료로 간단히 제거

(5) B형 간염 바이러스

B형 간염 바이러스에 의한 지속 감염(persistent infection) 환자에서 간경변(liver cirrhosis)이나 원발성 간암(primary hepatocellular carcinoma)이 발생할 수 있다. B형 간염 바이러스에 대한 면역 반응이 강력하게 나타나 있으며, 간장 세포 내에는 바이러스의 항원과 핵산이 존재하는 등 바이러스가 원인임을 뒷받침하는 증거가 많다.

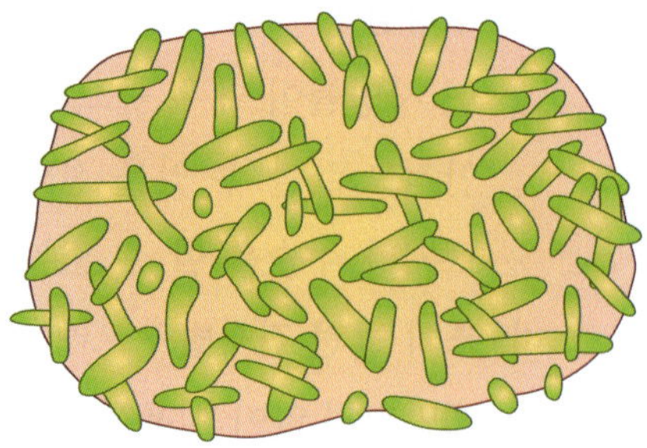

그림 13-4. An animal orthopox virus

2) RNA 종양 바이러스 즉, Retrovirus

1911년 미국의 rous가 발견한 닭의 라우스 육종 바이러스(Rous sarcoma virus)가 첫 번째로 발견된 RNA 종양 바이러스이며, 그 이후 많은 종류의 RNA 종양 바이러스가 분리 동정되었다. 바이러스 크기가 100 nm정도이며, envelope을 지닌 virion 입자에는 특징적인 역전사 효소가 존재한다. 이 효소의 작용으로 세포질 내에서 바이러스 핵산인 단 1쇄 RNA가 이중쇄 DNA로 전환되어 세포 염색체 내로 삽입 가능하다. 유전자 표현이 제대로 진행되기 때문에 이를 Retrovirus라 부른다. Retrovirus과 속에는 Dncornaviruses, spumaviruses, lentiviruses(AIDS의 원인체인 human immuno deficiency virus-HIV가 예속) 등이 속한다.

1) Human T Cell Leukemia virus (HTLV-1, Ⅱ) : 백혈병, 림프종

2) Human Immunodeficiency virus (HIV) : AIDS

3) C형 간염 바이러스

3. 아데노 바이러스의 발암성(Oncogenecity)

- 아데노 바이러스 발암지역은 E1A와 E1B genes를 포함하고 있다.
- EIA는 세포의 형질전환 과정에서 세포의 immortalization(죽지않게 만드는 것)을 촉진하며 E1B는 E1A의 작용을 도와준다.
- E1A는 암억제유전자(tumor suppressor gene)인 RB 유전자의 단백질과 상호작용하여 RB 단백질의 작용을 방해하는 세포가 계속하여 증식하는 것을 도와준다.
- E1A는 EH한 감염된 세포에서 class I MHC의 발현을 감소시키는 역할을 하여, 형질전환된 세포가 면역반응을 피할 수 있도록 도와준다.

4. X선 · 감마선 · 납 등 발암물질 17개 새로 지정

미국 보건후생부가 지난달 31일 간염 바이러스 등 17개 종류의 새로운 발암물질을 발표했다. 바이러스 종류가 처음 발암물질에 포함됐다. 발암물질은 '암을 유발하는 것으로 알려진 물질'과 '암을 유발하는 것으로 예상되는 물질'등 두 종류로 나뉜다.

이번 발표로 미 보건후생부가 지정한 발암물질은 '~알려진 물질' 58개, '~예상되는 물질' 188개 등 246가지로 늘었다. 보건후생부가 산하 국립환경보건과학연구소(NIEHS)의 국립독극물학 프로그램(NTP)은 미 연방법에 의해 2년마다 발암물질을 발표한다. 이번이 11번째다. 그러나 미국방사선학회는 X선, 감마선이 발암물질로 지정된 데 대해 "환자가 X선과의 감마선 촬영을 기피할 우려가 있다"며 이의를 제기했다.

• 암을 유발하는 것으로 알려진 물질

X선, 감마선, 뉴트론, B형간염 바이러스, C형간염 바이러스, 인체유두종 바이러스 등 6가지이다. 뉴트론은 의학 등에서 쓰이는 방사선의 일종이다.

이 연구소는 "X선, 감마선 · 뉴트론 등에 장기간 노출되면 백혈병, 갑상선암, 유방암, 폐암, 위암, 난소암, 피부암 등이 발생할 수 있다"고 밝혔다. B형, C형 간염 바이러스는 간암, 인체 유두종 바이러스는 자궁경부암을 일으킬 수 있다.

• 암을 유발하는 것으로 예상되는 물질

납, 나프탈렌, 니트로벤젠 등 11가지가 목록에 올랐다. MelQ, MelQx, PhlP 등 헤테로사이클릭 아민 화합물 세가지는 육류나 생선을 높은 온도에서 구울때 형성되는 물질이다. 담배연기에서 발견되기도 한다. 황산코발트는 도자기도료, 잉크, 페인트 건조제 등에 포함된 물질이다.

주요 발암물질

이름	관련 암
X선	백혈병 · 갑상선암 · 유방암 · 폐암
감마선	위암 · 대장암 · 방광암 · 난소암 · 피부암
뉴트론	X선 · 감마선과 비슷
B형간염 바이러스	간암
C형간염 바이러스	간암
인체유두종바이러스	자궁경부암
나프탈렌	코종양 · 폐종양
헤테로사이클릭아민 화합물 세종류	대장암 · 간암 · 구강암 · 피부암
납	폐암 · 위암 · 신장암
황산코발트	부신종양 · 폐종양

Chapter 14 슬로우 바이러스 감염 (Slow virus infection)

슬로우 바이러스 감염증은 다른 일반적인 바이러스 감염증과 다른 임상적 특징을 가지고 있다. 이것은 몇 년에 걸친 장기간의 잠복기를 가지고 있으며 일단 발병하면 아급성으로 비교적 규칙 정연한 경과를 가지고 진행되어 죽음에 이르는 것이다.

병원체가 이미 알려진 바이러스인가 아닌가에 따라서 통상적인 바이러스에 의한 것(홍역바이러스에 의한 아급성 경화성 전뇌염, Papovavirus의 하나인 JC 바이러스에 의한 진행성 다소성 백질뇌증 등)과 비통상적인 바이러스에 의한 것(Kuru, Jacob-Creutzfeldt disease)의 2가지로 대별된다. 전자는 거의 알려진 바이러스의 지속성 감염을 기반으로 하여 발병하는 질환이다. 한편 비통상적인 바이러스는 특정한 병원바이러스로는 동정되지 않았지만 환자의 뇌조직을 동물에 접종함으로써 질병의 전파가 가능하며 또한 여과지로 여과하여도 감염성을 제거할 수 없다는 점에서 바이러스가 병원체일 것이라고 추정되어 얻어진 명칭이다. 그러나 많은 연구에도 불구하고 현재까지 바이러스의 입자나 핵산은 증명되지 않고 있으며 바이러스와는 다른 병원체일 가능성도 충분히 고려되고 있다.

I. 아급성경화성전뇌염 (Subacute sclerosing panencephalitis, SSPE)

1. 역학

여러 나라에서 보고되고 있어 전 세계적으로 발생되고 있는 것으로 보인다. 따라서 우리나라에서도 발생되리라 생각되나 임상보고의 예는 아직 없다. 미국에서는 백신접종 후 본 질환 발생은 홍역이환 후의 발생에 비하여 몇 십분의 일로 감소되고 있다. 감염원은 보통의 홍역과 같고 전파양식은 홍역과 비슷하다.

2. 병원체

본 질병의 환자 뇌에서 파라믹소바이러스에 속하는 홍역바이러스가 분리되고 있다. 그러나 이 바이러스는 일반적인 홍역바이러스의 구성단백질 가운데 Matrix (M)단백질이 결손된 변이주이다. 이 때문에 유리된 바이러스가 생산되지 않아 바이러스 감염의 확대에는 세포융합이 필요하다.

3. 임상증상

잠복기는 0~16년의 예도 있으나 6년이 가장 많다. SSPE 환자에서의 감염은 알려지지 않고 있으며 환자의 대부분은 2세 이전에 홍역에 이환되었기 때문에 면역기능의 미숙성 등 무언가의 숙주요인이 발병에 관여한다고 생각되지만 상세한 것은 분명치 않다. 2세 이전에 홍역에 이환된 경력을 가진 소아에서 서서히 발병되는 것이 대부분이다. 홍역백신 접종경력이 없는 경우에 많다. 학업성적의 저하, 인격변화 및 이상행동 등의 증상으로서 발병한다. 그후 Myoclonus (간대성 근경련증), 경련, 추체로 · 추체외로증후, 운동실조 등이 더하여 지능저하는 더욱더 진행된다. 다음으로 의식장해도 출현하여 드러눕는 상태가 되며 2~3년 이내에 사망하는 예가 많다. 일부의 증례에서는 증상이 안정 또는 개선되는 시기가 있으며 전신관리가 양호한 경우에는 10년 이상 생존하는 예도 있다.

4. 검사

혈청이나 척수액 중의 홍역바이러스 항체가가 상승되고 있다. 척수액에서는 IgG가 증가되며 뇌파에서는 고진폭의 느린 것과 빠른 것이 주기적으로 전반성 혹은 양측대칭성으로 출현한다. CT에서는 뇌위축과 뇌실질내에 새집모양, 산재성의 저흡수영역이 보인다.

5. 예방대책

홍역백신의 접종률을 상승시킴으로써 이 병의 발생을 감소시킬 수 있다. 치료법은 알려져 있지 않지만 Isoprinosine의 투여에 의하여 증상의 진행을 억제하고 생존기간을 연장할 수 있다.

II. 진행성다소성백질뇌증 (Progressive multifocal leukoence-phalopathy, PML)

1. 역학

극히 드문 질환으로 우리나라에서도 있으리라 추측되지만 아직 밝혀진 경우는 없다. 그러나 PML이 AIDS환자에서도 나타나는 흔한 합병증의 하나로 밝혀지면서 그 중요성이 강조되고 있으며 AIDS의 만연과 함께 본 질병도 증가할 것으로 예상되고 있다.

2. 병원체

Papovavirus에 속하는 JC 바이러스가 원인이며 환자 뇌에서 이 바이러스가 분리, 동정되고 있다. 일부의 증례에서는 SV40 바이러스에 의한 것도 있다. 대부분의 성인은 JC 바이러스에 대한 혈청 HI 항체를 가지고 있지만 면역부전을 일으키는 기초질환이 있는 경우에는 뇌내에 감염이 확대되어 발병한다. 병리학적으로는 주로 대뇌백질에 다수의 탈수반이 형성된다. 뇌간이나 소뇌도 침범당한다. 염증반응은 보이지 않고 전자현미경에서는 핍돌기세포의 핵 내에 다수의 Papovavirus양 입자가 보인다.

3. 임상증상

감염원은 뇨로 생각되고 있으며 경구감염으로 생각된다. 청장년의 항체보유율이 높고 40~60세의 발병이 높기 때문에 수 십년의 잠복기가 있는 것으로 생각되나 젊은 사람의 발생 예도 있다.

면역기능저하를 불러일으키는 기초질환으로 Hodgkins병, 백혈병, 결핵, Sarcoidosis, 신장이식 후의 면역억제제의 투여 등이 있으며 최근에는 AIDS의 환자에서 발병하는 예가 많다. 처음 병상은 뚜렷하지 않고 건망, 치매, 인격변화 등의 정신장애, 단마비 또는 편마비 및 반맹 등의 시야장애 등이 있다. 그 후 구음장애, 연하장애, 운동실조, 감각장애, 간질, 실어, 실행, 인지불능, Gerstmann's syndrome 등 다채로운 신경증후가 출현하고 있다. 발열이나 수막 자극증상은 나타나지 않는다. 발병 후에는 진행성의 경과를 가지며 치매, 의식장애, 사지마비, 소변 실금 상태로 되고 6개월 이내에 사망하는 예가 있다. 일부의 증례에서는 일시적으로 증상이 개선되는 경우도 있다.

4. 검사

JC 바이러스에 대한 항체는 대부분의 성인에서 양성이며 환자와 건강성인의 항체가에 유의한 차이는 없다. 뇌파는 국소성 또는 전반성으로 서파가 보인다. CT에서는 뇌백질에 조형제에서 증강되지 않는 저흡수 부위가 보인다. 생검 뇌에서는 탈수반, JC 바이러스의 입자나 항원의 존재가 증명되면 진단은 확정된다.

5. 예방

우리 나라에서 본 질환이 감염된 예는 알려져 있지 않고 격리 등의 특별한 대책은 필요없으며 유효한 치료법도 없다.

III. 쿠루(Kuru)

1. 역학

동부 뉴기니아 고지대의 Fore 부족에서만 발병한다. 이 병이 발견된 당시에는 전 인구의 약 1%가 매년 발병하였으며 환자의 대부분은 성인 여성이었고 소아(남녀 거의 동수)가 그 다음이었다. 이 질환의 전파에는 죽은 사람의 시체를 먹는 습관에 관계가 있으며 이 풍습은 주로 성인여성과 소아에 의해 행해졌다. 1960년에 이 풍습은 폐지되었으며 그 이후 이 병의 발생은 줄어들었다. 1965년 Dr. Gadjuseki에 의해 죽은 사람의 뇌조직을 침팬지에 접종하여 감염시키는데 성공하여 최초로 지연성 바이러스에 의한 질환임을 규명하여 노벨상을 수상하게 되었다. 특히 최근에는 소아의 발생은 전혀 보이지 않는다.

2. 병원체

비통상 SAF or SAPrP2 (prion)에 의한다. 환자의 뇌조직을 침팬지나 원숭이의 뇌내 접종에 의하여 전파가 가능하며 아마도 Jacob-Creutzfeldt병의 병원체와 같은 것이리라 생각하고 있다.

3. 임상증상

감염원은 본 질환으로 사망한 사람의 뇌이며, Fore 부족에서는 친족 중에 사망자의 시체를 먹는 의식적인 식인풍습(cannibalism)이 있으며 이것이 전파에 관계된다고 생각된다. 잠복기는 수 년에서 20여 년, 침팬지의 뇌내 접종실험에서는 18~21개월이 소요된다. 감염기간은 알 수 없다. 발병 초기에는 소뇌성 운동실조 증상이 나타나며 불안정한 보행으로 시작하며 구음장애가 나타난다. Kuru라고 하는 것은 Fore 부족어로 '흔들린다'라는 의미이다. 그 후 수 개월 동안 환자는 잠에 취한 상태가 됨으로써 음식물 섭취가 안되어 요실금의 상태가 되며 발열은 없는 편이다. 영양실조나 감염증에 의하여 1~2년 이내에 거의 전례가 사망한다.

병리학적 변화로는 중추신경에 국한되며 육안적으로 뇌는 전체적으로 위축되지만 특히 소뇌에서 현저하게 나타난다. 조직학적으로는 신경세포의 탈락, 공포의 형성, 성상교세포의 증가가 보인다. 염증반응은 없으며 또한 PAS 염색 양성으로 기은성(argentaffin, 은에 친화력이 있는 조직을 말한다)을 가진 Kuru반이 주로 소뇌에서 보인다.

4. 검사

특이적인 미생물학적이나 혈청학적 검사방법은 없다.

5. 예방

동부 뉴기니아 고지대에 국한된 감염증이지만 식인풍습이 폐지되어 발생은 안되고 있어 본질환의 수입 가능성은 거의 없다.

Chapter
15 최근 문제시되는 바이러스 감염병

I. 구제역 바이러스

1. 역학

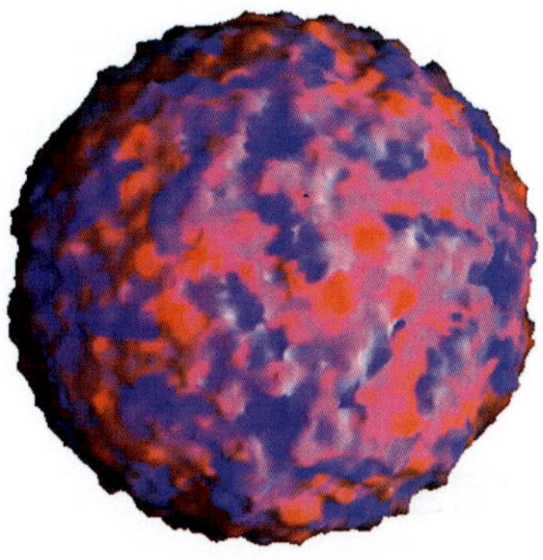
그림 15-1. 구제역 바이러스

구제역(口蹄疫, foot-and-mouth disease)이란 국제수역사무국(OIE)에서 지정한 가축감염병 중 첫째로 꼽히는 치사율이 55%의 A급의 악성감염병이며, 돼지나 소, 양, 사슴 등과 같이 발가락이 둘로 갈라진 동물에서 나타나는데 증상은 체온의 급격한 상승과 입, 혀, 발굽, 젖꼭지 등에 물집이 생기고, 식욕이 떨어져 심하게 앓거나 죽게되는 것이 특징이다. 사람에 대한 감염은 문제시되지 않는다. 1997년의 시점에서, 긴 세월 구제역의 발생이 없는 나라는 일본, 한국, 오스트레일리아, 뉴질랜드, 아메리카, 캐나다, 스웨덴, 노르웨이 및 기타의 수 개국에 지나지 않는다. 그러나 일본에서는 3월 25일 미야자키현의 재래종 소 비육 농가로 구제역 "의사 환축"이 확인되었다. 또 우리 나라에서는 2000년 3월 20일에 젖소에게 구제역이 발생한 것이 보고되었다.

2. 병원체

Picornaviridae Aphthovirus, 작은 RNA 바이러스로서 이는 7개의 혈청형 즉 A, O, C, Asia1, SAT1, SAT2, SAT3형으로 분류되며 이 주요 혈청형은 다시 80여가지의 아형으로 나뉘어진다.

바이러스는 냉장 및 냉동조건하에서는 오래 보존되고, 50℃이상에서는 서서히, pH 6.0 이하 또는 9.0이상 조건에서, 그리고 2% 가성소다, 4% 탄산소다 및 0.2% 구연산 등의 소독제에 불활화된다.

구제역 바이러스는, 피콜나우일스과의 아후토우일스속의 엔베로푸를 갖지 않는 플러스로 1개 쇄의 RNA 바이러스이고, 바이러스 입자의 직경은 21~25 nm이다. 산이나 염기성의 약제로 용이하게 감염성을 잃어버린다. 구제역 바이러스에는 상호에 왁친(백신)이 완전히(전혀)잘 듣지 않는

O, A, C, Asia1, SAT1, SAT2 및 SAT3의 7종류의 타입(serum type)이 존재한다. 혈청형에는 또 한 섬세한 아형이 있지만, 현재는 VP1 단백을 코드하는 유전자의 염기 배열로의 분류가 표준화하고 있다.

1999년 대만의 김문도의 주는 Type O/Taiwan/99 (혈청형/분리지/분리년)이라고 호칭된다. 구제역은 급성 열성 감염병이고, 우제유 동물에게 감염된다. 감시 감염병의 대상 동물은 소, 물소, 면류, 양, 염소, 돼지, 멧돼지이다. 구제역 바이러스는 감염 동물이나 그 오염물에 의해 직접, 간접의 접촉에 의해 전파된다. 또한 지역이 농후 오염 지대가 된다면 공기 전파도 일어나고, 육상에서 60 km, 해상에서는 250 km도 바람에 의해 운반됐다는 보고도 있다. 잠복기간은 소, 돼지, 면류 양으로 각각 6.2일, 10.6일, 9.0일이다. 발병 동물에는 입의 주위, 혀, 제부에 수포가 볼 수 있다.

치사율은 유축으로는 50%가 넘지만, 성축으로는 수%이다. 그러나, 성축이라도 채식 장해나 보행 장해에 의해 현저하게 생산성이 저하한다. 감염 반추수의 개중에는 회복 후에 식도나 인두부로 언제나 바이러스가 증식하는 캐리어화가 일어나는 일도 있다. 캐리어는 감염원이 된다. 소로는 최장 2년 반에 미치는 캐리어의 보고가 있다. 돼지는 캐리어화는 하지 않지만, 잠복 기간이 소보다도 길고 그 사이에 바이러스가 배설되고, 감염후의 바이러스 배설양이 소보다(부터) 100~2000배 많다. 이 때문에 돼지에게 구제역이 침수한다면 그 박멸은 상당히 곤란하게 된다.

3. 감염경로

① 감염동물의 물집액이나 침, 유즙, 정액, 호흡공기 및 분변등에 접촉 (직접전파)
② 감염지역내 사람(목부, 의사, 인공수정사등), 차량, 의복, 물, 사료, 기구등에 의한 전파 (간접접촉전파)
③ 공기를 통한 전파(공기전파)이며 공기는 육지에서는 50 km, 바다를 통해서는 250 km이상까지 전파될 수 있음

4. 증상

1) 잠복기간

2~8일 정도로 매우 짧음.

2) 소의 특징적 증상

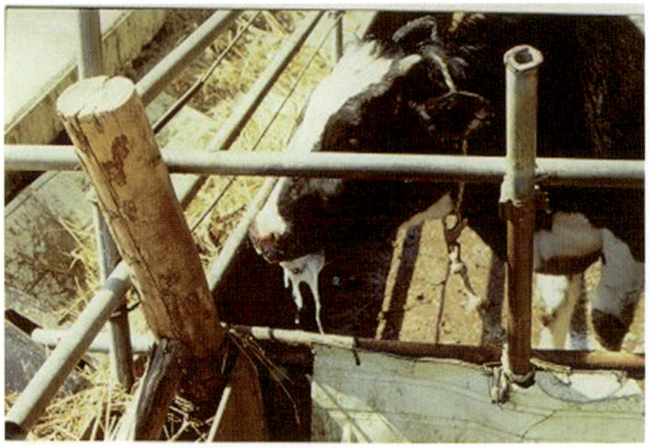

젖소-심한 거품 섞인 침흘림

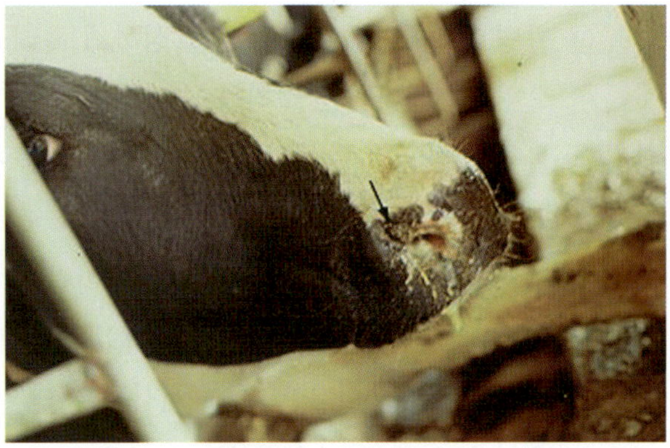

젖소-콧구멍의 가피(화살표)와 점액 콧물

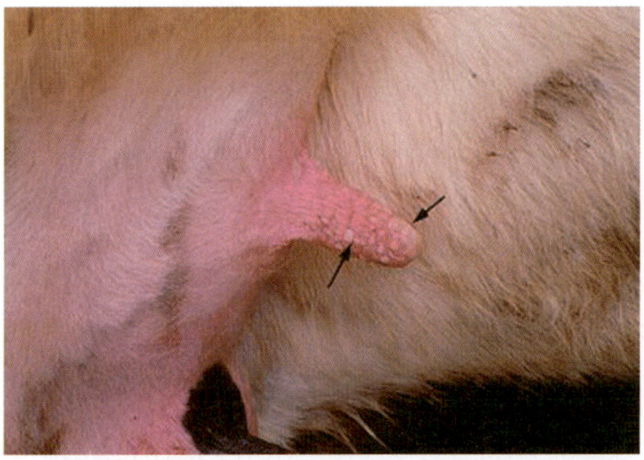

젖소-유두에 백색의 물집(수포 : 화살표) 형성

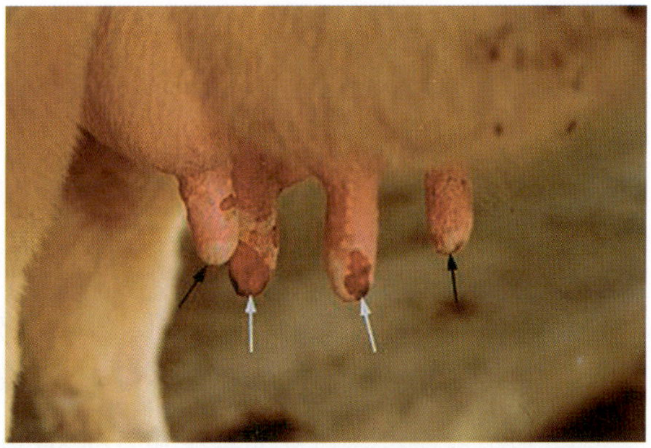

젖소-유두의 물집(검은화살표)과 물집 파열 후의 가피(흰 화살표)

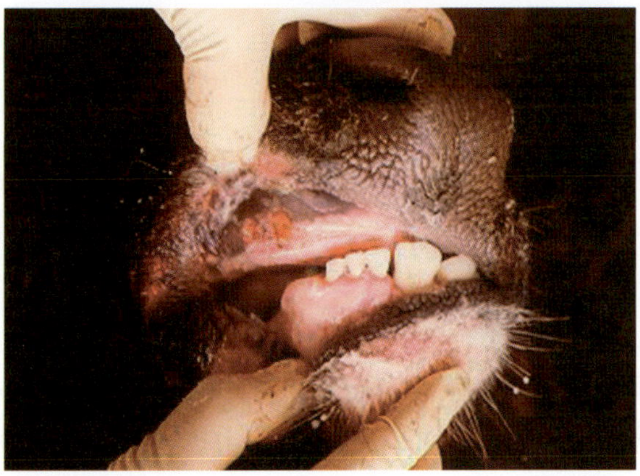

젖소-위 잇몸의 궤양

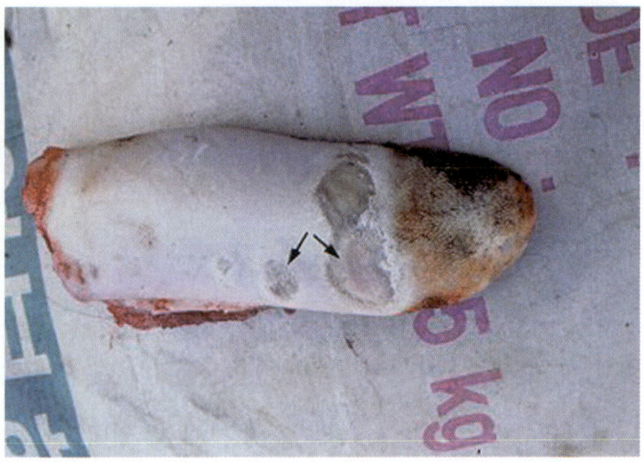

젖소-혀에 생긴 궤양(화살표)

그림 15-2. 구제역에 감염된 소

① 구제역 바이러스에 감염된 소에서는 체온상승, 식욕부진, 침울, 우유 생산량의 급격한 감소 등이 나타남.
② 발병 후 24시간 이내에 침을 심하게 흘리고, 혀와 잇몸 등에 물집이 생긴 것을 관찰할 수 있으며, 입맛 다시는 소리를 내기도 함.
③ 물집은 발굽의 사이와 제관부, 젖꼭지 등에서도 관찰된다. 물집은 곧 터져서 피부가 드러나고 짓무르고 헐게 됨.
④ 구제역 바이러스에 감염된 6개월 미만의 송아지에서는 심근염에 의해 죽는 경우가 있으며, 이 경우 심근에 나타나는 특징적인 병변을 호반심(tiger heart)이라고 함.
⑤ 일반적으로 이환율은 높고 폐사율은 낮은 편이나 어린 송아지의 경우 성우에 비하여 폐사율이 높으며, 임신우에서는 유산을 초래되기도 함.
⑥ 감염된 소들은 1주 이상 거의 먹지 못하며, 절뚝거리며 유방염, 산유량 격감 등의 경제적 피해를 입힘.
⑦ 특히 젖소에서는 착유량이 50% 정도 감소함.

3) 돼지의 특징적 증상

① 구제역 바이러스에 감염된 돼지에서 특징적으로 관찰되는 증상은 절뚝거림, 발굽의 심한 병변과 고통으로 인해 제대로 서거나 걷지 못하고 절뚝거리거나 무릎으로 기어다님.
② 발굽의 물집이 터져 피부가 벗겨진 자리에 세균에 의한 2차 감염이 일어나고 이로 인해 발톱이 탈락되기도 함.
③ 입주변의 물집 형성은 소의 경우처럼 전형적이지는 않으나, 콧잔등에는 큰 물집이 형성되며 쉽게 터지는 경우가 많음.

5. 피해 발생

1997년의 시점에서 긴 세월 구제역의 발생이 없는 나라는 일본, 한국, 오스트레일리아, 뉴질랜드, 아메리카, 캐나다, 스웨덴, 노르웨이 및 기타의 수개국에 지나지 않다. 그러나 우리나라에서도 2000년 3월 25일 미야자키현의 재래종 소 비육 농가로 구제역 “의사 환축”이 확인되었다. 또 한국에서도 젖소에게 구제역이 발생하는 것이 보고가 있다.

6. 구제역 발생현황과 우리정부의 대책현황

1) 유럽내 발생 현황

① 영국내 발생건수가 1,062건으로 신규발생건수가 급증

② 프랑스, 네덜란드, 아일랜드에서도 구제역 발생이 확인

2) EU의 조치

① 영국에 대한 동물, 육류 등의 금수조치

② 전 EU 역내에서 가축시장, 가축관련 박람회의 개장 금지

③ 전 EU 역내에서 가축의 이동 금지

④ 구제역 발생국으로부터 타 EU 회원국으로 이동하는 차량의 바퀴에 대한 소독

(3) 우리 나라의 조치

① 영국산 우제류 동물 및 그 생산물의 잠정수입검역중단

② 돼지 및 돼지고기 수입허용 10개국에 대해 구제역 잠복기간 등 고려 검역기간 연장(현, 돼지 15일, 돼지고기 3일)

- 구제역 잠복기간 14일, 안정기간 7일
  벨지움, 네델란드, 프랑스, 아일랜드
  덴마크, 오스트리아, 헝가리, 폴란드, 스웨덴, 핀란드

③ 영국 구제역 확인, 수입위생조건폐지

④ 프랑스, 벨기에산 돼지고기 및 원피, 독일산 원피 잠정수입 검역중단

⑤ 덴마크산 우제류 및 그 생산물 잠정수입중단조치

⑥ 프랑스 산 돼지고기, 원피 수입위생조건 폐지

⑦ 구제역 발생 상기 4개국 제외 전 EU회원국산 우제류 및 그 생산물 (살균처리 유가공품 제외)에 대해 잠정수입검역 중단 조치)

⑧ 네덜란드 산 수입위생조건 폐지

⑨ 아일랜드 산 수입위생조건 폐지

⑩ 벨기에, 영국, 네덜란드, 프랑스에 구제역 조사단 파견

7. 진단법

병원 학문적 진단은 바이러스 항원을 ELISA나 CF법으로 검출하고, 또 바이러스 분리를 한다. 또 보조적 진단법으로서, RT-PCR 법으로 바이러스 유전자를 검출한다. 항체는 액층경합 ELISA법으로 검출한다. 방제에는 우리나라와 같은 구제역 청정국으로는 감염 동물 적발 도태가 먼저 제일의 선택이다. 불활화 왁친(백신)도 해외에서 개발되고 있지만 그 사용법은 한정적이게 하지 않으면 안된다. 본병에 치료법은 없다. 본병이 발생한 경우, "해외 방탕 감염병 방역 요령"에 근거하여 방역이 실행된다.

1) 항원진단법

수포액, 수포형성 상피세포 또는 인후두부위 채취액 등을 검사시료로 하여 세포배양을 이용한 구제역 바이러스의 분리, 중합효소연쇄반응(PCR)법을 이용한 구제역 바이러스 특이 유전자 검출방법 및 항원검출용 보체결합반응 또는 ELISA 검사법 등을 이용하여 구제역 바이러스를 검출하는 방법 등이 주로 이용된다.

2) 항체진단법

물의 혈액을 채취하여 혈청내 구제역 바이러스의 항체 형성 여부를 검출하는 항체로 검사용 보체결합반응 및 ELISA 검사법 등이 주로 이용된다. 현재 국내에서는 PCR기법 및 ELISA 검사법이 구제역의 진단에 활용되고 있다.

구제역에 대한 최종적인 확정진단은 국제수역사무국(OIE)에서 지정한 구제역 국제표준실험실(World Reference Laboratory)로 수포액, 수포상피세포 및 혈청 등의 가검물 또는 감염 동물로부터 분리한 바이러스를 송부하여 확진하게 된다.

8. 치료 및 예방약

특별한 치료방법은 없으므로 유사증상이 발견되면 국가기관에 신속히 신고하여야 한다. 구제역 바이러스는 변형이 매우 쉽게 일어나기 때문에 수많은 혈청형(아형)이 생성되며, 혈청형이 다른 예방약은 효능이 없고 아형이 다른 예방약은 효능이 낮아 혈청형이 맞는 예방약의 사용이 중요하다.

구제역 예방약은 구제역 바이러스를 특수 시설 하에서 증식한 후 이를 순수하게 정제 고농축하게되며, 정제된 바이러스는 화학제품(Binary Etheleneimine)을 사용하여 죽인다. 이렇게 순수 정제 사멸 농축한 바이러스(항원)를 mineral oil로 섞어 미세한 입자로 만든 것이 구제역 불활화 예방약이다.

국내에서 예방약을 만들 기술이 없기 때문에 만들 수 없는 것이 아니라 예방약을 만들면 오히려 오염의 원인이 될 수 있기 때문에 예방약을 만들지 않고 있으며, 세계적으로 영국, 프랑스, 네덜란드, 독일 등 극히 일부 국가에서만 제조하고 있다. 이들 나라는 선진국으로, 생산 시설이 우수하고 예방약을 만들 수 있는 신용 있는 회사들이다. 현재 우리 나라가 관련을 맺고있는 국제회사는 Merial사(다국적기업 : 프랑스, 영국), Bayer사(독일)와 Intervet(네덜란드)이다.

예방약은 실험동물인 소에 접종하여 안전성과 방어능을 결정한다. 즉 방어가(효능)는 3PD50/두이며 1두분의 예방약 양을 2 mL인 경우의 예를 들어보자. 이는 2 mL를 3PD50의 3으로 나눈 0.67 mL(2/3=0.67)를 10두의 소에 접종한 후 강독으로 접종한 소들을 공격 감염한 경우 10두중 5두가 방어(50%)할 수 있는 능력을 말한다.

우리 나라와 같이 구제역 발생이 없었던 나라에서 구제역이 발생하면 6PD50/두의 효능을 함유한 예방약을 사용하여야 한다. 그 이유는 비축되어 있는 예방약이 야외 바이러스와 약간의 차이가 있더라도 그 결점을 보강시켜주기 때문이다. 이는 고품질의 예방약을 사용함으로써 방어효능을 국내 축산의 안전을 보장하기 위해서 평소에 대비할 수 있는 우리만의 특권이다. 그러나 긴급 시에는 3PD50/두의 예방약만 공급한다. 구제역이 언제 국내에서 발생할지도 모르는 상황에서 매년 30만두의 6PD50/두의 예방약을 비축해 놓고 있다. 이는 동시에 한두 곳에서 발생할 때에 쓸수 있는 최소한의 분량이다.

구제역 예방약 완제품 생산은 보통 4개월이 걸려야 완성이 되지만 항원에서 완제품을 만드는데는 불과 4~5일정도 소요된다. 우리의 항원은 현재 영국에 있는 Merial사에 보관해 놓고 있으며 국내에서 필요시 요청만 하면 근무일 6일 이내에 국내의 국제공항까지 배달되도록 계약되어 있으며, 계약된 항원은 O형 150만, A형 30만, Asia1형 20만 등 전체 200 만두로 계약되어 있어 99년 8월부터 5년간 계약이 유효하다. 만일 A형이 발생하면 O형과 Asia1형을 합한 170 만두 분의 사용할 수 없게 된 항원을 A형으로 바꾸어 공급할 수 있는 길을 터놓았다. 접종방법은 1차 백신접종 후 한달 후 보강접종, 그 후 6개월마다 계속적으로 접종한다.

II. 광우병

Mad Cow Disease란 영국에서는 현재사람의 크로이츠펠트-야콥병(CJD)과 일단 감염되어 발병되면 치료대책 없이 100% 폐사되는 불치병으로 알려진, 소 해면 상뇌증(BSE)과의 관련가능성 여부를 놓고 학자들간의 논란이 되고있는 실정이며, 소 해면상뇌증의 발생국들인 프랑스를 비롯한 EU 국가들은 자국의 축산물들을 수출하기 위하여 프리온병에 대한 위험도 분석, 위험도 평가 등을 실시하여 발생보고가 없는 나라들에 수출하려고 노력하고 있는 실정이다. 또한 일본을 비롯한 소 해면상뇌증의 비 발생국들은 발생국들로부터 프리온의 유입을 막기 위하여 수입되는 사료 축산물 다량의 샘플에서 극미량의 이상 프리온을 검출을 위하여 새로운 기법을 개발하고 있다. 우리 나라에서도 비 발생국임을 증명하기 위하여 전국에 걸쳐서 매년 2세 이상 소를 대상으로 감염실태를 조사하기 위하여 병리조직 표본을 제작하여 300두 이상 조사하고 있다.

1. 역학

소 해면상뇌증(Bovine Spongiform Encephalopathy, BSE)은 일명 광우병(Mad Cow Disease-MCD)이라고 불리는 우리 나라에서 발생보고가 없는 해외 가축감염병으로 1997년에 노벨상을 받은 미국의 Prusiner박사가 명명한 프리온(prion)이 원인체(일종의 단백질)이며, 사람에서는 크로이츠펠트-야콥병(Creutzfeldt-Jakob Disease; CJD), 양에서는 스크렙피(Scrapie)를 일으킨다.

소 해면상뇌증(BSE)은 사람의 크로이츠펠트-야콥병(CJD) 및 양 스크렙피등 프리온 단백질을 원인체로하는 프리온병 중의 하나이다. 또한 스크렙피는 250년 전부터 발생이 되었으며 사람의 크로이cm펠트-야콥병은 1920년경부터 알려졌다. 1986년에 Holstein과 Holstein/Friesian 젖소에서 처음으로 관찰된 바 있으며, 치명적이고 모르는 사이에 시작되어 서서히 진행되는 경과를 나타낸다. 또한 지난 수년간에 걸쳐 영국 내에 있는 모든 종류의 육우에서 발병된 것으로 기록되어 있다. 임상형 질병은 소에서 22개월경부터 15세에 이르는 연령 군에서 관찰된바 있으며, 소 해면상뇌증의 발생에 대한 품종간의 특이성은 없으며, 계절 또는 발정주기에도 관계가 없다.

2. 병원체

프리온 단백질은 핵산이 없으며, 단백분해효소, 열, 산 및 알칼리에 대하여 강한 저항성을 나타내고 있으며 바이러스나 세균이 죽는 온도에서도 불활되지 않는다. 프리온 단백질은 고유의 염기배열 순서에 따라 사람, 소, 양, 마우스, 햄스터 등 많은 동물에서 감수성이 알려졌다. 또한 이들 동물들은 정상의 프리온단백질을 생산하며, 이상구조를 가진 이성체가 감염력이 있는 프리온단백질(PrPCJD, PrPBSE, PrPSC)으로서 구별되고 있다. 프리온 주로 중추신경계와 림프계에서 발현된다. 그러나 프리온의 기능과 역할에 대하여 밝혀지지 않은 것이 많아 연구 중에 있다.

Prion

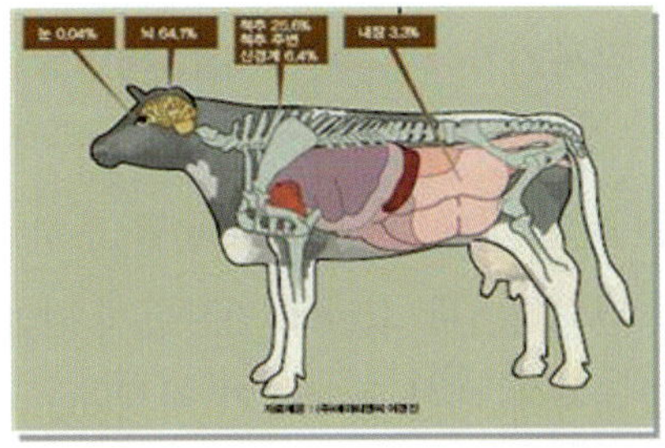

그림 15-3. 광우병 감염 소의 위험분류

무세포성, 비핵산성, 순수단백질로서 뇌신경세포에 공포를 형성한다. 감염숙주에 염증반응과 면역반응이 나타나지 않고 T-cell과 B-cell에 영향을 주지 않으므로 면역억제 현상에도 관계하지 않으며 감염시 100%로 사망한다. 1957년 Gajdusek에 의해 식인 습관이 있는 뉴기니아의 원시부족에서 퇴행성 뇌질환인 Kuru가 보고된 후, 이와 비슷한 증상을 보이는 크로이츠펠트 - 야콥병(Creutzfeldt-Jacob Disease : CJD)이 사람에서 발견되었다. 이 질환을 일으키는 병원체는 바이러스 감염 시에 발생하는 여러 증후군이 전혀 나타나지 않으나, 세균을 거를 수 있는 거름막을 통과하고 감염후 그 증상이 늦게 나타나므로 지연성 바이러스로 불리기도 했다. 그 후 이들의 병인체가 지금까지 알려진 어느 바이러스보다 훨씬 작은 단순한 단백질 분자임이 밝혀져 이를 프리온(Prion :Proteinaceous infectious particle)이라 명명하였다. 영국 정부는 1996년 3월 광우병의 병인체로 프리온 단백질의 화학구조가 야곱병을 일으키는 원인물질과 비슷하다는 연구결과를 받아들여, 광우병이 인간에게 감염될 가능성을 인정함으로써 세계의 육류업계에 커다란 타격을 입혔다.

AIDS에 이어 크로이츠펠트 - 야콥병이 20세기가 인류에게 물려준 또 하나의 큰 재앙이 될 수 있다는 가능성 때문에, 프리온은 현재 전 세계를 공포로 밀어 넣었다. 광우병의 실체인 프리온을 연구하는 과학자들은 프리온이 생물의 체내에서 합성되는 정상적인 단백질과 매우 비슷하다는 점에서 놀라고 있다. 일반적으로 단백질은 아미노산의 서열에 의해 1차 구조가 결정되는데, 이 아미노산의 순서는 DNA(유전자)에 저장된 정보에 따라 결정된다. 단백질 사슬은 복잡한 모양으로 접혀서 3차원의 입체 구조를 형성하여 단백질의 기능을 나타낸다. 현재 과학자들은 프리온이 비정상적인 형태로 접힌(정상과 다른 3차원적 구조를 가지는) 단백질이라고 생각한다.

프리온을 만드는 사람의 유전자(PRNP)는 20번 염색체상에 존재하며 정상적인 뇌 조직에서 발현되어 PrP 단백질을 생성하는 것이 알려졌다. 정상적인 PrP 단백질은 신경세포의 표면과 결합하는 성질을 가지며 분자량이 33~35 kDa인 아밀로이드 당단백질(amyloid glycoprotein)로 세포의 부착, 신호전달 및 수용체의 기능 등을 가지는 것으로 추측되고 있다. 프리온 사멸은 133℃ 20분 이상 가열, 치아 염소산나트륨(Sdoium hypochlorite), 2N 가성소다(Sodium Hydroxide)로 20℃에서 하룻밤 소독하면 사멸할 수 있다.

3. 소 해면상뇌증의 임상증상

잠복기가 2년~8년인 소 해면상뇌증의 임상소견은 발병기간 중 일관되게 유지되며, 개체별로는 수 주일부터 수개월간 지속된다. 초기의 관찰사항으로는, 출입구 통과나 착유실 입실을 거부하는 등 불안 상태(apprehension)를 흔히 나타내는 것이다.

건드리거나 소리에 민감하게 반응하는 지각과민증(hyperaesthesia), 발로차기(kicking), 동물이나 관리자에 대한 공격적인 자세(aggressive behavior), 그리고 공포자세(appearance of fear)가 흔히 수반된다. 소견이 진행되고 소견이 뚜렷해짐에 따라, 컨디션을 잃거나, 체중의 감소, 신음(moaning), excessive salivation, 소양증(pruritus), 이갈기(bruxism)등을 나타내며, 음향자극에 대한 반응이 민감해져서 큰소리나 날카로운 소리에 대하여 놀라 자빠지게 된다. 심한 보행실조가 진행되어 결국에는 나가떨어지게 된다. 만일 더 진행되면, 동물은 광포소경(signs of frenzy)을 나타내게 되며, 전적으로 예견할 수 없게 될 뿐만 아니라, 결국에는 횡와(recumbency)하게 되어 폐사(succumbs) 된다. 효과적인 치료방법은 아직 밝혀져 있지 않다. 따라서 초기 임상 증상 발현단계에 서 안락사(enthanasia) 시키는 것이 권장된다.

반면, 야콥병(CJD) 환자의 뇌에는 동일한 PRNP 유전자로부터 유래되어 똑같은 아미노산 서열을 가졌지만, 3차원적 구조가 변형된 단백질인 PrPCJD (Prion Protein CJD)가 존재한다. PrP와 PrPCJD 단백질의 일차 구조는 동일하지만, 단백질 분해효소 K에 대한 저항성은 PrPCJD가 훨씬 높아 인체 내에서 쉽게 분해되지 않으며, 변형된 단백질인 PrPCJD는 신경조직에 축적되어 야콥병 환자의 특징인 뇌에서의 퇴행적 변화를 유발시킨다.

변형된 구조의 PrPCJD(Prion Protein Creutzfeldt-Jacob Disease) 단백질이 다른 동물을 감염시킬 수 있는 감염자임이 밝혀졌는데, PrPCJD 분자가 아미노산 배열이 동일한 정상 구조의 PrP 단백질을 만나면 그 단백질을 변형된 단백질로 전환시키는 능력을 가진다. 이 두 형태의 단백질을 같은 시험관에 넣어 반응시키면 PrP의 일부가 PrPCJD로 전환되는 것을 실험적으로도 증명이 되고 있다. PrP 유전자를 완전히 제거한 생쥐(Knockout mouse)를 이용한 시험결과 감염된 프리온의 증식을 위해서는 정상적인 PrP 유전자의 발현이 필수적임을 보였다. 따라서 프리온에 의한 질병은 감염된 PrPCJD에 의해 숙주세포내의 PrP가 PrPCJD로 바뀜에 의해 유발됨은 확실하다.

광우병은 서로 다른 종간에도 매우 쉽게 감염된다. 영국에서 광우병이 급증한 1990년대 후반 과학자들은 광우병을 일으키는 프리온이 양으로부터 소에게로 전달되었을 수도 있지만, 1970년대 초반 소에서 저절로 생겨났을 가능성도 배제하지 않는다. 어떤 원인이든간에 처음 프리온을 가진 소수의 소로부터 나온 고기 · 뼈가 사료에 첨가되었으며, 다른 소가 이것을 먹고 감염되었다. 그 과정이 반복 · 확산되면서 광우병에 걸린 소는 계속 늘어났고 프리온도 따라서 증가했다. 결국 프리온을 갖고 있는 소는 영국인의 식탁에 올라갔으며, 그 쇠고기 속의 프리온(변형된 구조의 PrPCJD)은 결국

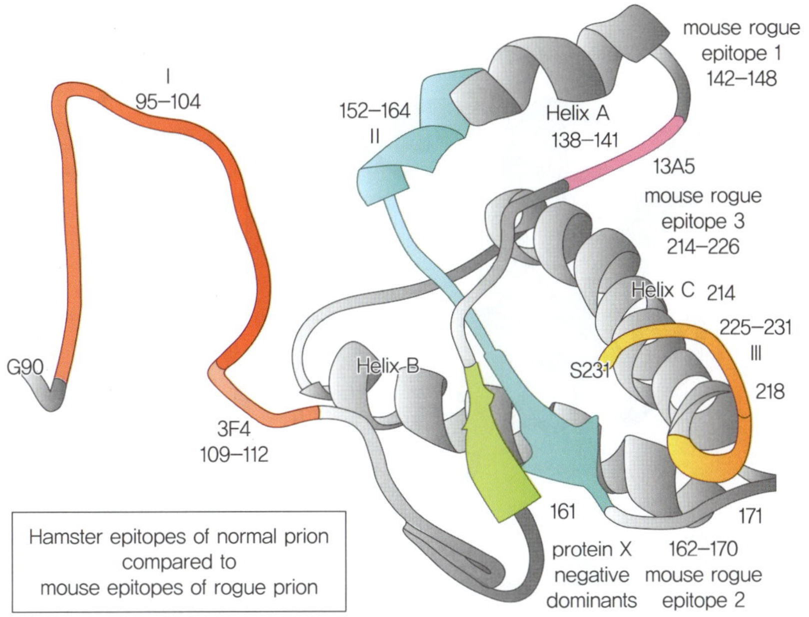

그림 15-4. 정상 Prion의 구조

사람 몸으로 침투했을 것으로 보인다.

음식물과 함께 체내로 도입된 프리온은 신경 조직에 도달한다. 인체는 PrPCJD 단백질을 쉽게 분해하지 못하기 때문에 프리온이 신경조직 특히 뇌에 감염되어 축적되기 시작하면 현재로서는 마땅한 치료 방법이 없다. 프리온의 축적은 서서히 뇌세포를 퇴화시켜 기능이 제대로 작동되지 않는 스펀지 덩어리로 만든다. 그런데, 프리온에 감염되더라도 야콥병 증상은 짧게는 10년, 길게는 40년간 나타나지 않을 수도 있다. 정확한 잠복기가 알려져 있지 않기 때문에 궁극적으로 얼마나 많은 사람이 프리온이라는 병원체에 감염되었는지는 추측하기가 쉽지 않다. 적게는 수백 명, 많게는 수백만 명으로 추정할 뿐이다. 잠복기의 기간은 프리온의 섭취량에 따라 차이를 보일 수도 있다.

생명체를 무생물과 구분할 수 있는 가장 큰 차이점은 자기와 동일한 형태와 기능을 가지는 개체를 생산할 수 있는 능력, 즉 생식력이다. 프리온은 비록 생명체가 가지는 생식 현상과는 상당한 차이점이 있음에도 불구하고, 자기와 동일한 기능과 구조를 가지 는 물질을 생산하고 주변으로 감염시킬 수 있다는 관점에서 볼 때, 하나의 단백질로 이루어진 가장 단순한 형태의 유사생명체라고 말할 수 있을 것이다.

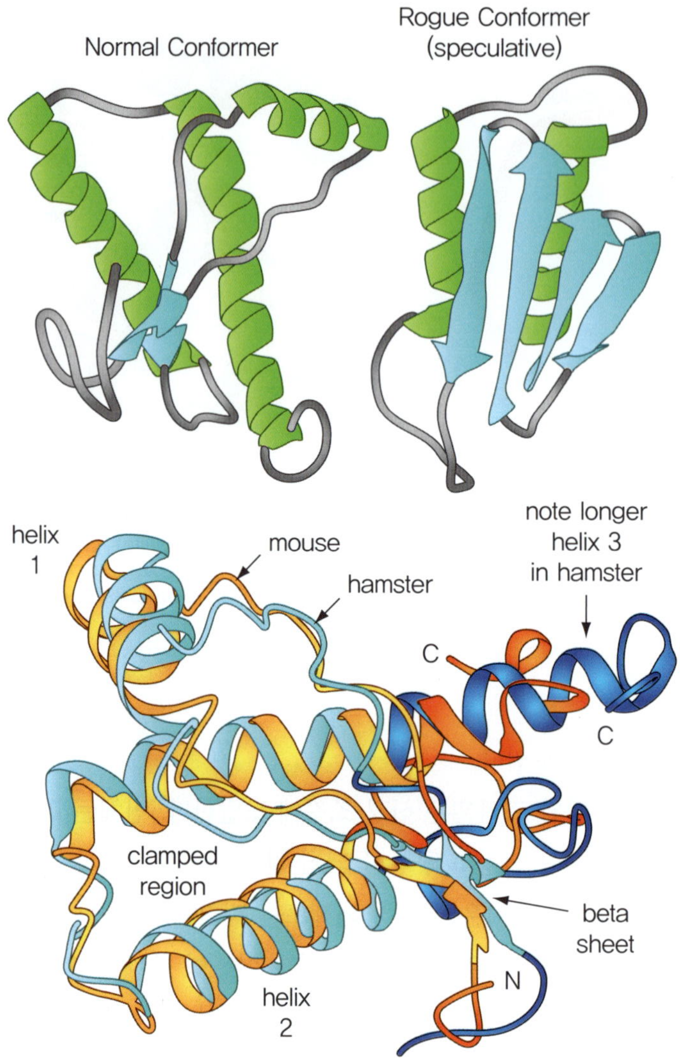

그림 15-5. PrPCJD의 구조

4. 감염경로(prions spreading from cows to humans)

1) 발생

양의 노질환인 '스크래피'가 소에게 전이되거나 소 체내에서 자연발생하는 것으로 추측

2) 감염

감염된 소나 양을 원료로 한 동물성 사료, 소의 육골분이 함유된 사료를 통해 다른 가축에게 감염

3) 인체 감염

식용부위가 도축과정에서 주로 소의 뇌와 중추신경조직에 있는 감염 단백질에 오염된 뒤 그대로 체내에 전달(구강을 통해 들어온 prion은 림프조직을 순환하다가 뇌로 유입)

그림 15-6은 소와 사람의 뇌를 통해 BSE prion이 유입, 증식, 증폭되는 경로를 표현한다. 그 prion들은 자줏빛 입자의 흐름에 따라 그림에 표시되었다.

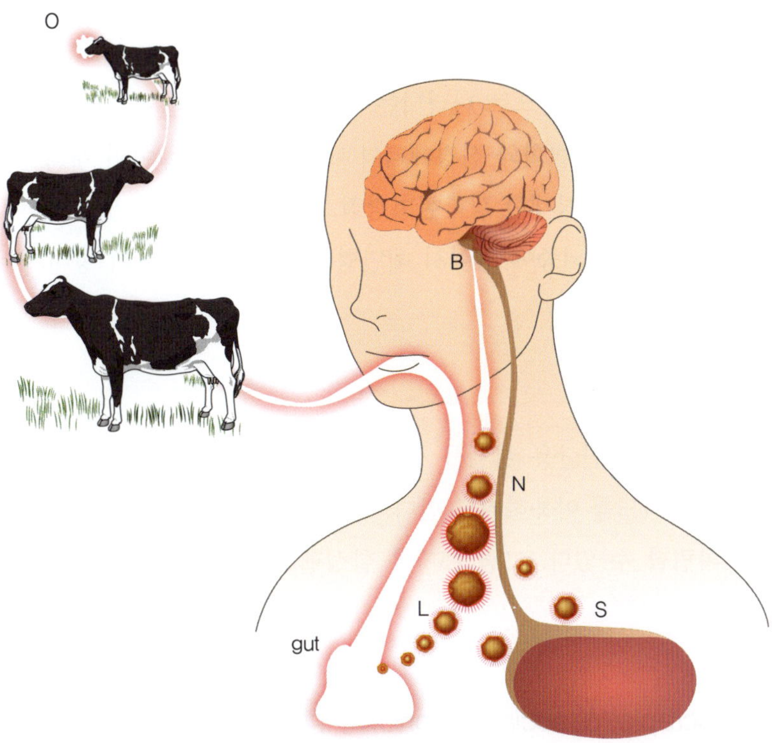

그림 15-6. Prion이 유입, 증식, 증폭되는 경로. O, BSE prions의 기원; L, lymphocytes, S, spleen; N, Nerves Since lymphocytes carry prions, it is reasonable to assume that transport to the brain might occur in parallel through the blood. This is illustrated at "B". The fear that human blood and blood products may carry BSE prions has caused many countries to ban blood donations from those who are deemed to have been exposed. It must be emphasised that prion biology is not fully understood and much remains speculative. This picture is an attempt to illustrate various concepts but nothing is intended to be definitive. The picture was painted digitally and so it can be easily modified as and when mechanisms are elucidated.

5. 진단기법

1) 병리조직학적 관찰

가검물의 뇌전체를 가능한 폐사 즉시 제거하여 10% 중성 포르말린에 3일 이상 고정하여 뇌를 관상절편으로 세절한다. 연수의 오백스에서 잘라낸 맨 처음 블록은 반드시 신경조직에 대하여 일상적인 파라핀 왁스 포메법에 의하여 병리조직학적 기법으로 처리하여야한다. 두께 5 μm로 세절하여 헤마톡실린-에오신에 염색된 절편들을 특징적인 해면형 변화와 신경 공포형성검사에 공시한다. 진단은 연수 절편 내에 확실한 변화가 있는 경우 확진 할 수 있다.

병리조직학적 변화는 신경퇴행성으로 나타나는데 양 스크렙피와 유사하다. 가장 뚜렷한 증상은 공포이며, 회질 뉴로필의 해면형 변화와 신경페리아 내의 한 개 또는 여러 개의 공포이다. 감염성 해면상뇌증에 대한 해면형 변화의 상세한 광학현미경적소견을 관찰 할 수 있다. 양에서는 자연적인 스크렙피와 대조적으로 소 해면상뇌증에 있어서 해면형 변화는 공포변화의 형태가 두드러진 것이다.

2) 면역조직화학적 검사

최근에는 프리온병에 대한 진단용 항체를 생산하기 위하여 실험동물에 인공면역시켜 항체를 생산하거나, 인공합성 펩타이드를 이용하기도 한다. 우리나라와 같은 비발생국에서는 인공펩타이드를 합성하여 진단법을 확립할 수 있다. 그림 15-7은 합성펩타이드를 이용한 진단용 항체로 양의 스크렙피를 진단한 것이다.

3) 뇌내의 SAF (scrapie-associated fibrils)의 검출

SAF는 계면활성제를 이용하여 정제하는 과정에서 형성되는 인공산물이며, 뇌에서는 프리온이 존재하다는 것을 의미한다. 만약 존재한다면 계면활성제을 사용하지 않고 감염성있는 프리온는 분리하는 방법으로 요소에 의한 용해 후에 분획하여 band를 관찰할 수 있다. 프리온은 뇌내에서 아밀로이드양으로 응집을 하고 있다. 이와 같은 물질이 존재하는 분획은 단백질에서 보다 감염성이 높다. 더불어 아밀로이드양 물질이 nti-SAF antibody를 이용하여 응집하는 것을 계면활성제로 처리하면 SAF양 미세유지가 유리되므로, 프리온은 뇌내에 모두 SAF에 의해 응집물이 존재함을 알았다.

4) 면역-PCR법(Immune-PCR)

ELISA법과 PCR법을 동시에 접목하여 한 튜브에서 RT-PCR을 실시할 수 있다. 이 방법은 다량의 가검물에서 초미량의 프리온를 검출하기 위한 기법으로 축산 선진국에서는 실용화 단계에 있다.

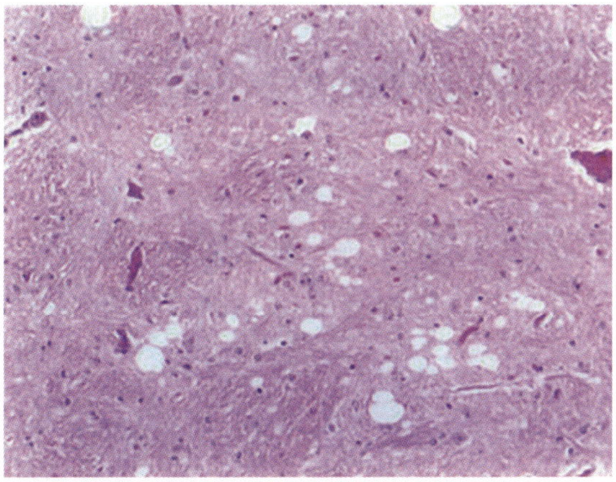

소의 뇌의 가검물에서 조직표본에서 BSE 공포확인 (HAE염색×200)

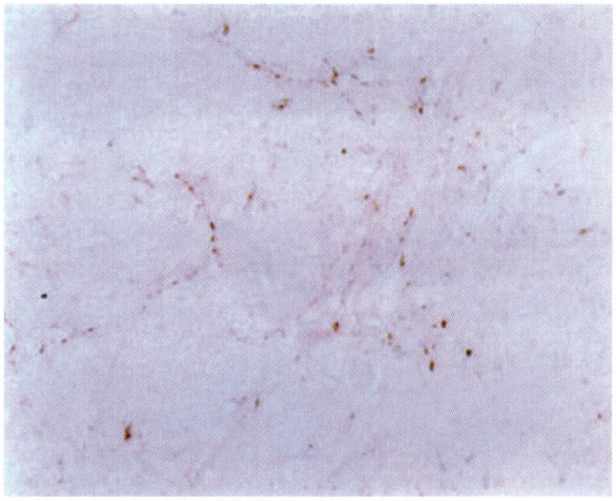

소의 뇌의 가검물에서 조직표본에서 면역조직화학적 염색(×300) BSE 양성반응

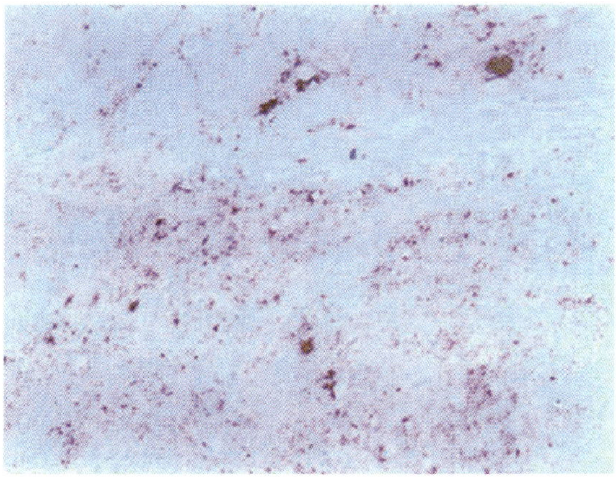

합성 Peptide를 이용한 면역조직화학염색(×2048) Scrapie 양성반응

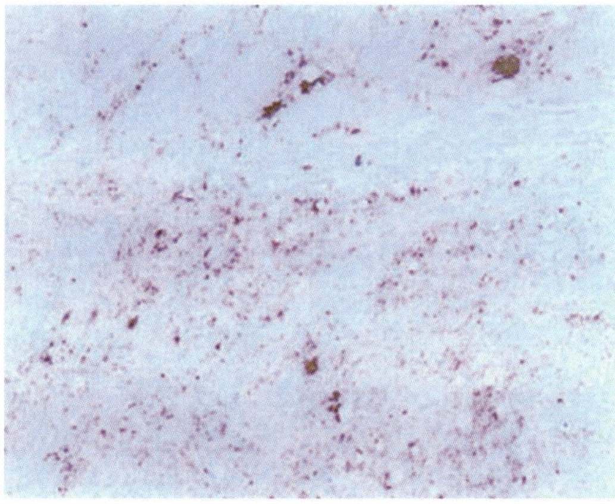

합성 Peptide를 이용한 면역조직화학염색(×2048) Scrapie 음성반응

그림 15-7. 소의 뇌의 가검물에서 조직표본

6. 발생동향

영국에서는 양 및 소의 내장이나 부스러기 고기를 가축의 사료로써 장기간 사용하였다. 1980년 이전에는 양이나 소의 내장이 없이 부스러기 고기를 140℃이상처리와 유기용매에 의해 지방을 추출하였다. 그러나 1980년 이후에는 처리방법을 변경하여 유기용매에 의한 지방추출 방법이 행하여졌다. 이상프리온의 단백질은 열에 강하기 때문에 1980년 이후에는 시행되었던 부스러기 고기추출법으로 스크렙피에 이환된 양의 부산물을 가공하였으나, 양에 축척된 스크렙피의 원인이 되는 프리온 단백질이 소실되지 않고 사료 중에 잔류하여 소의 사료로 시판되었다. 또한 소 해면상뇌증에 이환된 소의 체내에 축척된 이상프리온단백질(PrPBSE)도 동일하게 가축의 사료로 판매된 것으로 추정되고 있다. 1988년7월에 반추동물유래인 단백질가축 사료에 대한 금지 조치할 때까지 PrPSC나

PrPBSE에 오염된 사료를 급여한 소, 동물원의 반추 동물들 및 고양이에 해면상뇌증이 발생하였다. 그러나 돼지, 개과 동물 및 조류에는 해면상뇌증이 발생하지 않았다.

7. 조치현황

1) EU의 조치

(1) 이사회 결정(Council decision)

- 가공 동물성 단백질(processed animal protein products; 육골분, 어분, 혈분 포함)을 동물 사료로 사용하는 것을 금지

(2) 집행위 조치

- 식품유통시 광우병 감염위험이 높은 부위(소의 등골 등)의 제거 의무화, EU 전 회원국에 대해 광우병검사 대폭 강화, 반추동물사료에 육골분 등 동물성 단백질 사용금지, 동물 폐기물의 적절한 폐기처분 지원
- 우유는 광우병 감염위험이 없다는 것이 EU 과학위원회와 WHO의 공식입장(영국은 다양한 방법을 통해 계속 연구 중)

2) 여타 주요국가

(1) 미국

: 모든 유럽국가와 오만산 반추동물, 그 부산물 및 모든 동물성 단백질 상품(rendered animal protein products)수입을 금지

(2) 일본

EU 회원국 포함 17개국산 광우병 관련 품목 수입금지

(3) 기타 40여 개 국가가 유사한 수입규제 조치 실시

3) 우리의 조치

- EU 수출국에서 선적된 광우병 관련 생산물에 대해 잠정수입검역중단
- 중동국가 우회수출 방지를 위해 동유럽 15개국에 확대적용

4) 향후 대책

(1) 광우병 동향, 주요국의 광우병 대응 및 연구결과 지속 파악

- 우유의 광우병 감염 가능성, 반추동물 추출 원료의 의약품, 화장품 규제문제 등

(2) 검역 잠정 중단조치의 기간, 대상 품목 및 규제방식 등에 대해 지속 검토

- 농림부 및 식약청 등 관계부처와 협의

III. 크로이츠펠트-야콥병

1. 정의

변형 프리온 단백(abnormal prion protein)이 중추신경계에 축적되어 중추신경계의 변성을 유발함으로써 특정 신경학적 소견을 나타내는 질환

2. 임상적 특징

1) 전파경로

- 대부분의 환례에서 전파경로를 모르며 뇌경막 이식, 사체에서 유래한 뇌하수체 호르몬 투여, 각막이식 등의 의인성 원인에 의해 전파된 예들이 보고되었음.
- 변종 크로이츠펠트-야콥(variant Creutzfeltd Jakob Disease, v-CJD)의 경우는 광우병에 걸린 쇠고기 섭취와 관련이 있는 것으로 제시되고 있음.

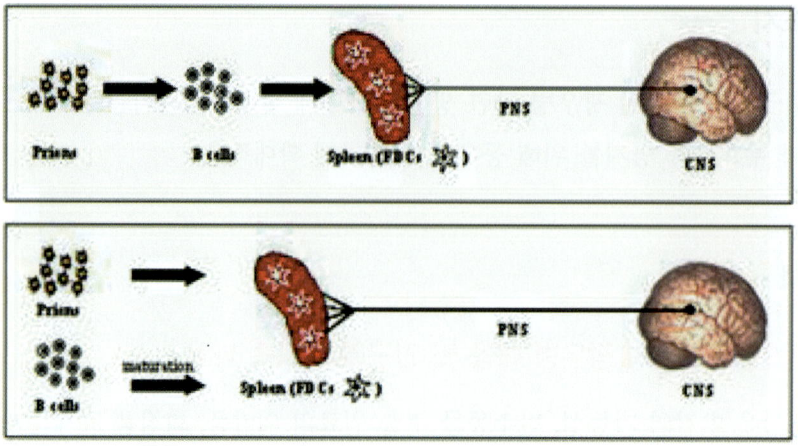

그림 15-7. 광우병 프리온의 중추신경계로의 이동 모델

2) 잠복기 : 2년 내지 30년 이상

3) 임상증상

(1) 크로이츠펠트-야콥병

서서히 진행되는 혼동, 진행성 치매, 다양한 양상의 운동실조를 보이고 후기에는 근경련과 함께 여러 신경학적인 징후들을 보임

- 환자의 연령은 16세에서 80세 이상까지 다양하게 보고되지만 거의 대부분이 35세 이상의 환자들이며 질병경과가 빠르게 진행하여 3개월 내지 12개월이면 사망에 이르게 됨
- 일반적인 뇌척수액 검사상 정상소견을 보이고 전형적인 주기성 뇌파소견이 특징임.
- 약 5~10%의 환자는 가족력을 보이며 아밀로이드 형성(amyloidogenic) 전구 단백질을 암호화하는 20번 염색체의 유전자상 몇가지 돌연변이를 보임.

(2) 변종 크로이츠펠트-야콥병(v-CJD)

- 크로이츠펠트-야콥병 환자와 달리 초기에 우울증, 불안감, 초조감, 공격적 성향, 무감동증 등과 같은 정신증상이 나타나서 지속됨
- 초기부터 기억장애나 지속적인 감각장애 등이 나타나는 경우도 있지만, 명확한 신경학적 증상은 초기 증상 발생후 평균 6개월 정도뒤에 나타남.
- 가장 빈번히 나타나는 증상은 팔, 다리의 감각이상증상으로 통증을 동반하기도 하고 동반하지 않기도 함
- 빠르게 진행하는 운동실조증이 가장 흔하게 나타나는 신경학적 징후이며, 모든 환자들에서 운동실조증과 근경련(myoclonus), 무도증(chora), 근긴장 이상증(dystonia) 등의 이상운동증을 보였음.

- 말기증상은 크로이츠펠트-야콥병환자의 증상과 유사하여 인지장애가 점차 진행하고, 운동불능, 무언증의 상태가 되며 증상발현 후 평균 14개월에 사망에 이르게 됨.
- 변종 크로이츠펠트-야콥병은 크로이츠펠트-야콥병보다 젊은 연령(20~30세)에서 발생하며 전형적인 주기성 뇌파소견을 보이지 않음.

	CJD(Creutzfeldt-Jakob Disease)	vCJD(Variant Creutzfeldt-Jakob Disease)
발견	- 1920년대 독일 정신과의사 Hans Gerhard Creutzfeldt와 Alphons Maria Jakob이 발견	- 1996년 3월 영국에서 최초 보고됨
발생	- 매년 전세계적으로 백만명당 1명꼴로 발병하며 연령이 높아짐에 EK라 발병률이 높음 - 일반적으로 55세 이상에서 발병	- 2001년 1월 3일 현재 영국 88명, 프랑스 3명, 아일랜드 1명으로 총 92명의 의사환자 발생 - 일부 10대를 포함하여 대부분 55세 미만의 연령에서 발생 - 현재 국내에서는 발생보고가 없음.
감염	- Sporadic form의 발생원인은 알 수 없으나 이것이 전체 CJD발생 가운데 85%의원인임.	- 영국의 최근 연구에 따르면 사람이 BSE에 감염된 소의 신경조직에 포함된 제품섭취 후 vCJD가 발병하는 점에 미뤄 BSE와 vCJD가 관련있음을 시사하고 있음.
증상	- 집중력상실, 무기력감, 불안증상이 있은 후 홍분, 치매증상 및 근육경련 등 - 평균적으로 약 4개월간 질병증상이 지속됨	- 우울증과 같은 초기 정신질환증세와 근육기능 저하를 보이고 후기에 치매증상을 보임 - 평균적으로 약 14개월정도 질병증상이 지속됨
진단	- 대부분의 경우 뇌파검사시 날카로운 파형의 복합형태를 보임 - 스폰지 형태로의 변이, 신경세포 손실 및 astrocytosis와 같은 신경병리학적 특정	- 뇌파검사시 CJD와 같은 날카로운 파형을 보이지 않음. - 대뇌와 소뇌 전반에 아밀로이드 플라그가 나타남 - 플라그는 농도가 짙은 중심부와 환형의 스폰지 형태조직으로 이뤄져 데이지꽃 모양을 보임

3. 신고범위 : 환자, 의심환자

표 15-1. 특징적 임상소견

특징적 임상소견
① 진행성 치매 ② 다음 중 2개 이상 - 근경련 - 시각이나 소뇌기능장애 - 추체로/추체외로 기능장애 - 무동성 무언증 ③ 발병에서 사망까지 기간이 2년 이내 ④ 일반적인 검사에서 다른 질환을 시사하는 소견이 없는 경우

표 15-2. 확진검사방법

확진검사방법
① 표준 신경병리학적 방법으로 진단된 경우, 또는 ② 면역조직화학검사나 웨스턴 블롯시험에 의해 프로테아제 내성 PrP 확인, 또는 ③ 스크래피 관련 원섬유(SAF) 검출

표 15-3. 의인성 원인

의인성 원인
① 뇌경막이나 각막 이식술
② 두 개부 수술력(신경외과적 수술)
③ 인간사체 유래 뇌하수체 호르몬을 투여받은 병력

표 15-4. 변종 크로이츠펠트-야콥병 진단기준

변종 크로이츠펠트-야콥병 진단기준	
I. 임상소견 A 진행성 신경정신질환 B 이환기간이 6개월을 초과 C 일반검사에서 다른 진단을 의심할 만한 소견이 없음. D 의인성 원인을 의심할 만한 병력이 없음. II. 임상증상 A 초기에 나타나는 정신이상 증상[a] B 지속적인 이상감각증[b] C 운동실조 D 근경련증이나 무도증 또는 근긴장이상증 E 치매	III. 검사소견 A. 노파검사상 산발성 크로이츠펠트-야콥병에 합당한 특징적 소견[c]을 보이지 않는 경우 (또는 뇌파검사를 시행하지 않은 경우) B. 자기공명영상촬영상 양측성 고강도 영상이 시상베게(pulvinar)에 있는 경우

[a] 우울증, 불안증, 무감동증, 감정위축(withdrawal), 망상
[b] 측복부 통증, 불쾌한 이상감각 등
[c] 전반적으로 나타나는 약 1 Hz 주기의 삼상파(Triphasic periodic complexes)

IV. 돼지 콜레라

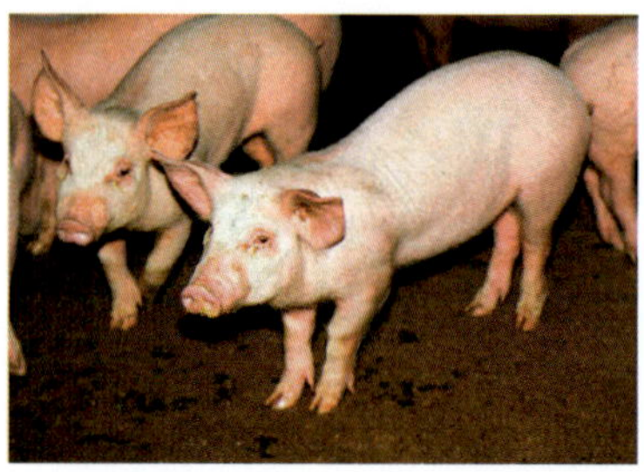

돼지 콜레라(Hog cholera)는 발생율이 급격히 증가하고 있다. 돼지콜레라는 국제적으로 지정한 피해가 심각한 악성가축감염병으로서 감염성이 매우 강하고 일단 발병하면 치료 할 수 없는 급성폐사성 바이러스성 감염병이다.

1. 돼지 콜레라(Hog Cholera)란?

① Other Name: CSF, Swine Fever, classical swine fever, African Swine Fever ASF, classical swine fever, peste du porc, colera porcina, Virusschweinepest

② 원인

- Classical Swine Fever: Virus - which is a member of the Pestivirus genus of the Flaviviridae family of RNA viruses. .Enveloped RNA virus
- African Swine Fever: Virus - Enveloped DNA virus related to Poxviruses.

③ 숙주

- pig can be infected with CSF or ASF
- apt돼지(wild boar)

④ 특징

- 세포질에서만 복제되고 세포변성효과(cytopathic effect)를 나타내지 않음
- 돼지에게만 발병하며, 사람의 세균성감염병인 "콜레라"와는 병원체, 증상이 전혀 다른 가축만의 감염병

표 15-5. 돼지콜레라와 콜레라의 비교

구분	돼지콜레라	콜레라
병인체	돼지콜레라 바이러스(Flaviviride의 Pestivirus)	비브리오 콜레라균(Vibro Cholerae)
감염대상	돼지(Only Pig)	사람(오염된 식수, 어패류를 통한)
법정분류	국제수역사무국(OIE)List A질병 국내 법종 제1종 가축감염병	세계보건기구(WHO) 검역감염병 국내 법정 제1군 감염병
감염경로(잠복기)	주로 소화기로 경구감염, 급성(보통 6~11일 정도)	주로 소화기내 경구감염, 급성(대개 24기간 내외)
주요증상	고열, 식육결핍 후 치사율 높음	극심한 설사로 인한 탈수현상
진단/치료	일단 발병하면 치료방법 없음	격리치료와 항생제치료

⑤ 감염

- 주로 감염돼지의 분변, 오줌, 눈물, 콧물에 배출되는 바이러스에 직접접촉하거나 경구 감염되어 감염됨
- 사람이나 기구같은 기계적인 매개체로 인해서도 감염됨
- 임신돼지가 병원성이 약한 바이러스에 감염되면 태아에게 감염될 수 있음

V. 니파 바이러스(Nipah virus)

1. 병원체

Nipah 바이러스는 Paramyxoviridae과에 속하는 RNA 바이러스로 1994년 호주에서 처음 발견된 Hendra virus와 유사하여 초기에는 Hendra-like 바이러스로 불리기도 하였다. 본 원인체는 뇌염 환자에서 최초로 바이러스가 분리된 지명에서 유래하여 명명되었다.

2. 국내외 발생 현황

국내에서는 아직 발병 한 적이 없고, 말레이시아와 싱가포르에서만 발생이 보고되었으며 그 외 국가에서는 발생보고는 없다.

1998년 말 말레이시아 Perak주에 위치한 양돈장에서 시작되었으며, 보독상태의 돼지가 남쪽으로 매매되어 이동되면서 질병이 전파되었다. 사람의 경우 1999년 5월까지 총 265명의 뇌염환자가 발병하여 이 중 105명이 사망하였으며, 말레이시아정부는 질병의 전파를 막기 위해 1999년 2월말부터 2개월 간 약 백만두의 돼지를 살처분하였고, 1999년 5월 이후 사람과 돼지에서 더 이상의 새로운 임상 증상은 발견되지 않고 있다. 또한, 1999년 3월 말레이시아로부터 수입한 돼지를 도축한 싱가폴 도축장에서만 발생하여, 도축장 작업 인부 9명이 감염 되어 이중 1명이 사망하였다.

3. 감염경로

감염 돼지의 비점액, 타액, 비인두액, 기관분비액 등 분비물 및 배출액에 직접 접촉하여, 사람, 돼지 등 다른 동물로 전파되다. 그 외 기계적 전파(차량, 사람 이동 등)에 의한 질병 전파 사례는 말레이시아에서 유행당시 입증되거나 추정되는 사례가 없었기 때문에 이 질병의 전파 방법으로서의 가능성이 낮아 보인다. 또한 돼지이회의 동물이나 사람으로부터 질병이 전파된 사례도 없었다. 말레이시아에서 지역 간 질병확산의 주원인이 보독돼지의 이동이였다는 점과 싱가폴 도축장에서 감염돼지와의 접촉에 의한 도축인부감염사례가 이를 입증한다.

① **돼지간의 감염** : 감염돼지의 혈액, 분뇨 및 정액등을 통한 접촉 감염과, 기침과 동시에 흩날리는 분비물 등을 통하여 감염을 일으키는 것으로 생각된다. 그러나, 농장사이의 공기감염 보

고는 없었다. 호주의 시험장내에서 행해진 감염실험에 의하면, 니파바이러스를 경구 투여한 돼지는 1416일간의 잠복기 후에 가벼운 증상을 보였다. 바이러스를 주사한 돼지는, 접종 후 7~10일에 확실한 증상(1두는 신경증상, 1두는 호흡기증상)을 보였다. 발병한 돼지와 같은 방에 넣은 돼지는 14일 후에 항체양성을 보였으나 증상은 보이지 않았다.

② **돼지로부터 개 · 고양이로의 감염** : 개나 고양이를 기르고 있는 양돈장은 대부분 니파바이러스에 감염되는 것으로 밝혀지고 있다. 양돈장 개의 50%가 항체 양성을 보이고 있다. 개나 고양이는 바이러스에 오염되어 있는 태반이나 오물을 통하여 입과 코를 거쳐서 감염된 것으로 생각되고 있다.

③ **돼지로부터 사람에게로의 감염** : 감염된 사람은 감염돼지를 많이 접촉하여 입과 코를 통한 감염이나, 상처로부터도 감염이 일어났다고 간주되고 있다. 그러나 돼지고기를 먹어서 감염되었다는 보고는 없었다.

④ **양돈장간의 전파** : 주로 감염돼지의 이동에 의해 감염이 일어나지만, 때로는 농장을 방문하는 출하자나 사료차 등이 오염원이라고 생각되고 있다.

기타, 작은 새나 박쥐, 쥐도 오염원이라고 생각되어 조사 중이다. 그러나, 본 질병의 전파는 구제역이나 돈콜레라에 비교하면 상대적으로 느린 속도로 전파되는 특징이 있다.

4. 증상

감수성동물 - 사람, 돼지, 개, 고양이, 말, 산양 등 감수성 동물의 범위가 넓으며, 이 중 사람과 돼지가 감수성이 매우 높다.

① 사람: 잠복기는 4~18일로 알려져 있으며 비화농성 뇌막염이 유발될 수 있으며, 발열, 두통, 졸음 및 인사불성을 보이고 혼수에 빠지면 대부분 사망하게 된다.

② 돼지: 일령에 따라 미묘한 증상의 차이가 관찰된다. 즉 모돈의 경우 신경증상이, 육성돈 또는 그 이하의 어린돼지는 호흡기 증상이 심한 경향을 보였다. 이유돈 및 육성돈의 경우 매우 감염율이 높아 거의 100%이나 치사율은 1~5% 정도로 낮다. 그러나 증상은 돈군내에서도 무증상에서부터 중증까지 다양하게 나타난다. 스트레스에 의한 증상 가중 현상도 존재할수 있다. 급성발열(>39.9℃), 심한 기침(One-mile coughing) 및 호흡곤란(개구호흡)이 주요하며 심한 떨림, 근육강직 및 발작경련, 다양한 정도의 후지마비, 보행 장애 등 신경증상발현은 흔하지 않다. 모돈의 경우 첫 발생시 증상 없이 유산의 증가가 관찰되는 경우 많다고 보고되었다. 임상증상 없이 24시간 시간 내 급사하거나 급성 발열(>39.9℃), 심한 기침(One-mile coughing) 및

호흡곤란, 신경증상(Tetanus성 강직 및 마비, nystagmus, 인두근육 마비 등), 심한 유연, 비루(심한 경우 혈액성)가 보이게 된다.

③ 개 및 고양이의 경우 발생당시 폐사된 개체가 발견되었으며 개에서는 발열, 호흡장애, 결막염 등 개 디스템퍼 유사증상이 관찰되었다.

④ 말, 산양 등에서는 항체반응이 존재하였으나 임상증상은 관찰되지 않았다.

5. 예방법

치료방법은 현재까지 없다.

우선 우리나라는 자연숙주인 과일박쥐 서식지역에 포함되지 않고, 말레이시아로부터 감수성 동물의 수입이 금지되고 있으며, 말레이시아 내 '1999년 5월이후 추가 발생이 없다는 점은 다행이다.

그러나 자연숙주로 알려진 과일박쥐가 동남아시아 일대에서 분포하고 있으므로 이들 지역에서 질병 재발에 대한 가능성을 배제할 수 없는 상태이다. 따라서, 국내 유입 방지를 위하여 말레이시아 및 인접 동남아시아 국가들에 대한 니파 바이러스 감염증 발생의 지속적인 정보 수집 및 국경 검역 강화가 이루어져야 할 것이다.

VI. 생물테러 및 대응기본전략

1. 탄저(Anthrax)

1) 병원체 및 임상증상

(1) 병인론

- Bacillus anthracis가 원인균으로 gram 양성의 포자 생성균
- 주로 양, 염소, 소와 같은 초식동물에서 발생하며 이것은 풀을 뜯을 때 오염된 토양에 존재하는 포자를 흡입하는 것이 원인임
- 사람의 경우 감염된 동물이나 동물제품과의 피부접촉, 감염동물의 섭식, 포자 흡입에 의해 감염
- 사람과 사람 사이의 직접적인 전파는 일어나지 않음
- 피부 탄저의 경우 수포의 직접적인 노출은 2차 피부감염의 원인이 되기도 함

(2) 임상적 특성

사람에서의 탄저는 침입 경로에 따라 피부탄저, 흡입탄저(호흡기탄저), 장탄저(소화기탄저)의 3가지 형태로 일어남. 생물테러 등에 있어 에어로졸 상태의 포자에 노출될 때 흡입탄저가 일어날 수 있음

① 호흡기 탄저

- 포자 흡입 후 독감-유사 증세를 보임
- 짧은 잠복기를 거치기도 함
- 초기 증상 2~4일 후 급격한 호흡곤란과 흉부 부종과 X-선 소견에서 흉부 격벽의 확장, 혈류이탈, 종격 임파절 비대와 출혈성 종격염을 보임
- 발병한 지 2~3일된 환자의 혈액 배양 시 그람양성의 간균 관찰 가능
- 증상의 초기 단계에서는 치료 가능
- 호흡기 증상 발병 후에는 항생제 치료를 해도 치명률이 매우 높음

② 피부 탄저

- 포자나 균체에 직접 접촉한 부분의 피부질환 발생
- 머리나 팔, 손 등에서 흔히 일어남
- 감염 피부에 부분적인 소양감이 생긴 후 구진이 발진하고 이어서 수포가 형성되며 2~6일 이내에 검은색의 가피로 변함
- 보통 항생제 투여로 치료 가능

③ 소화기 탄저

- 오염된 음식(보통 육류)을 섭취한 후 복통, 오심, 구토, 열 발생 혈변, 토혈 증세
- 발병 2~3일 이내 혈액 배양에서 그람양성 간균 분리 가능
- 독혈증, 패혈증으로 발전하면 보통 치명적임

④ 전파 방식

탄저균의 포자는 저항성이 매우 강하기 때문에 생물테러에서 에어로졸 상태로 사용됨

- 포자의 흡입
- 포자나 포자가 감염된 제품과의 피부접촉
- 감염된 음식(동물)의 섭식

⑤ 잠복기

1~8주(평균 5일)로 침입경로나 병원체의 수에 따라 다양함

- 호흡기 감염의 경우 2~60일
- 피부탄저의 경우 1~7일
- 장탄저의 경우 1~7일

⑥ 감염성 지속 기간

사람간 감염은 일반적으로 일어나지 않음. 공기를 통하여 감염되지 않으나 상처 부위의 직접적인 접촉에 의해서는 감염될 수 있음

2) 예방 조치

(1) 백신사용 가능

• Bioport Corporation에서 제조된 불활화된 무균체 백신

(2) 백신 접종시 추천 사항

• 보통 군인들에 한하여 접종하며 일반인의 경우 백신접종은 권장되지 않음

3) 환자 취급시 유의사항

(1) 유의사항

환자 관리 시 탄저균의 감염과 방지하기 위한 일반적인 유의사항을 준수해야 함. 피부 상처 부위와의 접촉을 방지하기 위하여 환자를 다룰 때는 통상적으로 장갑을 착용해야 함

(2) 환자의 격리

환자를 격리할 필요는 없다. 공기전파를 통한 감염은 일어나지 않음. 피부 상처 부위로 감염될 수 있으므로 직접적인 접촉은 피하여야 함

(3) 환자의 수송

환자의 이동이나 수송을 위하여 일반적인 유의사항들이 준수되어야 함

(4) 기구와 주위 환경의 세척, 소독, 멸균

환자에게 사용되는 기구나 주변환경의 유지를 위하여 표준 주의사항을 지킬 것

(5) 퇴원시 유의사항

특별한 지시사항은 필요 없음. 가정에서 돌보는 사람에게 모든 환자들에게 적용되는 표준 주의 사항을 습득하도록 함

(6) 사체 처리시 준수사항

사체 처리에서도 표준 주의사항이 적용됨. 에어로졸이나 체액의 분사 등이 생길 때를 대비하여 마스크나 눈 보호장치 등의 적절한 방호기구의 사용이 필요함.

4) 탄저균 노출 이후의 조치사항

(1) 환자 및 주변환경의 소독

포자가 고의로 방출되었거나 존재하는 곳에 있던 물건들에서 탄저균 포자가 다시 에어로졸 상태로 생겨나는 위험성은 극히 적다.

탄저 포자에 오염 될 위험이 있는 경우에는 피부나 옷 등 오염될 가능성이 있는 물건들을 소독하는 것이 감염의 위험성을 낮출 것으로 생각된다. 탄저 환자의 소독을 위해서는 다음과 같은 준비들이 필요하다.

- 환자의 오염된 옷은 별도로 표시하여 비닐백에 보관한다.
- 오염된 옷을 다룰때에는 주변으로 먼지가 날리지 않게 조심스럽게 다룬다.
- 환자는 비누와 물로 철저히 닦도록 지시한다.
- 오염된 의류 등을 다루는 사람들에게는 Standard Precaution을 주지시키고 장갑, 마스크 등 적절한 방호기구를 착용하도록 한다.
- 환경보전제품으로서 사용이 허가된 살균제나 0.5% 차아염소산 용액을 사용하여 주변환경을 소독한다.

(2) 치료법

표 15-6. 탄저균 노출 후의 치료 방법

항생제	성인	어린이
Oral Fluoroquinolones		
Ciprofloxacin	500 mg 씩 1일, 2회	체중 1 kg당 20~30 mg 씩 1일 2회에 나누어 복용
Levofloxacin	500 mg 씩 1일, 1회	500 mg씩 1일, 1회
Ofloxacin	400 mg 씩 1일, 2회	500 mg씩 1일, 1회
Fluoloquinolone을 구할 수 없을 경우		
Doxycycline	100 mg씩 1일, 2회	체중 1 kg당 5 mg을 2회에 나누어 복용

※ 소아에 있어서 fluoroquinolone이나 tetracyline의 사용은 질병의 악화 위험과 함께 부작용이 고려되어야 한다. 탄저 감염이 확인되면 우선 페니실린 감수성 검사를 해야한다. 감수성이 있

을 경우에는 어린이들은 체중 1 kg 당 40 mg의 amoxicillin을 8시간 마다 경구 투여한다(매일 3회 복용시 500 mg이 넘지 않도록).

탄저 감염이 확인된 이후 치료는 대개 8주정도 지속해야 한다. 치료와 동시에 후감염을 막기 위해 가급적 면역을 실시한다. 가능하면 탄저 감염에 노출된 이후 0, 2, 4주 간격으로 면역을 실시한다. 백신접종과 동시에 항생제 치료를 할 경우 4주로 줄일 수 있다.

(3) 집단 감염 및 잠복 감염의 응급처치

- 치료용 항생제의 공급과 긴급통지에 대한 신속한 계획
- 병원균에 노출된 많은 사람들을 처치하기 위한 장소, 인력에 관한 계획
- 전화응답이나 다른 공공 통신 서비스를 통한 수단의 제공
- 갑작스런 호흡기 환자들이 이송되었을 경우 얼마나 제한된 통풍기들이 제공될 수 있는지 고려하여야 한다.
- 추가로 필요한 통풍기를 얻을 수 있는 방법에 관해서도 고려하여야 하며,
- 매우 제한된 통풍기가 존재할 경우 통풍기 지원을 중단할 시기에 관해서도 고려하여야 함

5) 실험실 지원 및 확인

탄저의 진단은 BSL-2 수준의 실험실에서 호기성 배양에 의하여 확인 가능하다.

(1) 진단용 가검물

- 혈액 배양액
- 냉동 보관된 최근의 혈청
- 장탄저 의심환자인 경우 변 배양액

(2) 실험실 선별

- 임상 가검물은 BL-2나 BL-3 수준의 실험실에서 다룬다.

(3) 수송시 필요한 사항

가검물의 포장 및 수송은 안전을 고려하여 수행한다. 검체 채취 당시부터 일련의 관련 서류들이 첨부되어야 한다. 기타 사항들은 질병관리본부 생물테러대응과로 문의하기 바람

2. 보툴리즘

1) 병원체 및 임상증상

(1) 병인론

- 혐기성 그람양성 간균
- 강한 신경독을 생산, 사람에서 아세틸콜린의 방출을 억제하여 이완성 마비를 유발
- 아포 형성, 전세계적으로 토양과 해양 침적지에 존재
- 식이성 보툴리즘은 성인에서 가장 흔한 형태이며 흡입성 보툴리즘도 가능함

두 가지 형태의 보툴리즘에 의한 보툴리즘 독소 노출은 바이오테러리즘의 도구로 사용될 수 있음

(2) 임상적 특성

식이성 보툴리즘은 위장관 증상을 동반하며 흡입성 보툴리즘과 식이성 보툴리즘은 아래와 같은 여러 증상들을 공통적으로 일으킴

- 발열이 없는 해당 환자
- 대칭성 두개 신경증세(가라앉는 눈꺼풀, 약해진 턱 다물기, 언어장애, 삼킴 장애)
- 흐릿한 시야와 이중시
- symmetric descending weakness
- 호흡 근육 마비와 약해진 성문과 상기도 차단에 의한 호흡곤란
- No sensory deficits

(3) 전파 방식

보툴리즘 독소는 대개 독소를 포함한 음식 섭취에 의해 전달 보툴리즘 독소의 에어로졸에 의해 바이오테러를 일으킬 수 있음

(4) 잠복기

식이성 보툴리즘의 신경학적 증상은 섭취 후 12~36시간 뒤에 일어남. 흡입성 보툴리즘의 신경학적 증상은 에어로졸 노출 후 24~72시간 내에 일어남

(5) 감염경로

사람간에는 전파되지 않음

2) 예방조치

(1) 백신의 사용가능성

- 톡소이드 백신이 개발됨. 0, 2, 12주 간격으로 면역하며 백신접종 후 1년이 되면 방어 항독소가 검출됨
- 의료인을 포함한 일반인의 면역은 권장하지 않음

3) 노출 후 조치

한 건이라도 보툴리즘으로 의심이 되면 즉시 오염된 음식에 의한 발생가능성을 즉시 의심하고 오염된 음식을 규명하며 같이 섭취한 사람들을 확인한다.

(1) 환자 및 환경의 오염제거

환자의 오염 제거는 불필요함.

(2) 대규모 노출/잠재적 노출의 조치

보툴리즘 독소에 의한 환자들은 호흡장애를 일으키는 바 기계적 호흡장치가 필요함. 신경근육이 회복되어 자력으로 호흡이 가능하기 전 평균 2~3개월 동안 필요함. 보툴리즘 독소에 대한 광범위한 노출의 경우에는 주변 시설과의 협조 하에 대처함

(3) 실험실 협조와 확진

- 일반적인 실험실 시험은 보툴리즘을 진단하는데 제한적으로 적용된다.
- 독소 검출은 혈청, 분변 가검물, 위분비액으로부터 가능함
- 적당한 진단 검체를 얻기 위한 조언은 국립보건원에서 얻도록 함

3. 페스트

1) 병원체 및 증상

(1) 병인론

페스트는 그람 음성 간균형의 Yersinia pestis 균에 의해 야기되는 급성 세균성 질환이다. 이 병은 주로 감염된 벼룩에 의해 전파되며, 림프 및 혈액 감염을 초래한다(선페스트 및 패혈증 페스트). 생

물테러와 연관된 집단환자 발생은 공기감염에 의하는 것으로 추정하며, 이는 폐 페스트를 야기한다.

(2) 임상적 특징

폐 페스트의 임상적 특징

- 발열, 기침, 흉통, 객혈
- 그람음성 막대형균이 포함된 점액성 화농 또는 수용성 타액
- 기관지 폐렴의 X-선 촬영상 증거

(3) 전파방법

대개의 경우, 감염된 벼룩에 의해 감염된 설치류로부터 사람에게 전파된다.
생물테러와 관련된 집단환자발생은 에어로졸의 살포로 전파되는 것으로 여겨진다.
폐페스트의 사람끼리의 전파는 거대 에어로졸 방울에 의해 가능하다.

(4) 잠복기

벼룩에 의한 경우, 보통 2~8일 폐페스트의 경우, 1~3일로 짧다.

(5) 감염기간

폐 페스트 환자는 감염성있는 비말(particle droplets)을 생산하는 기침을 하게 된다. 따라서 마스크를 쓰는 등 환자가 만들어 내는 물방울을 예방하기 위한 조치는 항생제 치료기간 72시간 내내 행해져야 한다.

2) 예방수단

(1) 예방백신 유용성

포르말린처리백신이 선페스트용으로 있으나, 폐페스트에 유용하다는 증거는 없다. 최근에 미국에서는 사용되지 않는다.

(2) 면역 추천사항

통상적인 면역은 수주동안 수회 계속 하나 일반 주민을 대상으로 추천되지는 않는다. 페스트에 노출된 후에 면역 접종하는 것은 유용성이 없다.

3) 환자관리를 위한 감염관리 실행

(1) 분리 시 예방조치

페페스트의 경우, 비말에 대한 예방조치가 표준예방조치법에 따라 행해져야 한다.

- 비말에 대한 예방조치는 비말(5 μm 이상크기)에 의해 전파되는 균에 의해 감염된 것으로 추정되거나 알려진 환자에 대하여 행해진다. 비말은 감염된 환자가 기침, 재채기, 대화, 호흡기치료과정 중에 생길 수 있다.
- 환자를 돌보는 자가 감염된 환자와 약 90 cm(3 feet) 이내에 있을 경우에 수술용 마스크 같은 마스크를 사용해야 한다.
- 예방조치는 항생제 치료가 완료될 때까지(72시간) 유지되어야 한다.

(2) 환자 격리

페페스트로 추정 또는 확진 환자는 비말 예방조치가 요구된다.

- 감염환자를 독방에 둔다.
- 독방을 이용할 수 없을 때는 비슷한 증상을 가진 유증상 환자와 동일한 예비 진단(즉 페페스트)을 받은 자들끼리 모아둔다.
- 모아 두는 것이 불가능할 경우에는 감염된 환자와 다른 사람과 적어도 90 cm(3 feet) 이상 공간격리를 시켜야 한다.
- 면역결핍환자와 비말 예방조치가 필요한 환자와 같은 방에 두어서는 안된다. 특별한 공기조절은 필요 없고 문은 열어 두어도 무방하다.

(3) 환자이송

- 필수적인 의료목적 이외에는 비말 예방조치 대상 환자의 이동, 수송은 제한해야 한다.
- 수송이 필요할 경우에는 환자에게 수술용 마스크를 착용시켜 작은 물방울의 비산을 최소화해야 한다

(4) 기구 및 환경의 세척, 살균, 멸균

표준예방조치의 원칙이 일반적으로 환자조치기구의 취급 및 환경관리에 적용되어진다.

(5) 퇴원 관리

일반적으로, 페페스트 환자는 더 이상 감염성이 없을 때까지(72시간 항생제 처리 등) 보건의료시설에서 퇴원시킬 수 없으며, 특별한 퇴원지시가 요구되지는 않는다. 대규모 생물테러에 노출시 집

에서 환자를 돌보게 되는 경우, 돌보는 자들은 모든 환자조치에 대하여 비말 예방조치를 사용하도록 교육시켜야 한다.

(6) 사후 관리

사후에도 표준 및 비말 예방조치가 사용되어야 한다.

4) 폭로 후 관리

(1) 환자/주변환경의 오염제거

폭로된 환자로부터 오염된 의복으로부터 *Y. pestis* 균의 재-에어로졸화 위험성은 낮다. *Y. pestis*균에 심하게 노출되었을 경우, 피부 및 잠재적 오염 매개물(옷, 침구 등)의 오염제거는 피부 및 선페스트의 위험성을 감소시키기 위해 고려되어져야 한다. 환자 오염제거 계획에 다음과 같은 것이 포함될 수 있다.

- 오염된 의복을 벗고, 표기된 플라스틱 백에 넣어 두도록 환자를 교육시킨다.
- 의복이 뒤흔들리지 않도록 취급에 주의한다.
- 환자는 비누와 물로 완전히 샤워하도록 교육시켜라(필요시 보조자를 제공하라).
- 표준 예방조치에 대하여, 그리고 오염된 옷이나 다른 오염된 개달물을 취급할 경우에는 적당한 보호장구(장갑, 가운, 안면보호장구 등)를 착용하도록 사람들에게 교육시켜라.
- 주변환경 표면의 오염제거를 위하여는 EPA에 등록된, 편의성이 증명된 살균제(sporicidal/germicidal) 또는 0.5% hypochlorite 용액(가정용 표백제 : 물=1:9혼합)을 사용한다

(2) 예방법

폭로 후 예방법은 생물테러가 확실한, 또는 생물테러로 추정되는 *Y. pestis*균에 폭로된 후에 시작되어야 한다. 그리고 보건의료기관 종사자 및 유증상자와 보호되지 않은 채 대면(face-to-face) 접촉한 자들에 대해 폭로 후 관리가 행해져야 한다.

표 15-7. Pestis균에 폭로된 자들에 대해 추천된 폭로 후 예방법

항생제	성인	어린이
1차선택 Doxycycline	100 mg, 2회/일	5 mg/kg체중/일 2회분할 복용
2차선택 Ciprofloxacin	500 mg, 2회/일	20~30 mg/kg체중/일 2회분할 복용

Tetracycline과 fluoroquinolones의 소아 사용은 치명적 질병이 야기될 위험성에 대하여 숙고하여야 하는 역효과와 연계되어 있다.

예방법은 *Y. pestis*균에 폭로된 것으로 마지막으로 알려진 또는 추정되는 일로부터 7일간 또는 폭로가 차단될 때까지 지속되어야 한다.

5) 실험실 지원 및 확인

페스트의 실험실 확진은 표준 미생물배양에 의하나, 자동시스템에서는 늦은 성장성과 오동정으로 진단이 늦어지기도 한다.

시설들은 정책이 감염성 있는 환자에 폭로된 보건의료 종사자들을 확인하고, 관리하는 데 두어져야 하는 것을 확실히 해야 한다. 일반적으로 정확한 직장보건기록의 유지가 잠재적으로 폭로된 보건기관 종사자들을 확인, 접촉, 판단, 폭로 후 보호의 구조(delivery)를 용이하게 할 것이다.

(1) 진단용 시료

- 캡슐 항원시험을 위한 혈청
- 혈액배양
- Gram, Wayson 및 형광항체 염색을 위한 타액, tracheal spirates
- 배양을 위한 타액, tracheal aspirates

(2) 실험실 선택

임상가검물 취급은 생물안전 BL-2, 또는 BL-3 실험실에서 행해져야 한다.

(3) 수송시 요구사항

가검물 포장 및 수송은 보건복지부의 지침에 따라 행하고 일련의 보관문서가 가검물수집 순간부터 가검물과 함께 하여야 한다. 지침 및 기타 문의사항은 질병관리본부 생물테러대응과로 한다.

4. 천연두바이러스(Smallpox)

1) 천연두 바이러스

천연두는 Variola virus의 감염에 의해 유발되는 감염성 및 치사율이 높은 급성감염병이다. 천연두바이러스는 공기를 통한 감염이 가능하고 바이러스에 대한 면역력이 없는 사람들에서 매우 높은 감염성을 보이므로 최근 천연두바이러스를 이용한 생물테러의 위협이 대두되고 있다.

2) 임상증상

바이러스에 급성으로 감염된 경우 인플루엔자 등의 바이러스성 감염병과 유사한 증상을 보인다. 감염 후 잠복기를 지나면 발진(rash)이 나타나고 이후 병변이 진행되어 그 부위에 수포가 생기고 이것이 농포가 되며 이후 가피가 생성되어 탈락된다.

(1) 천연두감염을 인지할 수 있는 임상증상들

- 2~4일간 지속되는 발열
- 얼굴 및 손바닥 및 발바닥을 포함한 사지발단에 붉은 반점이 현저히 나타남.
  (Varicella의 경우 붉은 반점의 분포가 몸통을 포함한 전체표면에 고르게 분포함)
- 발진이 생긴지 1~2주 후 병변은 가피로 변함.

3) 전파양식

천연두는 주로 호흡기도에서 배출된 바이러스를 포함한 비말을 통해 감염된다. 감염된 환자를 통한 감수성있는 사람으로의 감염은 주로 오염된 공기나 환자로부터 배출된 비말을 통해 이루어지며 환자의 피부병변과의 접촉을 통해서도 감염이 가능하다. 환자가 출혈성의 천연두를 앓고 있는 경우에는 환자의 기침으로 인한 바이러스의 전파가 촉진되는 것으로 알려져 있다.

4) 잠복기

천연두의 잠복기는 대략 7~17일로 알려져 있으며 평균 12일 정도이다.

5) 감염력 보유기간

계두와는 다르게 발진이 나타나기 전에는 감염성이 없으며 천연두바이러스에 감염된 환자는 발진이 생긴 이후부터 가피가 완전히 떨어질 때까지(감염 후 약 3주) 감염이 가능하다.

6) 발병시 치료요법

발병 시에 환자에 대한 특별한 치료방법은 없으며 이에 대한 최신정보는 방역당국 의 자문을 받아 실시한다. 발병 후 실시하는 예방접종은 효과가 있는 것으로 알려져 있다. 바이러스에 노출 후 3

일 안에는 예방접종만 실시하는 것으로 효과를 볼 수 있으며 Vaccinia immuno globulin (VIG)을 투여하는 것도 효과적이다. 바이러스 노출 후 3일 이상 경과한 경우라면 예방접종과 함께 VIG를 투여하는 것이 바람직하다. 예방접종은 산모 및 면역억제상태에 있는 환자의 경우 금지해야 한다. 바이러스에 노출되어 천연두증상을 보이는 소아의 경우 백신과 함께 VIG를 투여하는 것이 좋다. 치료를 받은 환자들도 잠복기를 거쳐 발진 및 감기증상을 보이는 경우 즉시 방역당국에 신고하여 병원체의 전파를 최소화해야 한다.

7) 예방조치

(1) 예방접종

생독 백신의 피하접종을 통해 천연두의 발병을 예방할 수 있다. 약 20여년 전에 지구상에서 천연두는 종식되었으며 그 이후 일반인에 대한 면역은 추천되고 있지 않지만 특수한 상황(천연두 관련 실험자, 군인)의 경우 제한적인 예방접종이 실시될 수 있다. 그러나 예방접종을 한 사람일지라도 한 번의 예방접종으로 천연두에 대해 평생동안 방어능을 가지는 것은 아니기 때문에 이전에 예방접종을 한 사람일지라도 천연두에 감염되어 발병할 수 있다.

(2) 천연두 발병시의 방역대책

천연두는 발병환자와의 접촉 또는 발병환자의 호흡기도를 통한 포말을 통해 감염이 가능하므로 천연두 유사환자나 확증받은 환자의 경우 병실과 외부의 환기를 차단시설을 갖춘 의료기관에 격리수용해야 하며 환자와 접촉하는 의료인 및 간병인의 경우 환자로부터의 감염을 막기 위해 보호장비(마스크, 가운 및 안경 등)을 반드시 착용해야 한다. 환자로부터 나온 물건들은 병실 밖으로의 배출되는 것을 방지하며 철저한 소독을 거친 후 폐기처분한다. 환자의 이송이 필요한 경우 환자로부터 외부환경으로의 병원체오염을 방지하기 위해 환자는 마스크를 착용해야만 한다.

8) 실험실 진단

- 진단 가검물의 확보 및 진단의 진행여부에 대해서는 정부당국과 연락을 통해 결정한다.
- 천연두의 감염을 진단하는 방법으로는 전자현미경을 이용하는 방법과 환자에서 채취된 가검물을 접종을 통한 바이러스의 분리 등이 있으며 천연두를 진단하기 위한 실험실은 bio-safety level 4정도의 시설을 갖추고 있어야 한다.

5. 에볼라 출혈열

1) 에볼라 바이러스

에볼라바이러스에 의한 출혈열은 1976년에 처음으로 알려진 질병으로 사람과 유인원에 감염시 전신성의 출혈을 동반한 심한 임상증상을 유발하며 치사율이 매우 높은 급성의 열성감염병이다. 에볼라 출혈열을 일으키는 에볼라바이러스는 Family Filoviridae에 속하는 바이러스로 지금까지 Ebola-Zaire, Sudan, Ivory, Reston의 4가지의 subtype이 밝혀져 있으며, 이 중 Ebola-Reston을 제외한 3가지 subtype이 사람에서 질병을 유발하는 것으로 밝혀져 있다.

2) 임상증상

대부분의 경우 바이러스에 감염된지 수일 안에 환자는 고열과 두통 및 근육통, 그리고 위의 통증과 심한 피로 및 설사 등의 증세를 보이고 일주일정도 경과한 경우에는 흉부에 심한 통증을 보이며 쇼크증세를 보이고 결국에는 사망하게 된다. 급성감염의 경우 치사율은 약 75%에 이르는 것으로 보고되어 있다. 일부환자에서는 감염 후 수일간 발진 및 안구충혈 및 안구주위의 통증, 토혈과 혈변 등의 증상을 보이며 감염 후 일주일 후에는 출혈 및 시력의 소실 등을 유발하기도 한다.

3) 전파양식

자연계에서 병원성을 유발할 수 있는 사람 및 유인원외에 보유숙주는 알려진 바 없다. 바이러스는 주로 바이러스에 감염된 사람의 혈액 또는 분비물의 직접적인 접촉이나 바이러스를 포함한 분비물에 오염되어 있는 기구를 통한 간접적인 접촉을 통해 전파된다. 병원 내에서의 감염은 에볼라바이러스의 발병과 관련된 지역에서 흔하게 발생한다.

4) 잠복기

약 4~10일 정도(2~19일).

5) 감염력 보유기간

바이러스는 증상 발현 후 61일까지 혈액 및 기타 분비물에서 검출되었으며 이 시기까지는 환자의 혈액 및 분비물의 접촉을 통한 감염이 가능하다. 최초환자 발병 후 이차적인 감염의 경우 자이레에서는 약 5%정도, 수단에서는 10~15% 가량 발생한 것으로 보고되었다.

6) 에볼라출혈열의 발병보고

자연감염의 경우 에볼라바이러스의 감염이 아프리카지역의 기니, 나이베리아, 시에라리온, 콩고, 가봉, 수단, 아이보리코스트와 홍콩에서 확인되었으며 그 외에 영국의 에볼라바이러스를 다루는 실험실에서 사고에 의한 감염이 보고된 바 있으며 Ebola-Reston 바이러스의 경우 유인원에서 발병 당시 바이러스에 감염된 연구자들이 감염되었으나 증상은 발현하지 않은 것으로 보고되었다.

7) 에볼라출혈열의 진단

(1) 임상증상을 통한 진단

감염 후 초기증상인 안구충혈 및 통증과 피부발진 등의 증상은 에볼라바이러스 감염의 특이적인 증상으로 볼 수 없으므로 초기감염 시에 환자에서 에볼라바이러스 감염을 확진할 수 없다. 에볼라바이러스의 감염이 의심되는 환자에 대해서는 이를 확인할 수 있는 실험실적 검사를 즉시 수행하여야 한다. 실험실검사에는 혈액도말을 통한 말라리아 감염의 확인 및 혈액 및 혈변 등을 이용한 배양법 등이 있다.

(2) 실험실적 진단

감염초기에 바이러스의 감염을 확인할 수 있는 진단법은 항원검출 ELISA, IgG ELISA, 핵산중합효소반응 및 바이러스배양 등의 방법이 있다. 회복기에 있는 환자의 경우 환자혈청 내의 에볼라바이러스에 대한 IgG 및 IgM을 검출하는 ELISA방법 및 면역조직화학법 및 바이러스분리와 핵산중합효소반응법이 이용되고 있다.

8) 예방대책

에볼라출혈열의 발병지역인 아프리카에서는 에볼라출혈열의 전파를 차단하기 위한 여러 방법들이 시도되었다. 비록 아직까지 에볼라바이러스의 보유숙주에 관해서는 확실하게 밝혀진 바 없지만 전파를 막기 위한 몇 가지 방안들이 제시되고 있다.

우선 에볼라출혈열을 확진할 수 있는 체계를 갖추어야 하며 환자발생 시에 환자를 격리할 수 있는 여건이 갖추어져 있어야 하고 환자를 치료하는 의료진에 대해서는 감염을 방어할 수 있는 장갑 및 가운, 안경 등의 장비를 구비하여야 한다.

환자발병 시는 환자의 격리를 통한 환자의 혈액 및 분비물의 접촉을 통한 병원체의 전파를 막는 것이 확실한 방법이다.

에볼라출혈열의 발병을 원초적으로 방어하기 위해서는 사람이나 유인원에서의 발병을 관리하는 것도 중요하지만 바이러스의 자연숙주에 관한 정확한 이해없이 에볼라출혈열의 발병을 관리하는 것은 불가능하다. 이에 따라 생태학적으로 바이러스의 근원의 파악을 통한 바이러스의 근절함으로써 사람으로의 감염으로 인한 발병을 막을 수 있을 것으로 생각된다.

9) 치료법

현재 에볼라출혈열을 치료하기 위한 치료법이나 백신은 개발되어 있지 않으며 중증의 경우 신장 기능의 유지 및 소실된 혈액 및 체액의 보충하기 위해 수혈 등의 방법이 효과적이다.

6. 황열

1) 황열

황열병은 모기에 의해서 사람으로 전파되는 대규모 유행병의 원인이 되는 바이러스성 질병이다. 감염 시 가벼운 증상에서 극심한 병이나 사망에 이르는 다양한 정도의 임상증상을 나타낸다.

2) 발병양상

황열바이러스는 아프리카와 아메리카의 열대 지방에 낮은 수준의 감염으로 꾸준히 존재하며, 이것이 일반적인 유행병으로 증폭된다. 중앙 아메리카와 북아메리카의 열대 지방에서는 17세기, 18세기, 19세기와 20세기 초에 큰 유행병으로 발생했으며, 18세기에 이탈리아, 프랑스, 스페인, 영국에서도 나타났다. 1905년에 미국 서부에서는 5,000건 중 1,000건의 사망이 보고되었다. 볼리비아, 브라질, 콜롬비아, 에콰도르, 페루에서는 연간 200,000 건으로 추정되며 그 중 30,000건의 사망이 보고되었다.

3) 임상증상

급성 황열병은 잠복기 후 갑작스런 발열, 오한, 극심한 두통, 일반적인 근육통, 구토, 식욕부진 등이 시작되며 거의 3일가량 지속된다(감염기). 보통 24시간 정도의 소강상태가 지속된다(소강기). 발열과 구토의 빈도가 잦아지고 이로 인한 탈수가 생기며 황달이 나타난다(중독기). 급성 황열병의 20~50%가 발병 후 7~10일 이내에 사망에 이른다.

4) 잠복기

약 3~6일.

5) 전파양식

사람 및 유인원이 바이러스에 감수성 있는 주요숙주이며 모기(vector)를 통해서 감염된 숙주에서 다른 감수성 있는 숙주로 전파된다(수평전파). 감염숙주의 혈액을 통해 바이러스에 감염된 모기는 체내에서 증식하여 알에도 감염되며(수직전파) 바이러스에 감염된 모기의 알은 건조한 환경에 강하여 생존하며 우기에 부화하여 바이러스에 감염된 성충이 되므로 바이러스의 보유숙주가 되고 이를 통해 해를 이은 바이러스전파에 주요한 역할을 담당한다.

Aedes와 Haemogogus 등의 여러 종의 모기가 황열 바이러스를 전파하며 이러한 모기들은 집에서 서식하거나 야생에서 서식한다. 따라서 이들 모기가 서식하고 있는 지역은 황열이 상재하여 발병의 위험이 큰 지역이하고 할 수 있다.

(1) 사람으로의 전파양식

사람으로의 전파양식은 야생형 황열(sylvatic yellow fever), 중간형 황열(intermediate yellow fever), 도시형 황열(urban yellow fever)등으로 나누어지며 아프리카지역에서는 이러한 세 가지 형태의 전파양식이 모두 존재하지만 남미지역에서는 야생형과 도시형의 황열만이 존재한다.

① **야생형 황열**(Sylvatic yellow fever)

적도의 우림지역에서 황열은 바이러스에 감염된 야생 모기에 의해 원숭이에서 전파되며 감염된 원숭이들은 이들 바이러스의 증폭숙주역할을 하게된다. 이들 감염된 원숭이의 혈액을 흡혈한 야생 모기가 이 지역을 방문한 사람을 흡혈함으로서 사람이 황열에 걸리게 된다.

② **중간형 황열**

도시형 황열과는 다르게 아프리카의 아열대성기후에서 소규모의 발병을 특징으로 한다. 지역적으로 멀리 떨어져 있는 마을에서 동시에 발병하며 감염으로 사망하는 예는 거의 없다. 야생 및 집에서 서식할 수 있는 모기들을 통해서 원숭이나 사람이 감염되게 된다. 이러한 지역은 황열 발병의 응급지역으로 이곳에서는 사람과 모기와의 접촉가능성이 증가하여 질병의 발생을 증가시킨다. 중간형 황열의 전파방식은 최근 10여년간 아프리카에서 발생하는 황열의 가장 주된 전파양식이지만 적당한 환경이 주어지면(집모기와 예방접종을 하지 않은 사람들이 있을 경우) 중간형의 전파양식은 심한 도시형의 황열의 전파양식으로 변할 수 있다.

③ **도시형 황열**

인구밀집지역으로 바이러스가 도입되는 경우 대규모의 황열의 발병양상을 나타낸다. 집모기의 한 종류인 Aedes aegypti는 감염된 사람으로부터 다른 사람으로 바이러스를 전파할 수 있으며 도시형 황열의 전파방식에는 원숭이는 포함되지 않는다. 도시형 황열의 전파양상은 발생한 한 곳에서 외곽으로 번져 넓은 지역으로 전파되어 나가는 것이다.

6) 감염 가능기간

감수성을 가진 사람과 운반체(모기)가 동일 공간 내에 존재할 때 감염이 가능하다. 질병 발생 후 3~5일간 감염이 가능하며, 모기는 감염 후 9~12일 이후 감염이 가능하고 일생동안 지속될 수 있다.

7) 치료

황열병에 대한 특정 치료법은 없다. 탈수와 발열에 대한 대증치료를 지속적으로 수행한다.

8) 예방대책

예방접종은 가장 유용한 치료법이다. 예방 접종률이 낮은 지역은 감염병 발생에 대한 감시체계가 바르고 명확해야 한다. 모기조절 방법은 예방접종이 효과를 거둘 때까지 바이러스 전파를 막는데 사용될 수 있다.

(1) 예방접종

황열병 백신은 안전하고 효과가 높다. 예방접종을 한 사람의 95%가 일주일 이내에 면역력를 가진다. 한 번의 접종으로 10년 이상, 일반적으로 평생 지속된다. 심각한 부작용은 극히 드물다.

(2) 모기의 구제

일반적으로 모기의 서식가능한 지역을 제거함으로서 모기로 인한 질병의 전파를 차단할 수 있다. 그러나 질병전파의 차단을 위해서는 예방접종이 가장 우선 시 되는 대책이다. 예를 들면 우림지역에서 모기의 구제를 통해서 질병의 전파를 차단하는 것은 비실용적일 뿐 아니라 비경제적이지만 살충제를 살포해서 숙주모기를 죽이는 것은 질병이 발병되는 동안에 바이러스의 전파를 일시적으로 차단하므로서 예방접종을 통한 질병의 면역력을 획득하기까지 시간을 벌어 주는 방법이라고 할 수 있다.

9) 진단

질병 발생 후 처음 4일 이내에 얻은 혈청에서 바이러스를 분리하거나 바이러스 항원이나 특정 항체의 반응으로 진단한다. 모기의 세포를 배양해서 바이러스 접종 후 면역형광법을 통해 진단한다. PCR의 수행은 이런 샘플을 가지고 빠르게 진단할 수 있다. Antigen-capture ELISA는 거의 70%의 민감성을 가진다. HI, CF, 중화반응, 면역형광법, ELISA, RIA 등은 혈청학적 방법도 일반적으로 유용하다.

※ 이 내용은 국립보건연구원 감염병정보망 홈페이지(dis.mohw.go.kr)에서 인용하였음.

Ⅶ. 중증열성혈소판감소증후군

SFTS(Severe Fever with Thrombocytopenia Syndrome는 중증열성혈소판감소증후군를 일으키는 바이러스가 국내 서식하고 있는 '작은소참진드기'에서 발견되었다. SFTS를 유발하는 진드기는 일반적으로 집에 서식하는 진드기와 달리, 주로 숲과 초원, 시가지 주변 등 야외에 서식함. 국내에도 전국적으로 들판이나 산의 풀숲 등에 널리 분포한다. '중증열성혈소판감소증후군'은 '09년 중국에서 최초로 보고되었고, '13년 1월 일본에서 최초 사망사례 확인 후 원인불명 사례 추적조사를 통해 추가 감염을 확인하고 있는 것으로 알려졌다.

'중증열성혈소판감소증후군'을 매개하는 작은소참진드기는 국내에도 전국적으로 서식하고 있고, 진드기 감염확인조사에서 감염된 진드기가 전국적으로 분포하고 있는 것으로 확인되었다. 따라서 작은소참진드기의 활동시기(4~11월, 집중발생시기 5~8월)를 맞아 일선 보건소를 통해 주민을 대상으로 예방 홍보활동을 강화하고, 야산이나 들판에서 활동하는 시기에 진드기에 물리지 않도록 주의를 당부하였다. 아울러 질병관리본부는 현재까지 국내 인체감염은 확인된 바 없으나 감염된 매개진드기가 국내에 서식하고 있어, 과거 원인 미규명 유사환자 검체를 대상으로 추적조사를 실시하고 있으며, 의심사례 신고를 위하여 의료기관에 진단신고기준을 공지하는 등 지속적으로 모니터링할 예정이라고 밝혔다.

1. 작은소참진드기 형태 및 분포지역, 지역별 감염율

(1) 작은소참진드기의 형태

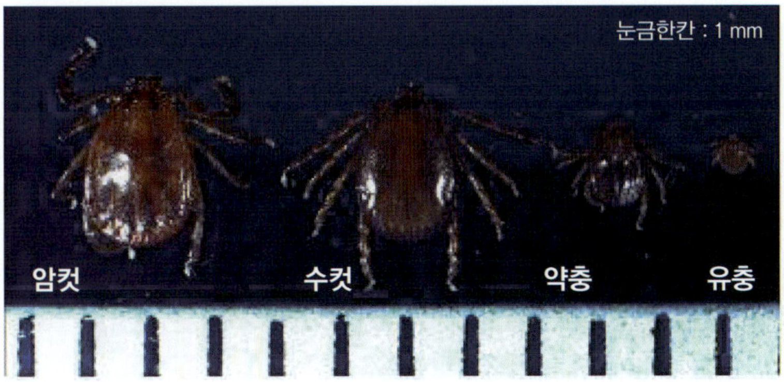

(2) 흡혈 여부에 따른 형태(암컷)

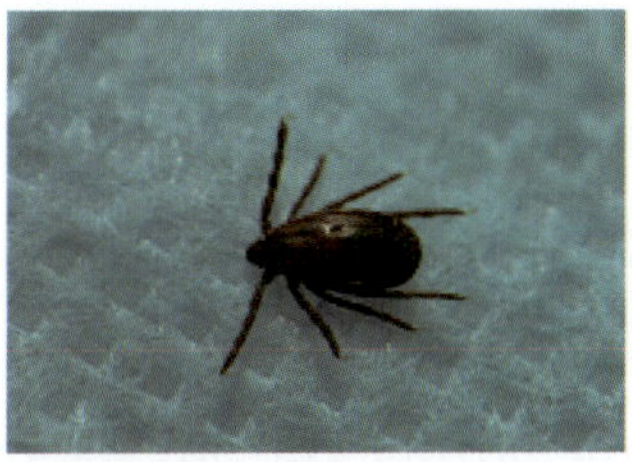
비흡혈상태

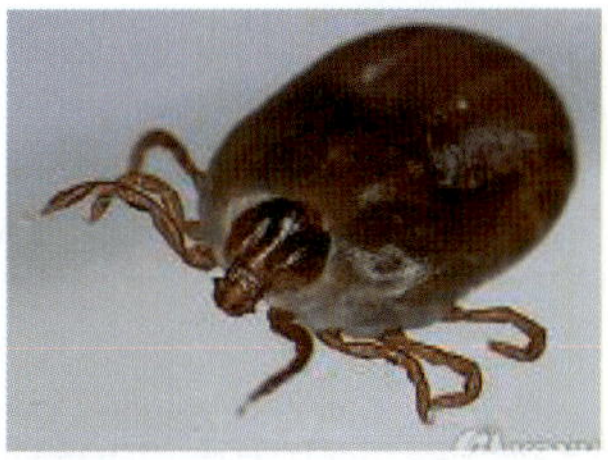
흡혈상태

(3) 작은소참진드기 지역별 감염율

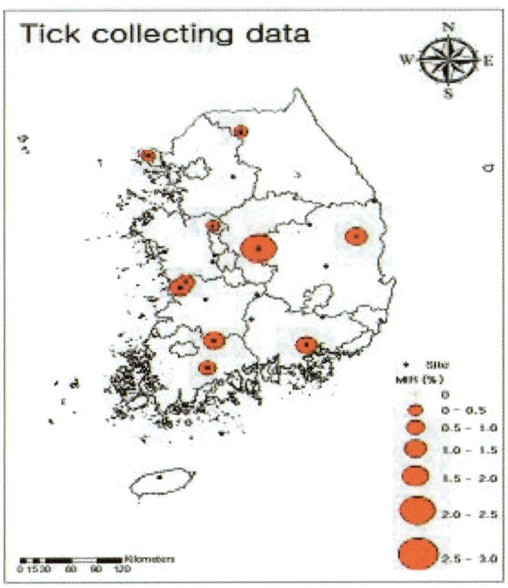

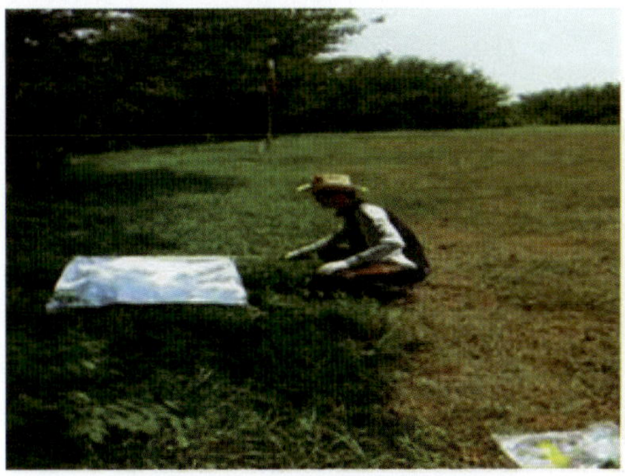
융천으로 작은소참진드기 채집방법

2. 중증열성혈소판감소증후군(SFTS) 개요

1) 질병명

중증열성혈소판감소증후군(Severe Fever with Thrombocytopenia Syndrome : SFTS)

2) 병원체 : SFTS 바이러스(Family Bunyaviridae, genus Phlebovirus)

3) 역학적 특징

- 2009년 3월~7월 중순, 중국 중앙지역(호북성과 하남성의 산악지역)에서 원인 불명의 질환이 집단 발생하였으며, 2011년 원인 바이러스인 SFTS가 확인되었고 중국 조사결과 현재 11개 지역(랴오닝성, 산둥성, 장쑤성, 안후이성, 허난성, 후베이성, 저장성, 산시성, 장시성, 광시성, 후난성)에서 환자 발생이 확인됨
- 2013년 1월 일본에서 최초 SFTS 감염사례가 확인된 이후 과거 사례조사를 통해 7명이 추가로 SFTS로 진단됨
  - 2013년 3월 현재, 50세 이상 성인에서 8례(남자 6명, 여자 2명)가 보고되었고, 이중 5명은 사망함
  - 발병시기는 진드기가 활발한 4~11월까지이며, 2005년 2명, 2010년 1명, 2012년 5명이 발병함
  - 확인된 지역은 나가사키현(2명), 히로시마현(1명), 야마구치현(1명), 에히메현(1명), 고치현(1명), 사가현(1명), 미야자키현(1명)으로 현재까지는 서일본 지역에서만 환자가 확인됨
- 감염경로 : 매개 진드기에 물려 전파(진드기에 물린 자국이 확인되지 않는 경우가 많음)되는 것으로 추정되며 감염 환자의 혈액^체액에 의한 접촉감염도 보고됨

4) 임상적 소견

- 임상증상 : 발열, 피로감, 식욕저하, 소화기 증상, 림프절 종창, 출혈증상
- 잠복기 : 6일~2주
- 치사율 : 12~30%

5) 진단검사의학 소견

- 혈소판 감소(10만/mm^3 미만), 백혈구 감소(4000/mm^3 미만), 혈청 전해질 이상(저나트륨혈증, 저칼슘혈증), 혈청효소이상(AST, ALT, LDH, CK 상승), 소변검사 이상(단백뇨, 혈뇨) 등
- 진단
- 혈액 등의 검체에서 바이러스 분리 동정
- 검체에서 바이러스 유전자 검출

5) 치료

- 대증요법
- 효과적인 항바이러스제나 백신은 없음
(중국에서 리바비린(항바이러스제)을 사용하고 있지만 효과는 확인되지 않음)

6) 예방

- 야외에서 진드기에 물리지 않도록 함
- 감염자의 혈액, 체액, 배설물과 직접 접촉을 피함

3. 중증열성혈소판감소증후군(SFTS) Q&A

최근 중증열성혈소판감소증후군에 대해 해외에서의 정보를 참고로 현재까지 알려진 사실에 대해 설명하고자 합니다.

1) 대국민용

(1) 중증열성혈소판감소증후군은 어떤 질병입니까?

- 2011년 처음 확인된 바이러스 감염에 의해 발생하는 질병으로 주요 증상은 발열, 소화기 증상이며 중증화되어 사망을 초래할 수 있습니다.

(2) 중증열성혈소판감소증후군은 세계 어디에서 발생하고 있습니까?

- 2009년부터 중국에서 발생이 보고되기 시작하여 현재 중국은 11개성(랴오닝성, 산둥성, 장쑤성, 안후이성, 허난성, 후베이성, 저장성, 산시성, 장시성, 광시성, 후난성)에서 환자 발생이 보고되고 있음
- 2013년 3월, 일본에서는 7개현(야마구치현, 에히메현, 미야자키현, 히로시마현, 나가사키현, 고치현, 사가현)에서 8례가 보고되었으며, 이 중 5명이 사망하였습니다.

(3) SFTS 바이러스는 어떻게 감염됩니까?

- 중국에서 보고된 사례는 대부분 바이러스를 보유하고 있는 진드기에 물려 감염됩니다.

(4) 중증열성혈소판감소증후군에 걸리면 어떤 증상이 있나요?

- 원인불명의 발열, 소화기증상(식욕저하, 구역, 구토, 설사, 복통)이 주증상입니다. 두통, 근육통, 신경증상(의식장애, 경련, 혼수), 림프절종창, 호흡기증상(기침), 출혈증상(자반증, 하혈)을 일으킵니다.

(5) 진드기는 실내에서 보통 볼 수 있는 진드기와 다릅니까?

- 일반적으로 집에 서식하는 진드기와는 종류가 다릅니다. SFTS를 유발하는 진드기는 주로 숲과 초원 등의 야외에 서식하고 있으며, 시가지 주변에서도 볼 수 있습니다. 널리 아시아와 오세아니아에 분포하며, 일본에서도 전국적으로 분포하고 있습니다. 국내에도 전국적으로 널리 분포하며 주로 들판이나 산의 풀숲에 서식합니다.

(6) 어떤 진드기가 SFTS 바이러스를 보유하고 있습니까?

- 중국에서는 작은소참진드기(Haemaphysalis longicornis) 등의 진드기류에서 바이러스가 발견되고 있습니다. 이러한 진드기가 활동적인 봄부터 가을에 환자가 발생하고 있습니다.

(7) 이 병에 걸리지 않기 위해서는 어떻게 예방해야 할까요?

- 진드기에 물리지 않도록 하는 것이 중요합니다. 특히 진드기의 활동이 왕성한 봄부터 가을까지 특히 주의하여야 합니다. 이는 진드기매개 다른 감염병의 예방에도 유효합니다. 풀숲이나 덤불 등 진드기가 많이 서식하는 장소에 들어갈 경우에는 긴 소매, 긴 바지, 다리를 완전히 덮는 신발을 착용하여 피부의 노출을 최소화 하는 것이 중요합니다. 또한 야외활동 후 진드기에 물리지 않았는지 확인하도록 합니다.

(8) 진드기에 물린 후 어떻게 해야 합니까?

• 진드기의 대부분은 인간과 동물에 부착하면 피부에 단단히 고정되어 장시간(며칠에서 10일간) 흡혈합니다. 무리하게 당기면 진드기의 일부가 피부에 남아있을 수 있으므로 진드기에 물린 것을 확인하였다면 즉시 병원에서 치료를 받도록 하여야 합니다. 또한 진드기에 물린 후, 발열 등 증상이 있는 경우에도 병원에 내원하여 진단을 받도록 하여야 합니다.

(9) 인간 이외의 동물도 이 병에 걸릴 수 있습니까?

• 일반적으로 진드기는 야외에서 인간을 포함한 많은 종류의 동물을 흡혈하는 것으로 알려져 있습니다. 중국의 SFTS 발생지역에서는 이 바이러스에 감염된 동물이 있는 것으로 알려졌습니다. 그러나 동물의 발병여부는 확인되지 않았습니다.

(10) 우리나라는 SFTS 바이러스가 이전부터 있었습니까?

• 바이러스와 이를 매개하는 진드기 자체는 이전부터 존재하고 있었다고 추정되고, 최근들어 감염된 진드기가 확인되었습니다.

2) 의료인용

(1) SFTS 바이러스는 어떤 바이러스입니까?

• SFTS 바이러스는 Bunyaviridae 과, Phlebovirus 속에 속하는 RNA 바이러스입니다. 이 바이러스는 산이나 열에 약하여 일반 소독제(알코올 등)나 주방용세제, 자외선 등에서 급속히 사멸됩니다.

(2) 중국과 일본에서 발견된 SFTS 바이러스는 모두 같은 종류입니까?

• 중국과 일본에서 발견된 SFTS 바이러스는 매우 유사하나 유전적으로 동일한 바이러스는 아닌 것으로 확인되었습니다.

(3) 이 바이러스를 어떻게 진단합니까?

• 다른 감염에 의한 것 또는 다른 병인이 명백한 경우를 제외하고 진드기에 의한 원인불명의 발열, 소화기 증상, 혈소판 감소, 백혈구 감소, AST^ALT^LDH가 현저히 상승한 경우 이 질환을 의심할 수 있습니다. 다만, 확정 진단은 바이러스 검사를 통해 확인해야 합니다.
환자가 진드기에 물린 것을 인지하지 못하거나 피부에 찔러 진드기 입이 없는 경우도 많이 있습니다.

(4) 확인 진단을 위한 검사는 어디에서 할 수 있습니까?

- 다른 감염에 의한 것 또는 다른 병인이 명백한 경우를 제외하고 이 바이러스가 의심되는 경우 보건소를 통해 국립보건연구원 신경계바이러스과로 의뢰하여 확인 진단을 받을 수 있습니다.

(5) 치료방법이 있습니까?

- 효과적인 항바이러스제 등의 특이적인 치료보다는 대증요법을 시행합니다. 중국은 리바비린(항바이러스제)을 사용하지만, 효과는 확인되지 않았습니다.

(6) 환자를 다룰 때 주의사항이 있습니까?

- 중국에서는 환자 혈액과 직접 접촉에 의한 감염도 원인으로 고려하고 있어 접촉격리(Contact precautions)를 해야 합니다. 비말감염이나 공기로 인한 감염은 보고되지 않아 이외 별도의 격리는 고려하지 않습니다.

(7) 환자 검체를 취급하는 경우 주의점은 무엇입니까?

- 환자의 혈액이나 체액에 바이러스가 존재할 가능성이 있기 때문에 표준 격리(Standard precaution) 지침을 준수해야 합니다.

4. 중증열성혈소판감소증후군(SFTS) 예방수칙

진드기에 물리지 않는 방법

- 풀밭 위에 옷을 벗어 놓고 눕거나 잠을 자지 말 것
- 휴식 및 새참 먹을 땐 돗자리를 펴서 앉고 사용한 돗자리는 세척하여 햇볕에 말릴 것
- 작업 중 풀숲에 앉아서 용변을 보지 말 것
- 작업 시 기피제 처리한 작업복과 토시를 착용하고, 소매와 바지 끝을 단단히 여미고 장화를 신을 것
- 밤따기나 등산 등 야외활동 시 기피제를 뿌리거나 긴 소매, 양말을 착용 할 것
- 작업 및 야외활동 후에 즉시 샤워나 목욕을 하여 진드기를 제거할 것
- 작업 및 야외활동 후 작업복, 속옷, 양말 등 세탁할 것

Chapter

16 박테리오파지(Bacteriophage)

박테리오파지(Bacteriophage)는 세균을 숙주로 하는 바이러스이다. Twor (1915)는 한천배지에서 포도구균 집락이 용균하는 것을 발견하였고 이어서 데렐(d' Herelle, 1917)이 이질환자 변의 무균적인 여액이 이질균을 투명하게 용균시키는 것을 발견하여, 이것을 세균을 먹는 것으로 생각하였다. 이와같이 먹는 것이라고 하는 의미에서, 박테리오파지(bacteriophage)라고 명명하였으며, 단순히 파지(phage)라고도 부른다. 그후 연구에 의해, 세균에 기생하는 바이러스인 것이 분명해졌으며, 현재는 거의 모든 종류의 세균에 대하여, 이것을 숙주로 하는 파지가 발견되었다.

1. 형태

머리와 꼬리로 되어진 정자모양(그림 16-1)과 구형(정20면체) 또는 섬유모양이 있다. 그 내부에는 DNA 혹은 RNA를 가지며 머리는 보통 지름의 30~100 nm의 크기이며 꼬리는 길이 10~300 nm 정도이다.

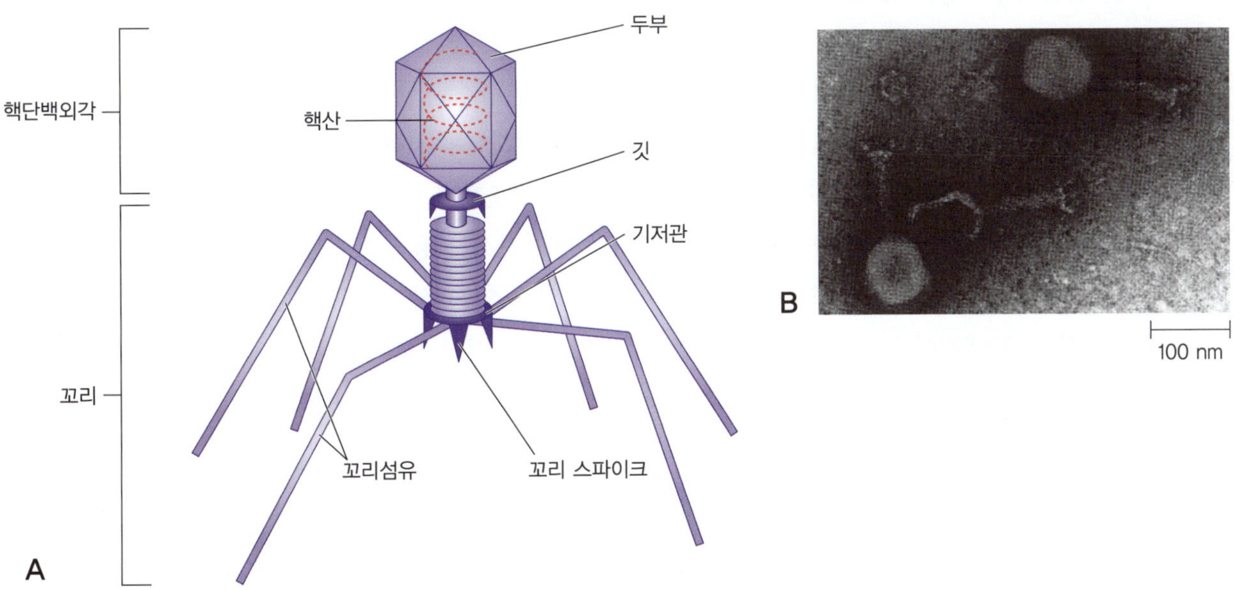

그림 16-1. 박테리오파지. (A) Comlex, T4 bacteriophage 모형도, (B) Bascteriophage T4 구조 전자 현미경

2. 감염 · 용균

숙주는 한정되어 있기 때문에 대장균 파지는 주로 대장균에 감염되고, 항산성균 파지는 항산성균에 감염된다. 정자모양 파지는 꼬리의 선단으로, 세균의 표면에 흡착하여, 세포벽을 용해시켜 머리의 DNA를 균체내에 주입한다. 여기서부터 암흑기에 들어가, 일정 시간 후에 균체내에 재차 다수의 파지 입자가 형성되어, 마침내는 용균을 일으켜, 파지는 밖으로 방출된다. 구상 파지는 그 일부가 세포벽에 흡착하여, 내부의 핵산을 주입하고, 섬유상 파지는 그 한끝으로 흡착한다.

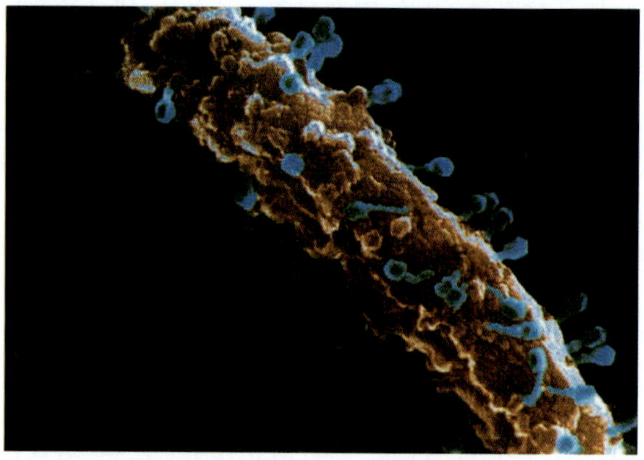

그림 16–2. 대장균에 부착된 세균파지

3. 용원균(Lysogenic bacteria)

용원균(lysogenic bacteria)이란, 외부에서 감염이 없음에도 불구하고 파지를 생성한다고 하는 유전적인 성질(prophage)를 가지는 세균으로 프로파지 유전자는 세균유전자와 행동을 함께 하는 자손에 전해진다. 용원균은 때때로 저절로 용균하여 파지를 방출한다. 이 파지는 특히 온순파지(temperate phage)라고 하며 상대의 균을 용균하지만 경우에 따라서는 용균하지 않고 용원균으로 변한다(용원화, lysogenization). 용원화된 균은 본래가지고 있지 않은 성질, 예를들면 독소를 행성하든가 하게 된다. 디프테리아균의 독소균주나 성홍열 발적독소 생성의 용혈성 연쇄구균이 그것이며, 이와 같이 용원화되었기 때문에 유전적 성질로 변화가 초래되는 것을 용원화 변화(lysogenic conversion)이라고 한다.

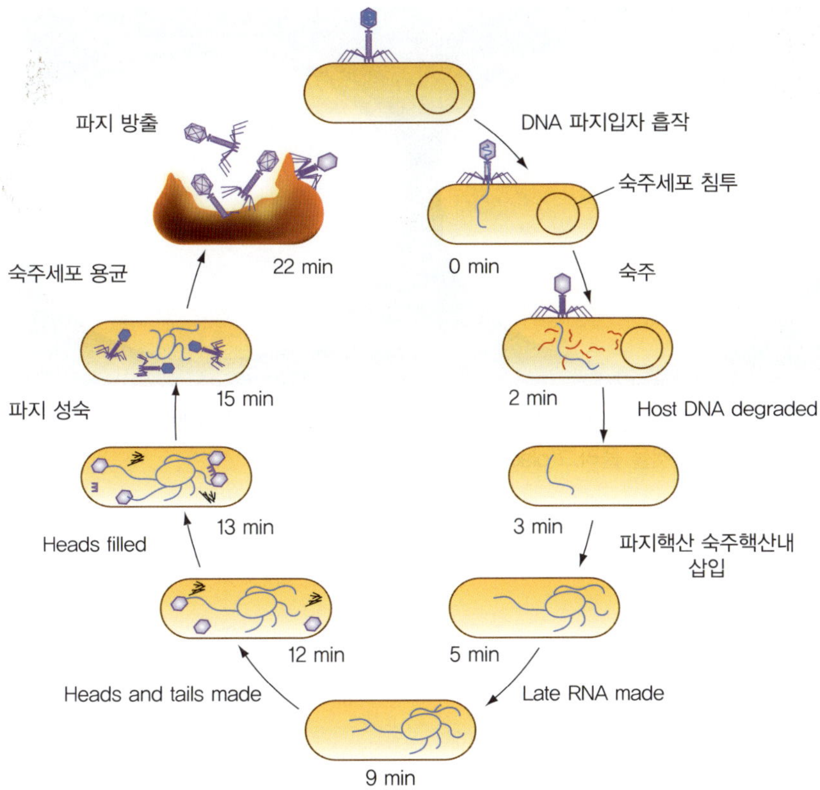

그림 16-3. 대장균-Bacteriophage의 생활환

4. 플라그(plaque)

박테리오파지는 숙주를 용균하는 성질이 있으나, 현재로서는 치료에 사용되지 않는다. 세균 가운데는 생화학적 방법으로는 그 이상 세밀히 분류할 수 없는 세균이 있다. 예들 들면, 황색포도구균 · 장티푸스균과 같은 세균을 더욱 분류하는데는, 특정의 파지에 용균되든가, 안되든가 하는 성질에 따라 다시 분류된다. 이 방법을 파지 형별이라고 하여, 감염원이나 감영경로의 추이 등의 역학적 연구에 사용되고 있다.

그 밖에 바이러스 증식형식의 연구, 숙주 대 바이러스 상호간의 연구 모델로서도 박테리오파지는 사용되고 있다. 또, 파지에 따라 세균의 유전자가 변환되든가, 특정의 형질이 도입되든가 하므로 유전학의 중요한 연구 모델로 되어있다.

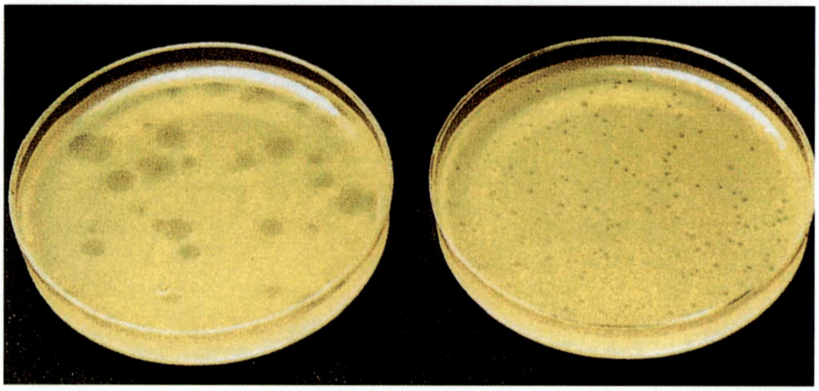

그림 16-4. 세균파지에 의해 형성된 플라그 파지에 감염된 대장균을 보통한천배지에 배양을 하면 감염된 숙주세균을 용균하여 투명대를 형성한다. 이것을 플라그(plaque)라고 한다.

【바이러스의 응용】

바이러스 이용 "나노칩" 기술개발

바이러스를 이용해 기존 반도체의 1000분의 1크기 만 한 '나노칩'을 만드는 기술을 재미 한국 유학생이 세계 처음으로 개발했다. 미국 오스틴 텍사스대에서 박사 과정 중인 이승욱씨(32)는 단백질과 황화아연 입자로 구성된 나노 크기의 반도체를 만드는 데 성공했다고 미국의 과학학술지 '사이언스' 최근호에 발표했다. 이씨는 고려대 화학과에서 학사와 석사 학위를 받은 뒤 2000년 텍사스대로 유학을 갔다.

이씨가 개발한 나노칩은 단백질을 기판처럼 사용하고 그 위에 반도체의 기능을 할 수 있는 황화아연 입자들을 붙인 일종의 '생체 반도체'이다.

이씨는 유전자를 조작한 연필 모양의 바이러스들을 둥그런 통나무 꾸러미처럼 배열한 뒤 바이러스 끝에 황화아연 입자들을 붙여 나노칩을 만들었다. 이 바이러스는 딱딱한 단백질로 이뤄져 있다. 황화아연 입자의 크기는 머리카락 5만분의 1 굵기인 약 2~3나노미터(nm)로 작기 때문에 이론적으로는 기존 반도체보다 1000분의 1 크기의 나노칩을 만들 수 있다.

이씨는 "바이러스의 배열 모양을 바꾸면 반도체 위에 회로를 그리는 것처럼 원하는 모양의 회로를 가진 나노칩을 만들 수 있다."고 말했다며 "기존 실리콘 반도체의 한계를 넘어서는 초극미세 반도체를 만들 수 있을 것"이라고 기대했다.

이씨를 지도한 고려대 진정일 교수는 "이 연구는 최근 학회 등을 통해 세계 과학자들의 큰 관심을 모아 왔다"며 "생명현상과 나노기술을 결합한 퓨전기술"이라고 강조했다.

유전조작 바이러스 이용 뇌종양 치료법 개발

유전자 요법을 이용한 획기적 뇌종양 치료법이 개발됐다고 호주 왕립버른병원이 발표했다. 병원 분자신경과학-유전자요법 연구소장 메리 살레 박사는 "혈액공급 차단과 면역반응에 의한 공격으로 뇌종양을 완전히 소멸시키는 치료법을 발견했다"고 밝혔다. 생장 호르몬 일종인 사이토킨을 레트로 바이러스에 실어 뇌종양 부위로 이동시켜 뇌종양 혈액 공급을 차단하고, 동시에 레트로 바이러스에 감염에 의한 면역체계 자극으로 종양을 공격하게 만든다는 것이다. 이 때 가장 중요한 역할을 하는 레트로 바이러스는 건강한 뇌세포는 건드리지 않은 채, 종양 세포만 감염시키도록 유전 조작된다. 종양은 지속적인 증식에 혈액공급이 필수적인데 혈액공급 차단으로 자연히 소멸토록 하는 치료기술을 이용하는 것이다. 살레 박사는 인체 면역체계가 뇌종양을 '이물질'로 인식하지 못한다.

Chapter

17 바이러스 실험실 진단방법

I. 바이러스 유행예측 조사 목적

최근 20년 동안에 환경파괴, 기후 변화 등으로 약 30여개의 새로운 감염병이 확인되고 있는데 거의 대부분이 바이러스 감염병들이며, 신종 감염병은 국가간의 인적 · 물적 교류의 증가로 범세계 확산의 가능성이 크다. 바이러스 감염병은 감염이 강하여 유행이 거의 폭발적이고 전국적이기 때문에 사회 경제적으로 극심한 영향을 미치고 있지만 세계적으로 특이한 치료제는 개발되지 않은 실정이므로 예방접종이 가장 좋은 예방법이지만 백신개발이 안되어 있는 감염 바이러스도 많고, 의료기관에서는 감염 바이러스 분리시험을 못하고 있는 실정이므로 국립보건연구원과 보건환경연구원에서 감염병을 발생시키는 원인 바이러스의 조기 발견을 위하여 보건소 및 지정 병 · 의원들과 협조체제를 구축하고 검체를 채취하여 독감, 수족구, 바이러스성 뇌막염, 바이러스성 설사, 홍역, 풍진, 유행성이하선염, 소아마비, 폐렴, 유행성 눈병, 신종 감염병 증후군 등의 원인 바이러스를 상시 모니터링하여 철저한 감시와 바이러스 질환 발생 시 조기 발견하여 질병에 관하여 대중매체를 통한 홍보와 예방교육을 실시하여 감염 확산 방지에 만전을 기하고자 한다.

21세기는 새로운 감염병의 시대

인류는 수세기에 걸쳐 여러 질병들과 대항하며 문명을 발달시켜 왔다. 그러나 인류의 역사를 돌이켜 볼 때 질병에 대항했다기보다 오히려 질병이 주는 여러 폐해들을 고스란히 당했다고 말하는 편이 더 맞는지도 모른다. 대표적으로 이미 역사 속에 그 자취를 감춰버린 두창과 현재까지도 겨울만 되면 기성을 부리는 인플루엔자가 있다.

두창은 현재 퇴치되긴 했지만, 우리 아버지 세대에게 있어 가장 무서운 질병 중 하나였고, 19세기 초에 이르러 영국에서만 해마다 4만 5,000명쯤이 두창으로 사망할 정도로 세계적으로 악명을 크게 떨친 병이다. 인플루엔자 역시 마찬가지이다. 두창에 비해 사망률은 그다지 높지 않지만 제1차 세계대전 말과 그 직후인 1918~1919년 전 세계를 휩쓸면서 2,000만 명 이상을 죽게 했던 질병이다.

세균 감염병은 이미 그 원인균과 치료제인 항생제가 많이 개발되어 있는 상태이지만 바이러스성 감염병은 확실한 약이 없는 실정이다. 그런데 문제는 앞으로 도래할 모든 감염병은 대부분 바이러스 감염병이란 사실이다. 얼마 전 까지만 전 세계를 두려움에 떨게 했던 사스 역시 바이러스 질병이었다.

지금까지의 질병사를 관찰해보면 이런 바이러스 질병들은 질병에 대항할 사회구조가 무너지거나 약해졌을 때, 그리고 무분별한 개발과 더불어 문명의 교류가 활발해지고 인간의 생활권이 확대될 때에 더욱 기승을 부린다. 두창, 인플루엔자, 에볼라 바이러스, 리사 바이러스, 에이즈 바이러스까지 인간과 함께 해온 바이러스들 대부분이 모두 그런 공통점을 가진다. 이런 상황에서 우리가 해야 할 일은 무엇보다도 현재 발생하고 있는 바이러스들에 대한 정확한 지식을 습득하고 그것을 예방하기 위한 대책을 강구하는 것이다.

현재 국내외에 발생하고 있는 바이러스는 과거보다 상당히 증가한 상태이며 이로 인한 질병 역시 점차 다양해지고 있다. 그 현황을 살펴보면 B형 간염 바이러스 등도 아주 중요한 것들이다. 특히 에이즈는 점차로 증가하는 추세에 있으며, 현대판 흑사병이라 불릴 만큼 인류에게 내린 재앙과도 같은 병이다. 이와 같은 바이러스성 감염병들이 정말로 과거와 같은 대 유행을 일으킬는지는 아무도 장담할 수 없다. 다만 확실히 말할 수 있는 것은 인류가 환경과 조화를 이루어 공존하기보다 문명의 발달이라는 미명아래 파괴행위를 일삼는다면 예전에 유행했던 독감이나 두창, 흑사병 보다 더한 바이러스들이 언젠가 반드시 인류를 휩쓴다는 것이다. 1997년 4월 7일, 세계보건기구(WHO)까지도‘ 세계보건의 날’을 맞아 “감염병 시대 다시 오다-우리 모두 관심을, 우리 모두 대응책을”이라는 표어를 내걸고 모든 나라가 감염병에 진지한 관심을 기울일 것을 촉구했다. 얼마전까지 유행했던 사스만 보더라도 새로운 바이러스 감염병이 인류에게 끼치는 영향이 어떤지는 확실히 알 수 있다. 언제 어디서 어떤 형태로 전 세계를 휩쓸지 알 수 없는 일이다. 이를 예방하기 위해선 평소에 바이러스에 관한 충분한 지식 습득과 아울러 철저한 위생관리가 중요하다. 하지만 이러한 방어적인 대책보다도 왜 인류에게 이 같은 질병이 발생하는지 그 원인에 대해 우리 모두 진지하게 생각해보는 것이 감염병에 대한 근본적 대책이 아닐까 생각한다. 어디서 도깨비같이 날아든 바이러스가 이렇게 세상을 놀라게 하고, 떠들썩하게 난리를 피우는 것일까. 사스(SARS · Severe Acute Respiratory Syndrome의 준말 · 중증급성호흡기증후군)란 새로운 병이 온 세상을 덥친 적도 있었다. 말 그대로 전쟁을 방불케 하는 신종 유행병이다.

사스라는 병은 중국 광둥성에서 처음 나타난 것으로 밝혀지고 있다. 중국 당국이 세계보건기구(WHO)에 빨리 보고하지 않고 은폐해 많은 비난을 받고 있는 것도 참고할 일이다. 폐렴 증상(세균성)을 나타내는 환자에게 항생제를 처방했으나 낫지 않는데서 의문을 가졌고, 그것이 사스 바이러스 때문인 것으로 밝혀졌다. 이 바이러스의 확산을 차단하기 위해 세계 각국의 공항에는 비상이 걸렸고, 우리도 예외가 아니다. 마스크를 쓰는 것으로 완전 예방이 될 수는 없지만 흡입하는 바이러스의 수를 줄일 수 있다는 점에서는 효과가 있다. 즉, 바이러스를 많이 마시면 사스에 걸릴 가능성이 높아진다.

그러나 다행스러운 것은 인간이 병을 따라잡는 약을 개발하고 있고 항체가 생겨 병을 이기기도 하지만, 어느 병이나 기승을 부린 다음에는 저절로 수그러들고 만다는 점이다. 수 많은 병이 생겨났다 사라지기를 반복하지 않았던가. 앞으로도 새로운 병이 생겨났다 사라질 것이다. 어떤 이는 세계사를 전쟁의 반복이라고 했지만, 실제로 유행병과의 다툼이라 해도 무방할 것이다. 사람과 병은 언제나 평행선을 달려왔다. 단지 병이 한발자국 앞서 왔을 뿐이다.

바이러스는 이리 보면 생물이고 저리 보면 무생물인 요물단지이다. 생물이라 말할 수 있는 것은 번식을 한다는 점이고 무생물일 수밖에 없는 것은 주성분이 단백질과 핵산, 그리고 일부 지방단백질(lipoprotein)로만 구성되어 있어 삶은 달걀에 비유할 수 있다는 점 때문이다. 그리고 이것은 살아있는 숙주세포(식물 동물 세균) 안에 들어가면 번식을 하니 생물이지만 세포 바깥에 있으면 휴면 상태에 머무는 무생물이다. 그리고 바이러스는 세포의 단계에 못미치는 하등한 수준의 단순한 '입자(粒子 · particle)'다.

바이러스는 입자 안에 들어있는 핵산에 따라서 DNA 바이러스와 RNA 바이러스로 나뉘고, 단백질이 주성분인 겉껍질의 크기나 모양도 중요한 분류 기준이 된다. 사스와 관련이 있는 바이러스를 '코로나 바이러스'라 부르는 것도 그 모양이 개기일식 때 태양의 둘레에 보이는 빛살인 코로나를 닮았기 때문이다.

그 흔한 감기에서 무서운 에이즈까지 모두 바이러스가 발병시키는 것인데, 날고뛰는 현대과학이 이것 하나를 잡지 못하는 것을 보면 이상스럽기 짝이 없는 놈이 바로 바이러스이다. 무엇보다 그때그때 곧바로 변종이 생겨버리는 것이 애를 먹이는 가장 큰 이유이다. 여기서 변종이란 돌연변이를 말한다. 핵산이 바뀐다거나 바이러스끼리 핵산(유전인자)을 서로 교환해 어느새 다른 바이러스가 되어버리니 잡을 듯하다 가도 그만 놓쳐버린다.

동물에 기생하던 것들이 갑자기 사람에게 옮아 붙는 것도 탈이다. 닭, 오리, 돼지, 원숭이, 소 등 동물의 몸속에 살던 것이 변성하면서 종(種)의 경계를 훌쩍 뛰어넘어 숙주를 바꾸는 것이다. 지금 세계를 혼란에 빠뜨린 사스도 그럴 것으로 추정하고 있다. 아마도 돼지가 아니면 새나 소에 살던 놈으로 보고 있다. 실제로 변종 바이러스가 사람에 감염된 것이 여럿 있다. 1957~1958년 세계적으로 100만 명 넘게 희생자를 낸 '아시아 유행성 감기'는 오리에 기생하던 바이러스가 돼지에 들어가 돌연변이를 일으키면서 사람에 감염됐던 것이다. 1981년에 발견돼 지금까지 죽은 사람만도 2500만 명이나 되는 에이즈 역시 아프리카 원숭이가 바이러스를 사람에 옮겼다고 본다. 이것 외에도 여러 병의 뿌리가 동물들에 있다는 것이 드러났다.

II. 검체 채취 및 관리

1. 바이러스 수송용 배지 및 용기

- VTM(Viral Transport Medium 2 mL)
- Stool box
- 멸균된 시험관 및 Cryo vial
- 검체 수송에 적합한 아이스박스

2. 검체 채취 방법

- 배지 및 용기에 성명, 성별, 나이, 발병일자, 채취일자, 장소, 병명, 검체명 등을 정확히 기재한다.
- 검체 채취 시기 및 채취 부위 등 검체 채취 요령을 잘 숙지하여 신속, 정확히 처리하는 것이 중요하고 환자의 역학 조사서를 첨부한다.
- 호흡기 감염 바이러스가 분리되는 시기는 임상증상이 나타나기 2일 전부터 증상 발현 후 5일 사이에 인후도말, 침샘분비물을 도말하여 VTM에 즉시 넣는다.
- 소화기계 감염 바이러스는 대변, 소변, 뇌척수액 등을 채취한다.
- 수포, 각 결막분비물은 면봉으로 도말하여 VTM에 즉시 넣는다.
- 홍역바이러스 분리는 발진 3일 이내에 인후도말을 채취하여 VTM에 넣고 항체가 시험은 발진 4~28일 사이에 혈청을 채취한다.
- 유행성이하선염, 풍진 검체는 발병 2~5일 이내에 인후검체 또는 침샘 분비물을 채취하여 VTM에 넣고, 항체가 시험은 5~7일 후 혈청을 채취한다.
- 설사 검체는 증상이 나타난 후 가능하면 빠른 시간 내에 분변 검체를 5 g 정도 분변통에 채취한다.

3. 검체 보관 및 수송 요령

- 채취한 검체는 4℃ 냉장고에 보관해야 하며 3일 이상 보관 시는 −70℃ 냉동기에 보관한다.
- 수송시 검체를 ice box에 넣어 냉장 온도를 유지하여 보건환경연구원으로 신속히 검사 의뢰한다.

분리용 검체는 채취할 때 질병과의 관련 기관이 반드시 바이러스가 분리되는 장소가 아니기 때문에 감염 과정을 이해할 필요가 있다. 항체는 감염결과 증상이 나타난 후 일주일 정도 후에 만들어진다. 제일 먼저 나타나는 항체는 보통 IgM이며 2주일 정도의 차이를 두고 IgG 항체가 뒤따라 만들어진다. 항체는 보통 급속히 증가한다. 진성 진단은 2회의 검체, 즉 발병초기와 발병 후 10~14일 후에 취한 것 사이에서 항체가의 상승이 있으면 유의하다. 채혈 시기는 이러한 기준에만 따른다면 환자에 따라 변할 수 있다. 혈청 시험은 엔테로바이러스 같이 group 항원이 없는 경우 부적합하나 Adenovirus 같이 group항원이 있는 경우에는 유용하다. 표 17-1은 신체의 여러 부위로부터의 검체의 종류를 표시하고 있다. 이것은 하나의 지침에 불과하고 실험실에서 선택하는 것이 좋다. Nasal swab 및 객담은 바이러스 분리에 부적합하다. 즉 호흡기 바이러스는 Throat swab으로 잘 분리된다. 요는 아주 신선한 상태가 아니면 세균 오염 혹은 부패로 인해 검체로서 가치가 없다. 설사환자로부터의 검체는 배양보다 유전자 증폭을 통한 바이러스 검출법이 많이 사용된다.

표 17-1. 바이러스 종류별 검체 채취 부위 및 방법(계속)

번호	바이러스 종류	검체 채취 부위 및 방법	배지 및 용기
호흡기 바이러스 감염증			
1	인플루엔자(Influenza)	인후도찰말, 콧물	VTM
2	파라인플루엔자(Parainfluenza)	인후도말	VTM
3	RSV(Respiratory-syncytial virus)	인후도말, 콧물 또는 기관지 세척액 10 mL이상	VTM 멸균시험관
4	아데노바이러스(Adeno virus)	호흡기감염 : 인후도말, 혈청 2 mL 기관지 세척액 10 mL이상 장관감염 : 대변 2 g 결막염; 안질도말, 안질세척액	VTM Cryo vial 멸균시험관 Stool box VTM
5	홍역(Measles)	인후도말 혈청 2 mL 또는 기관지 세척액, 소변 10 mL	VTM Cryo vial 멸균시험관
6	유행성이하선염(Mumps)	침샘타액도말, 혈청 2 mL 또는 소변, 기관지 세척액 10 mL이상	VTM Cryo vial 멸균시험관
7	풍진(Rubella)	인후도말 혈청 2 mL 또는 소변 10 mL 이상	VTM Cryo vial 멸균시험관
소화기 바이러스 감염증			
1	바이러스 뇌수막염	대변 2 g 인후도말 또는 뇌척수액 1 mL이상	Stool box VTM 멸균시험관
2	엔테로바이러스	대변 2 g 인후도말 뇌척수액 1 mL이상	Stool box VTM 멸균시험관

표 17-1. 바이러스 종류별 검체 채취 부위 및 방법

번호	바이러스 종류	검체 채취 부위 및 방법	배지 및 용기
3	수족구	대변 2 g 또는 수포, 인후도말	Stool box VTM
4	소아마비	대변 2 g 인후도말 또는 뇌척수액 1 mL이상	Stool box VTM 멸균시험관
5	설사바이러스 유행성눈병	대변 5 g 결막가검물	Stool box VTM

4. 임상 증상에 따른 검체의 선택

환자에서의 바이러스 량은 보통 발병 시나 직후에 최대이다. 이후 일반적으로 바이러스 량의 감소가 있으므로 바이러스 분리용 검체는 가능하면 발병 후 조기에 채취하는 것이 중요하다(표 17-2 참조).

표 17-2. 주요 virus에 따른 검체의 종류와 혈청학적 검사

질환과 바이러스	분 리 재 료				혈청학적 검사			주요 검사
	인후 도찰물	대변	수액	기타	HI	CF	NT	
상기도 감염증								
Influenza virus	○				○	○		
Parainfluenza virus	○				○	○		
RS virus	○					○		
Rhinovirus	○						○	RT-PCR
Coronavirus	○					○		
Herpes simplex virus	○					○		
Adenovirus	○	○			○	○	△	
Enterovirus	○	○				△	○	
Reovirus	○	○			○	○		
하기도 감염증								
Influenza virus	○				○	○		
Parainfluenza virus	○				○	○		RT-PCR
RS virus	○					○		
Adenovirus	○	○			○	○	△	
신경계 감염증								
Enterovirus	○	○	○			△	○	
Herpes simplex virus	○		○			○	△	RT-PCR
Mumps virus	○		○		○	○		ELISA
Measles virus	○				○	○		
Adenovirus	○	○			○	○	△	
Japanese encephalitis					○	○	△	
Rabies virus	○							Negri bodies, FA

질환과 바이러스	분리재료				혈청학적 검사			주요 검사
	인후 도찰물	대변	수액	기타	HI	CF	NT	
피부점막질환								
수포성								
Poxvirus				수포	○	○		
Herpes simplex virus	○			수포	○	△		
Varicellar zoster virus				수포	○			
Coxsakie virus	○				△	○		봉입체(수포)
발진성								
Measles virus	○				○	○		봉입체(수포)
Rubella virus	○				○	○		
Entero virus	○	○			△	○		
Adenovirus	○	○			○	○		
유행성 설사증								RT-PCR
SRSV*	○	○				△	○	
Rota virus		○					○	전자현미경(대변)
Parvovirus		○						전자현미경(대변)
Adenovirus	○	○			○	○		

* SRSV : Small Round Structure virus

질환과 바이러스	인후 도찰물	대변	수액	기타	HI	CF	NT	주요 검사
간 염								
Hepatitis A virus	○							RIA, ELISA
Hepatitis B virus			혈액					PHA, RIA, ELISA
Hepatitis C virus		분리불능	혈액					RIA, ELISA
Cytomegalovirus	○		요			○		봉입체(요)
Herpes simplex virus	○					○	△	
EB virus	○		혈액					
Coxsackie virus	○	○				△	○	
심근염, 심막염								
Coxsackie B virus	○	○				△	○	
Echo virus	○	○				△	○	RT-PCR
Adenovirus	○	○			○	○		
Influenza virus	○				○	○		
감염 단핵증								
EB vAirus	○							FA
Cytomegalovirus	○		요			○		봉입체(요)
안감염증								
Adenovirus	○	○	안검		○	○		
Herpes simplex virus	○		결막			○		RT-PCR
Enterovirus-70	○	○	찰과물			△	○	
이하선염, 고환염, 난소염								
Mumps virus	○				○	○		

질환과 바이러스	분리재료				혈청학적 검사			주요 검사
	인후 도찰물	대변	수액	기타	HI	CF	NT	
췌장염								
Mumps virus	○				○	○		RT-PCR
Coxsackie virus	○					△	○	ELISA
유행성 근육통증								
Coxsackie B virus	○	○				△	○	RT-PCR
출혈성 방광염								
Adenovirus	○	○	요		○	○		RT-PCR
사마귀								
Papovavirus								봉입체
감염연우종								봉입체
인간면역결핍증								Western blot
HIV(AIDS)	혈액							ELISA, PA, NAT
성인 T세포백혈병								
HTLV-1	혈액							ELISA

* IFA : Immuno Fluorescence Assay(면역형광시험법)
* EM : Electron Microscopy(전자현미경)
* CSF : Cercbrospinal Fluid(뇌척수액)

5. 검체의 채취 및 처리

1) 인후도찰물

멸균 면봉으로 비강 또는 인두 부위를 강하게 문질러서 도말하여 VTM에 넣고 진탕한 다음 멸균된 겸자를 이용하여 면봉을 꼭 짠 후 면봉은 버린다. 페니실린(5 units/mL)과 스트렙토마이신(5 μg/mL) 및 nystatin(1000 units/mL)을 첨가하여, 4℃에서 15분 간격으로 흔들어 주면서 1시간 방치한 후 2,000 rpm로 20분간 저온 원심 분리하여 상층액을 사용한다.

2) 비분비물(nasal excretions)과 인후 세척물

검체의 반은 예비로 동결시킨다. 항생제로 처리하고 원심하여 상층을 취하면 적당한 접종 숙주계에 접종할 준비가 끝난다.

3) 분변 검체

엔테로바이러스 분리를 위한 임상검체의 종류 및 최소한의 필요량, 그리고 보관방법은 표 17-3과 같으며 수집한 검체는 지체 없이 바로 검사해야 바이러스 검출률을 높일 수 있으나 부득이한 경우 −20℃ 이하에서 보관하고 해동과 동결과정을 반복하지 않는 것이 좋다.

표 17-3. 바이러스 검체의 종류, 필요량, 보관법 및 주의사항

검체의 종류	전처리시 필요량	보관방법	주의사항	비 고
분변(Stool)	1~2 g	−20℃ 이하	반복해동금지	
CSF(뇌척수액)	200~500 μL	−20℃ 이하	〃	
Throat swab	면봉(VTM배지) 2 mL	−20℃ 이하	〃	호흡기 · 소화기 바이러스
Throat swab	면봉(VTM배지) 2 mL	−4℃, −70℃	〃	인플루엔자 바이러스

* 전처리 시 필요량은 최소한의 필요량임.

① Screw-cap이 있는 centrifuge tube에 complete-PBS(appendix I 참조)로 10~20%(w/v) 분변 부유액을 제조한다. 이때 분변 mass가 골고루 부유되도록 지름 2~3 mm의 glass bead를 5~10개 정도 첨가한다. 남은 분변 검체는 −70℃이하에 back up용으로 보관한다.

② cap을 꼭 닫은 후 5분 동안 강력하게 진탕하고 0~8℃에서 2,000 rpm로 20분 동안 원심 분리한다.

③ 상층액을 조심스럽게 취하여 새로운 tube에 옮기고 최종농도 1000 μ의 페니실린과 200 μg의 스트렙토마이신을 첨가한다.

이상의 단계를 거치더라도 검체 내에는 여전히 세균, 또는 곰팡이가 남아있을 수 있는데 이때에는 다음의 chloroform 처리과정을 거친다. 엔테로바이러스는 바이러스의 구조상 envelope이 없기 때문에 chloroform에 저항성이 있으므로 이 과정을 거치더라도 바이러스의 안정성에는 크게 문제가 되지 않는다.

④ 전 처리된 10~20% 부유액에 최종농도 10%가 되도록 Chloroform을 첨가한 후 10분 동안 강력한 진탕을 실시한다. 이 때 tube의 재질은 chloroform 처리에도 변화가 polypropylene 재질을 사용해야 한다.

⑤ 0~8℃에서 500 × g(약 3000 rpm)로 20분 동안 원심 분리한 후 상층액을 취하여 2개의 적당한 tube(cryo-bottle 등)에 분주하고 그중 하나를 이용하여 세포에 접종한다. 계속해서 세포에 접종하지 않을 경우 전처리가 끝난 검체는 −20℃ 이하에서 6개월 이상 보관할 수 있으며 세포접종에 사용되지 않은 전처리 검체는 확인시험을 위하여 검체명을 정확하게 표기한 후 −70℃에 장기적으로 보관한다.

Appendix I

분변 전처리용 Phosphate buffered Saline (pH 7.2~7.4)

Solution A-incomplete PBS	
NaCl	8.00 g
KCI	0.20 g
$NaHPO_4$	1.15 g
$KHPO_4$	0.20 g

700 mL 증류수에 녹인 후 NaOH 또는 HCI로 pH를 7.2~7.4로 맞추고 최종부피 800 mL가 되게 한 후 고압증기 멸균하여 냉장보관 한다.

Solution B(Magnesium solution)	
$MgCl_2H_2O$	0.1 g

100 mL 증류수에 녹인 후 고압 증기 멸균하여 냉장보관

Solution C(Calcium solution)	
$CaCl_2$	0.1 g

100 mL 증류수에 녹인 후 고압 증기 멸균하여 냉장보관

Complete PBS
Solution A, B, C를 8:1:1로 혼합한다. complete PBS에 첨가된 Magnesium이나 Calcium은 엔테로바이러스를 안정화시키는데 필수적이다. 모든 시약은 제조 후 냉장보관상태에서 6개월간 보존 가능하나 complete PBS는 사용직전 Solution A, B, C를 혼합하여 필요량만큼만 제조하는 것이 바람직하다.

Appendix Ⅱ

Trypsin solution

단층세포를 부유시키기 위한 0.25% trypsin 용액은 상업적으로도 이용가능하나 다음과 같이 실험실에서 직접 제조하여 사용하여도 무방하다.

1:250 trypsin(Difco)	1 g
incomplete PBS	400 mL

36℃에서 30분~1시간 교반 후 여과멸균방법(0.22 μm)으로 멸균하여 −20℃에 보관하면서 사용한다.

4) 뇨 검체

항생제를 뇨에 가하고 냉장온도에 1시간 정도 방치한다. 검체의 오염 시 원심이 필요한 경우도 있다. 이렇게 처리한 검체를 접종에 사용한다.

5) 직장 도포면

Broth에 채취한 직장 도포면(rectal swab)을 broth medium에 멸균된 핀셋으로 짜낸다. 검체를 한 번 얼렸다 녹여서 항생제를 가한다. 2,500 rpm으로 10분간 원심하고, 다시 8,000 rpm으로 30분간 원심하여 상층액을 취하여(분변 검체 처리와 동일) 접종에 사용한다.

6) 검시물, 생검물 및 병소 채취물

1~2 g의 검체를 소량의 멸균된 연마제를 함유한 멸균된 유발에 넣고 약 2 mL의 BSS (balanced salt solution)를 가한다. 검체를 분쇄하여 점토 상태로 만들고 희석액을 가하여 20% 부유물을 만든다. 혼합물을 원심한 후 상층액에 항생제를 가한다. 상층액을 적당한 숙주계에 접종한다.

① CNS조직

피질, 중뇌, 수질, 척수의 각 조직의 일부분을 VTM액에 채취한 것을 penicilliin 200 unit, streptomycin 200 μg이 함유된 PBS액으로 Ten Broeck grinder를 사용하여 10% 추출액을 만든다. 현탁액은 3,000 rpm으로 30분간 원심하여 그 상청액을 시험에 사용한다.

② 심장조직

심근과 판막의 각 부분을 VTM에 채취한 것을 유발에서 멸균된 모래와 함께 갈아 10% 추출물을 만들고 CNS 조직에서와 같은 방법에 따라 원심처리한다.

③ 대장 내용물

가위로 대장을 절개하여 내용물을 채취하여 분변 검체과 같은 방법으로 처리한다.

7) 뇌척수액(cerebro spinal fluid)

뇌척수액은 무균적 방법으로 채취하여 즉시 시험에 사용하거나 동결 보존한다. 이 때 뇌척수액에 혈구가 있으면 원심하여 제거하고 세균오염의 우려가 있을 때에는 4℃에서 3000 rpm, 30분간 원심처리방법을 거쳐 PSN을 첨가하여 시험에 사용한다.

8) 심장주위액

전 처리없이 직접 시험에 사용한다.

9) 수포

수포 내용물을 적당한 방법으로 VTM에 채취하여 인후 세척물의 처리방법을 따른다.

10) 결막

수포와 같은 방법으로 처리한다. 바이러스 분리용 검체는 채취 후 가능한 빨리 시험에 착수하는 것이 좋다. 조직배양세포 또는 동물에 접종하기 전에 48시간 이상 보관해야 하는 경우 분변을 제외한 모든 검체는 −70℃ 혹은 그 이하로 보관하도록 한다.

11) 혈청

가능하다면 1차 혈청은 질병의 급성기에 그리고 2차 혈청은 10~14일 후에 취해야 한다. 때로는 항체의 증가가 늦기도 하므로 발병 3~4주 후에 3차 혈청을 필요로 할 때도 있다.

III. 세포배양

1. 세포배양에 필요한 최소한의 시설

일반적으로 바이러스 분리, 배양에 필요한 최소한의 시설은 표 17-4와 같으며 이는 최소한의 시설 및 장비이고 검사가 다양화, 전문화 될수록 더 전문적인 장비가 필요하게 된다. 세포를 다룰 때 주의해야 할 점은 두말할 나위 없이 멸균작업을 유지할 수 있는 기술이다. 모든 기구는 고압증기멸균 또는 여과멸균을 통하여 세균, 곰팡이 등의 오염원을 완전히 제거해야 하며, 멸균이 불가능한 기구는 일회용 초자를 사용하여야 한다.

표 17-4. 세포배양에 필요한 최소한의 시설 및 장비

시설 및 장비명	사용 기능	용도
멸균기	121℃ 15기압 이상	생물학적 오염원의 멸균
건조기	60~300℃	실험기구 건조
냉장고	0~8℃	배지 보관
초저온 냉장고	−20℃ 또는 −70℃ 이하	바이러스분리주, 검체 보관
액체질소 보관통	−170℃	바이러스주, 세포주 보관
3차 증류기	18 MΩ	배지 제조용 초순수제조
CO_2 배양기	5% CO_2	세포배양용
배양용기	sterilized	세포배양용 초자
pH meter	0~14	pH 측정
membrane filter system	1L, 0.22, 0.45 ㎛	배지의 여과 멸균
원심분리기	0~4000 rpm	세포계대시 원침용
진공 pump		여과멸균용
도립현미경	100~400배	세포 관찰용
Biologiral Safety Cabinet	Class II	무균 작업대

2. 세포배양 및 계대

세포를 다루는데 있어서 실험자는 오염원에 대하여 각별히 신경을 써야한다. 미생물에 의한 오염 뿐 아니라 여러 가지 세포를 사용하는데 있어서 교차오염(cross contamination)을 완전히 배제하여야 하며 이를 위해서는 각기 다른 세포주를 동시에 취급하지 말아야 한다.

바이러스 분리에 필요한 세포배양용 배지는 크게 두 가지로 나뉜다. 하나는 세포증식을 위한 배지(GM: growth medium)로 배지에 포함된 FBS(Fetal bovine serum)또는 FCS(Fetal calf serum)의 농도가 높은 것(5~10%)으로 바이러스 접종시에는 세포배양단층으로부터 완전히 제거되어야 한다. 다른 하나는 세포 내에서 바이러스가 증식할 수 있는 배지(MM: maintenance medium)로 낮은 농도(2%이하)의 FBS 또는 FCS를 사용한다. 이때 사용하는 우혈청(FBS, 또는 FCS)은 56℃에서 30분 동안 비동화(inactivation)한 것을 사용한다.

〈Culture cell line〉

1. **Vero** : Africal green monkey kidney
2. **BGM** : Buffalo green monkey (횡문근육종 악성종양)
3. **RD** : human rhabdomyorcoma (사람 후두암)
4. **HEp-2(Cincinnati)** : human epidermoid carcinoma
5. **MDCK** : Maddin darby canine kidney
6. **RK-13** : Rabbit kidney

\# **HaCaT** : Human Keratinocyte (사람각질형성세포)

1) 세포 계대

① 세포가 완전히 단층배양되면 증식배지(GM)를 버리고 세포계대용 PBS(incomplete PBS)로 washing 한다.

② 1~2 mL정도의 0.25%의 trypsin 용액(appendix II)을 세포배양용기에 넣고 30~60초간 처리한다.

③ 여분의 trypsin을 버리고 세포 단층이 모두 떨어질 때까지 세포배양용기를 37℃에서 incubation 한다.

④ 5 mL의 GM으로 세포를 부유한 후 100×g(1500 rmp)에서 3분간 원심분리하고 상층액을 버린다.

⑤ 세포침전물을 1:2 또는 1:8로 희석한 후 새로운 배양용기에 배양한다. 이때 단층배양이 이루어지는 시간은 세포에 따라 다르지만 3~5일이 소요되며, 계대는 5~7일에 한번씩 한다.

이상의 모든 작업은 무균적인 상태가 유지되는 Biological safety cabinet에서 실시하여야 한다.

2) 세포의 보관 및 재배양(recovery)

세포는 일반적으로 10% Fetal bovine serum을 첨가한 세포배양액에 특별한 보존제(DMSO : dimethyl sulfoxide)를 10% 첨가하여 낮은 온도 (−70℃ 또는 −170℃)에서 일정기간 보존이 가능하다.

일단 보관된 세포주는 특별한 처리과정을 거치지 않아도 단순히 해동시킴으로써 다시 배양을 할 수 있으나 세포보관/재배양시 가장 주의해야 할 점은 천천히 얼리고 재빨리 녹이는 과정이 필수적이다. 엔테로바이러스 분리를 위한 세포주들은 각각의 세포주들마다 cell back를 확보하여야 한다. 즉 최초 세포를 분양 받았을 때 가능한 한 적은 계대수를 거치면서 가능한 한 많은 세포를 보관하여 낮은 계대수의 세포를 다량 확보하여야 한다.

3) 동결세포(Frozen cell) 취급하는 방법

1) 녹이는 방법

① 앰플(ample)을 Dry-ice box에서 꺼낸 후 37~40℃의 water bath에 넣는다.

② 40~60초 동안 신속하게 녹인다.

③ 앰플이 녹자마자 water bath에서 꺼낸 후 상온의 70% alcohol속에 넣어 소독한다. 혹은 알코올 솜으로 앰플전체를 닦아준다. - 지금부터는 Clean bench에서 작업

④ 앰플을 알코올 솜사이에 넣어 황금색의 띠가 둘러진 목 부위를 부러뜨린다.

⑤ DMSO를 제거 하기위해 15 mL tube에 미리 rpmI1640+10%FBS media를 넣은 후, 엠플속의 세포 부유액(1~1.5 mL)을 1,000 μL용 Pipetman을 이용하여 옮긴다.

⑥ 1,000 rpm × 3 min 동안 Centrifuge down.

2) 배양방법

① 원심분리한 tube의 상층액을 제거한 후, 약 5 mL의 성장배지(엠플에 label되어있는 배지)로 cell prellets를 부유시켜 배양용 flask(T25 cm^2)로 옮긴다.

② 37℃, 5% CO_2가 공급되는 incubator에 배양한다.

4) Monolayer cell을 배양하는 방법

Flask내에는 세포가 떨어지는 것을 방지하기 위하여 배지로 완전히 채워진 상태.

① Flask 입구 주변을 소독한 후 5 mL의 배지만 남겨놓은 채 모든 배지를 제거한다.(하지만 adherent cell일지라도 간혹 떨어져 나온 것이 있을 수 있으므로 배지를 모두 tube에 옮겨 Centrifuge down (1,000 rpm × 3 min)한 후, 5 mL정도만 남기고 배지는 모두 제거, 이를 다시 falsk안에 옮긴다.

② 37℃, 5% CO_2가 공급되는 incubator에 배양한다.

5) Suspension cell을 취급하는 방법

flask내에는 배지로 완전히 채워진 상태이다.

① flask내의 배지를 모두 tube에 옮긴 후, centrifuge down(1,000 rpm × 3 min)한다.

② tube내의 배지를 모두 suction한 뒤, 5 mL의 새로운 owl를 취해 세포를 부유시킨 후, flask에 옮긴다.

③ 37℃, 5% CO_2가 공급되는 incubator에 배양한다.

3. 검체의 접종 및 바이러스에 의한 세포 병변이 확인된 배양액의 수거

전처리가 끝난 검체를 세포에 접종하여 바이러스에 의한 세포병변효과(CPE : cytopathic effect)를 관찰하는 과정으로 정상세포와 바이러스가 감염된 세포를 구분할 수 있는 실험자의 경험이 필요한 단계이다.

1) 세포병변효과(cytopathogenic effect, cytopathic effect, CPE)

조직배양에서 바이러스의 증식 유무를 알아내는 가장 직접적인 방법은 바이러스 증식에 의해 생기는 배양 세포의 형태적 변화를 관찰하는 것이다. 일반적으로 바이러스의 증식에 의해 생기는 배양세포의 형태적 변화를 CPE라 부른다. 어떤 종의 바이러스의 증식에 의한 세포의 변화가 특징적으로 그 변화를 관찰하여 바이러스의 종류를 결정하는 것도 있다. 어떤 바이러스는 세포배양액에서 특이한 형태의 CPE를 나타낸다. 엔테로바이러스의 CPE는 세포배양액계에 관계없이 작은 원형세포를 만든다. 보통 CPE의 형태만으로 엔테로바이러스의 형을 구별할 수는 없다. 그러나 coxsackie B 바이러스에 감염된 세포는 덩어리를 형성하기도 한다. 사람의 양막과 태아세포배양에서 herpes virus는 세포질에 과립이 형성되고 세포는 풍선모양 부풀어 거대세포가 된 다음 점점 작아지거나 괴사하고 만다. 대부분의 세포배양계에 아데노바이러스가 감염되면 세포는 퇴화되어 원형이 되고, 이들 세포가 모여 포도모양의 집단을 이룬다. 사람의 O형 혈구를 흡착하면서 CPE는 아주 약하게 일어날 때는 mumps virus라고 추정할 수 있다. 다핵거대세포 모양의 CPE가 나타나면 measles virus임을 알 수 있다. reovirus에 의한 RMK의 CPE는 세포에 과립이 형성되어 마치 비특이적 퇴화나 배양의 노화현상에서 오는 것과 비슷하므로 이를 혼동하지 말아야 한다.

(1) CPE의 특징과 메카니즘

가. CPE는 바이러스의 종류, 세포의 종류에 따라 특징적인 변화가 나타난다.

① 세포가 원형화, 수축, 붕괴하는 타입(예, 피코르나 바이러스)

② 세포가 원형화, 집합하는 타입. 포도모양(예, 아데노 바이러스)

③ 세포가 원형화, 팽화, 융합하는 타입(예, 헤르페스 바이러스)

④ 세포가 융합, 합포체 형성의 타입(예, 홍역 바이러스, RS 바이러스)

⑤ 명료한 CPE, 세포의 원형화, 강도의 광굴절, 핵변화, 최종적으로는 세포가 벽으로부터 떨어짐 (예, Poliovirus, Coxsackie B군)

나. CPE의 메카니즘

① 감염세포의 DNA, RNA, 단백질 등의 합성억제에 의한 세포의 변성

② 감염세포의 lysozomal enzyme에 따른 세포의 변성

③ 바이러스의 단백성분이 독소로서 작용하며, 세포장해를 일으킨다.

(2) 플라크(plaque)

플라크는 바이러스에 의해 세포가 변하여 다른 부분의 정상 세포와는 다르게 중성홍(neutral red), crystal violet 등에 의한 착색이 안되어 “반점”으로 보이는 현상을 나타낸다. 플라크의 성상은 바이러스 종류, 사용되는 세포, 배양 조건에 따라 다르다. 바이러스를 정확히 정량 할 수 있는 방법이다.

(3) 대사저지(metabolic inhibition)

세포가 활발히 대사하는 경우 배양액 중에 산이 축적되어 pH가 떨어져 pheolred가 황색을 나타내는데, 배양세포에 바이러스가 있으면 세포대사가 저지되어 배양액은 alkali인채 색의 변화가 없다. 육안으로 구별이 가능하나 바이러스 동정, 항체의 최종적 측정용으로는 부정확하다.

(4) 적혈구 흡착 현상(hemadsorption)

어떤 종의 바이러스는 CPE를 나타내지 않거나, CPE 현상에 상당한 시일을 요구하는 경우가 있어서 기타의 방법으로 바이러스 증식상태를 알 수 있다. 혈구응집소를 지닌 바이러스가 출아방법으로 방출되는 것에 대해서는 적혈구 부유액을 가하면, 세포표면에 혈구가 흡착한다. 예를 들면 파라인플루엔자 바이러스 감염에 모르모트 혈구가 흡착한다. 또, 단순 헤르페스 바이러스 감염세포에는 항혈구 항체에서 처리한 혈구(감작혈구)가 흡착한다. Influenza 및 parainfluenza로 감염시킨 세포에 몰모트 혹은 병아리 적혈구를 가하면 세포 배양에 생성된 바이러스의 적혈구 응집소는 적혈구와 결합하고, 이 결합은 검경에 의해 배양세포상의 혈구덩어리로 관찰된다. 이 방법은 검사재료부터의 바

이러스 분리, 분리바이러스 동정, 항체가의 측정에 쓰인다.

(5) 형광항원의 합성

바이러스 감염세포에 만들어지는 항원은 형광 항체법에 의해 검출되는데 형광 항체법에 의한 항원의 검출은 일반적으로 감염초기에 CPE와 관계없이 항원이 검출되며 항원의 존재 위치가 직접 관찰된다.

(6) 간섭 현상(interference)

배양세포에 바이러스가 감염되어 있으면 그 감염세포에 2차적으로 다른 바이러스의 증식이 방해되는 일이 있어 이를 간섭현상이라 부르며, 2차적으로 감염된 바이러스 증식이 억제되는 것으로 먼저 감염되어 있는 바이러스의 존재를 알 수 있다. 풍진바이러스의 검출에 쓰인다.

(7) 포커스형성

Poxvirus를 HeLa세포에 접종하는 경우나 Cytomegalovirus를 사람 태아 세포에 접종하면 Focus라 칭하는 세포의 집합을 형성하는 경우가 있다. 감염 세포를 염색하면 다수의 세포가 집합하기 때문에 진하게 염색되어 반상, 즉 포커스가 인식된다. 바이러스를 적당한 세포에 접종하면 형질전환이 생긴다. 형질 전환이 일어난 세포는 그 증식이 빨라 세균 콜로니와 비슷한 포커스를 그대로 염색하여 육안으로 간단히 알게 된다. 이 변화를 관찰하여 바이러스 의 존재를 알고 정량화 할 수 있다.

(8) 봉입체(inclusion body)의 형성

바이러스가 감염하면 그 세포 내에 정상세포로 보이지 않는 염색성이 상이한 소포가 형성되는 수가 있다. 이 소포를 봉입체 또는 기본소포라고 한다.

가. 봉입체의 분류

가) 핵내 봉입체(intranuclear inclusion)

① A형 봉입체 : 무정형, 과립상 또는 구상흔, 호산성, 핵막과의 사이에 불염성의 halo가 있고 핵조직의 손상이 크다.

[예] 단순 헤르페스 바이러스 감염세포-Lipschiitz 소체
수두-대상포진바이러스 감염세포-Lipschiitz-McCarthy 소체
아데노바이러스 감염세포-봉과양 봉입체

② B형 봉입체 : 국한성, 대소부동, 호산성 또는 호염기성, 핵조직의 손상이 적다.

[예] 사이토메갈로바이러스 감염세포-대형봉입체

나) 세포질 내 봉입체(intracytoplasmic inclusion)

폭스바이러스 감염세포-Guarnier 소체

라브도바이러스 감염세포-Negri 소체

다) 기본소체의 예

폭스바이러스 감염세포-Paschen 소체

(9) 세포표면의 변화

바이러스가 감염한 세포는 비리온의 항원과는 다른 새로운 항원이 발생한다. 이 항원은 바이러스 입자가 형성되기 이전에 생기고 표면항원 S항원(Surface antigen)이라고 부른다.

(10) 세포융합(cell fusion)

바이러스 감염세포가 감염후기가 되면 비감염세포가 융합하는 것이 있다. 또 고농도의 불활성화 바이러스를 융합하면, 즉시 융합이 발생하는 것도 있다. 융합반응의 결과 합포체거 세포(syncytium)을 형성한다.

(11) 기타 변화

① 세포의 바이러스에 대한 감수성의 변화

② 세포의 염색체 이상

③ 세포의 악성 변환

④ Interferon의 생산

2) 검체 접종용 세포의 준비

① 25 cm^2 세포배양용기에 단층배양된 세포를 전술한 trypsin법으로 부유시킨 후 원심, 세척하고 25 mL의 새로운 GM(증식용 배지)을 첨가하여 재부유 시킨다. 이 세포부유액을 4well plate의 각 well에 1 mL(약 2 × 10 cell)씩 분주하고 24시간 배양한다.

② GM을 제거하고 각 well에 새로운 MM(유지용 배지)을 1 mL씩 분주한다.

③ 4well 중 3개의 well에 환자명, 접종일등을 표시하고 전처리 검체를 200 μL, 100 μL, 10 μL씩 접종한다. 나머지 한 well은 cell control(음성대조)로 사용한다.

④ 37℃ 배양기에서 배양하면서 매일 세포 병변 효과를 현미경으로 관찰한다. 이때 접종 24시간 내에 바로 세포병변이 관찰되면 해당 well의 배지를 수거하여 −70℃에서 얼리고 녹이는 과정을 2~3회 반복하여 검체에 존재하는 세포 독소를 제거한 후 최초와 동일한 방법으로

재접종한다.

⑤ 접종한 검체에 바이러스가 존재하지 않는다는 것을 확인하기 위해서는 검체를 접종한 세포가 적어도 14일(2주)이상 생존하여야 하며, 이때 세포의 형태는 음성대조와 차이가 있어서는 안된다.

⑥ 가장 강한 세포 병변이 관찰될 때 해당 well의 배지를 수거하여 −70℃에 보관하고 바이러스 역가시험에 이용하거나 중화시험법에 의한 동정을 위하여 냉동보관상태로 국립보건원 바이러스질환부로 전달한다.

4. 바이러스 stock의 제조 및 보관

중화시험법에 의한 동정, 분리된 바이러스주의 보관 등을 위하여 다음과 같은 과정을 통하여 분리주를 보관하여야 한다. 바이러스를 보관하기 전에 바이러스가 분리된 시기, 환자명, 분리에 이용된 세포주 명, 검체의 종류 등이 정확하게 정리되어야 한다.

① 세포배양방법에 따라 25 cm^2의 세포배양 용기에 최초바이러스 분리에 사용하였던 세포주를 건강한 단층배양세포를 준비한다.

② Growth Medium을 제거하고 incomplete PBS로 세포단층을 세척한다.

③ 최초 분리된 바이러스 배양액을 200~500 μL 접종하고 37℃에서 1시간~1시간 30분 동안 흡착시킨다.

④ 5 mL의 Minimum Medium을 첨가하고 37℃에서 거의 모든 단층세포에서 CPE가 나타날 때까지 계속 배양한다(바이러스의 역가에 따라 다르나 대개 3~7일 사이) 이때 세균 또는 곰팡이에 의한 어떠한 오염의 징후가 보여서도 안 된다.

⑤ CPE가 일어난 배양액을 수거하여 500×g(1500 rpm)에서 20분간 원심분리하고 상층액을 취한다.

⑥ 바이러스 부유액 3 part에 4M MgCl 1 part를 첨가하면 바이러스가 안정화되어 보관이 용이하지만 $MgCl_2$은 세포에 독성이 있기 때문에 이 바이러스 stock을 재접종 할 때는 PBS로 10배 이상 희석하여 접종하여야 한다.

⑦ 바이러스 부유액(또는 $MgCl_2$가 첨가된 바이러스 부유액)은 1~2 mL정도 분주하여 −20℃ 이하에서 보관한다.

⑧ Karber법 또는 이와 동등한 역가 측정방법으로 바이러스의 역가를 측정하고 reference 중화항체로 바이러스의 동정을 실시한 후 기록, 보존한다.

이상과 같은 방법으로 바이러스를 보존하며 이 때, 주의해야 할 점은 절대로 동일한 작업장소 내에서 다른 type의 바이러스를 동시에 취급하여서는 안 된다.

5. 검체 전처리 및 검체 검증

① 인후도찰물 → 면봉을 제거하고 pen/streptomycin 0.1 mL, nystatin 0.1 mL를 첨가한 후 3,000 rpm에서 10분간 원심 분리후 상층액 1.8 mL을 cyovial에 넣고 −70℃에 보관

② 뇌척수액 & 혈청 → 전처리 없이 −70℃에 보관

③ 대변

가. Complete PBC 9 mL에 Chlorform 1 mL과 대변 1 g 넣고 20분동안 강하게 진탕하여 10%의 부유액 제조

나. 4, 4000 rpm에서 40분동안 원심분리한다(또는 14,000 rpm으로 5분).

다. 1~2 mL의 상층액을 취하여 새로운 2개의 튜브에 옮기고 −70℃에 보관

④ 준비된 24well plate RD 세포(rhabdomyosarcoma)검체를 100 μL씩 접종

⑤ 37℃ 배양기에 배양하면서 7~14일동안 매일 세포병변효과를 현미경으로 관찰

⑥ CPE가 관찰된 세포배양액은 상층액을 조심스럽게 따서 PCR시험에 이용하고 음성검체는 새로운 세포에 2차 계대하여 다시 7~14일 동안 매일 세포병변효과를 현미경으로 관찰

IV. 호흡기 바이러스의 실험실 진단

호흡기 바이러스 감염증은 감기 증후군과 거의 같은 의미로 쓰여진다. 각 질병들과 바이러스의 관계도 복잡한 양상을 보인다. 발병 초기에 감기 증상을 나타내는 질환이 호흡기 바이러스 감염증이라고 진단되는 수가 있다.

치료에는 원인 바이러스에 잘 듣는 약이 없으며 대증요법, 약물요법으로 일관하는 현상이 있다. 핵비말 감염에 의해 감염되고, 기도점막에서 증식하며, 잠복기는 1~3일이다.

바이러스 감염증은 임상진단만으로 진단이 불가능한 경우가 많다. 그 이유로 임상증상이 다양하다는 것, 중감염, 혼합 혹은 2차 감염도 적지 않다는 것, 또한 병원성이 다분하다는 것 등을 들 수 있다. 바이러스 검사는 바이러스의 분리 동정, 혈청학적 검사, 병리조직학적 검사, 형광항체 염색법에 의해, 원인 바이러스의 확인 또는 추정을 하는 것이다. 그리고 지역이나 집단의 항체보유상황을 혈청학적으로 검사하여, 유행예측이나 예방대책에 이용할 수 있다.

1. 호흡기 바이러스의 분리 실험

1) 소요장비, 시약 및 검체 채취

가. 장비

1. Biological Safety Cabinet
2. Stirrer
3. pH meter
4. Refrigerator
5. Balance
6. Deep Freezer
7. Micropipet : 200~1,000 μL
8. Micropipet : 20~200 μL

나. 초자

1. Filter
2. Filter membrane
3. 검체 채취관
4. 라벨용지
5. Yellow tip
6. Blue tip
7. Pipet : 1, 5, 10 mL
8. Cryovial : 1~2 mL
9. Syringe : 1 mL
10. Micro centirfuge

다. 시약

1. MEM
2. Bovine Albumin
3. Penicillin/Streptomycin
4. Nystatin
5. $NaHCO_3$

2) 시약의 제조

가. MEM 용액의 제조

1. 멸균된 2차 증류수 1L에 MEM 파우더를 녹인다.
2. $NaHCO_3$ 2.2g을 넣는다.
3. 스터링하여 잘 저어준다.
4. pH를 7.2로 맞춘다
5. 여과멸균(0.45 µm, 0.22 µm) 한다.
6. 4℃에서 보관한다.

나. 10% Bovine Albumin Solution의 준비

1. 멸균된 2차 증류수에 10 g의 Bovine Albumin을 녹여 100 mL로 맞춘다.
2. 0.45 µm 여과지로 여과한다.
3. 0.22 µm 여과지로 여과멸균한다.
4. 4℃에서 보관한다.

다. 바이러스 수송용배지 제조

1. MEM (with $NaHCO_3$)	90 mL
10% Bovine Albumin Solution	10 mL
Penicillin (10,000 U/ mL /Streptomycin(10 mg/ mL)	0.1 mL

2. 스터링하여 잘 저어준다.
3. pH를 7.0으로 맞춘다.
4. 여과멸균(0.45µm, 0.22µm) 한다.
5. 바이러스 수송용배지 시험관에 3 mL씩 분주한다.
6. 바이러스 수송용배지 시험관에 라벨을 붙인다.
7. 4℃에서 보관한다.

3) 독감 유사환자의 검체 채취 및 수송방법

① 환자의 인적사항(발병일, 성명, 성별, 나이) 검체 채취일, 채취지역 등 기초자료를 기재한다.

② 바이러스 수송배지 시험관에 담겨있는 면봉을 꺼내어 환자의 인후부(또는 비강과 인후부를 같이)를 도찰한 후 면봉을 다시 바이러스 수송배지 시험관에 넣고 마개를 닫는다.

주의: 검체 채취시 피검자는 약간의 오심을 느낄 수도 있다. 검체 채취시기는 발병일로 부터 2

일에서 4일 사이가 가장 좋으며, 7일이 경과한 후에는 바이러스 분리율이 많이 떨어질 수 있다. 바이러스 수송용 배지는 시험과당 약 3 mL로 한다. 그리고 바이러스 수송용 배지가 전혀 없을 경우에는 생리식염수에 담아서 수송할 수도 있으나 이는 바람직한 방법은 아니며 다른 방법이 없는 경우에 한한다.

③ 검체 채취 후 바이러스 분리시험을 수행할 수 있는 실험실로 바로 옮기고 가능하다면 즉시 분리시험에 들어가고 그렇지 못할 경우에는 −70℃에 저장하였다가 분리 시험이 가능한 다른 실험실로 옮기거나 바이러스 분리시험에 사용한다.

주의: 24시간 이내는 4℃ 냉장고에 보관하며, 그 이상의 시일이 걸릴 경우에는 −70℃ 초저온 냉동기에 보관한다. −20℃에서 바이러스는 제일 불안정하다.

④ 다른 실험실로 옮길 경우에는 아이스박스에 얼음을 넣어 4℃정도로 내부 온도가 유지되도록 한 다음 수송한다.

주의: 검체가 용액상태일 때에는 얼음에 검체가 바로 닿아 얼지 않도록 주의하여야 한다.

4) 독감유사환자 검체의 처리

1. 초저온냉동기(−70℃)에 저장되어있던 검체를 꺼내어 실온에서 5분간 정치시킨다.
2. 차가운 수돗물에 담가두어 검체를 해동시킨다.
3. Penicillin/Streptomycin과 Nystatin 각각을 1 mL 주사기에 넣는다.
4. 검체를 무균상자(Biological Safety Cabinet)로 옮긴다.
5. 검체를 진탕시킨다.
6. 검체 채취관의 뚜껑을 연다.
7. 화염멸균한 가위로 검체 채취관의 면봉을 제거한다.
8. 각 검체 채취관에 Penicillin/Streptomycin과 Nystatin 각각 0.1 mL씩 넣는다.
9. 검체 채취관의 뚜껑을 닫는다.
10. 4℃ 냉장고에서 15분 간격으로 채취관을 진탕시키며 1시간 동안 놓아둔다.
11. 4℃에서 2,000 rpm으로 20분간 원심분리 한다.
12. 무균상자(Biological Safety Cabinet)으로 옮긴다.
13. 검체 채취관의 뚜껑을 연다.
14. 크라이오바이알(Cryovial)의 뚜껑을 연다.
15. 원심분리된 검체의 상층액을 수집하여 크라이오바이알(cryovial)에 넣는다.
16. Cryovial의 뚜껑을 닫는다.
17. Cryovial에 검체 번호 및 날짜를 기입한다.

5) MDCK 세포배양

(1) 소요장비, 초자, 시약

가. 장비

1. Biological Safety Cabinet
2. CO_2 Incubator(온도를 다르게 사용한다. 33℃와 36℃ 또는 37℃ chamber)
3. Refrigerator
4. Stirrer
5. Refrigerated Centrifuge
6. Deep Freezer
7. 광학도립현미경
8. Water Bath
9. pH meter
10. Micropipet : 20~200 μL
11. Micropipet : 200~1,000 μL

나. 초자

1. 세포배양 플라스크 : 75 cm^2
2. 세포배양 플라스크 : 25 cm^2
3. Cornical tube : 15 mL
4. Cryovial : 1~2 mL
5. Pipet : 1, 5, 10 mL
6. Hematocytometer
7. Yellow tip
8. Blue tip
9. Bottle : 500 mL, 1,000 mL
10. 24 well plate
11. 6 well plate
12. Eppendorf tube
13. Filter
14. Filter membrane : 0.22 μm, 0.45μm

다. 시약

1. MEM
2. $NaHCO_3$
3. FBS(Fetal Bovine Serum)
4. Penicillin/Streptomycin
5. Nystatin
6. KCl
7. KH_2PO_4
8. NaCl
9. $NaH_2PO_4 * 7H_2O$
10. Na_2HPO_4
11. Glucose (or Dextrose)powder
12. Trypsin(1: 250)
13. EDTA
14. 접종용 Trypsin
15. MEM Vitamin solution(x100)
16. Glucose solution

(2) 시약의 제조

가. MEM(Minimum Essential Medium)

1. 멸균된 2차 증류수 1L에 MEM 파우더를 넣는다.
2. $NaHCO_3$를 2.2 g 넣는다.
3. 스터링하여 잘 녹인다.
4. pH를 7.2로 맞춘다.
5. 여과기(0.22 μm, 0.45 μm)로 여과 멸균한다.
6. 멸균된 병에 담아 4℃에 보관한다.

나. MDCK 세포 배양용 배지

1. MEM 90 mL에 FBS 10 mL Penicillin/Streptomycin (10,000 unit, 10 mg/mL)을 100 μL 넣는다.
2. 4℃에 보관한다.

다. 세포 배양용 PBS(Phosphate Buffered Saline)

1. KCI 0.20 g
   KH_2PO_4 0.20 g
   NaCl 8 g
   NaH_2PO_4 * $7H_2O$ 2.16 g
   멸균된 2차 증류수 1000 mL
2. 고압증기멸균 한다.
3. 4℃에 보관한다.

라. 세포배양용 Trypsin(x10)

1. NaCl 8.0 g
   KCI 0.2 g
   Na_2HPO_4 1.15 g
   KH_2PO_4 0.2 g
   Glucose(or Dextrose) 0.2 g
   Trypsin (1:250) 2.5 g
   EDTA 0.2 g
   멸균된 2차 증류수 100 mL
2. 스터링하여 잘 녹인다.
3. 여과기(0.22 μm, 0.45 μm)로 여과 멸균한다.
4. 멸균된 시험관에 10 mL씩 분주한다.
5. −20℃에 보관한다
6. 멸균된 2차 증류수로 10배 희석하여 세포배양에 사용한다.

마. MDCK 접종용 Trypsin (Crystalline Trypsin)

1. 멸균된 2차 증류수 10 mL에 Trypsin 파우더를 5 mg/mL이 되도록 녹인다.
2. 여과기로 여과 멸균한다.
3. 1 mL씩 멸균된 vial에 분주한다.
4. −20℃에 보관한다.

바. MDCK 접종용 배양액

1. MEM(여과멸균된) 95 mL

MEM Vitamin Sol.(x100)	5 mL
Glucose sol.	0.2 mL
MDCK접종용 Trypsin (5 mg/ mL)	70 μL
Penicillin/Streptomycin	0.1 mL

2. 4℃에서 보관한다.

(3) MDCK 세포주의 준비

1. CO_2인큐베이터의 75 cm^2(또는 25 cm^2)의 세포배양 플라스크를 꺼내어 광학도립현미경 제물대 위에 올려놓는다.
2. 세포가 단층을 형성하였음을 확인한다.
3. 세포배양 플라스크를 Biological Safety Cabinet에 옮겨놓는다.
4. 세포배양 플라스크의 마개를 연다.
5. 기존의 세포배양액을 제거한다.
6. PBS 15 mL (또는 5 mL)을 세포배양 플라스크에 넣는다.
7. 세포배양 플라스크의 마개를 막는다.
8. 세포배양 플라스크를 몇 차례 잘 흔들어 준다.
9. 세포배양 플라스크의 마개를 연다.
10. PBS를 제거한다.
11. Trypsin을 15 mL(또는 5 mL)넣는다.
12. 세포배양 플라스크의 마개를 막는다.
13. 3~5분간 실온에서 정치시킨다.
14. 세포배양 플라스크의 마개를 열고 trypsin을 제거한다.
15. 세포배양 플라스크의 마개를 닫고 실온에서 5분간 정치시킨다.
16. 세포배양 플라스크의 마개를 열고 trypsin 15 mL(또는 5 mL)을 넣는다.
17. 3~5분간 실온에서 정치시킨다.
18. 세포배양 플라스크의 마개를 열고 trypsin을 제거한다.
19. 세포배양 플라스크의 마개를 닫고 세포가 떨어질 때까지 실온에 정치시킨다.
20. 세포가 다 떨어졌을 때 FBS 10%을 함유하는 MEM 27 mL(또는 17 mL)을 세포 배양 플라스크에 넣는다.
21. 세포배양액을 여러 번 피펫팅하여 잘 섞어준다.
22. 5 mL 피펫으로 24웰 세포배양 플레이트에 각 웰당 0.5 mL씩 세포배양액을 넣어준다.
23. 세포배양 플라스크의 마개를 닫는다.

24. 세포배양 플라스크와 24웰 세포배양 플레이트를 CO_2인큐베이터에 넣는다.
25. 세포가 단층을 형성할 때까지 배양한다.

(4) 접종을 위한 MDCK의 준비 및 검체의 검증

1. MDCK 세포를 배양한 24웰 플레이트를 광학도립현미경의 제물대 위해 올려놓는다.
2. 세포가 단층을 형성하였음을 확인한다.
3. 24웰 플레이트를 무균상자(Biological Safety Cabinet)으로 옮긴다.
4. 기존의 세포배양액을 제거한다.
5. 1 mL 피펫을 이용하여 PBS를 각 웰에 0.5 mL씩 넣는다.
6. 플레이트를 잘 흔들어 세포를 씻어준다.
7. PBS를 제거한다.
8. 5 mL 피펫으로 각 웰에 0.5 mL씩의 검체 접종용 배양액을 넣는다.
9. 전처리된 검체를 웰 당 200~300 μL씩 두 웰에 접종한다.
10. 검체를 접종한 24웰 플레이트를 34℃ CO_2인큐베이트에 넣는다.
11. 세포병변효과(CPE : Cytopathic Effect)가 나타나는지 7일간 매일 세포를 관찰한다.
12. 세포병변효과가 나타난 세포나 접종 7일된 세포를 수집한다.
13. 혈구응집억제시험(HI), 간접면역형광시험(IFA), 핵산증폭법(PCR)을 시행하고, 최종 동정 시험을 시한다.

5) 계태아 배양

(1) 소요 장비, 초자, 시약

가. 장비

1. 부란기
2. 검란기
3. 무균상자 (Biological Safety Cabinet)
4. 34℃ Incubator
5. Refrigerator
6. Micropipet : 2~200 μL
7. Micropipet : 200~1,000 μL

나. 초자

1. 비이커
2. 가위
3. 펀치
4. 연필
5. 70% 알코올솜
6. 캐필러리 피펫
7. Blue tip
8. Yellow tip
9. Pipet : 1, 5, 10 mL
10. 스카치 테이프
11. 혈구응집시험용 마이크로 플레이트
12. Cornical tube
13. Cryogenic vial

다. 시약

1. 70% 알코올
2. 리퀴드 파라핀 오일

(2) 계태아 접종

1. 수정란을 부란기에 넣는다(38℃, 습도 유지).
2. 10일에서 11일간 발육시킨다.
3. 부란기 속의 계태아를 암실로 옮긴다.
4. 검란기로 정상 발육한 계태아를 골라낸다.
5. 골라낸 계태아의 기낭의 중앙부분을 연필로 표시한다(한 검체당 4~5새의 발육란 사용).
6. 70% 알코올솜으로 난각을 닦는다.
7. 계태아를 무균상자(Bioloiogical Safety Cabinet)로 옮긴다.
8. 펀치를 70% 소독용 알코올에 넣었다가 꺼내 화염 멸균한다.
9. 펀치로 표시부위에 구멍을 낸다.
10. 가위를 70% 소독용 알코올에 넣었다가 꺼내 화염 멸균한다.
11. 구멍부위로부터 시작하여 기낭부위의 난각을 가위로 잘라낸다.
12. 리퀴드 파라핀 오일을 한 두 방울 난간막에 떨어뜨린다.

13. 파라핀 오일이 난각막에 스며들고 나면 난각막 아래의 발육중인 계태아가 보인다.
14. 계태아의 장뇨막과 양막에 검체를 각각 0.2 mL씩 접종한다.
15. 접종된 계태아의 기낭 부위를 스카치 테이프로 밀봉한다.
16. 밀봉이 끝난 후 습기가 있는 34℃ 인큐베이트에서 3일 동안 배양한다.

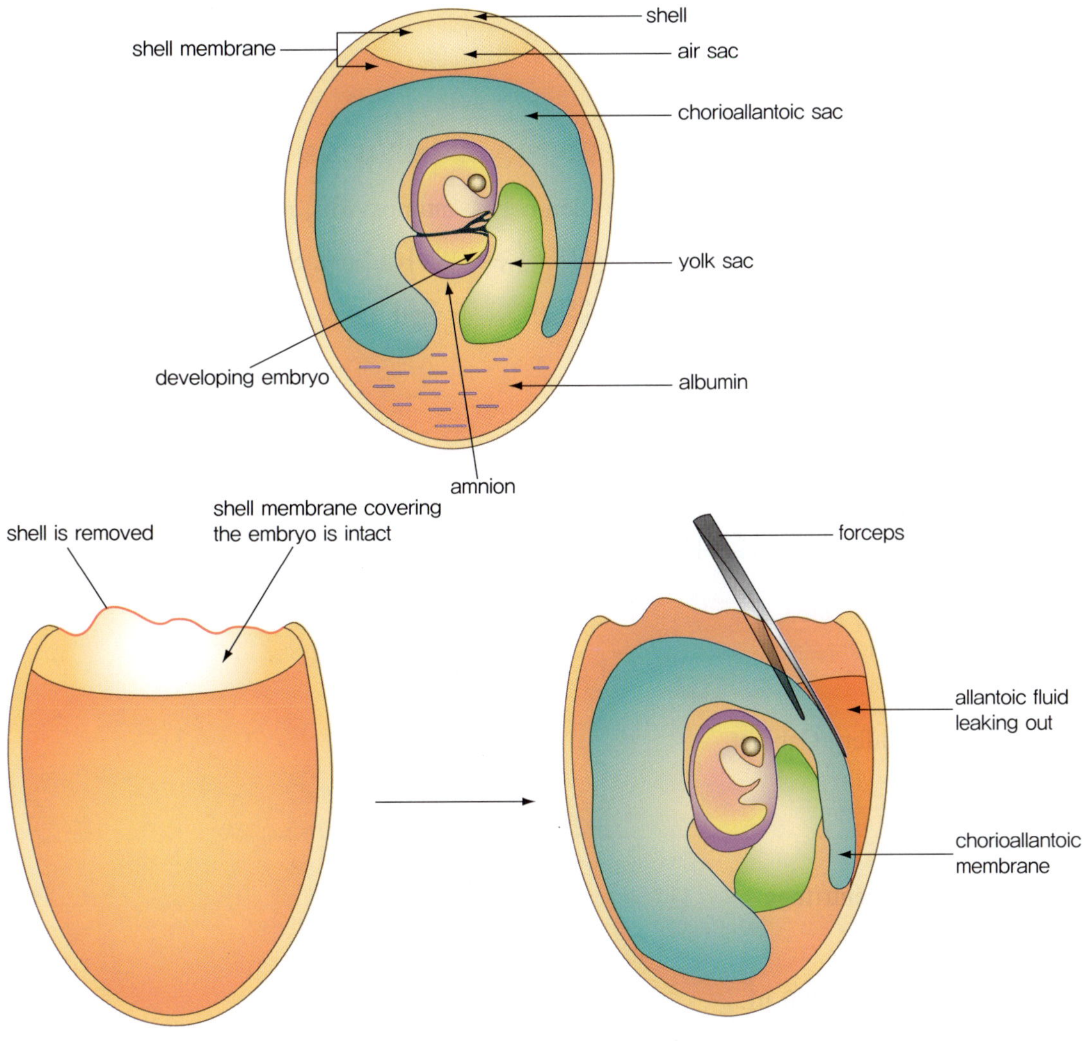

그림 17-1. 부화란 접종 배양법

17. 발육란의 배양액 수확시 혈류의 방출을 방지하기 위하여 배양이 끝난 계태아를 이튿날 아침까지 4℃ 냉장고에 넣어둔다.
18. 4℃ 냉장고에서 발육란을 꺼내 무균상자(Biological Safety Cabinet)에 놓는다.
19. 가위를 70% 알코올에 넣었다가 꺼내 화염 멸균한다.

20. 계태아의 기낭 부위의 스카치 테이프를 가위로 잘라낸다.
21. 캐필러의 피페츠로 장뇨막과 양막액을 각각의 시험관에 넣고 마크로클레이트에 각각 한 웰씩 0.5 mL의 검체 배양액을 떨어뜨린다.
22. 마크로플레이트의 각 웰에 0.5% 기니아피그 적혈구를 0.5 mL씩 떨어뜨린다.
23. 30분 동안 실온에서 정치시킨 후 결과를 판독한다.

6) 전자현미경

감염된 세포배양액을 전자현미경으로 관찰하는 것은 바이러스를 정확히 구분하는데 매우 큰 도움이 된다. 이 방법으로 herpesvirus, poxvirus, adenovirus, mumpsvirus, reovirus 그리고 enterovirus도 쉽게 확인할 수 있다. 또한 전자현미경 검사는 원숭이 바이러스(예, SV 40) 혹은 mycoplasma감염에 의한 세포배양액의 비특이적 퇴화를 감별하는데도 도움이 된다.

3. 분리된 인플루엔자 바이러스의 동정시험

1) 혈구응집시험 및 혈구응집억제시험

(1) 소요 장비, 초자, 시약

가. 장비

1. Biological Safety Cabinet
2. pH meter
3. Refrigerator
4. Refrigerated centrifuge
5. Vortex mixer
6. Micropipet：20~200 μL
7. Micropipet：200~1,000 μL

나. 초자

1. 혈구응집시험용 마이크로플레이트
2. Blue tip
3. Yellow tip
4. Syringe：10 mL

5. Conical rube : 15 mL
6. Cryovial
7. Filter
8. filter membrane : 0.22 μm, 0.45 μm

다. 시약

1. Na_2HPO_4
2. NaH_2PO_4 * H_2O
3. NaCl
4. $Na_3C_6H_5O$ * $7H_2O$
5. $C_6H_8O_7$
6. $Na_3C_6H_5O$ * $2H_2O$
7. $CaCl_2$*$2H_2O$
8. $Na_2B_4O_7$

(2) 시약의 제조

가. HA, HI용 PBS

1. Stock(x25) PBS 준비

Na_2HPO_4	2.74 g
$NaH_2PO_4H_2O$	0.79 g
2차 증류수	100 mL

2. Working Solution 준비

Stock sol.	40 mL
NaCl	8.5 g
2차 증류수	1,000 mL

3. pH를 7.2±0.1로 조정한다.
4. 4℃에서 보관한다.

나. Alsever's solution

1. $Na_3C_6H_5O$ * $7H_2O$	8.0 g
NaCl	4.2 g
$C_6H_8O_7$	0.55 g
멸균된 2차 증류수	1000 mL

2. pH를 6.1±0.1로 조정한다.
3. 여과기로 여과 멸균한다.
4. 4℃에서 보관한다.

다. 1.5% Sodium citrate solution

1. $Na_3C_6H_5O_7.2H_2O$ 1.6 g
   PBS 100 mL
2. pH를 7.2로 조정한다.
3. 여과기로 여과 멸균한다.

라. 0.1% Calcium/Saline solution

1. $CaCl_2$＊$2H_2O$ 1.0g
   NaCl 9.0 g
   $Na_2B_4O_7$ 0.052 g
   멸균된 2차 증류수 1,000 mL
2. pH를 7.4로 조정한다.
3. 여과 멸균하거나 고압증기 멸균한다.
4. 4℃에서 보관한다.

(3) 닭, 기니아피그 적혈구의 채취 및 처리

1. 10 mL 주사기에 Alsever's solution을 3~5 mL 넣는다.
2. 닭(날개의 정맥에서), 기니아 피크(심장에서) 혈액을 채취한다.
3. 채취 후 주사기를 잘 흔들어 Alsever's solution과 혈액을 잘 섞어 응고를 방지한다.
4. 주사기의 혈액을 눈금이 있는 시험관에 옮겨 담는다.
5. 1,000 rpm에서 10분 정도 원심 분리한다.
6. Buffy coat와 함께 상층액을 제거한다.
7. HA, HI용 PBS를 넣고 잘 흔들어 혈구를 세척한다.
8. 1,000 rpm에서 10분 정도 원심 분리한다
9. 7.8항과 같이하여 3번 혈구를 세척한다.
10. 세척 후 PBS로 적당한 농도(10% 또는 20%)로 맞추어 4℃에 보관한다.
11. 실험 시 닭 적혈구가 0.5%되게, 기니아피그 적혈구가 1%되게 HA, HI용 PBS로 농도를 맞추어 사용한다.

(4) 혈구응집시험

1. 바이러스 배양액을 1번 줄의 1번 웰에 100 μL씩 넣는다.
2. 1번 줄의 2번 웰부터 12번 웰까지 PBS 50 μL를 넣는다.
3. 1번줄의 1번웰을 잘 섞은 다음 500 μL를 취해 2번 웰에 넣는다.
4. 3항과 같은 방법으로 1번줄의 11번 웰까지 2배 단계희석한다.
5. 1번줄의 12번 웰은 음성대조군으로 둔다.
6. 0.5% 닭 적혈구를 1번 웰부터 12번웰까지 각각 50 μL를 넣는다.
7. 플레이트를 잘 진탕시킨 후 실온에서 정치시킨다.
8. 음성 대조군 웰의 기니아피크 적혈구가 완전히 침전되었을 때 HA역가를 읽는다.
9. 응집이 일어나는 최종 웰의 희석배수가 혈구응집 역가가 된다.

(5) 희석된 바이러스 배양액의 항원함량 검증

희석된 바이러스 배양액을 가지고 혈구응집시험을 실시하여 바이러스 배양액이 8HA unit/50 μL로 조정되었는지 확인한다.

(6) 혈구응집억제시험(분리주의 아형 결정)

1. 1번부터 4번 줄까지의 각각의 2번 웰부터 12번 웰까지 PBS를 25 μL씩 넣는다.
2. 1번부터 4번까지의 각각의 1번 웰에 50 μL, 12번 웰에 25 μL씩의 인플루엔자 표준 항혈청을 넣는다.
3. 각 줄의 1번 웰을 잘 섞은 다음, 25 μL를 취해 각 줄의 2번 웰에 넣는다.
4. 3항과 같은 방법으로 11번 웰까지 각 줄을 2배 단계희석한다.
5. HA역가를 8로 나눈 희석배수로 바이러스 배양액을 희석하여 8HA unit/50 μL로 조정한다.
   주의: 바이러스 배양액은 반드시 당일 날 희석해서 써야 한다.
6. 함량이 조정된 바이러스 배양액을 12번 웰을 제외한 모든 웰에 25 μL씩 넣는다.
7. 플레이트를 잘 진탕시킨 후, 실온에서 30분간 정치시킨다.
8. 12번 웰을 포함하여 모든 웰에 1% 기니아피그 적혈구나 0.5% 닭 적혈구를 50 μL식 넣는다.
9. 플레이트를 잘 진탕시킨 후, 실온에서 잘 정치시킨다.
10. 12번 웰의 음성대조군의 기니아피그 적혈구가 완전히 침전되었을 대 혈구응집억제 역가를 읽는다.

(7) 혈청의 전처리

1. 환자의 혈액을 원심 분리하여 혈청만을 취한다.
2. 혈청 0.1 mL을 취해 시험관에 넣는다.
3. RDE(Receptor Destroying Enzyme)를 0.4 mL 넣는다.
4. 36℃ water bath에서 오버나이트 시킨다.
5. 1.5% Sodium citrate를 0.5 mL 넣는다.
6. 56℃에서 30분 동안 인큐베이션 시킨다.
7. Pack 닭 적혈구를 50 μL(혈청부피의 1/20)넣는다.
8. 1,000 rpm으로 10분 정도 원심 분리하여 상층액을 취하여 다음실험에 사용한다.
   참고: 혈청은 이러한 전처리로 인하여 10배 희석된 것이다.
9. 4℃에서 보관한다.

(8) 혈구응집억제시험(혈청학적 진단)

1. 1번 줄부터 4번 줄까지, 각각의 2번 웰부터 12번 웰까지 PBS를 25 μL씩 넣는다.
2. 1번 줄부터 4번 줄까지, 각각의 1번 웰에50 μL, 12번 웰까지 25 μL씩의 전 처리된 환자 혈청을 넣는다.
3. 각각의 1번 웰을 잘 섞은 다음, 25 μL를 취해 2번 웰에 넣는다.
4. 3항과 같은 방법으로 11번 웰까지 각 줄을 2배 단계 희석한다.
5. 표준항원 4가지 각각의 혈구응집역가를 8로 나눈 희석배수로 항원을 희석하여 8HA unit/50 μL로 조정한다.   주의: 항원은 반드시 실험 당일 날 희석해서 써야한다.
6. 함량이 조정된 항원을 12번 웰을 제외한 모든 웰에 25 μL씩 넣는다.
7. 플레이트를 잘 진탕시킨 후, 실온에서 30분간 정치시킨다.
8. 12번 웰을 포함하여 모든 웰에 0.5% 닭 적혈구나 1% 기니아 피그 적혈구를 50 μL씩 넣는다.
9. 플레이트를 잘 진탕시킨 후 실온에서 잘 정치시킨다.
10. 12번 웰의 음성대조군의 닭 적혈구나 기니아 피그 적혈구가 완전히 침전되었을 때 혈구 응집억제 역가를 읽는다.

(2) RT-PCR/ RFLP

1) 소요장비, 초자, 시약

가. 장비

1. Biological safety cabinet
2. Refrigerated centrifuge
3. Micropipet : 0.5~10 μL
4. Micropipet : 2~20 μL
5. Micropipet : 20~200 μL
6. Micropipet : 200~1000 μL
7. Vaccum pump
8. Mupid II 전기영동조
9. 냉동고
10. Incubator : 30℃~60℃
11. Heat block
12. Refrigerator
13. PCR Machine

나. 초자

1. Mico centrifuge tube, 1.5 mL
2. Yellow tip
3. Blue tip
4. PCR용 튜브, 50 mL, 200 mL

다. 시약

1. RNA 추출용 Kit
2. β-mercaptoethanol
3. Absolute ethanol
4. Reverse transcriptase
5. dNTP
6. RNase inhibitor
7. Primer

① A type outer : 5' CCG TCA GGC CCC CTC AAA GC 3'
5' GAC CAG CAC TGG AGC TAG GA 3'
inner : 5' CAG AGA CTT GAA GAT GTC TT 3'
5' TGA TGG GAC TCA GCA ATC TA 3'

② B type outer : 5' TGT CGC TGT TTG GAG ACA CA 3'
5' AGT TTT ACT TGC ATT GAA TA 3'
inner : 5' GAA GGC AAA GCA GAA CTA GA 3'
5' TGG CCT TCT GCT ATT TCA AA 3'

8. $MgCl_2$
9. Taq polymerase
10. Mineral oil
11. Sodium acetate
12. 70% ethanol
13. Alu I
14. Mse I
15. Agarose
16. Ethidium bromide
17. EDTA
18. NaOH

2) 시약의 제조

가. dNTP

1. 멸균된 2차 증류수로 10 mM이 되도록 희석한다.
2. 멸균된 에펜돌프 튜브에 넣어 −20℃에 보관한다.

나. Primer

1. 멸균된 2차 증류수로 10 pmole이 되도록 희석한다.
2. 멸균된 에펜돌프 튜브에 넣어 −20℃에 보관한다.

다. Ethidiumbromide (500 μg/mL)

1. 멸균된 2차 증류수에 ethidium bromide 0.05 g을 넣는다.
2. 스터링하여 잘 녹인다.

3. 쿠킹호일로 병을 둘러싸고 빛이 차단되도록 하여 실온에 보관한다.

라. Agarose gel

1. 100 mL의 TAE 버퍼에 3g의 agarose를 넣는다.
2. 전자레인지에서 1분씩 3회 가열하여 겔을 녹인다.
   참고 : 중탕으로 겔을 녹여도 된다.

마. TAE 버퍼 (x50)

1. Tris base	242 g
Glacial acetic acid	57.1 mL
0.5M EDTA(pH 8.0)	100 mL
멸균된 2차 증류수	842.9 mL

2. 스터링하여 잘 녹인다.
3. 실온에 보관한다.

바. TAE 버퍼 (x1)

1. 멸균된 2차 증류수 297 mL에 TAE 버퍼 (×50)를 3 mL 넣어 잘 섞은 후 실험에 사용한다.

사. 0.5M EDTA

1. EDTA	186.1 g
멸균된 2차 증류수	800 mL

2. 스터링하여 잘 녹인다.
3. pH를 8.0으로 조정한다.
4. 실온에서 보관한다.

아. Sample loading buffer

1. Bromophenol blue	0.25 g
Sugar	40 g
2차 증류수	100 mL

2. 스터링하여 잘 녹인다.
3. 에펜돌프 튜브에 분주하여 4℃에 보관한다.

(3) 세포를 포함함 바이러스 배양액으로부터 RNA의 추출

1. 24웰에서 키운 세포에 CPE가 오면 세포를 포함한 바이러스 배양액 300 μL를 에펜돌프 튜브에 옮긴다.
2. 10,000 rpm으로 4℃에서 30분간 원심분리 한다.
3. 상층액을 제거한다.
4. RLT lysis Buffer 990 μL에 β-Mercatethanol 10 μL를 넣는다.
5. 4항에서 만들어진 버퍼를 에펜돌프 튜브당 350 μL 넣는다.
6. 잘 진탕시킨다.
7. −20℃에 저장하였던 70% 에탄올을 튜브당 350 μL를 넣고 여러 번 피펫팅한다.
8. 튜브의 용액을 RNeasy spin column으로 전량 옮긴다.
9. 실온에서 1분간 정치시킨다.
10. 10,000 rpm으로 4℃에서 10분간 원심분리하고 투과된 용액은 제거한다.
11. Wash Buffer RW1을 튜브 당 700 μL 넣는다.
12. 10,000 rpm으로 4℃에서 10분간 원심분리하고 투과된 용액은 제거한다.
13. Wash Buffer RPE을 튜브 당 500 μL 넣는다.
14. 10,000 rpm으로 4℃에서 10분간 원심분리하고 투과된 용액은 제거한다.
15. Vaccum pump에 연결된 yellow tip으로 RNeasy spin colomn 내에 잔존하는 에탄올을 전부 제거한다.
16. 10,000 rpm으로 4℃에서 2분간 원심 분리한다.
17. Collection 튜브를 새 것으로 바꿔준다.
18. 멸균된 2차 증류수 30 μL를 튜브 당 넣어준다.
19. 10,000 rpm으로 4℃에서 10분간 원심 분리하여 RNA를 추출한다.
20. 19항의 RNA를 cDNA의 주형으로 사용한다.

(4) cDNA의 합성

1. 추출된 RNA 5 μL를 에펜돌프 튜브에 넣는다.
2. RT 버퍼를 4 μL 넣는다.
3. 10mM dNTP를 1 μL 넣는다.
4. RNase inhibitor (20 U/ μL)를 1 μL 넣는다.
5. Antisense primer (10 pmole)를 1 μL 넣는다.
6. RT를 1 μL 넣는다.
7. 멸균된 2차 증류수를 7 μL넣는다.

8. 42℃에서 40분간 인큐베이션 시킨다.
9. 99℃에서 5분간 인큐베이션 시킨다.
10. 5℃에서 5분간 인큐베이션 시킨다.

(5) 1차 RT-PCR

1. PCR용 튜브에 Taq 버퍼를 5 μL 넣는다.
2. $MgCl_2$(2mM)를 4 μL 넣는다.
3. Sense primer와 antisesnse primer(Outer primer)를 각각 2 μL씩 넣는다.
4. dNTP(10mM)를 1 μL 넣는다.
5. 멸균된 2차 증류수를 33.5 μL 넣는다.
6. 전 단계에서 합성된 cDNA를 2 μL 넣는다.
7. Taq(2.5 U)를 0.5 μL 넣는다.
8. PCR Machine의 rack에 놓는다.
9. Mineral oil을 튜브 당 1방울씩 넣는다.
10. [94℃ 1분, 37℃ 1분, 72℃ 1분 × 30회, 72℃ 5분]으로 프로그래밍 한다.
11. 1차 PCR 실시

(6) 2차 RT-PCR

1. PCR용 튜브에 Taq 버퍼를 5 μL 넣는다.
2. $MgCl_2$(2mM)를 4 μL 넣는다.
3. Sense primer와 antisesnse primer(Inner primer)를 각각 2 μL씩 넣는다.
4. dNTP(10mM)를 1 μL 넣는다.
5. 멸균된 2차 증류수를 33.5 μL 넣는다.
6. 1차 PCR산물을 2 μL 넣는다.
7. Taq(2.5U)를 0.5 μL 넣는다.
8. PCR Machine의 rack에 놓는다.
9. Mineral oil을 튜브당 1방울씩 넣는다.
10. [94℃ 1분, 50℃ 1분, 72℃ 45초 × 25회, 72℃ 5분]으로 프로그래밍 한다.
11. 2차 PCR 실시

(7) RT-PCR PRODUCT의 전기영동

1. 1001 mL의 TAE 버퍼에 1 g의 Agarose를 넣어 녹인다.

참고 : 중탕으로 또는 전자레인지에서 1분씩 3회 가열하여 겔을 녹인다.

2. 겔을 60℃ 정도로 식힌 후, ETBr (500 μg/mL)을 100 μL 넣는다.
3. 겔 플레이트를 구성한다.
4. 겔을 겔 플레이트에 붓는다.
5. 겔이 굳을 때까지 실온에서 정치시킨다.
6. 겔을 Mupid II 영동조로 옮긴다.
7. TAE 버퍼를 겔이 잠길 때까지 채운다.
8. 2nd PCR 산물 10 μL에 samle loading buffer 2 μL를 넣어 잘 섞는다.
9. Mupid II 영동조의 겔의 sample loading well에 sample을 10 μL씩 넣는다.
10. 100 V로 전기영동 한다.
11. Dye가 겔의 2/3까지 내려왔을 때 전기영동을 마친다.
12. Transilluinator에서 밴드를 관찰한다.

(8) Restriction Fragment Length Polymorphism (RELP)

1. 2nd PCR 산물 10 μL를 PCR 튜브에 넣는다.
2. 3M Sodium acetate 1 μL를 넣는다.
3. Absolute Ethanol 25 μL를 넣는다.
4. −20℃에서 10분간 인큐베이션 시킨다.
5. 10,000 rpm으로 10분간 원심분리한다.
6. 상층액을 제거한다.
7. 적당량의 70%에 에탄올을 튜브에 넣는다.
8. 10,000 rpm으로 적당히 원심 분리한다.
9. 상층액을 제거한다.
10. 10,000 rpm으로 적당히 원심 분리한다.
11. 상층액을 완전히 제거한다.
12. 제한효소 버퍼를 2 μL 넣는다.
13. 멸균된 2차 증류수를 17 μL 넣는다.
14. 제한효소(Alu I. MseI)를 1 μL 넣는다.
15. 잘 섞은 후 원심 분리한다.
16. 37℃ 1시간 동안 인큐베이션 시킨다.

(9) RFLP PRODUCT의 전기영동

1. 100 mL의 TAE 버퍼에 1 g의 Agarose를 넣어 녹인다.
   참고 : 중탕으로, 또는 전자레인지에서 1분씩 3회 가열하여 겔을 녹인다.
2. 겔을 60℃ 정도로 식힌 후, EtBr(500 μg/mL)을 100 μL 넣는다.
3. 겔 플레이트를 구성한다.
4. 겔을 겔 플레이트에 붓는다.
5. 겔이 굳을 때까지 실온에서 정치시킨다.
6. 겔을 Mupid II 영동조로 옮긴다.
7. TAE 버퍼를 겔이 잠길 때까지 채운다.
8. RFLP 산물 10 μL에 sample loading buffer 2 μL넣어 잘 섞는다.
9. Mupid II 영동조의 겔의 sample loading well sample을 10 μL씩 넣는다.
10. 100 V로 전기영동한다.
11. Dye가 겔의 2/3까지 내려왔을 때 전기영동을 마친다.
12. Transilluminator에서 밴드를 관찰한다.

4. 바이러스 시험방법

표 17-5. 감염 바이러스 검체채취 및 시험방법

조사사업	검체명	관련바이러스	시험방법
인플루엔자 유행예측조사	인후도찰물 콧물 뇌척수액 혈청	Influenza virus A, B	세포배양 및 RT-PCR 혈구응집억제반응
급성호흡기질환 유행예측조사	인후도찰물 콧물 기관지세척액 혈청	Adenovirus Parainfluenza 1, 2, 3 Respiratory syncytial virus Rhinovirus Coronavirus Metapneumovirus Bocavirus Enteroviruses	세포배양 및 RT-PCR
엔테로바이러스 유행예측조사	대변, 뇌척수액 인후도찰물 혈청	Enterovirus	세포배양 및 RT-PCR
바이러스성 설사 유행예측조사	설사변	Rotavirus Norovirus Enteric Adenovirus Astrovirus	EIA 및 RT-PCR
유행성 눈병 유행예측조사	결막가검물	Adenovirus Enterovirus	세포배양 및 RT-PCR

〈 Infuenza virus identify method 〉

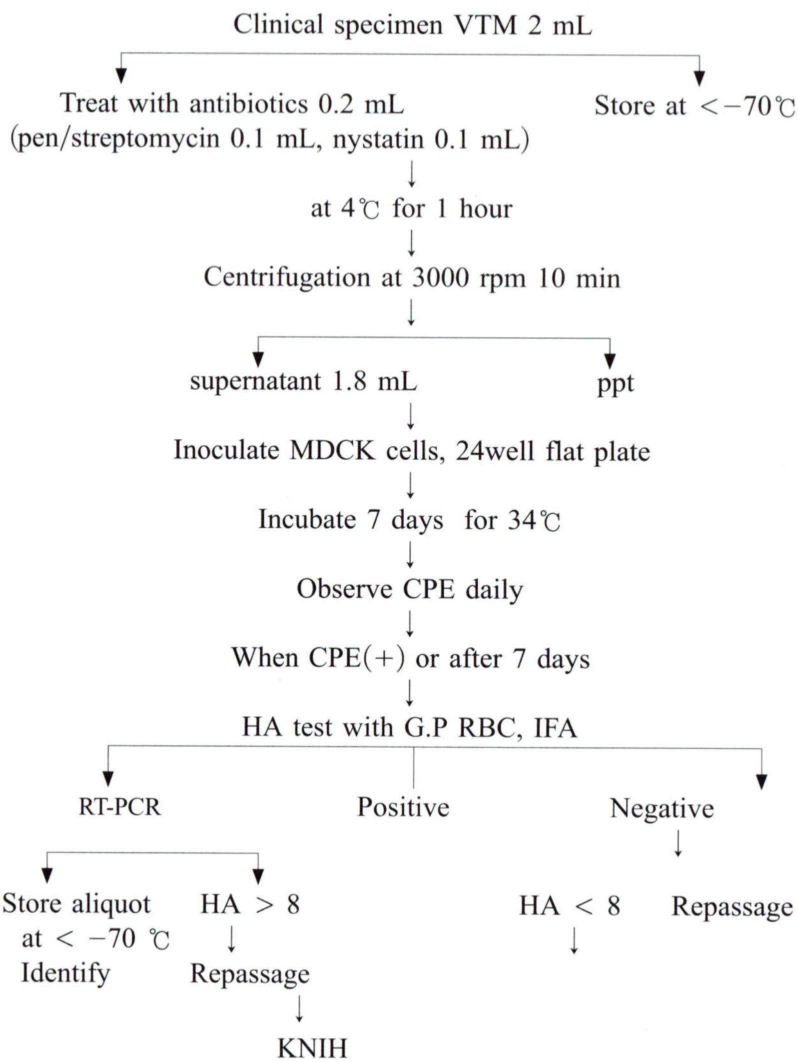

1) 인플루엔자 바이러스 배양 및 유전자 분석

신속 항원 진단 검사법으로 인플루엔자 양성으로 입원한 환아들로부터 멸균된 면봉을 이용하여 채취한 인후 및 비인후 도찰물은 냉장 보관 후 바이러스 수송용 배지(viral transport medium; VTM, Difo, USA)에 넣어 냉장 온도를 유지하면서 부산광역시 보건환경연구원으로 이송하여 바이러스 배양검사를 시행한다. 질병관리본부 인플루엔자 바이러스팀으로부터 분양받은 MDCK (Mardin-Darby Canine Jidney) 세포주를 penicillin (0.05 μ/mL) 및 stretomycin (0.05 μg/mL)과 10% FBS (fetal bovin serum, Gifco, USA)가 첨가된 MEN (minmum essenttial medium, Gifco, USA)을 기본 배지로 하여 5% CO_2 배양기에서 37℃로 배양한다. 검체 전처리를 위하여 면봉을 제거한 바이러스 수송용 배지에 penicillin(5 μ/mL), streptomycin (5 μ/mL) 및 nystatin (1,000 units/mL)을 각각 첨가한 후 4℃에서 15분 간격으로 흔들어 주면서 1시간 동안 방치하였다. 이를 저온 원심분리 500×g, 20 min, 4℃)하여 얻어진 상층액을 바이러스 접종용 검체로 사용하였다. 바이러스 분리를 위해 전처리된 검체를 24-well 배양용기에 단층시켜 놓은 MDCK 세포주에 3-well 당! MDCK 접종용 배양액 300 μL와 인플루엔자 바이러스 분리주 100 μL씩 다중 접종한 후 5% CO_2 35℃의 CO_2 배양기에서 10일간 배양하면서 도립현미경 하에 세포를 매일 관찰하여 80%정도 이상의 세포병변효과(cytopathiceffect, CPE)가 관찰되면, 이를 수확하여 원심분리(4℃, 10000 rpm, 15min) 하여 상층액과 세포침전물을 분리한 후 −70℃에 보관하면서 사용한다. CPE가 나타난 배양액에서 인플루엔자 바이러스 RNA를 추출하여 추출된 RNA로 reverse transcription-polymerase chain reaction (RT-PCR)을 실시하여 분리된 RNA는 RT pre-mix kit for influenza(Cat. No. CDM1005, COSMO, Korea)를 이용하여 인플루엔자 A/H1, A/H3, A/H5 및 B형을 동시에 검출하고자 하였다. 즉, RNA 10 μL를 RT-PCR pre-mix에 혼합하여 42℃에서 1시간 반응시켜 cDNA를 합성시킨 후 95℃, 3분간 변성시켜 94℃ 1분, 61℃ 1분, 72℃ 1분 35 cycle, 72℃ 5분 1 cycle로 반응시켰다. 증폭된 PCR 산물은 1.5% agarose gel (0.5×TAE buffer)에서 전기영동하여 확인하였다.

2) 항바이러스제 내성 검사

인플루엔자 항바이러스제 내성 검사는 유전형 분석법(genetic analysis)과 표현형 분석법(phenotypic analysis)을 이용하여 확인한다. Neuraminidase inhibitor (NA, oseltamivir, zanamivir)의 경우, 세계보건기구 협력센터인 호주 인플루엔자 표준실험실(WHO Collaborating Centre for Reference and Research on Influenza)에서 제공하는 표준 실험법인 형광 NA 억제법(Fluorometric Neuraminidase Inhibition Assay, WHO-025)을 사용한다. NA 억제자의 농도가 0~30,000 nM이 되도록 준비하여 50 μL씩을 96 well black plate에 넣고 각 well에 인플루엔자 바이러스를 50 μL씩, 마지막 well은 대조로 1×AB 50 μL를 첨가한 후 상온에서 45분 동안 반응시킨다. MUNANA(methyl umbelliferone N-acetyl neuraminic acid) 기질을 50 μL씩 각 well에 첨가한 후 37℃에서 1시간 동안 반응시킨 다음, 100 μL의 stop solution을 첨가한 반응을 정지시킨 후 360 nm와 448 nm의 파장에서 흡광도를 측정한다. Prism 4.0 프로그램을 이용하여 각각의 바이러스에 대한 NA 억제제 IC50을 구한 후, IC50 농도가 0.001 nM~25nM의 경우는 감수성주로, 43 nM~8020 nM의 경우는 내성주로 판정한다. NI의 유전형 분석을 위해서는 NA 유전자의 염기서열 분석을 이용하여 내성과 관련 있는 아미노산 부위(E119V, R152K, H274Y, R292K)의 변이 여부를 확인한다.

〈 Respiratory viruses identify method 〉

Clinical specimaen VTM 2 mL

↓

Treat with antibiotics 0.2 mL (pen/streptomycin 0.1 mL, Nystatin 0.1 mL) at 4℃ for 1hrs

— Centrifugation at 3,000 rpm 10 min

↓

PPT | Supernatant 1.8 mL

↓

— Inoculation 0.3~0.5 mL

↓

Inoculate Hep-2, Vero, RD, BGM, B95a cells, 25 cm^2 flask or 24well flat plate

— Incubate 5~10 days for 34℃

↓

Observe CPE daily

↓

When CPE(+), or after 10 days

↓

RT-PCR | Positive Identify | Negative Repassage 2 to 3

Positive Identify ↓ KNIH

5. 인플루엔자 및 호흡기바이러스 실험방법

[목 적]

- 국내에서 유행하는 인플루엔자 바이러스를 조기에 검출하고, 바이러스 특성 분석을 통해 백신주와의 일치 여부를 조사하며, 항바이러스제 내성양상을 확인하여 국가 인플루엔자 관리 정책에 기여함
- 호흡기 바이러스 실험실 감시체계의 효율적인 운영을 통한 급성호흡기 질환의 바이러스성 원인병원체 규명율 제고
- 국내 호흡기 바이러스 유행 양상에 대한 종합분석 및 유행확산 차단 자료 제공

2000년부터 인플루엔자 표본감시(Korea Influenza Surveillance Scheme: KISS)를 운영하여 왔으며, 2009년 5월부터는 인플루엔자를 포함한 급성 상기도 감염증 원인 호흡기바이러스에 대한 종합적인 분석 및 대응을 위해 인플루엔자 및 호흡기바이러스 실험실 감시(Korea Influenza and Respiratory Viruses Surveillance System: KINRESS)를 구축하여 운영하고 있음

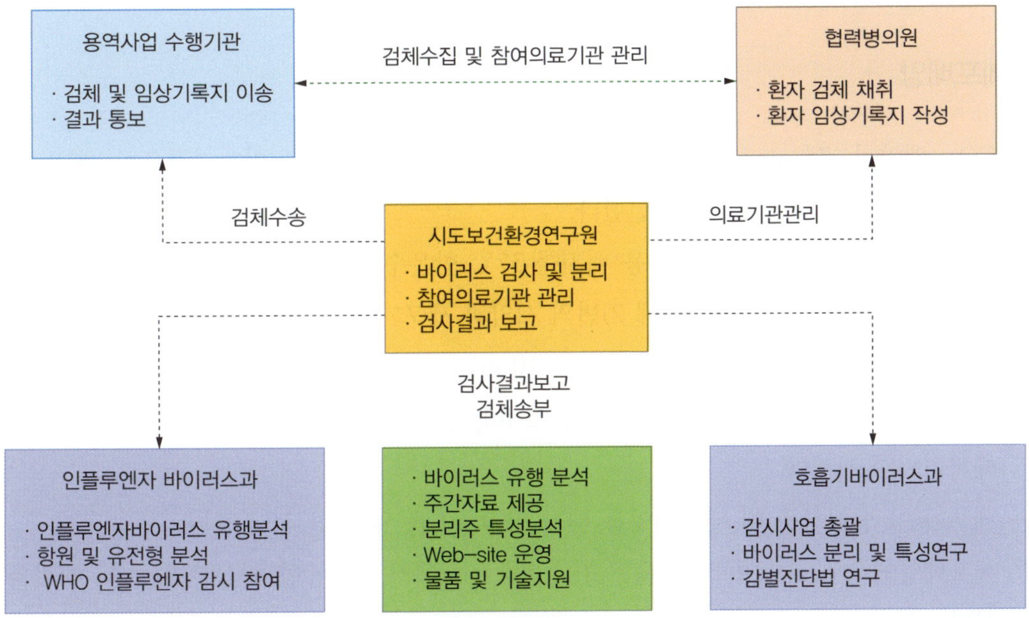

- 검체 채취 : 90여개 감시병원에 내원한 인플루엔자 의사환자를 포함한 급성호흡기 증상자 중 발병 후 3일 이내의 환자로부터 인후 도찰물 등 호흡기 검체 채취
- 검체 채취일 및 건수 : 매주 월, 화요일(연중), 5개/주 내외
- 검체 운송 : 매주 수요일 검체운송 기관에서 수거 후 각 지역 보건환경연구원으로 운송
- 검사 항목
  ▷ 인플루엔자바이러스 4종(A/H1N1, A/H3N2, A/H5N1 및 B형)
  ▷ 아데노바이러스(Adenovirus)
  ▷ 파라인플루엔자바이러스 1, 2, 3형(Para influenza virus type 1, 2, 3)
  ▷ RS 바이러스(Respiratory syncytial virus type A, B)
  ▷ 사람 리노바이러스(Human rhinovirus)
  ▷ 사람 코로나바이러스(Human coronavirus OC43, 229E, NL63)
  ▷ 사람 보카바이러스(Human bocavirus)
  ▷ 사람 메타뉴모바이러스(Human metapneumovirus)

1. 세포계대배양 및 유지

	감수성·세포주	세포배양용 · 배지	배양조건
인플루엔자 바이러스	MDCK	MEM, 10% FBS, P/S 1%	5% CO_2, 37℃

(1) 세포배양

① CO_2 배양기 75 cm^2 세포배양 플라스크를 꺼내어 광학도립현미경으로 세포가 단층(70~80%)을 형성하였음을 확인한다.

② PBS, trypsin-EDTA, 세포배양용 배지를 37℃ 항온수조에 약 15~20분간 담가둔다.

③ Biological Safety Cabinet 내에 2)번의 시약과 세포가 담긴 플라스크를 옮긴다.

④ 기존의 세포배양액을 제거한 후 PBS를 10 mL을 넣고 잘 흔들어준다. 이를 2회 반복한다.

⑤ PBS를 제거하고 trypsin-EDTA 용액을 2 mL 정도 넣고 3~5분간 37℃에서 세포가 떨어질 때까지 반응시킨다.

⑥ 세포가 다 떨어졌을 때 세포배양용 배지 약 9 mL을 넣고 잘 섞어 준다.

⑦ 세포배양액을 conical tube로 옮기고, 1,000 rpm에서 5분 동안 원심분리한 후, 배지를 제거한다.

⑧ 세포수가 $1 \sim 2 \times 10^5$ cell/mL 정도로 희석되게 세포배양용 배지를 채워준다.

⑨ 세포배양액을 10 mL를 75 cm^2 세포배양 플라스크로 옮긴다.

⑩ 37℃, 5% CO_2 배양기에서 세포가 단층을 형성할 때까지 배양한다.

(2) 접종 전 검체 처리

비인후 점막의 흡입물 또는 도찰물, 타액

① 검체는 냉장상태로 운반되어진 즉시 전처리한다.

② Penicillin/Streptomycine과 Nystatin을 1:1로 섞은 항생제 200 μL를 microcentrifuge tube에 넣은 후, 바이러스 수송배지(VTM)을 이용하여 채취된 검체 800 μL을 넣고 천천히 섞어 준다.

③ 항생제와 검체가 들어있는 튜브를 4℃에서 1시간 동안 반응시킨다.

④ 4℃에서 2,000 rpm으로 20분간 원심분리한다.

⑤ 상층액만 취하여 분주한 후 검사를 실시하고 나머지는 −70℃의 초저온 냉동고에 보관한다.

2. 바이러스 접종 및 분리

1) 호흡기바이러스 접종용 배지

① 배지는 4℃ 보관한다.

② FBS는 불활화과정을 실시한 후, 분주하여 −20℃이하에서 보관한다.

③ Penicillin/Streptomycine 5 mL씩 분주하여 −20℃이하에서 보관한다.

④ Geneticin은 5 mL씩 분주하여 빛에 노출되지 않게 주의하며, 4℃이하에서 보관한다.

⑤ Glucose 용액은 4℃보관한다.

2) MDCK, 인플루엔자 바이러스 접종용 배지

① 바이러스 접종용 배지는 무혈청 MEM을 사용한다.

② MEM은 4℃ 보관한다.

③ Vitamin solution은 완전히 녹인 후 5 mL씩 분주하여 −20℃이하에서 보관한다.

④ D-glucose용액은 4℃ 보관한다.

⑤ TPCK-treated Trypsin은 멸균된 2차 증류수 10 mL Trypsin 파우더를 2 mg/mL이 되도록 녹인 후 여과기로 여과멸균한다. 1 mL씩을 멸균된 vial에 분주 후 −20℃이하에서 보관한다.

3) 접종 및 분리방법

① 24well plate에 70% confluence가 되도록 세포를 준비한다.

② 배지를 제거하고 PBS로 두 번 세척한다.

③ 전처리된 검체 200 μL를 각 well에 첨가한다.

④ 1시간동안 35℃/5% CO_2 조건에서 배양한다.

⑤ 접종용 배지를 well당 500 μL씩 첨가한다.

⑥ 35℃/5% CO_2조건에서 배양하면서 매일 현미경으로 CPE를 관찰한다.

⑦ CPE가 확인된 well을 스크래퍼 혹은 pippet으로 긁고 긁어낸 세포가 포함된 액체를 micro-cen trifuge tube에 옮긴다.

⑧ 4℃에서 12,000 rpm으로 5~10분간 원심분리한다.

⑨ 상층액만 취해서 분주한 후 분석하고 나머지는 −70℃ 초저온 냉동고에 보관한다.

[검체 접수 후 실험절차흐름도]

검체 접수 후 실험절차 흐름도

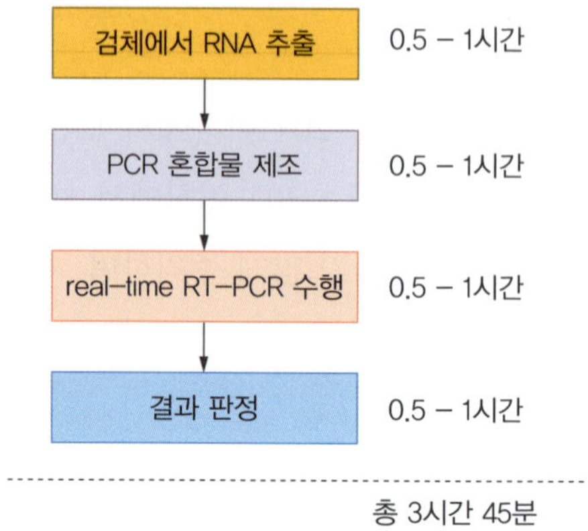

3. RNA 추출

1) QIAamp Viral RNA mini kit (cat.no.52906)를 이용한 검체로부터 RNA 추출

① Carrier RNA가 첨가된 AVL 버퍼를 560 μL씩 준비한다.

② ①항의 버퍼에 호흡기 검체 140 μL를 넣고 잘 진탕시킨 후 실온에 10분간 반응시킨다(lysis 과정).

③ 100% 에탄올을 튜브 당 560 μL씩 넣는다.

④ 이중 630 μL를 원심컬럼으로 옮긴 후 원심분리(8,000 rpm, 1분, 24℃)하고 여과된 용액은 제거한다

⑤ ④항을 1회 반복한다.

⑥ 세척버퍼 AW1을 500 μL씩 넣고 원심분리(8,000 rpm, 1분, 24℃)하고 여과된 용액은 제거한다.

⑦ 세척버퍼 AW2를 500 μL씩 넣고 원심분리(8,000 rpm, 1분, 24℃)하고 여과된 용액은 제거한다.

⑧ 원심 컬럼 내에 잔존하는 에탄올을 전부 제거한다.

⑨ 원심 컬럼을 새로운 1.5 mL 미량원심분리 튜브로 옮긴다.

⑩ AVE 버퍼를 30~60 μL씩 넣은 후 원심분리(8,000 rpm, 1분, 24℃) 하여 컬럼에 부착된 RNA용해시켜 새 1.5 mL 미량원심분리 튜브로 모은다.

- 실험용은 4℃에 보관, 그 외는 −70℃에 보관

2) MagNa Pure 법

① MagNa Pure LC 2.0 켜기
② 기기 운용소프트웨어의 Work place 화면에서 Sample Order 클릭
③ Open 된 화면에서 Sample에 관한 정보를 입력한다.
④ Sample 정보 입력 후 OK버튼을 클릭 한다.
⑤ Sample Information 화면에 Report 된 위치와 수량에 맞게 필요시약 및 소모품을 장착한다.
⑥ 장착 후 화면상에 보이는 시약 및 소모품을 클릭하면서, 실제 장착이 제대로 되어 있는지 2차 확인한다.
⑦ 최종 확인 후 오른쪽 화면 하단 부위에 OK 버튼을 클릭 한다.
⑧ 클릭과 동시에 장비는 자동적으로 RUN하며, 실질적인 핵산 분리작업 시작
⑨ 분리한 순수한 핵산은 이후 실험을 위해 멸균처리 된 깨끗한 용기에 옮겨 담는다.

4. Real time RT-PCR 수행

- ABI(7500 Fast Real-Time PCR System) 사용하여 결과 판독

5. 결과 정리

• 결과는 의뢰병원에 메일, 팩스, 유선으로 보고
• 질병관리통합시스템에 결과 보고 및 주별 기록서 결재
• 엑셀 대장 정리(매월 연령별 성별 검체별 아형별 정리)

V. 소화기 바이러스의 실험실 진단

엔테로바이러스에 속하는 다양한 형의 바이러스가 동일한 증상 또는 질환을 유발하기 때문에 바이러스형을 감별진단하기 위해서는 바이러스 분리동정 시험과 엔테로바이러스 유전자 검색을 병행하여 사용하는 것이 좋다. 엔테로바이러스의 진단은 크게 세포배양과 중화시험에 의한 바이러스 분리동정을 통한 확인검사와 엔테로바이러스에 특이한 primer를 사용한 RT-PCR 검사로 구분된다. 세포배양과 중화시험에 의한 분리동정검사는 바이러스의 감염력을 확인할 수 있는 방법으로 WHO에서 권장하고 있는 엔테로바이러스 검사 방법이다. 그러나 이 방법은 동정과정이 복잡하고 오랜 시일이 소요되며 특히 최근에는 기존의 중화항체로 동정이 되지 않는 바이러스 형들이 많이 등장하여 바이러스 동정이 되지 않는 경우가 종종 발견되는 등 문제점들이 도출되고 있다. 최근 많이 사용되는 엔테로바이러스에 특이한 primer를 사용한 유전자 검색은 세포배양/중화시험을 통한 검사보다 민감도가 높고 신속한 진단이 가능한 장점이 있으나 바이러스의 감염력을 확인할 수 없고 분변 검체의 경우 실제로 임상적인 증상이나 질환과 관계없이 바이러스가 검출되는 경우도 있다는 단점이 있다.

검사 체계도

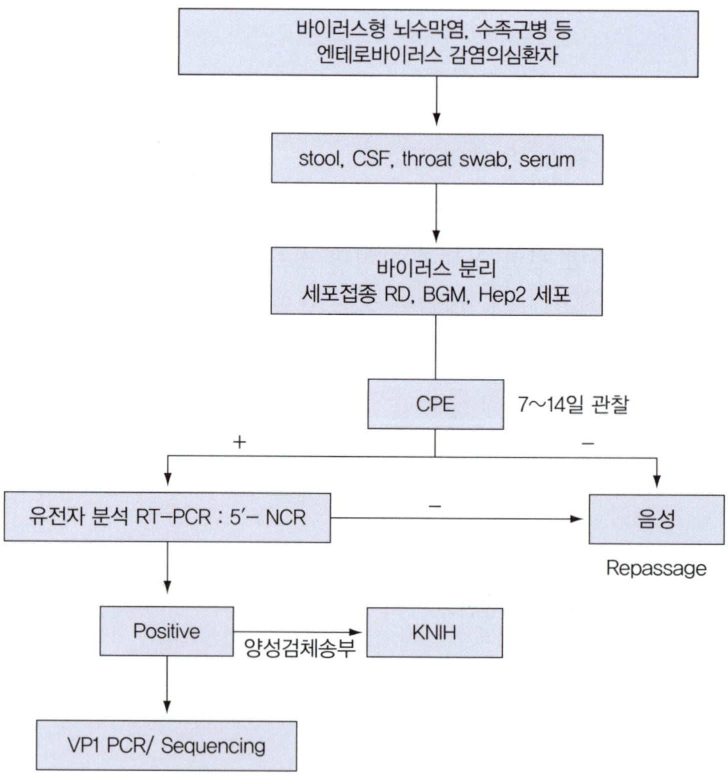

◆ 세포배양/중화시험을 통한 엔테로바이러스 질환의 진단

엔테로바이러스는 세포배양에 의한 바이러스 분리가 가능한 대표적인 바이러스로 Rhabdomyosarcoma (RD), Human larynx epidermoid cancer(Hep2), BGM (Buffalo green monkey), Vero 세포 등에서 바이러스 분리가 가능하며 바이러스 종류에 따라 각각의 세포주에 대한 감수성이 상이하므로 보통 2개 이상의 세포주를 사용하여 바이러스 분리를 하게 된다. 바이러스 검출을 위한 검체로는 보통 분변 검체가 가장 많이 이용되며 바이러스 종류에 따라 뇌척수액이나 인후 검체 또는 수포액 등을 사용한다. 환자로부터 확보한 검체는 세포에 접종하여 바이러스 분리를 하기 전에 이물질, 세균, 곰팡이 등 바이러스 분리율에 영향을 줄 수 있는 모든 성분을 제거하는 전처리과정(pre-treatment)이 필요하다. 실제로 바이러스 실험실 진단을 하는 검사실에서는 엔테로바이러스 관련 검체 뿐 아니라 다른 바이러스 검체를 함께 다루는 경우가 많으므로 다른 검체로부터의 오염 및 검체 간의 실험실내 교차 감염(cross-contamination)을 방지하기 위해 노력해야 한다.

◆ 엔테로바이러스 유전자 검색

엔테로바이러스 유전자 검색은 세포배양을 이용한 바이러스 분리검사 방법보다 빠른 시간 내에 결과를 알 수 있으며 민감도가 높기 때문에 바이러스 분리동정검사와 병행하여 사용한다. 엔테로바이러스의 유전자 검색을 위해서는 보존성이 높은 것으로 알려져 있는 5'-noncoding region의 436bp region을 target으로 한 PCR을 수행한다. 다만 최근에 5'-noncoding region을 target으로 한 PCR 산물의 염기서열 분석에 따른 바이러스형이 혈청형과 일치하지 않는 경우가 많아 형동정을 위해 VP1 region을 target으로 한 PCR을 함께 수행하기도 한다.

1. 엔테로바이러스 분리 및 동정

일반적으로 엔테로바이러스의 분리에 가장 적절한 세포는 일차배양 원숭이 신장세포(primary monkey kidney cell lines)이지만 매번 이 세포를 획득 또는 유지하기가 현실적으로 불가능하다. 따라서 우리 나라의 경우 세계보건기구(WHO: World Health Organization)가 추천하는 다음의 5가지 세포를 이용하여 엔테로바이러스를 분리하고 있다.

1) 엔테로바이러스의 분리시험에 이용되는 세포주의 특징

(1) Rhabdomyosarcoma (RD) cell lines

인간의 Rhabdomyosarcoma 세포에서 유래한 세포주로서 Poliovirus, Coxackievirus A group,

Echovirus를 Coxackie B group에 속하는 바이러스도 증식 가능하다.

(2) HEp-2(Cincinnati) cell lines

HEp-2(Cincinnati)cell은 hunman larynx epidermoid carcinoma에서 유래한 세포주로 poliovirus, Coxsackievirus B 군의 증식이 가능하며 Coxsackievirus A 군은 증식 되지 않으며, Echovirus에 대해서는 감수성이 약하다.

(3) Vero cell lines

Vero cell 은 Africal green monkey kidney에서 유래한 세포주로 엔테로바이러스를 비롯한 많은 바이러스의 분리에 사용된다.

(4) HeLa cell lines

HeLa cell은 인간의 자궁경부암에서 유래한 세포주로 poliovirus와 echovirus에 감수성을 가진다.

(5) BGM cell lines

BGM(Buffalo Green monkey) cell 종류로는 여러가지 확립된 세포주가 있으며 엔테로바이러스 분리에 널리 이용된다.

이상의 세포주들은 매 10~20계대마다 또는 세포의 형태변화가 관찰될 때 계대주가 낮은 새로운 세포주로 교환해주어야 하며 역가가 표시된 참조 바이러스(Reference virus)를 이용하여 감수성 시험을 실시하여야 하며 한 개의 검체를 여러 세포주를 사용하여 바이러스 분리를 시도할 때 반드시 동시에 접종하여 세포병변효과를 관찰하여야 한다.

표 17-6. 여러 가지 바이러스에 대한 세포 감수성

cell / virus	Polio	Echo	Cox. B	Cox. A
RD	++++	++++	++/−	++
HEp-2	++++	+/−	+++	−
Vero	+++	+++	+++	−
HeLa	++++	++	−/+	−
BGM	++++	++++	++	+++/−
L20B	++++	−	−	−

* : CA 16, Entero 70바이러스는 VERO cell에 감수성(+++)있음.

표 17-7. 세포배양에 필요한 최소한의 시설 및 장비

시설, 장비명	사용가능	용도
멸균기	121℃ 15기압 이상	생물학적 오염원의 멸균
건조기	60~300℃	실험기구 건조
냉장고	0~8℃	배치 보관
초저온 냉동고	-20℃ 또는 -70℃ 이하	바이러스분리주, 가검물 보관
액체질소 보관통	-170℃	바이러스주, 세포주 보관
3차증류기	18MΩ	배지 제조용 초순수제조
CO_2 배양기	5% CO_2	세포배양용
배양용기	sterilzed	세포배양용 초자
pH meter	1~14	pH 측정
filter system	1 L, 45 mm, 0.2 um Negative	배지의 여과 멸균
원심분리기	0~4,000 rpm	세포계대시 원침용
진공 pump		여과멸균용
도립현미경	100~400배	세포병변효과 관찰용

2) 가검물의 접종 및 세포병변이 확인된 배양액의 수거

전처리가 끝난 검체를 엔테로바이러스에 감수성을 가진 세포에 접종하여 바이러스에 의한 세포병변효과(CPE ; Cytopathic effect)를 관찰하여 세포가 동그란 모양으로 변화하며 떨어지는 세포병변효과를 나타나게 된다. 세포병변효과의 관찰시는 바이러스를 접종하지 않은 음성 대조군을 반드시 포함시켜 바이러스감염에 의한 세포병변효과와 기타 다른 요인에 의한 세포변화를 구분해야 한다. 접종한 가검물에 바이러스가 존재하지 않는다는 것을 확인하기 위해서는 가검물을 접종한 세포가 적어도 14일(2주)이상 생존하여야 하며, 이때 세포의 형태가 음성대조와 동일해야 한다.

3) 엔테로바이러스 중화시험

엔테로바이러스에 특이한 세포병변효과가 관찰된 검체에 대해서는 Karber 법 또는 이와 동등한 역가 측정방법으로 바이러스의 역가를 측정하고 WHO/RIVM reference antisera를 사용하여 아래의 그림과 같은 방법으로 바이러스 형 동정을 실시한다. 중화시럼에 사용하는 WHO/RIVM reference antisera는 polio pool(polio 1+2+3), Coxsackievirus pool(B1-6), coxsackievirus A9 echovirus를 감별할 수 있는 7개의 pool(A-G)로 구성되며 polio pool에 세포병변효과가 중화된 경우 다시 polio1, 2, 3형을 감별할 수 있는 antisera를 사용하여, coxsackievirus B pool에 중화가 된 경우

Coxsackie B군을 감별할 수 있는 Denka-Seikan 항체(B1-6)를 사용하여 중화시험을 수행하여 형을 동정한다.

〈 Isolation of Enteroviruses 〉

Sample preparation

↓

1. Prepare 10% of Fecal samples with complete PBS.
2. Shake vigorously by hand or vortex for 5~10 mins.
3. Centrifuge at 3,000 rpm 15 mins.
4. Bring the supernatant into a new tube and add 1/10 volume of chloroform and mix well.
5. Centrifuge at 3,000 rpm 20 mins.
6. Take supernatant.
7. Inoculation Concentration [1x, 10x, 100x] diluted with FBS-DMEM

↓

- Inoculation 0.3~0.5 mL

Inoculate Hep-2, Vero, RD, BGM cells, 25 cm^2 flask or 24well flat plate

↓

- Incubate 5~10 days for 34℃

Observe CPE daily

↓

When CPE(+) or after 10 days

↓

Positive	Negative
↓	↓
Identify	Repassage 2 or 3 timer

그림 17-5. 엔테로바이러스 분리 실험의 흐름도(검체 : 대변)

〈 Enteroviruses identification method 〉

Clinical specimen Cryovial 1~2 mL

↓

Treat with antibiotics 0.2 mL (pen/streptomycin 0.1 mL, nystatin 0.1 mL)
at 4℃ for 1 hour
- Centrifugation at 3000 rpm 10 min

↓

ppt | supernatant 1.8 mL
- Inoculation 0.3~0.5 mL

↓

Inoculate Hep-2, Vero, RD, BGM cells, 25cm^2 flask or 24well flat plate
- Incubate 5~10 days for 36℃

↓

Observe CPE daily

↓

When CPE(+) or after 10 days

↓

Positive → Identify

Negative → Repassage 2 on 3 timer

그림 17-6. 엔테로바이러스 분리 실험의 흐름도(검체 : 뇌척수액, 기타)

2. Enterovirus 검사방법

1) 검체 접수 및 전처리

- 각 병원에서 들어오는 검체를 받아 냉장 보관
- 검체 양은 최소 700 μL~1 mL가 되어야 동정 및 검사에 유효
- 검체 양이 적거나 동의서 내용 불충분시(연령, 성별 미기재 등)병원에 연락 후 확인
- 검체 분류 및 동의서 확인 후 labeling [ex) 소 7-23]
- 검체 전처리

① Stool - 가검물 확인 후 cryovial과 20 mL tube에 라벨링 후 검체 1 g(콩알크기)을 면봉으로 넣고 shaking 후 충분히 vortexing 하여 원심분리(3000 rpm, 4℃, 20분) → cryovial 두 개(보관용 검사용)에 담음(동일한 라벨링)

* 20 mL tube - PBS 8~9 mL + Beed 1 spoon + chloroform 1000 μL

② CSF - 검체 라벨링 후 별다른 전처리 과정없이 바로 검체를 옮김

③ T/S - 가검물에 면봉 제거후 cryovial에 충분히 옮긴 후 정리

2) 세포 계대배양(RD/Vero/BGM)

• 계대 전 DMEM(2% FBS를 첨가), PBS, Trypsin을 35℃ incubator에 미리 2시간 보관

• Trypsin은 1번이라도 사용시 냉장 보관(사용 전엔 냉동보관)

① 기존 배양액은 뒤집어서 파스퇴르 피펫으로 석션 후 PBS 10 mL 분주 후 약간 흔들어준 후 석션

② Trypsin 5 mL 분주 후 약간 흔들어 준 후 석션 → Vero, BGM만 해당
Trypsin 1 mL 분주 후 약간 흔들어 준 후 36℃ incubator에서 10분간 넣어둠
(RD는 5 mL 과정없이 ①의 과정 후 바로 1 mL 분주 후 incubator)

③ 10분 후 cell이 잘 떨어졌는지 확인한 다음 우선순위는 RD부터 DMEM 9 mL 분주 후 피펫팅 하면서 최대한 잘 풀어줌.

④ total 10 mL에서 7 mL를 따서 새 플라스크에 cell과 계대횟수, 날짜 등을 적고 1 mL 주입 후 나머지는 버린다.

⑤ 새 플라스크에 DMEM 19 mL를 분주하여 20 mL를 맞춘 후 약간 흔들어 준 다음 현미경으로 cell 상태를 확인 후 36℃ incubator에 보관하며 수시로 관찰한다.

• 24 well 제조

① 위 4번 과정에서 7 mL를 따고난 후 남은 3 mL의 배양액에 DMEM 22 mL를 분주 후 약 10회 정도 충분히 피펫팅 한 후 24 well에 cell 종류와 날짜를 기입 후 well 당 1 mL씩 분주한 후 뚜껑을 닫고 36℃ incubator에 보관하여 양성 cell 배양에 사용한다.

② Entero virus 양성검체를 24well에 각각 150~200 μL 분주한 후 Plate에 검체번호를 naming 후 incubator에 배양하면서 7~14일간 CPE(세포병변효과) 관찰

③ CPE 양성검체에 한해 convential PCR 시행

표 17-8. 결과판정

Real time PCR	CPE	RT-PCR	최종판정
+	−	−	+(untype)
−	+	−	−
−	+	+	+
+	+	+	+

① 검체, 검체 direct RNA 보관

② 음성

③ 세포배양액(CPE 관찰), 세포배양액 RNA 보관 - Sequencing 의뢰

④ 검체, 검체 RNA, 세포배양액, 세포배양액 RNA 보관 - Sequencing 의뢰

• 세포주 재생

① 미리 FBS 첨가한 DMEM을 1시간 전에 Incubator에 넣어둠

② 세포주를 액체질소에서 꺼내 37℃ incubator에 15분 동안 해동

③ 10 mL conical tube에 세포주 1 mL를 넣고, 배양액 9 mL를 주입하여 희석 (10% DMSO을 희석하는 과정)

④ 원심분리 (3,000 rpm, 10분) 후 상층을 석션한 뒤 FBS 첨가한 DMEM을 2 mL 분주하여 피펫팅하여 cell을 충분히 풀어줌

⑤ 75 cm^2 플라스크에 넣고 DMEM으로 Total 20 mL를 만든 후 37℃ incubator에 보관

3) RNA 추출

(1) 수기법

① cap이 있는 1.5 mL micro centrifuge tube를 핀셋으로 검체 수에 맞게 놓은 후 labeling 한다.

② labeling 한 tube에 carrier RNA 5.6 μL, AVL buffer 560 μL, 검체 140 μL를 넣은 후 15초간 vortex하여 실온에서 10분간 반응시킨다.

③ tube 개수에 맞춰 column 준비하여 labeling한 후 100% ethanol 560 μL를 첨가한 후 15초간 spin down & vortex 한다.

④ ③의 solution 630 μL를 QIA amp spin column에 옮긴 후 8,000 rpm에서 1분간 원심분리한다.

⑤ Spin column 아래 수집된 용액을 제거 후 ④의 과정을 1회 더 실시한다. (column 대신 collection tube 이용, 미리 3개씩 준비한다)

⑥ Spin column 아래 수집된 용액을 제거 후, collection tube에 끼워 500 μL Buffer AW 1 첨가 후 8,000 rpm에서 1분간 원심분리한다.

⑦ Spin column 아래 수집된 용액을 제거 후, collection tube에 끼워 500 μL Buffer AW 2 첨가 후 14,000 rpm에서 3분간 원심분리 한다.

⑧ Spin column을 cap이 있는 새 tube(labeling 해야 함)에 꽂은 후 80 μL Buffer AVE를 첨가한 다음 실온에서 1분간 반응시킨 후, 8,000 rpm으로 1분간 원심분리하여 RNA를 회수한다.

- 실험용은 4℃에 보관, 그 외는 −70℃에 보관

(2) TECAN 작동법 (PCR을 위한 RNA추출)

① TECAN 기기와 컴퓨터를 작동시켜 lysis, washing buffer Ⅰ,Ⅱ,Ⅲ, elusion buffer 등을 clean bench에 표기된 정량에 맞게 각 용기에 담은 후 장착한다.

- elusion buffer는 DEPC 사용(냉장보관)
- lysis와 wash Ⅰ은 실온에서 보관
- kit 내용물이 떨어질 경우 4℃ 냉장고 아래칸에 보관, 사용
- 15, 16칸에 rack을 장착한다.

② Magnetic bead를 정해진 곳에 꽂고 (흰 plastic 14번 자리 맨 앞줄), 비닐팩을 꽂아 tip이 빠지도록 한다.(TECAN 유리문을 닫아야 함)

③ TECAN을 켜고 EVO ware standard s/w 실행 후 Edit on → start → Entero → ▶ 순으로 진행한다.

④ 가장 윗줄에 initialization을 누른 후 검체 n개와 NC(DEPC) 하나를 Capless tube에 150 μL씩 담아서 준비한다.

- 검체는 핀셋을 이용하여 제자리에 끼우고 멸균된 은색판을 사용한다.

⑤ Flush 과정으로 기포가 생기지 않는걸 확인한 후 RUN을 누른다.
(호스의 기포제거와 팁 세척단계)

⑥ volume in waste 3 mL, volume in cleaner 10 mL로 맞추고, storage에 130 μL를 입력한 후 검체개수를 입력하고 OK를 누른다.

⑦ TECAN이 작동 중에 Elusion한 후 15분간 Real time PCR, 저장용 tube를 준비한다.
(한줄씩 띄워서 준비한다.)

⑧ kit가 장착되었는지 유무 체크항목이 뜨면 OK를 누르고, 200 μL 피펫의 개수를 확인해주다 사용할 경우 교체해준다.

⑨ RNA를 담고나면 Clean bench로 옮겨 kit 뚜껑을 모두 닫은 후, 저장용 tube (Storage) RNA 130 μL에서 50 μL씩 옮겨 Real time PCR에 사용한다.

4) Real time PCR과 RT-PCR의 원리와 검사방법

◆ Real time PCR

① 컴퓨터와 장비를 ON하여 PCR장비의 전원을 한번 더 충분히 눌러주면 초록색이 될 경우 바탕화면에 프로그램 작동

② File → Design experiment → Entero virus Real time PCR → Sample list → Entero 폴더 → 아무 파일이나 불러오기 → 전체 드래그하여 edit → 검체 순서대로 입력 후 SAVE

- Kit (연두색 EV box), NC, DEPC 준비

③ RNA를 50 μL씩 분주한다

④ 마지막에 PC를 분주한다(PC 10 μL, D.W 40 μL)

⑤ Film을 붙인 후 충분히 문질러 준다.

⑥ Spin down, vortex * 15회 후 장비에 넣고 RUN Click

- 결과해석

  IPC수치는 그리 중요하지 않음, CT- 35 미만, Delta RN - 2,500 이상 → 양성

- EV71형 검사 역시 위 검사와 같은 방법으로 시행(Kit는 71형으로 사용)

◆ RT–PCR (Real time PCR이 양성일 경우 시행)

1) First RT-PCR(Entero 1st RT-PCR Kit) - 연보라색 Kit

양성검체 RNA 2 μL + D.W 18 μL (Total 20 μL)

NC 1 μL + D.W 19 μL

PC 1 μL + D.W 19 μL

① Spin down & vortex * 15회 → PCR 장비 작동(조임나사는 잠긴정도로만 느슨하게)

② PCR 장비를 작동하여, RUN Click 후 ENT-1ST Click

③ 검체를 넣은 block 선택 후 ok, RUN Click 후 sample 20 μL, 105℃ 확인 후 OK

2) Second RT-PCR (Entero 2nd RT-PCR Kit) - 노란색 Kit

검사방법은 1st와 동일하며, 1st RT-PCR 처리한 검사물이 검체를 위 방법 그대로 시행, 전기영동을 실시하여 양성시 Web에 Sequnecing 의뢰, 사무실에 보고

◆ 전기영동

- Gel 조제는 전자저울에 적힌 표를 보고 TAE Buffer와 agar, SYBR의 양을 맞춘다.
- TAE와 agar를 삼각플라스크에 섞은 후, 랩을 씌워 구멍을 2~3개 낸 후 전자레인지에 넣고 끓을때마다 꺼내서 녹는 상태를 수시로 확인하면서, 완전히 녹을 때 까지 반복한다.
- 완전히 녹은 걸 확인한 후 정해진 양의 SYBR을 넣은 후 전체적으로 섞인 걸 확인한 후 Gel 판에 분주한 후바로 홈을 만들 Bar를 꽂고 굳힌다.
- 전기영동판에 TBS Buffer를 채운 후, gel판을 틀에 맞게 끼운 다음 냉동고에 ICE block에 Maker를 먼저 주입 후, 검체 순서대로 주입하여 NC, PC 순으로 마무리한다.

- Maker, NC, PC는 3 μL, 검체는 5 μL
- ON 버튼 누른 후 25분간 방치
- 25분 경과 후 전원을 끄고 gel판을 꺼내어, 휴지로 받쳐서 Buffer를 충분히 제거
  컴퓨터에 "Quentity one" 실행 → Ethanol로 먼저 닦아 낸후 gel을 놓음 → file → gel dox XR → Trans UV → Manual exposal time → save
- save한 후 Text overay 클릭하여 M(마커), 검체번호, NC, PC 순으로 입력한 후 프린트하여 사무실에 보고한 후 양성에 한해 Sequencing 의뢰한다.

5) Enteroviruses RT-PCR 시험방법

(1) RT PCR을 위한 RNA 추출

1. 접종배양액 혹은 검체를 200 μL 취한다.
2. Tri-reagent(세포벽파괴, 페놀성분함유로 부식성 강함) 600 μL 첨가
3. Vortex well
4. 실온에서 5~10분간 방치
5. 5초간 spin down
6. chloroform(Molecular Biology용) 200 μL 첨가
7. Vortex well
8. 실온에서 10분간 방치
9. 원심분리 (4℃, 14,000 rpm, 15분)
10. 상층액 옮김(약 500 μL정도)
11. chloroform 500 μL 첨가, 상층액과 동량 ⇒ RNA+단백질 상태에서 단백질 침전시킴
12. vortex completely
13. 실온에서 10분간 방치
14. 원심분리 (4℃, 14,000 rpm, 15분)
15. 상층액 옮김(약 500 μL정도)
16. 동량(500 μL)의 isopropyl alcohol 첨가, vortex well ⇒ RNA 침전목적
17. 4℃ 1시간 혹은 −20℃ 하룻밤 보관
18. 원심분리 (4℃, 14,000 rpm, 30분)
19. 상층액을 버림
20. Cold 70% ethanol 1,000 μL(absolute, 냉동실보관)
21. 튜브를 가볍게 돌려 섞어줌. Vortex 안됨.

22. 원심분리 (4℃, 14,000 rpm, 10분)
23. 상층액 버림, 잔여 ethanol 제거
24. 10~30분간 air dry
25. DEPC처리 멸균 DW(0.1% DEPC, Diethylpyrocarboante, RNAase Free Water) 10 μL 첨가 ⇒ RNA를 녹임
26. vortex well and spin down
27. −70℃(−20℃)에 보관 ⇒가능한한 24시간을 넘기지 말고 사용

(2) cDNA 합성

Master Mix 제작	5×buffer	3 μL	Spin down → Minicycler 이용 시 시료의 증발방지를 위해 미네랄 오일 첨가 10 μL → Put to Thermal machine 20℃ 10분 → 42℃ 90분 → 95℃ 5분 → 4℃ 몇 분, 사용 전까지 −20℃ 보관 ※ dNTP : Deoxynucleotide Mix(dATP, dGTP, dCTP, dTTP)
	RNase inhibitor	0.5 μL	
	dNTP(10mM)	3 μL	
	ENTR	1 μL	
	AMV RTase	0.5 μL	
	DW treated DEPC	2 μL	
	계	10 μL	
첨가	추출한 RNA	5 μL	
	총량	15 μL	

(3) PCR Amplification

Master Mix 제작	10×buffer	2.5 μL	Spin down → Minicycler 이용시 시료의 증발방지를 위해 미네랄 오일 첨가10 μL → Put to Thermal machine Amplification cycle 94℃ 5분→ 94℃ 30초/54℃ 30초/72℃ 1분 : 35cycle → 72℃ 7분 → 4℃ 저장
	dNTP(10mM)	3 μL	
	ENTR(10pmol)	1 μL	
	ENTF(10pmol)	1 μL	
	Taq Polymerase	0.25 μL	
	DW treated DEPC	16.25 μL	
	계	24 μL	
첨가	cDNA	1 μL	
	총량	25 μL	

(4) Sequences of the primer sets (436bp)

I.D.	Sequence	Region	Position	Final conc.(uM)
ENTF	5'AAGCACTTCTGTTTCCCCGG 3'	5'NCR	161-180	10pmol
ENTR	5'ATTGTCACCATAAGCAGCCA 3'	5'NCR	580-597	10pmol

3. 노로바이러스 검사방법

노로바이러스 진단에는 전자현미경, 효소면역측정법, 유전자검사법 등을 사용하며 초기에는 주로 전자현미경을 통한 진단을 주로 하였으나, 여러 가지 유사한 크기의 물질들이 많이 존재하여 진단에 어려움이 있어 현재는 주로 유전자 검사법을 통한 진단이 일반화되어 있다.

1) 검체 채취방법

(1) 분변

① 일반적 지침

- **시기** : 질병발생 직후에 분변 수집을 시작하여야 한다. 확실한 바이러스의 진단을 위해서는 질병발생 48시간 내에 검체를 채취하여야 한다.
- **검체량** : 집단발생시 적어도 10명 이상의 환자에게서 검체를 채취하여야 한다. 바이러스에 의한 질병발생이 의심될 때에는 적어도 소변 채취컵 정도의 양이 채취되어야 한다.

② 채취방법과 저장방법

검체는 얻을 수 있는 한 많은 양을 채취하여 방수된 깨끗하고, 건조한 용기에 넣어 4℃에 보관한다. 환자에게 검체를 채취하는 방법을 교습한다. 전자현미경으로 관찰할 경우 검체를 얼리지 않는다.

〈주의〉 검체가 채취된 후 튜브를 냉장하거나 냉동한다. 만약 검사가 48시간 내에 이루어질 수 있으면 냉장보관을 하고, 그렇지 못할 경우에는 가능한 빨리 −70℃에 보관하고 보관이 불가능할 경우 가정용 냉장고의 냉동칸(−20℃)에라도 넣어둔다. 여기에서 단기간 보관은 가능하다.

③ 검체의 수송

- **냉장된 검체** : 검체를 용기에 넣고, 검체가 새는 것을 방지하기 위한 towel이나 종이 티슈가 있는 용기를 방수 bag에 넣는데 그 백에는 얼음이나 냉매를 넣어두어 냉장상태를 유지하고 그 백

은 절연체를 사용한 것이어야 한다. 이렇게 포장된 백을 가능한 한 주중 근무시간에 배달되도록 우편으로 송부한다.

- **냉동된 검체** : 검체가 냉동된 상태를 유지하도록 드라이아이스 위에 검체를 놓는다. 드라이아이스는 검체가 실험실에 냉동상태로 도착할 정도로 넣는다. 대략 백의 1/3~2/3를 넣는다. 유리 튜브는 드라이아이스에 종이 towel을 놓아 직접 닿지 않도록 한다. 이산화탄소에 너무 많이 노출되지 않도록 한다. 세균의 경우 Cary-Blair의 캡을 단단히 막고 절연선으로 마개부위를 막는다.]

(2) 혈청

① 일반적 지침

- **혈청 채취 시기** : 세균이나 바이러스에 의한 위장염이 의심될 때에는 급성기와 회복기 혈청을 채취한다. 급성기 혈청은 질병 발생 후 바로 채취하고 회복기 혈청은 3~4주 후에 채취한다. 정확한 검사를 위해서는 질병 발생 6주 이내에 채취하여야 한다.
- **혈청 채취량** : 집단 발생 시 가능하면 분변이 채취된 환자 10명에게서 paired serum을 얻는다.

② 수집과 저장방법

성인에게서는 15 mL을 어린이에게서는 3 mL의 혈액을 채취, 원심하여 혈청만을 채취한다. 원심분리가 용이하지 않을 때에는 냉장고에 넣어두어 혈청만을 분리하여 멸균된 튜브에 넣는다. 보관하는 튜브에는 항응고제가 들어있지 않아야 한다. 송부하기 전까지 혈청을 얼리지 말 것

③ 수송

혈청은 냉장이나 냉동상태로 송부한다. 만약 clotting technique로 혈청이 얻어진 경우 그것들을 얼리기 전에 원심분리할 수 있도록 하기 위하여 냉장상태로 운송하여야 한다. 혈청으로 냉매나 얼음이 들어 있는 절연체로 된 박스에 넣어 운송함으로써 냉장상태로 운송할 수 있다. 냉동상태의 혈청일 경우 드라이아이스 위에 올려놓아 운송하여야 하며, 운송은 가능한 주중 근무시간에 도착하도록 하여야 한다.

표 17-9. 일반적인 분변 검체의 채취 및 수집 방법

검체채취 및 수집방법	실험할 병원체의 종류		
	바이러스	세균	기생충
언제	질병발생 48~72시간 내	active diarrhea 기간 동안 (가능한 질병발생 직후)	질병발생 후 언제나 (가능한 질병발생 직후)
얼마나	집단발생시에는 적어도 환자 10명 이상에게서, 양은 환자당 적어도 10cc 이상	환자 10명당 1명에게서 두 rectal swab 또는 신선한 분변의 swab	환자 10명당 1명에게서 신선한 분변
수집방법	신선한 분변을 소변과 섞이지 않고 깨끗하게 건조한 용기에 담음	rectal swab을 위해 두 swab을 Cary-Blair 배지에 적신 후 직장에 1~1.5인치 깊이로 삽입한 후 살살 돌린다. Swab을 Cary-Blair 배지에 넣은 후 stick의 상층부를 잘라낸다.	신선한 bulk 분변을 10% 포르말린 폴리비닐 알코올을 1:3으로 섞은 보존제에 넣는다
수집 후 저장	실험이 48시간 내에 이루어질 수 있으면 냉장보관을 하고 그렇지 못하면 −70℃에 보관	냉장보관	실온이나 냉장보관하고 얼리지 말것
수송	냉장을 유지하고 백에 넣어 봉하고 냉매를 위에 올려놓고 박스는 절연체를 사용하며 송부한다.		기생충 조사를 위해서는 냉장보관하고, 방수처리를 하여 실온으로 송부

*각각의 검체 용기에 물에 지워지지 않는 펜으로 표기하고, 검체를 밀봉된 방수용기에 넣는다.

2) 노로바이러스 유전자 검사법(PCR 진단방법)

① 검사용 분변처리

1) 멸균 PBS 제조

PBS tablet (Sigma P4417) 1개를 200 mL의 증류수에 녹인 후 멸균함

2) 분변부유액 제조(10%)

① 분변의 경우 멸균한 PBS 9 mL에 약 1 g 정도의 분변을 넣는다.

② 직장도찰(Rectal swab)의 경우 0.5 mL의 멸균한 PBS에 면봉에 묻어 있는 분변을 잘 씻어 낸다.

③ 분변부유액을 약 3분간 Vortex하여 잘 섞어준다.

④ 3000 rpm, 4℃에서 20분간 원심하고 상층액을 취하여 실험에 사용한다.

3) 검사용 시료의 보관

① 분변부유액을 적어도 2개 이상으로 소분하여 보관한다.

② 그 중 한 개는 검사를 위해 냉장보관하며(수일 내에 검사하는 경우)

③ 나머지들은 보관을 위해 −70℃에 얼려 보관한다.
(반복해동을 피할 것 : 바이러스의 역가 감소로 실험에 영향을 줄 수 있음)

② 바이러스의 핵산추출(GM Viral NA purification Kit)

1) 분변부유액 150 μL를 1.5 mL tube에 넣는다.
2) Lysis & Binding buffer 300 μL를 넣는다.
3) 10초간 진탕하여 섞어준다.
4) Magnetic bead 20 μL를 첨가 후 10초간 섞어준다.
5) Magnetic stand에서 상온에서 10초간 정체시킨다.
6) 상층액을 제거한 후 Washing solution I 400 μL를 넣는다.
7) 10초간 진탕하여 섞어준다.
8) Magnetic stand에서 상온에서 10초간 정체시킨다.
9) 상층액을 제거한 후 Washing solution II 500 μL를 넣는다.
10) 10초간 진탕하여 섞어준다.
11) Magnetic stand에서 상온에서 10초간 정체시킨다.
12) 상층액을 제거한 후 Washing solution III 500 μL를 넣는다.
13) 10초간 진탕하여 섞어준다.
14) Magnetic stand에서 상온에서 10초간 정체시킨다.
15) 상층액을 완벽하게 제거한 후 elution buffer 200 μL를 넣는다.
16) 10초간 진탕하여 섞어준다.
17) 60℃ hot block에서 10분간 정체시킨다.
18) Magnetic stand에서 상온에서 30초간 정체시킨다.
19) 상층액 180 μL을 수거하여 microcentrifuge tube에 옮긴 후 실험에 사용하거나 사용 전까지 −70℃에 보관한다.

③ real time RT PCR를 통한 Norovirus 유전자 검출

1) Components of realtime RT PCR kit for norovirus

■ Components of RT PCR Kit for Norovirus

① NoV Real-time RT/PCR (G1/G2) (50 μL Rxn, 8-well strip * 12 ea) 96T
② NoV G1 standard RNA (2*100~2*10^6 copies/ μL), natural strip
③ NoV G2 standard RNA (2*100~2*10^6 copies/ μL), yellow strip

2) realtime RT PCR 수행 방법

① 추출한 RNA를 50 μL씩 넣고 3~5분간 잘 섞어주어 반응액이 완전히 섞이도록 한다.

② NoV G1, G2 standard RNA 경우 5 μL에 DEPC 처리된 DW 45 μL를 넣어 준비한다.

③ 잘 섞어준 반응액을 간단하게 원심한 후 realtime PCR machine에 넣고 반응시킨다.

표 17-10. condition

STEP	TEMPERATURE	Running Time
Line 1 : Reverse Transcription	50	30min
Line 2 : Pre-Denaturation	95	15min
Line 3 : Denaturation	94	15sec
Line 4 : Annealing&Extention	55	1min
SCAN	GI: TexasRed-BHQ, GII: FAM-BHQ	
GOTO	Line 3, 45 cycle	

④ RT-PCR를 통한 Norovirus 유전자 검출

1) Components of RT PCR Kit for Norovirus

① 1st Onestep RT PCR Mix-G1 (20 μL Rxn) 96T

② 1st Onestep RT PCR Mix-G2 (20 μL Rxn) 96T

③ 2nd PCR Mix-G1 (20 μL Rxn) 96T

④ 2nd PCR Mix-G2 (20 μL Rxn) 96T

2) Onestep RT PCR for Norovirus

① 추출한 RNA를 RT PCR을 위해 Kit에 제공된 PCR tube (1st Onestep RT PCR Mix-G1/G2)에 20 μL씩 각각 넣고 잘 섞어주어 반응액이 완전히 섞이도록 한다(G1과 G2를 별도 수행).

② 잘 섞어준 반응액을 간단하게 원심한 후 PCR machine에 넣고 반응시킨다.

■ RT PCR condition (Onestep)

47℃ 40 min/94℃ 15 min/【94℃ 30 sec/54℃ 30 sec/72℃ 45 sec】35 cycles /72℃ 7 min

3) Nested PCR for Norovirus

① Kit에 제공된 PCR tube (2nd PCR Mix-G1/G2)에 멸균 증류수를 18 μL씩 각각 넣고 반응이 종료된 1차 RT PCR 산물(G1/G2) 2 μL씩 각각 취하여 PCR tube에 넣어 준 후 잘 섞어주어 반응액이 완전히 섞이도록 한다.

② 잘 섞어준 반응액을 간단하게 원심한 후 PCR machine에 넣고 반응시킨다.

• PCR condition

94℃ 3 min /【94℃ 30 sec/56℃ 30 sec/72℃ 45 sec】25 cycles/ 72℃ 7 min

③ 반응이 끝나면 1% agarose에 PCR 산물 5 μL를 전기영동하여 결과를 관찰한다.

- 반응액에 loading dye가 포함되어 있으므로 따로 첨가할 필요 없음
- 각각의 유전자형의 바이러스에 특이적인 크기의 밴드가 확인되는 경우 양성으로 판정함 (GI 314bp ; GII 313bp)

4. 설사바이러스 실험 방법

1) 설사 바이러스 5종 검사

표 17-11. 검사흐름도 (가검물 25건 기준)

실험명	실험과정	소요시간	비 고
① 전처리	목록표작성 → 분변처리 → 원심분리 → 상등액채취	2:00	월요일
② EIA(Adeno,Rota)	EIA kit → 검체분주 → incubation → wash → OD측정	2:00	
③ RNA 추출	수동추출 또는 자동추출(TECAN)	2:00	화요일 수요일
④ Noro	Realtime RT PCR(3:00) → Conventional PCR [1st(2:30) - 2st(1:40)] → 전기영동(00:30) → UV reading(00:05)	8:00	
⑤ Astro/Sapo	Conventional PCR(2:30) → 전기영동(00:30) → UV reading(00:05)	3:30	

1) **검체 전처리** ※ EIA 및 RNA **추출** kit **실온에 내어 놓기**

① 전처리 장소 후드 : on → 장갑, 마스크 착용 → 검체(대변) 번호 순서대로 배치 후 검체량 확인해 가며 라벨 붙이기(1-25)

② Corning tube(大)와 가검물(변통)에 라벨링(17-28) ※변이 적은 것은 버린다.

③ PBS와 bead가 담긴 tube에 멸균된 면봉으로 변(1g)을 묻혀서 풀어준다.

※ PBS(⑥번냉장고)와 bead(AIDS실 37℃ incubator)는 멸균해 놓고 필요시 bead 한스푼, PBS 8~9 mL를 마이크로피펫으로 tube에 담아 사용

④ 검체 접수목록에 번호(25건) 적은후 복사하여 미생물과에 가검물과 함께 인계

⑤ Vortexing(on 상태로)후 원심분리(3,000 rpm, 20 min)한다 ※알코올로 내부 닦아주기

※ Vortex-mixer : Vortex-genie2, 원심분리기(Union 32R plus)

cf) 원심분리기(Combi-514R ; 세포용, Micro 17TR : 소형 tube용)

※ Adeno/Rota(EIA) kit 및 RNA 추출용(GM autoprep Ⅱ) 상온(실험대 정치)에 녹이기

⑥ 1건당 Cryovial 2개(보관용, 수송용), EP tube 1개(실험용) 준비하고 라벨링 한다.

⑦ 알코올로 실험대 바닥 소독

⑧ 원심분리된 tube의 상등액을 혈청분리관으로 채취하여 3개 tube(1.8 mL×2, 1.5 mL×1)에 담는다. ※ 지방층 발생시 먼저 걷어내고 중간 virus 부유액을 채취

⑨ 보관용, 수송용 tube는 냉동실에, 1.5 mL EP tube는 RNA 추출(150 μL) 및 EIA(Adeno/Rota) (100 μL) 실험 바로 시행, 나머지는 냉장고에 보관 ※ 결과 나오면 양성만 보관하고 버림

2) Adeno **및** Rota virus ELISA ※ antigen capture(**항원포획**) EI

① EIA kit(Adeno, Rota)를 냉장고(6번)에서 꺼내 실온이 되도록 한다(1시간 정도)

② EIA plate에 Adeno, Rota kit를 설치(빈곳에는 wash 한 well로 채우기)하고, 라벨링 후 아래 순서대로 각각 분주한다 (plate는 서랍내)

1. NC-100 μm, 2. PC-2방울(100 μm), 3. 검체-100 μm(EP tube)

※ 검체분주시 Adeno, Rota에 tip 바꾸어가면서 각각 분주, 실험대 위에서 가능

③ 위 모든 well에 Conjugate 2방울씩 넣어준다.

④ 비닐 tape(투명, kit내) 살짝 붙여서 1시간 동안 37℃ incubator(AIDS 실)에 둔다.

※ Incubator : Vision - 전용 스탠통에 넣어 incubation

⑤-1 Wash 5번

가. Prime:tube를 3차 DW에 한번 씻고→stool wash액에 담가 Run → Prime → enter → start(1시간 지속)

※stool wash액(1 L) : washing buffer(40 mL)+DW(960 mL) ⇒1통/1달 사용가능

⑤-2 Incubation 끝난 후

나. wash기 Stop → Yes → EIA plate(kit) 세로로 설치 후

다. Run → Wash → 05 stool → enter→줄수 맞게 누르고(08) → enter → start → enter

라. 전원 off 후 호스 3차 DW 에 넣어두기, 다시 실행할 경우 main menu

※ Wash장비 최종세척 : DW에 넣어 → mainte → enter → start → 끝난후 → enter → main menu → 기기 off

⑥ 모든 well에 Substrate(기질) 2방울 넣어준다.

⑦ foil 붙여서 15안 37℃ incubate에 둔다 ※ 15분후 육안으로 대략 판단 가능함(녹색)

⑧ 모든 well에 stop solution 1방울씩 넣어준다 ※ 양성검체는 노란색으로 변함

⑨ OD 측정 (X Fluor 4 프로그램 사용)

가. PC의 XFluor4 s/w open → XFluor4 → Connect → ok

나. kit 넣고 → XFluor4 → Start measurement(450 nm) → 다른이름으로 저장(원본) → 소화

기/EIA/2013에 넣기

다. XFluor4 → Disconnect(종료)

라. 결과 판독

- NC : 0.01-0.05(0.09도 가능 0.1만 초과 안하면 됨) - PC : 0.4 이상

- 약한양성 : 0.2-0.4 ⇒ 재실험하여 비슷하면 음성 처리

※ Plate는 wash 후 버리고, tray는 재사용

⑦ 저장한 원본파일 불러내어 첨부파일 제작 및 접수대장에 양성표시, OD value 입력

가. 지난주 파일(첨부용) 불러내어 오늘 날짜로 저장(file name) 후

나. Adeno,Rota 각각 검체번호 바꾸기

다. 결과 값 복사해서 넣기 - 저장

※ 위 2)번 참고내용

NC	Sa7	NC	Sa7	※ Rota, Adeno 표시후, PC는 파란색 유성매직으로 둥글게 표시, 빈 것은 빨간색 표시 - NC : Sample diluent(빨간색 큰통) - PC : Positive control(빨간색 뚜껑) - Conjugate(항원,항체 결합력 강화 : 흰색 뚜껑 - Stop solution : 노란색 뚜껑 - Substrate(형광 붙여 발색 기능): 파란색 뚜껑 - 검체(항원) : 상등액 ※항체:well 바닥에 코팅
PC	8	PC	8	
Sa1	9	Sa1	9	
2	10	2	10	
3	11	3	11	
4	12	4	12	
5	ND	5	ND	
6	ND	6	ND	

3) RNA **추출**(TECAN**이용 자동추출**) ※ PCR**을 위한** RNA **추출**

① PC -on 및 장비 뚜껑 open → Tip이 없는 rack에 tip 장착 → tip 배출구에 비닐팩 끼우기

※ 1-4번 1,000 μL tip, 5번에 200 μL tip(elution 용) 장착

※ 남은 tip부터 인식하기 때문에 기다렸다가 중간에 PC에서 change tip 메시지 나오면 ok

② 15-16번 랙(2개) 준비후 랙 이름에 맞추어 판(5개) 장착

③ lysis 및 washing buffer1 실험전에 녹이기(5번 냉장고) cf) 동결상태라 뜨거운 물에도 녹여 사용

※ Viral RNA/DNA extraction kit

④ Washing 1-3, lysis, elution buffer 15 mL(없을시 3차 DW 사용가능)을 각각 rack내 표시선까지 부어준 후 15-16번에 rack 장착(앞에서 뒤로 밀어주기)

⑤ 검은 Magnetic bead(RNA 잡아주는 역할)를 뚜껑 열고 14번 제일 앞에 장착

⑥ 후드 켜고 3분후 검체(EP tube) 30개와 NC(DEPC)를 Capless tube(오염방지를 위해 핀셋으로 노란색 랙에 놓기)에 150 μL를 분주한다(검체 rack과 분주할 rack 나란히 놓고 실시).

※ Capless tube는 incubater실에 보관(둥근 통), 사용하던 것 후드옆 서랍

※ NC(DEPC) : 초록색 통에 별도 보관되어 있음(후드내)

⑦ 장비에 분주한 검체 번호대로 핀셋으로 들어서 놓고, 멸균한 덮개 덮은 후 장비 케이스 닫고, 장비-on ※덮개는 옆 실험대 위(멸균한 것 사용)

⑧ PC의 Evoware standard(freedom evaltion2) → 4번째 → 재생 → Noro → initialization (장비 warming up)

⑨ Flush↙↙(기포 제거될때까지 4-5회) → 재생 → run → run

※ 후드정리 : 알코올로 바닥 닦기 → 후드문 내리고 → UV lamp 10분간 on

후드는 켜고 3분동안 문 열면 안됨(warming up)

⑩ Value(20/25/85) → ok → ok → 검체수(31) → ok → ok(lysis 시작)

※ 변 검체[20(astro/sapo용)-25(realtime PCR용)-85(저장용)], (굴검체 50-50-30) 총 130 μL

⑪ 장비 멈추면 뚜껑 열고 RNA 옮기기[3 part 각 27 well(Sa 25+NC 1+PC 1) 준비]

※ 시간 절약을 위해 아래 3가지 랙에 준비해서 뚜껑 공간사이로 넣어도 됨

가. Astro/Sapo 검사용 : Astro/Sapo primer (RT/PCR premix)

나. Noro 검사용 : Norovirus Realtime PCR kit 27well (은박지 칼로 잘라 벗겨 정치)

다. 저장용 : 흰색 tube(옆 서랍내) ⇒ 가-나.kit는 spin down 1회 이상해서 녹여줌

※ 모두 한칸씩 띄워서 꽂는다, PC는 뚜껑 닫아 랙에 놓기

⑫ 장비 뚜껑 닫고 PC에서 ok → 장비 자동 분주 → Clean bench로 옮겨 뚜껑 닫기

가. 저장용(뚜껑-옆 서랍내) : 라벨링 후 6번 냉장고에 보관(=RNA 저장)

나. Astro/Sapo : 바로 Conventional PCR 실시

다. Noro : Realtime PCR을 위해 후드내 옆에 잠시 보관(Astro/Sapo 실험후 실시)

⑬ PC off (닫기-닫기-NO) 및 Tecan 마무리 : Astro/Sapo 및 Noro 실험 시작전에 마무리

가. 덮개 세척, 검체 폐기

나. Washing 1-3, lysis : Kit 내 통에 부어 재사용

다. 검체 놓는 판은 알코올로 닦기

라. Magnetic bead는 한통에 모아 보관

※ Syst liquid (2차 DW) : 5 L 정도 넣어두기(isopropanol 1% 정도 섞어주면 버블 미발생

※ 위 6)번 tube 설치

17-25	O	O	O	O	O	O	O	O	O	O(NC)
09-16	O	O	O	O	O	O	O	O		
01-08	O	O	O	O	O	O	O	O		

※Elution 높이 조정(Bead액 안 묻어 올라오게 함)

1. 프로로그램 가동 후 Sample tube 그림에 커스 놓고 마우스 오른쪽 눌러
2. Edit Lab Type⁄ - 200 μL 선택
3. 48 Pos에서 Z-max 수치 조정
   ① 수치 높이면 : tip 아래로 내려감(더 깊이)
   ② 수치 낮추면 : tip 위로 올라감(더 얕게)
4. ok

4) Astro/Sapo : Conventional RT-PCR

① Tecan에서 분주된 RNA kit 그대로 후드에 가져와서 Astro/sapo(PC용) kit 각 1개씩 랙에 추가해서 설치 ※ sa1-25번, NC, AS, Sa

② Astro/sapo 양성, 냉장고(6번) rack에 보관되어 있는 것 각 1개씩 가져와서 손으 로 녹인 후 Astro/sapo(PC용) kit에 20 μL씩 분주

③ Spin down 1회 실시후, Conventional RT-PCR에 kit를 정중앙으로 넣고 뚜껑 살짝 돌린다.

※ kit 뚜껑 재확인

④ PCR 오른쪽 ③번 기기 : Run → AS/SA → ente r→ F2 → Run → ok(2:30)

왼쪽　①번 기기 : Run → start → start

⑤ 전기영동을 위한 Gel 제작 : 아래 5-2 ▶Noro 전기영동(1-5번) 참고

⑥ PCR 끝나면 Gel에 [Marker/sa1-13/NC/AS/SA - Ice block(냉장고 5번)에 담아 이동]

5 μL씩 Loading 후 전기영동(25분) 실시 (끝난 검체는 냉장고 6번에 보관)

※ Marker : M으로 표시해 둘 것

※ Loading : kit 8개 한꺼번에 열어두고 1개씩 넣어면서 잠가나가기

⑦ 25분 지나면 → 전기영동기 off → 전원 off → PC on → Quantity one open

⑧ UV 장비(Bio-RAD, Gel Doc XR) on → Gel 들어내어 UV에 넣는다 (물기 제거)

⑨ PC의 File→ Gel Doc XR → UV기기 손잡이 당겨 Gel 넣고 → Trans UV click

Manual acqure → Exposure time(노출시간) 1-3 → 원하는 사진나오면 freeze

※ 밴드(1-17번) 다 안나오면 Gel 위치 조정하여 다시 찍기, 다시 시작시 Trans UV off 후 꺼내기 PC와 같은 줄에 나오면 양성

⑩ 밴드사진에 name 붙이기 : ABC → ABC → 글자 넣을 부분에 커서 누르고 글자입력 →↖ 누른후 → 입력한 글자 블록지정→ 위맞추기 그림 클릭

※ 밴드에 번호 입력시 다른 그림 불러내어 복사후 붙여넣기 가능

⑪ Save → 소화기 → 설사바이러스 → AS/SA 2015-01-01 저장

⑫ ★ 첨부용 JPGE 저장하기 : file → open → 해당 file → 저장 → Export jpge → 100으로 맞추고 → Export → 저장(위 11번과 같이)

⑬ 끝난후 Gel 버리고 → 알코올로 UV plate 닦기 → PC off → Gel 받침대 세척, 영동기기는 물로 헹구어 dry

Sa1	Sa9
2	10
3	11
4	12
5	13
6	NC
7	AS
8	Sapo

5-1) **노로바이러스** : Realtime RT-PCR

① Tecan에서 추출된 RNA 그대로 사용

② Rack에 kit 1well 더 (PC용)놓고, PC 10 μL + DEPC 15 μL 넣는다(총 25 μL)

③ 모든 well에 IPC spin down(1회) 후 1 μL씩 넣는다 (약 15 μL로 14~15개 분주가능)

※ IPC((키트내 들어있음) : Internal positive control

④ kit(well) 한줄로 모아 세우고 비닐 tape 잘라서 바르고 문질러 붙인후 8 strip 씩 칼로 잘라주기

⑤ Exispin에 넣고 Spin down(Cycle 15회 : 약5분) ※ 끝나면 신호음 들림

⑥-1 검사장비 및 PC - on 후

※ 장비에 빨간불 들어오면 꼭 눌러주기(초록색으로 변하면 가동)

⑥-2 Run ExiDiagnosis s/w 연다.

⑦ File → Design EX → Norovirus Realtime RT-PCR kit 선택 → ok

→ sample list의 Noro → 아무거나 선택 → edit → drag해서 다 지움

→ 필드의 중앙(5-7)에 검체번호(29-53), NC, PC 입력 → Update → 아니오 → ok

→ ok → Door 꾹 눌러 열리면 번호대로 검체 넣고 → Run

→ name(2013_2_20_Noro_BS-13-2-29~53) 입력

⑧ 45cycle 다 끝나면 Analysis 더블클릭 → File → open → 설사결과 → 2013년

→ 2월 → IPC 값 나오면 실험 잘 된것(GⅡ ct : 35↓, GⅡ delta rn : 2,500↓)

⑨ File → Export → Excel → 설사/2013/2월 →위 name(BS-13-3-1~25)입력 → 저장

※ 양성 : GⅠ보다 GⅡ가 많이 나옴

※ Excel로 저장한 file USB 자료받기

: PC on → 내컴퓨터 → 로컬디스크(C) → 설사결과 → 2013 → 4월 → 블록지정 후 USB에 옮기기

5-2) **노로바이러스** : Conventional RT-PCR

▶ GⅡ-1st 실시 (2:30 소요)

① 냉동실 보관 GⅡ-1st kit 및 GⅡ PC(손으로 녹여 사용)1개 및 양성나온 저장용 RNA준비

※ Realtime RT-PCR 결과 양성검체(예 : 2개), NC, PC ⇒ 총 4개

※ Sample에서 양성인 것은 PC로 사용 가능

② kit(well)에 라벨링 (26-27-NC-PC)후 각각 20 μL씩 넣고 spin down

③ Conventional RT-PCR 장비 가동(오른쪽 2번째 Genoamp PCR system 9700)

가. 장비 : on

나. 위쪽 손잡이 위로 밀어줌

다. Plate 중앙에 균형을 맞추어 넣고 kit(well)뚜껑 한번더 닫아주기

라. 장비 뚜껑 닫고 → Run → 화살표 눌러 Noro 2-1 선택 → start → start → 끝난후 → stop

▶GⅡ-2st 실시 (1:40 소요)

① GⅡ-1st 끝난 검체 Ice Block에 담아 가져와서 준비

② Noro GⅡ-2 kit 4개 준비 (26-27-NC-PC

③ 1차 PCR 검체 5 μL + DW(DEPC:QC2 표시된 녹색 케이스) 15 μL 넣기

④ Spin down 1cycle

⑤ 장비에 넣고 kit 뚜껑 확인후 위 GⅡ-1st 3)번 과정 실시(Noro2-2선택)

※ Kit는 냉동실에 검체는 냉장고에 넣기

⑥ 끝난후 → stop → stop → exit → 뚜껑 열고 Ice block으로 옮겨 전기영동 실시 → 장비 전

원 off

▶Noro 전기영동

① Gel 제작(0.5개용)

가. Loading 숫자에 맞추어 Gel plate(0.5개, 1개 등) 장치(모양, 홈에 맞추어서)

나. 유산지 삼각형으로 접어서 저울에 올리고 Agros 0.23g 달기

다. 125 mL 비이커에 넣고 피펫(25 mL)으로 TAE buffer 15 mL+ a 넣는다.

※ TAE buffer제작 : TAE buffer(×50) 10 mL + DW 990 mL 넣어 섞어줌

라. 랩으로 밀봉하여 구멍내어 주고 전자랜지에 녹여줌(끓을시 stop 하고 흔들어 주면서 입자가 안보일 때까지 녹이는 과정 반복 : 7~8회, 목장갑 끼고 실시)

마. 다 녹이고 랩 벗긴후, 김이 약간 날 정도로 식히고 SYRB 0.75 μL 넣기(tip은 바로 버림)

바. 기포가 생기지 않도록 가볍게 흔들면서 섞어주기

사. 틀에 붓고 Loading 틀 끼워준(양쪽 홈 맞추어서 사이즈 선택) 후 25분 정도 굳히기

② 전기영동 장비 on 후 굳혀진 Gel 가져와서 장비에 장치(화장지로 Gel바닥 닦기)

③ TAE buffer 장비내 선까지 부어주고 2차 PCR 끝난 검체(Ice block에) 옮겨와서

④ Gel에 Loading (Marker-26-27-NC-PC 순으로)→케이스 닫고 on (25분간: 타이머 맞추기)

⑤ UV로 reading ※ GⅡ bend는 한 개만 뜸(저장 name ?)

⑥ Seqencing 의뢰

• 수동 RNA 추출방법(검체 10개 이하)

▶ 준비물

1) 피펫(5.6-560-140-630-500-60), vial랙, tube 랙, 장갑, 화장지, 100% 에탄올 (냉동실 보관)

※ 장비: Voltex, Spin down, 원심분리기

2) QIAamp kit(QIAGEN-Viral RNA Mini Kits 사용)

① Carrier RNA ② AVL buffer

③ AVE buffer ④ AW1-2

⑤ spin Column ⑥ Collection tube

※ 오염 가능성 많아 모든 기구는 락스, 손은 수시로 알코올로 닦아가며 실험

3) 식중독 검체 2건 - 수동 Prep ★ 총 140 μL 추출(70 μL× 2)

※ Tube 설치 내용 : Spin Column(1회), Collection tube(3회), EP tube(1회), 0.2 mL Tube(1회)

가. 전처리한 검체 및 EP tube 핀셋으로 옮겨서 준비

검체1	O	O		O	O	O	O
검체2	식13-3-1			식13-3-2		NC	

나. Spin column 및 Collection tube 준비

Collection tube-1	O	O		O	O			O	O	
Collection tube-2	O	O		O	O			O	O	
Collection tube-3	O	O		O	O			O	O	
Spin Column	O	O		O	O			O	O	
	검체1			검체2				NC		

다. RNA 저장용 EP tube 설치

O	O		O	O		O	O
식13-3-1			식13-3-2			NC	

라. RNA 모으기(0.2 mL tube)

O		O		O
식13-3-1		식13-3-2		NC

① 검체 전처리 방법대로 추출(보관용, 수송용)해서 실험용(1.5 mL EP tube)검체 준비

② EP tube를 핀셋으로 랙(소독후)에 2개씩 설치후 라벨링(위 그림-가)

③ 라벨링한 tube에 Carrier RNA 5.6 μL/AVL buffer 560 μL/검체 140 μL씩 넣은 후 15초간 Vortex 후 Spin down → 10분간 반응시킴 ※ AVL buffer-녹았는지 확인, NC-D.W

④ 반응시킨 검체에 100% 에탄올 560 μL씩 첨가 → 15초간 Vortex

※ 분주하기 쉽게 랙에 한칸씩 띄워서 배치

⑤ Spin column(6개, 라벨링-위 그림-나)에 위 ④번 검체 630 μL을 각각 옮긴 후 8,000 rpm에서 1분간 원심분리

⑥ Spin column 아래 수집된 용액 제거 후 Collection tube에 꽂아 검체 630 μL을 각각 옮긴 후 8,000 rpm에서 1분간 원심분리

⑦ Spin column 아래 수집된 용액 제거 후 Collection tube에 꽂아 AW1 500 μL 첨가 후 8,000 rpm에서 1분간 원심분리

⑧ Spin column 아래 수집된 용액 제거 후 Collection tube에 꽂아 AW2 500 μL 첨가 후 14,000 rpm에서 3분간 원심분리

⑨ Spin column을 RNA 저장용 EP tube(위 그림 ④)에 꽂고 → AVE buffer 60 μL 첨가 → 실온에서 1분간 정치 → 8000 rpm에서 1분간 원심분리 → RNA 회수

※ 원심분리기에 넣을때 cap은 적절히 밀어넣기

※ 최종량은 조절가능(50~60 μL)

※ 실험용은 4℃에 보관, 그 외 −70℃에 보관

⑩ Column은 버리고 0.2 mL tube에 모아 보관

※ Carrier RNA : AVE buffer 310 μL 넣은 후 충분히 Vortex 및 원심분리

※ AVL buffer : 80℃ 배양기에서 AVL의 침전물을 녹이고 1 mL를 따서 Carrier RNA에 녹인 후 모두 따서 AVL에 섞어준다(Carrier RNA가 들어간 AVL은 2~8℃ 보관(6개월가능, 실온 2주가능)하며 사용 전 침전물을 녹인후 실온으로 만들어 쓴다.

※ AW1 : 에탄올 25 mL 첨가해 44 mL로 만든 후 사용(6개월 실온보관 가능)

※ AW2 : 에탄올 30 mL 첨가해 43 mL로 만든 후 사용(6개월 실온보관 가능)

(2) 굴 중 노로바이러스 시험법

1) 가검물 전처리

① Proteinase K를 Cryovial에 가검물 개수만큼 3 mL씩 분주한다.

※ Proteinase K : 멸균 DW 200 mL+Proteinase K(30U/mg) 60 mg을 넣고 천천히 섞어 녹여 준 후 사용, −20℃에서 보관하여 사용.

② 멸균한 핀셋과 가위로 중장선 3g 채취하여 tube에 넣고 핀셋으로 섞어준다.

※ 실험대를 알코올로 수시로 닦아주고, 1건당 장갑, 핀셋, 가위는 별도사용

③ Shaking 되는 항온수조에서 1시간(37℃, 150 rpm)처리

④ 항온수조에서 15분(60℃) 동안 반응시킨 후, 4,000 × g에서 5분 동안 원심분리를 한 후 상층액 1 mL을 조심스럽게 취한 후 상측액은 다시 한번 원심 분리(4,000×g, 2분)

⑤ 최종 상층액은 유전자 추출을 위한 시료로 사용(1 mL × 2개)

2) 유전자 추출 : 수동 RNA 추출방법(상기 방법과 동일)

3) Realtime PCR

① 분석장비 : ABI

② 데이터 보기

: 장비 Open → D: → Data → FDA → 검체번호 선택→ Amplication plot의 Graph type(liner) → 오른쪽 화면 view well table→ 수치 나오면 무조건 양성 → Conventional RT-PCR 하기

③ 노로바이러스 real-time PCR 조성 (400건 기준)

Component	Volume		Genogroup			
			GI		GII	
① Mastermix(2×)	12 μL	4,800	COG1F	400	-	
② Forward primer(10pmol)	각 1 μL	400	COG1R	400	BPO-13/ BPO-13N	200/200
③ Reverse primer(10pmol)	각 1 μL	400	RING1-TP	200	BPO-14	400
④ Probe(10pmol)	각 0.5 μL	200			BPO-18	200
⑤ Enhance	1.5 μL	600				
⑥ Enzyme mix(25×)	0.5 μL	200				
⑦ Extracted RNA	5 μL					
Total	25 μL					

★ 400건 기준 GI 및 GII별 별도 제작

1) GI : ①~⑥ 모두 합해 20 μL씩 소분(단 ②~⑤는 GI Primer, Probe사용)

2) GII : ①~⑥ 모두 합해 20 μL씩 소분(단 ②~⑤는 GII Primer, Probe사용)

★ 양성대조군은 상기 소분된 GI, GII에 PC 5 μL 넣는다.

음성대조군은 상기 소분된 GI, GII에 DW 5 μL 넣는다.

각 검체들은 상기 소분된 GI, GII에 ⑦(추출 RNA) 5 μL 넣는다.

④ Real-time PCR 반응온도

▶ 45℃ 30 min / 94℃ 10 min

▶ [95℃, 15sec] / [56℃, 60sec] : 45 cycles

4) Conventional RT-PCR : 양성 검체에 한해 실시

가. ONE-STEP RT-PCR 반응액 조성(Premix 제작해서-50개 소분하여 사용) (50건 기준)

Component	Volume		Genogroup	
			GI	GII
① Mastermix(2X) = Reddymix	12 μL	475	-	-
② Reverse transcriptase (50unit/ μL) (= Enzyme) 검정뚜껑	0.5 μL	25	-	-
③ D.W.(Nuclease-free water)	6 μL	300	-	-
④ Forward primer(20pmol)	2 μL	100	GI-FIM	GI-FIM
⑤ Reverse primer(20pmol)	2 μL	100	GI-RIM	GI-RIM
⑥ Extracted RNA, PCR control	5 μL			
Total	25 μL			

※ 위에 추가로 RT Enhance 1 μL(50) 넣기 ※ 녹색케이스-Noro virus primer

★ 상기 Primer 20 pmol 제작하기

Primer	TE buffer (μL)	비고 (각각 제작)
GI-FIM	128.5	예) 1) GI-FIM Primer에 TE buffer 128.5 μL 넣어 Voltexing하여 Spin down 2) 이 중 100 μL 채취후 TE buffer 400 μL 넣으면 20 pmol이 됨
GI-RIM	139.0	
GII-FIM	215.4	
GII-RIM	234.6	

★ 50건 기준 GI 및 GII별 별도 제작

1) GI : ①~⑤ 모두 합해 20 μL씩 소분(단 ④~⑤는 GI Primer, Probe사용)

2) GII : ①~5 모두 합해 20 μL씩 소분(단 ④~⑤는 GII Primer, Probe사용)

★ 양성대조군은 상기 소분된 GI, GII에 PC 5 μL 넣는다.

음성대조군은 상기 소분된 GI, GII에 DW 5 μL 넣는다.

양성 검체들은 상기 소분된 GI, GII에 ⑥(추출 RNA) 5 μL 넣는다.

※ 노로바이러스 ONE-STEP RT-PCR 반응조건 및 온도

	온도	시간	Cycle
cDNA 합성(cDNA synthesis) 초기 변성(predenaturation)	45℃ 94℃	30 min 5 min	1 cycle
변성(denaturation) 결합(annealing) 확장(extension)	94℃ 55℃ 72℃	30 sec 30 sec 1 min 30 sec	35 cycle
최종신장(post-elongation)	72℃	7 min	1 cycle
보관	4℃	∞	∞

나. Semi-nested PCR 반응액 조성 (50건 기준)

Component	Volume		Genogroup	
			GI	GII
dNTPs(10mM)	4 μL	200	-	-
10x Buffer(with $MgCl_2$)	5 μL	250	-	-
D.W.	33 μL	1,650	-	-
Forward primer(20 pmol	2.5 μL	125	GI-F2	GI-F3M
Reverse primer(20 pmol)	2.5 μL	125	GI-RIM	GI-RIM

Component	Volume		Genogroup	
			GI	GII
Taq polymerase(5 unit/ μL)	1 μL	50		
1st PCR Product	2 μL			
Total	50 μL			

※ ① GI-F2,GII-F3M : 100 pmol로 제작하여 사용

Primer	TE buffer (μL)	비 고 (각각 제작)
GI-F2	130.9	예) 1) GI-F2 Primer에 TE buffer 130.9 μL 넣으면 100 pmol임 ※ Voltexing하여 Spin down 2) 이 중 25 μL 채취후 D.W 100 μL 넣으면 20 pmol 125 μL가 됨
GI-F3M	124.0	

② GI-RIM,GII-RIM : 그대로 사용

③ cf) 파란색 : Mastermix 500 μL를 사용시 나머지 D.W와 Primer만 넣으면

★ 50건 기준 GI 및 GII별 별도 제작

1) GI : ①~⑤ 모두 합해 48 μL씩 소분(단 ④~⑤는 GI Primer, Probe사용)

2) GII : ①~5 모두 합해 48 μL씩 소분(단 ④~⑤는 GII Primer, Probe사용)

★ 양성대조군은 상기 소분된 GI, GII에 PC 2 μL 넣는다.

음성대조군은 상기 소분된 GI, GII에 DW 2 μL 넣는다.

양성 검체 중 1st PCR Product를 상기 소분된 GI, GII에 2 μL 넣는다.

※ 노로바이러스 Semi-nested PCR반응조건 및 온도

	온도	시간	Cycle
초기 변성(predenaturation)	94℃	5 min	1 cycle
변성(denaturation) 결합(annealing) 확장(extension)	94℃ 55℃ 72℃	30 sec 30 sec 1 min 30 sec	25 cycle
최종신장(post-elongation)	72℃	7 min	1 cycle
보관	4℃	∞	∞

※ 노로바이러스 Semi-nested PCR반응조건 및 온도

Genogroup	Primer	Sequence (5'→3')	Application
GI	GI-F1M	CTG CCC GAA TTY GTA AAT GAT GAT	One-step RT PCR
		CCA ACC CAR CCA TTR TAC ATY TG	One-step RT PCR/ Semi-nested PCR / Sequencing
	GI-F2	ATG ATG ATG GCG TCT AAG GAC G	Semi-nested PCR / Sequencing
GII	GII-F1M	GGG AGG GCG ATC GCA ATC T	One-step RT PCR
	GII-R1M	CCR CCI GCA TRI CCR TTR TAC AT	One-step RT PCR/ Semi-nested PCR/ Sequencing
	GII-F3M	TTG TGA ATG AAG ATG GCG TCG ART	Semi-nested PCR/Sequencing

5) PCR 산물 전기영동

※ PCR 반응액 5 μL를 1.5% agarose gel 상에서 100V로 전기영동한 후, UV 하에서 DNA 밴드 관찰

GII PCR 검출(312bp)

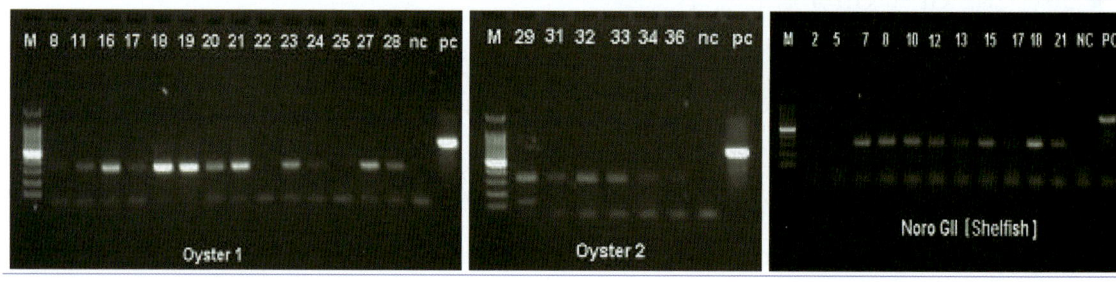

M : 1kb plus marker; NC : gene extraction negative PC : Norovirus GII positive control((686bp)

6) 최종 검출 판정(염기서열 분석)

(3) 지하수(식품용수) 중 노로바이러스 시험법

1) 시약 및 시액

가. 2% 티오황산나트륨(Sodium thiosulfate: $Na2S_2O_3$) 용액

※ 4,800 mL의 증류수에 티오황산나트륨 100 g을 녹여 최종 5,000 mL의 용액을 제조하고 121℃, 15분간 고압증기 멸균한다.

나. 1M 염산(HCl) 용액

※ 1M 염산(HCl) 용액은 식품용수 채수 시 검체의 pH를 조정하는데 사용한다.

다. 1.5% Beef extract(desiccated powder)용액

※ 1,900 mL의 증류수에 Beef extract 분말 30 g과 glycine 7.5 g(최종농도 = 0.05 M)을 넣고 1M NaOH를 이용하여 pH 9.5로 조정한 후 최종 2 L로 제조하고 121℃, 15분간 고압증기 멸균한다. Beef extract 용액은 4℃에서 일주일간 혹은 −20℃에서 장기간동안 보관할 수 있다.

라. 0.15 M 인산일수소나트륨, 7수화물[Sodium phosphate, dibasic, (Na_2HPO_4 $7H_2O$)] 용액

※ 950 mL의 증류수에 Sodium phosphate 40.2 g을 넣고 1M NaOH를 이용하여 pH 9.5로 조정한 후 최종 1 L로 제조하고 121℃, 15분간 고압증기 멸균한다.

마. 1M 수산화나트륨(NaOH) 용액

※ 400 mL의 증류수에 20 g의 수산화나트륨을 넣고 최종 500 mL로 제조하여 수산화나트륨 용액을 준비한다. 수산화나트륨 용액은 상온에서 수개월 동안 보관할 수 있다.

바. 유전자 추출 키트(Viral RNA Mini Kits)

(1) RNA가 유전자인 바이러스는 시판되는 바이러스 RNA 추출 키트(kit)를 사용한다.

※ 재현성 및 검출효율 등을 고려하여 QIAGEN-Viral RNA Mini Kits 또는 동등 이상의 제품사용 가능

(2) DNA가 유전자인 바이러스는 시판되는 바이러스 DNA 추출 키트(kit)를 사용한다.

※ 재현성 및 검출효율 등을 고려하여 AUTOPREP Viral Nucleic Acid Prep Kit 또는 동등 이상의 제품사용 가능

사. 유전자 증폭 용액

(1) RT-PCR 증폭 용액

① OPC (Oligo Nucleotide Purification Cartridge)로 정제된 프라이머를 사용한다.

② RT-PCR에 사용되는 One-step RT-PCR mix는 본 시험법에서 제시한 제품(1-Step RT-PCR ReddyMix Kit) 또는 동등 이상의 제품을 사용할 수 있다.

③ 2차 PCR(Semi-nested PCR)에 사용되는 Taq DNA polymerase, 10×buffer($MgCl_2$ 포함), 10 mM dNTPs(each dNTP 2.5 mM)의 필요한 시약을 갖추어 PCR을 실시한다(이와 동등한 결과를 얻을 수 있는 DNA polymerase, buffer, dNTPs도 사용할 수 있다).

④ 증류수는 역삼투압 정제 등에 의해 17 MΩ/cm까지 정제한 초순수로 DNA, DNase 등의 오염이 없는 것을 사용한다.

(2) Realtime PCR 증폭 용액

① 프라이머와 프로브는 합성하여 사용한다.

② PCR에 사용되는 Realtime PCR mix는 본 시험법에서 제시한 제품(Agpath ID one-step RT-PCR reagent) 또는 동등 이상의 제품을 사용할 수 있다.

※ 재현성 및 검출효율 등을 고려하여 동등 이상의 제품사용 가능

③ 증류수는 역삼투압 정제 등에 의해 17 MΩ/cm까지 정제한 초순수로 DNA, DNase 등의 오염이 없는 것을 사용한다.

2) 장치 및 기구

가. 검체 채수과정

(1) 표준필터장치 : 식품용수 1,500~1,800 L을 채수하는 장치

구성 : 용수 유입구, 단일주입기, 유량조절밸브, 압력게이지, 탈리액 주입구, 양전하 카트리지 필터(positive cartridge filter), 카트리지 하우징(cartridge housing), 탈리액 유출구, 유량계, 용수 유출구

※ 양전하 카트리지 필터 : 1-MDS, NanoCeram 또는 이와 동등한 것

(2) 휴대용 pH 측정기 : 식품용수의 수소이온농도를 측정한다.

(3) 휴대용 탁도 측정기 : 식품용수의 혼탁도를 측정한다.

(4) 휴대용 염소 농도 측정기 : 식품용수의 잔류염소농도를 측정한다.

(5) 휴대용 아이스박스 : 식품용수 채수 후 양전하 카트리지 필터(positive cartridge filter)를 운반하기 위해 사용한다.

(6) 상업용 얼음팩 : 양전하 카트리지 필터(positive cartridge filter) 운반 시 냉장상태 유지용으로 사용한다.

(7) 기타 : 공구상자, 2 L 멸균 비커, 멸균된 알루미늄박, 클램프, 바이러스시료 검체기록부, 멸균장갑, 수은 온도계, 멸균 메스실린더, 채수용 호스

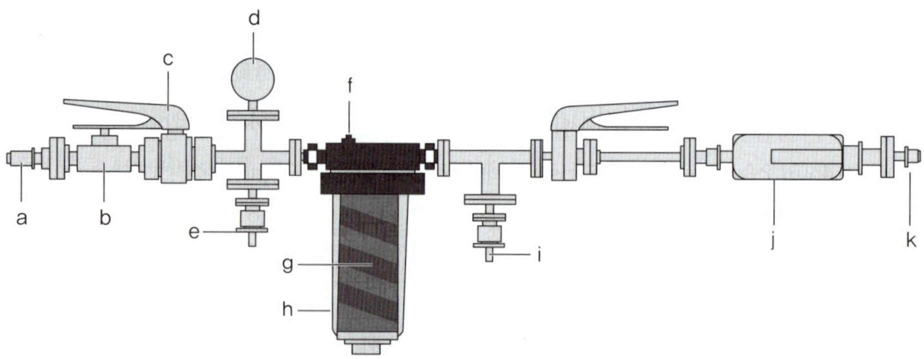

그림 17-2. ⓐ 용수 유입구, ⓑ 단일주입기, ⓒ 유량조절밸브, ⓓ 압력게이지, ⓔ 탈리액 주입구, ⓕ 감압단추, ⓖ 양전하 카트리지 필터, ⓗ 카트리지 하우징, ⓘ 탈리액 유출구, ⓙ 유량계, ⓚ 용수 유출구

나. 바이러스 탈리과정

(1) 연동정량펌프 : 1.5% Beef extract 용액을 양전하 카트리지 필터로 유입시켜 흡착된 바이러스를 탈리하기 위한 장치

(2) 연동정량펌프 탈리액 유입용 호스, 탈리액 유출용 호스

(3) 자석교반기 및 자석교반 막대

(4) 하우징 거치대, 탈리액 유입구, 탈리액 유출구, 압력게이지

다. 바이러스 농축과정

(1) 원심분리기(4℃, 2,500~10,000 G)

(2) 원심분리용기(50~500 mL 용량)

(3) 0.22 μm 주사기 필터(30 mL 용량)

라. 유전자증폭과정

(1) 유전자 증폭기(PCR machine)

(2) 실시간 유전자 증폭기(Realtime PCR machine)

1) 채수 장비

▷ 채수장비 2대(용수유입구, 단일주입기, 유량조절밸브, 압력게이지, 탈리액 주입구, 양전하 카트리지 필터, 카트리지 하우징, 탈리액 유출구, 유량계, 용수 유출구)

▷ PH 측정기(pH, 수온) ▷ 탁도 측정기 ▷ 염소농도 측정기 ▷ 아이스박스

▷ 대장균검사용 채수병 ▷ 얼음팩 ▷ 공구상자 ▷ 2 L 멸균비커 ▷ 멸균 장갑

▷ 멸균봉지 ▷ 채수용 호스 ▷ 락스 및 70% Ethanol 스프레이

2) 채수요약

1) 채수장소 업소관계자에게 설명

2) 지하수(수도꼭지) 2~3분 흘려보내고 채수기 연결(압력체크, 기존 채수량 체크)

※ 하우징 상단의 감압단추 눌러 내부공기가 완전히 빠지도록 한 후, 수도꼭지를 완전히 열어 준다.

3) PH, 탁도, 염소, 수온 측정

4) 지하수 이용실태표 및 채수기록부 작성

5) 채수 완료후 채수기록표 최종 채수량 기록, 확인자 사인받기

6) 하우징 분리 후 양전하 카트리지 필터를 거꾸로 하여 남은 물을 버린 후 멸균봉지로 싸서 아이스박스에 담는다

7) 검체 냉장고 보관-다음날 탈리 및 농축
8) 채수기 해체 부품, 호스 등 락스에 담가 소독 ▶압력계 제외

3) **시험방법**

가. 채수과정

① 멸균된 장갑을 착용하여 채수하려는 검체의 배출구(수도꼭지 등)를 2~3분 정도 열고 식품용수를 흘려보낸다. 배출구에 채수호스를 장착 시 누수가 되지 않도록 클램프를 이용하여 단단히 연결하고 탁도가 균일할 때까지 흘려보낸 후 배출구를 잠근다.
② 염소(Chlorine, HOCl)나 불꽃버너를 이용하여 배출구(수도꼭지 등)를 가열 또는 살균
③ 채수용 호스의 알루미늄박을 제거한 후 채수 할 배출구에 연결하고 표준필터장치용수 유입구(ⓐ)에 호스를 연결. ※이 단계에서 양전하 카트리지 필터(ⓖ)는 연결하지 않는다.
④ 천천히 배출구를 열어 압력게이지가 30 PSI가 넘지 않도록 배출구를 조절하고 76 L(20 gal)의 식품용수를 흘려보낸다.
⑤ 식품용수 76 L를 흘려 보낸 후 일부를 2 L 멸균 비커에 받아 용수의 탁도, pH, 온도, 염소농도를 각각 측정하여 검체번호, 채수위치, 채수자의 이름과 함께 바이러스 검체 채수기록부에 기록한다. pH 측정기는 사용전 보정(calibration) 한다. ※ 대장균 검사용 용수 1 L 채취
⑥ ★용수 배출구(수도꼭지 등)를 잠그고 검체가 다음의 조건에 해당되어 부가장치의 연결이 필요한지의 여부를 결정하여 연결한다.

1. pH 8이상일 경우 멸균된 튜브로 단일주입기(ⓑ)와 1 M 염산 용액이 담긴 메스실린더를 연결하고, 배출구(수도꼭지 등)를 다시 열어 용수의 pH가 6.5~7.5가 되도록 단일 주입기를 통해 1 M 염산 용액을 흘려보낸다. 용수유출구(ⓚ)로 흘러나온 용수의 pH를 측정해 바이러스 검체 채수기록부에 기록한다.
2. 잔류염소 제거를 위해 위와 같이 단일주입기를 연결하여 식품용수 3.8 L(1 gal) 당 2% 티오황산나트륨 용액 10 mL이 주입되도록 한다.

   ※ (가)와 (나)번이 모두 해당할 경우 이중주입기를 연결하여 사용한다.

⑦ 바이러스검체 채수기록부에 검체 채취일, 시작 시간, 유량계의 초기 수치를 기록한다.
⑧ 알루미늄박을 제거한 양전하 카트리지 필터를 탈리액 주입구(ⓔ)와 유출구(ⓘ) 사이에 연결한다.
⑨ 용수를 천천히 흐르게 하면서 카트리지 하우징 상단의 감압단추(ⓕ,vent button)를 눌러 내부공기가 완전히 빠지도록 한 후, 수도꼭지를 완전히 열어 준다.
⑩ 압력게이지가 30 PSI 이하로 유지되도록 유량조절 밸브를 조정하고 식품용수 1,500~1,800 L를 통과시킨 후, 용수 배출구(수도꼭지 등)를 잠근다.

⑪ 바이러스 검체 채수기록부에 검체채취 종료일, 종료 시간, 유량계의 최종 수치등을 기록한다.

⑫ 표준필터장치로부터 카트리지 하우징(ⓗ)을 분리하고 양전하 카트리지 필터를 거꾸로 하여 남은 물을 버린 후 하우징 양끝의 연결된 개구부를 멸균된 알루미늄박으로 싼다.

⑬ 양전하 카트리지 필터를 아이스박스에 담고 얼음팩 등을 사용하여 냉장상태(냉동시켜서는 아니된다)로 유지하여 즉시 실험실로 운반한다.

나. 탈리과정

① 냉장 보관하여 운반한 필터는 채수 시작 시간부터 24시간 내에 실험실에서 바이러스 탈리 시험을 실시하여야 한다. 다만, 부득이한 경우로 인해 24시간 내에 탈리시험이 불가할 경우 최대 72시간이 넘지 않도록 한다.

② 탈리용 거치대에 카트리지 하우징을 장착한 후 유량조절 밸브를 모두 닫는다.

③ 탈리액 주입구에 연동정량펌프 호스를 연결한 후 연동정량펌프와 1.5% Beef extract 용액이 채워져 있는 유리병에 호스를 차례로 연결하되 1-MDS 필터는 1 L, NanoCeram 필터에는 0.5 L의 1.5% Beef extract 용액(1.5%)을 사용한다.

④ 탈리액 유출구에 유출용 호스를 연결하여 1.5% Beef extract 용액이 들어 있는 유리병에 넣고 탈리액 유출구를 닫는다.

⑤ 연동정량펌프를 가동하여 양전하 카트리지 필터 하우징 안으로 1.5% Beef extract 용액이 양전하 카트리지 필터 내에 완전히 차도록 한 후 감압단추를 통해 1.5% Beef extract 용액이 넘쳐 흘러나오기 시작하면 감압단추에서 손을 떼고, 연동정량펌프 가동을 멈춘 후 5분간 정치한다.

※ 감압단추는 탈리액이 양전하 카트리지 필터 안으로 가득 채워질 때까지 눌러준다.

⑥ 탈리액 유출구를 열고 연동정량펌프를 다시 가동한 후 하우징에 채워져 있는 1.5% Beef extract 용액이 서서히 필터를 통과하도록 한다. 통과한 완충액은 1.5% Beef extract 용액이 들어있던 유리병에 수집한다. 탈리액을 회수할 때는 거품이 없도록 주의하여야 한다.

※ 연동정량펌프 대신 양압펌프와 압력통을 사용하여 탈리과정을 진행할 수도 있다.

⑦ 유리병에 수집된 탈리액은 4)~6)의 과정을 2회 반복한다.

⑧ 최종 탈리액은 1 M 염산 용액으로 pH를 7.0~7.5 사이로 조절하고 멸균된 메스 실린더를 사용하여 부피를 기록한다.

⑨ 탈리액은 24시간 이내에 농축시험이 가능할 경우 4℃에서 보관하며, 농축 시험을 즉시 시행하기 어려울때에는 −70℃에서 보관한다.

다. 농축과정

① 최종 탈리액을 교반기에서 혼합하면서 1 M 염산용액으로 pH를 3.5±0.1로 조절한 후, 실온에서 30분간 천천히 섞는다.

② 침전물이 생기면 탈리액을 멸균한 원심분리용기에 옮겨 원심분리한다(2,500 G 15분, 4℃).

③ 원심분리 후, 상등액을 제거하고 남은 침전물에 0.15 M sodium phosphate 완충액 (pH 9.0~9.5)을 20~30 mL 넣어 완전히 부유 시킨 후 실온에 10분간 방치한다.

④ 부유시킨 용액을 원심분리한다(7,000 G, 10분, 4℃).

⑤ 상등액을 취해 1 M 염산용액으로 pH 7.0~7.5로 조절한다.

⑥ 미생물오염을 방지하기 위해 30 mL 주사기를 이용하여 상등액을 0.22 μm 주사기 필터로 여과한다. 검체 중의 바이러스가 필터에 흡착되는 것을 방지하기 위하여 사전에 0.22 μm 주사기 필터에 10~20 mL의 1.5% Beef extract 용액(pH 7.0~7.5)을 통과시킨다.

⑦ 최종 농축 검체량(FCSV=final concentrated sample volume)을 기록하고 검체를 24시간 이내에 분석할 경우는 4℃에 보관하고 나머지는 분석 전까지 −70℃에 보관한다.

⑧ 최종 농축검체 20~30 mL는 유전자 추출을 위한 검체로 사용한다..

라. 유전자 추출(수동 RNA 추출)

마. Realtime PCR

사. Conventional RT-PCR 및 전기영동 : 모두 상기 방법과 동일

★ [실제방법-요약] 채수-탈리-농축 과정

1. 채수

1) 채수장비 및 기타 준비물 하루전 준비

① 주입구 Prefilter 양쪽 호스 미리 연결

② PH meter calibration

③ 채수장비 하우징 및 각 이음새 조이기

④ 공구상자 점검(타이터 등)

⑤ 채수장소(업체) 전화확인 및 이용실태표 및 채수기록부 미리 기록(채수관련철)

⑥ 배차신청(한주전 금요일 월-화 사용 신청)

2) 채수장 도착후 담당자 미팅 및 채수

① 장갑착용 후 수도꼭지 등 소독(락스 및 70% 에탄올) 및 수돗물 3분 흘린 후 설치

② 1분 더 흘린 후 50 L 흐르는 시간 측정(압력 : 3,000 psi 이하확인)

③ 염소, 탁도, pH, 수온 측정 및 대장균검사용 물 1 L 채수(아이스박스 보관)

④ 초기 시작 채수량 확인

⑤ 이용실태표 및 채수기록부 내용 기록 및 사인받기

3) 채수완료 후 하우징 분리 및 정리

① 장갑착용 후 하우징 분리하여 물 제거

② 하우징 멸균봉지에 넣어 아이스박스에 보관

③ 나머지 장비 분리 및 정리

④ 대장균검사용 물은 미생물과에 전달 검체는 냉장고에 보관

⑤ 채수장비 및 호스 등 분리후 락스물에 담그기-멸균

2. 탈리 - 하루전 Beef extract 용액 녹이기

1) 준비물 준비

① 펌프

② 연동정량펌프 호스

③ 하우징용 멸균클램프(소,대)

④ 0.5 L의 1.5% Beef extract 용액(1.5%) 및 여분의 40 mL Beef extract 용액

⑤ 0.15 M sodium phosphate 완충액(pH 9.0~9.5) 50 mL

⑥ 하우징 받침대

⑦ pH meter

⑧ 교반기

⑨ 튜브(50 mL)받침대 2개

⑩ 1.0M HCl

⑪ 0.2 μm 필터

⑫ 50 mL centrifuge tube

2) 노로바이러스 실험실 바닥 알코올로 닦아내기

3) 하우징(검체) 설치(주입구-잠금레버 없는 것, 출구-잠금레버 있는 것) 후 출구 쪽 밸브 잠근 후 펌프에 호수 연결(긴 것-주입구쪽, 짧은 것-출구쪽)

4) 펌프 가동 후 하우징 압력계 눌러 Beef액 하우징에 채워 5분간 정치

5) 출구로 Beef액 흘려 멸균비이커에 받기 : 총 3회 반복

※ 멸균 비이커액과 Beef액 맞바꾸어 가면서 실시

3. 농축

1) 마지막은 하우징 풀어 남은액 부어서 pH 3.5±0.1 조절(약 10 mL) 후 30분간 mixing

2) 2개의 250 mL 원심튜브에 무게 나누어 15분간 원심분리

※ 원심분리기 사용법

: 원심분리기 on → 발로 기기 아래부분 페달 밟아 뚜껑 open → 로타(10,000 rpm) 홈에 맞추어 설치후 알코올로 내부 닦기 → 조건 맞추기(Roter : JA-10, rpm : 2,500× G, Time : 15)→ 뚜껑 닫고 start

3) 상등액 피펫으로 제거후 0.15 M sodium phosphate 완충액 10 mL로 튜브 2개 먼저 씻어주고 추가로 10 mL 더 시행하고 50 mL 튜브에 모아 10분간 정치

4) 정치 후 같은 무게의 NC(D.W) 1개 준비하여 10분간 원심분리

※ Roter:JA-25.50, rpm:7,000× G, Time:10

5) 상등액을 취해 50 mL 원심분리 튜브에 넣고 1M HCl로 pH 7.0-7.5로 조절(300~400 μL)

6) 50 mL 주사기에 beef 액 20 mL넣고, 필터 통과 후 상등액을 필터에 통과시킨다

7) 최종 농축 검체는 −70℃에 보관(실험용으로 EP tube에 별도 1개 보관)

※ 24시간 이내로 분석할 경우 4℃에 보관

4. 아데노바이러스 검출 PCR

1) DNA의 추출

(1) 50 μL의 분변 혼탁액에 5N NaOH를 5.5 μL를 넣는다

(2) 37℃에서 15분간 인큐베이션 시킨다.

(3) 5N HCl 5.5 μL를 넣어 pH를 중화시킨다.

(4) H_2O로 10~100배로 희석한다.

2) PCR

(1)	pretreated stool suspension	10 μL
	10x buffer (15 mM $MgCl_2$)	5 μL
	$MgCl_2$ (25 mM)	5 μL
	BSA (10 mg/ mL)	0.5 μL
	dNTP (2.5 mM each)	4 μL

hexAA1885 (10 pmole/ μL)	0.4 μL
hexAA1913 (10 pmole/ μL)	0.4 μL
Taq	0.5 μL
D.W.	24.2 μL

(2) 94℃ 3 min/ 1 cycle
4℃ 30 sec/ 55℃ 30 sec/ 70℃ 30 sec/ 35 cycles
70℃ 5 min/ 1 cycle

5. 로타바이러스 RT-PCR

1) Tri-reagent 방법으로 RNA 추출

2) RNA 처리

(1) RNA	5 μL
DMSO	3.5 μL

(2) 97℃ 5 min

3) cDNA 합성

(1) 5x buffer	4 μL
dNTP	5 μL
primer(con3)	1 μL
primer(con2)	1 μL
RNA	8.5 μL
RT	0.5 μL

(2) 20℃ 10 min/ 42℃ 90 min/ 95℃ 5 min

4) PCR

(1) 10x buffer ($MgCl_2$ free)	2.5 μL
dNTP (2.5 mM each)	4 μL
$MgCl_2$	2.5 μL

BSA (10 mg/mL)	0.5 μL
con3	0.5 μL
con2	0.5 μL
DDW	12.8 μL
Taq polymerase	0.2 μL
cDNA	2 μL

(2) 94℃ 3min

94℃ 1 min/ 50℃ 2 min/ 72℃ 2 min/ 30 cycles

72℃ 7 min/ 4℃ hold

6. 아스트로바이러스 RT-PCR

1) Tri-reagent 방법으로 RNA 추출

2) cDNA 합성

(1) 5x buffer	4 μL
dNTP	8 μL
primer(mon348)	2.5 μL
RNA	5 μL
RTase	0.5 μL
DW	4 μL

(2) 42℃ 60 min/ 95℃ 5min

3) PCR

(1) 10x buffer	5 μL
dNTP	6 μL
mon348	2.5 μL
mon340	2.5 μL
DDW	28.5 μL
Taq polymerase	0.5 μL

cDNA 5 μL

(2) 94℃ 3 min

94℃ 30 sec/ 50℃ 20 sec/ 72℃ 30 sec/ 30 cycles

72℃ 5 min/ 4℃ hold

7. A형 간염바이러스 실험실 진단방법

1) 원리

A형 간염바이러스(hepatitis A virus, HAV)는 피막이 없는 바이러스로 경구감염을 통해 전파되므로 그 지역 사회의 보건 위생 및 경제적 수준에 따라 유병률 차이를 보인다. 급성 A형 간염의 경우 A형 간염바이러스에 대한 IgM 항체는 1~2개월 지속되다가 6개월 이전에 완전히 소실되며, IgG 항체는 증상이 소실되면서 증가되어 평생 지속된다. 따라서 급성 A형 간염 진단에 있어 IgM 항체가 중요한 지표가 되며 IgM 항체와 IgG 항체는 효소면역측정법으로 검출할 수 있다. 그러나 IgM 항체와 IgG 항체측정법은 HAV 감염 후 4~6주 후에 측정이 가능하기 때문에 소수의 급성간염 병증이 있는 경우에도 효소측정법으로 검출이 불가능한 경우가 있다. 하지만 HAV는 감염 후 1~5주까지 fecal shedding이 되기 때문에 효소면역측정법으로 검출할 수 없는 감염 후 주기에는 HAV 검출을 위하여 역전사 중합효소연쇄반응법(reverse transcription PCR, RT-PCR)을 이용한 유전자 검출법을 수행한다. RT-PCR은 A형 간염바이러스의 캡시드를 구성하는 유전자 VP1, VP2, VP3 중에서 캡시드 표면에 노출되어 있는 VP1, VP3의 junction region을 target으로 검사를 수행한다.

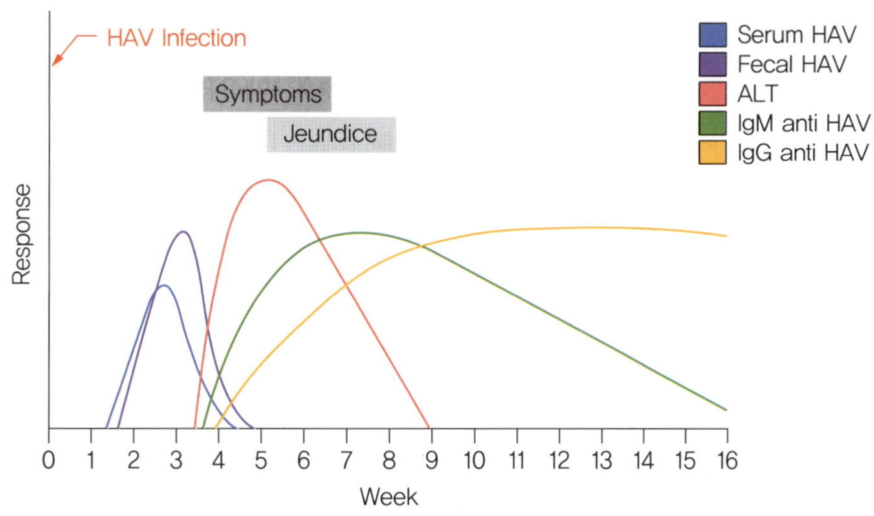

그림 17-3. HAV의 주기별 fecal shedding과 viremia 양상

2) 재료 및 시약

(1) 검체

① 검체 종류 : 의심 환자의 채변 검체 및 혈청

② 검체 채취 및 보관 : 검체는 −20℃에서 보관한다.

(2) 표준주, 표준물질 및 대조물질

HAV 양성 환자 검체로부터 추출한 RNA를 10 μL씩 소분하여 −20℃에서 보관한 후 양성대조 샘플로 사용한다.

(3) 시약

① Viral RNA purification Kit (Cat. No. 52906, Qiagen)

② Real-time PCR & RT-PCR test 시약

시약	회사명 (Cat. No.)	보관조건	관리조건
RT-PCR PreMix	Bioneer (K-2057-B)	−20℃	
PCR PreMix	Bioneer (K-2017)	−20℃	
Real-time kit	Bioneer (HAV-1111)	−20℃	
Primer (주문제작)	Bioneer	−20℃	10 pmole로 희석, 소분하여 −20℃ 보관

③ Primers sequences

Primer name	Sequences (5` to 3`)	Purpose
HAV1-	GCTCCTCTTTATCATGCTATGGAT	1st RT-PCR
HAV1-2	CAGGAAATGTCTCAGGTACTTTCT	1st RT-PCR
HAV2-1	ATGTTACTACACAAGTTGGAGAT	2nd PCR
HAV2-2	GATCCTCAATTGTTGTGATAGCT	2nd PCR

3) 주요장비 및 보조장비

(1) 생물안전밀폐등급

Biosafety level 2 실험실에서 취급한다.

(2) 장비의 목록

장비명	모델명	생산회사
Micro centrifuge	5415R	Eppendorf
Vortex mixer	KMC-1300V	Vision
spindown	C1301-230V	Labnet
PCR machine	GeneAmp PCR system 2700	Applied Biosystems

4) 실험 중 주의사항

검체 전처리, 유전자 증폭, 전기영동을 통한 검출시험은 시험공간의 오염을 방지하기 위하여 구분된 공간에서 수행한다.

5) 실험방법 및 절차흐름도

(1) 실험 절차흐름도

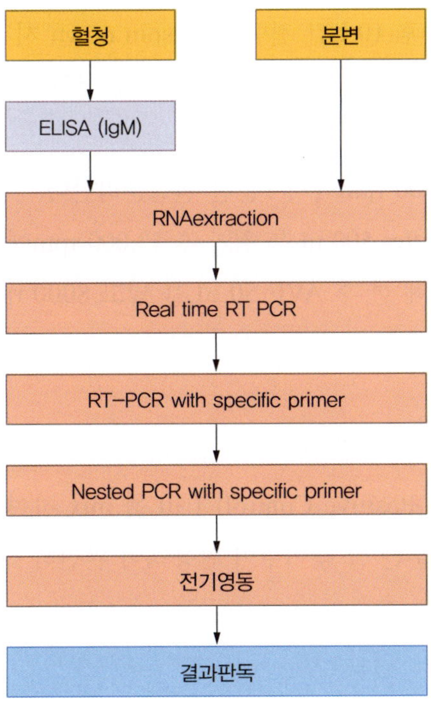

(2) 검체 전처리

① 분변 검체

- 분변의 경우 멸균한 PBS 9 mL에 약 1 g 정도의 분변을 넣는다.
- 직장채변 (Rectal swab)의 경우 1~2 mL의 멸균한 PBS에 면봉에 묻어 있는 분변을 잘 씻어 낸다.
- 분변 부유액을 약 3분간 Vortex하여 잘 섞어준다.
- 3,000 rpm, 4℃에서 20분간 원심하고 상층액을 취하여 실험에 사용한다.

② 혈청

- 환자의 blood 2 mL를 3,000 rpm에서 10~15분간 원심 분리하여 혈청만 분리한다.

(3) 바이러스 핵산 추출 (QIAamp viral RNA mini spin kit)

- 분변부유액 또는 분리된 혈청 140 μL를 1.5 mL tube에 넣는다.
- AVL buffer 560 μL를 넣는다.
- 15초간 진탕하여 섞어준다.
- 상온에서 10분간 반응시킨다.
- 96~100% EtOH 560 μL를 넣은 후 10초간 진탕한 후 spin down 시킨다.
- QIAamp Mini spin column에 위의 sample 630 μL씩 2회에 걸쳐 넣고 8000 rpm에서 1분간 원심분리한다.
- AW1 buffer를 500 μL를 넣고 8000 rpm에서 1분간 원심분리한다.
- column tube를 교체한 후 AW2 buffer 500 μL를 첨가 후 13,000 rpm에서 2분간 원심분리한다.
- RNA elution를 위하여 tube를 교체 한 후 AVE 50 μL를 넣고 8000 rpm에서 1분간 원심분리한다.

(4) Realtime RT-PCR

① 먼저 DW 44 μL와 IPC(Internal Positive Control) 1 μL를 mix 하여 tube에 넣어준 후에 추출한 RNA를 5 μL씩 넣고 3~5분간 잘 섞어주어 반응액이 완전히 섞이도록 한다.

② 잘 섞어준 반응액을 간단하게 원심한 후 realtime PCR machine에 넣고 반응시킨다.

STEP	TEMPERATURE	Running Time
Line 1 : Reverse Transcription	45	15min
Line 2 : Pre-Denaturation	95	5min
Line 3 : Denaturation	95	5sec
Line 4 : Annealing&Extention	95	5sec
SCAN	HAV: FAM-BHQ, IPC: TAMRA-BHQ	
GOTO	Line 3, 45 cycle	

5) 유전자 증폭 반응

① 1st RT-PCR 반응

- onestep 1st RT-PCR를 위하여 아래와 같이 반응액을 조제한다.

	Vol(μL)
HAV1-1, 10 pmol	2
HAV1-2, 10 pmol	2
DEPC water	41
Purified RNA	5
Total	50

- RT-PCR kit (Bioneer, K-2057-B)의 premix tube에 반응액을 넣고 진탕 후 spin down 한다.
- 아래의 조건으로 RT-PCR을 수행한다.

<table>
<tr><td colspan="2">48℃ 40min</td></tr>
<tr><td colspan="2">95℃ 5min</td></tr>
<tr><td>95℃ 30sec</td><td rowspan="3">30 cycle</td></tr>
<tr><td>55℃ 30 sec</td></tr>
<tr><td>72℃ 30 sec</td></tr>
<tr><td colspan="2">72℃ 7 min</td></tr>
</table>

② 2nd PCR 반응

- 1st RT-PCR 산물을 template로 사용하여 아래와 같이 반응액을 조제하여 PCR premix kit tube (Bioneer, K-2017)에 반응액을 넣는다.

	Vol(μL)
1st PCR product	5
HAV2-1, 10 pmol	2
DEPC water	2
D.W	41
Total 2	50

- 아래의 조건으로 PCR를 수행한다.

95℃ 5 min	
95℃ 30 sec	30 cycle
55℃ 30 sec	
72℃ 30 sec	
72℃ 7 min	

③ 전기영동

- 1.0% agarose gel에 2nd PCR 산물 3 μL와 1kb plus ladder (Invitrogen)를 marker로 loading 하여 100V, 25분간 전기영동한다.
- EtBr 용액에 담가 20분간 염색하고 UV transilluminator에서 유전자 증폭 여부를 확인한다.

(6) 결과산출

- A형 간염바이러스의 VP1, VP3 junction region을 target으로 RT-PCR을 수행한 검사 결과 186 bp의 PCR 산물이 증폭된 경우 양성으로 판독한다.

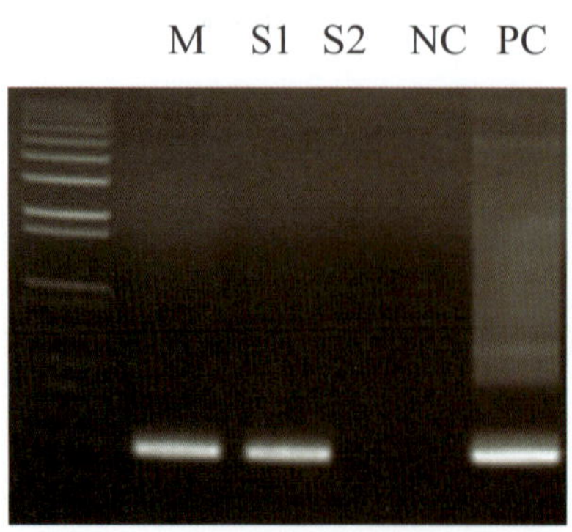

M : 1kb plus labber (Invitrogen), S1, S2 : A형 간염 바이러스 양성검체, NC : 음성대조구 PC : 양성대조구

그림 17-4. A형 간염바이러스 VP1, VP3 junction region를 target으로 한 PCR 결과

VI. 유행성눈병 시험방법

1. 검사 체계도

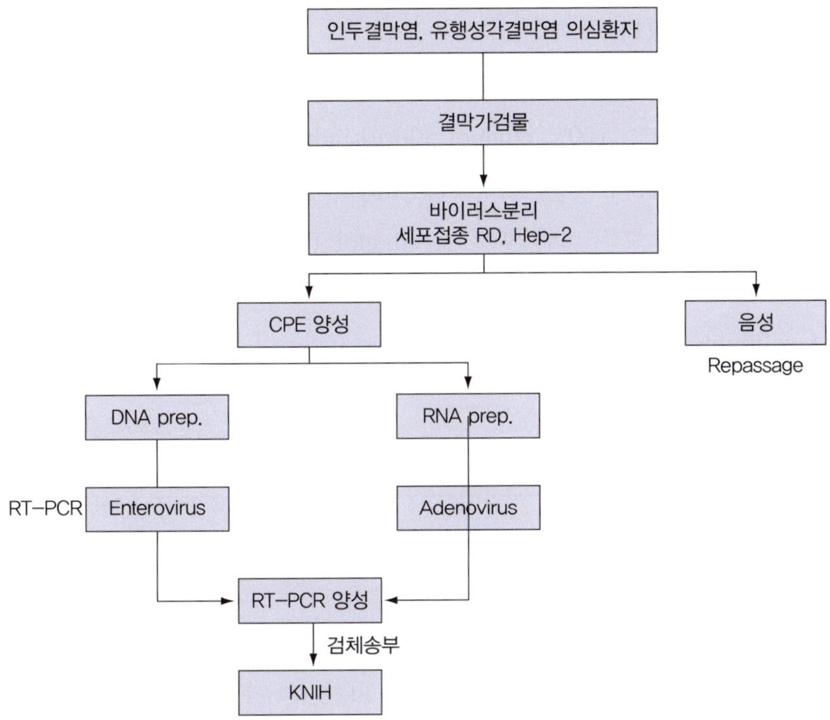

2. 시험방법

1) 검체 전처리 및 세포배양

1. 면봉으로 채취한 결막가검물은 VTM(virus transfort media)에 넣어 4℃를 유지하면서 수송
2. 검체 전처리 : 면봉을 제거하고 pen/streptomycin 0.1 mL, nystatin 0.1 mL를 첨가한 후 3,000 rpm에서 10분간 원심분리후 상층액 1.8 mL을 cyovial에 넣고 −70℃에 보관
3. 준비된 24 well plate RD 세포(rhabdomyosarcoma)와 HEp-2 세포(human larynx epidermoid carcinoma)에 검체를 100 μL씩 접종
4. 37℃ 배양기에 배양하면서 7~14일동안 매일 세포병변효과를 현미경으로 관찰
5. CPE가 관찰된 세포배양액은 상층액을 조심스럽게 따서 PCR 시험에 이용하고 음성검체는 새로운 세포에 2차 계대

2) 아데노바이러스 PCR 시험

(1) DNA extraction

1) Lysis/ Homogenization : Tri-reagent(DNA Zol) 1,000 μL + liguid sample 100 μL, Incubation(10분, RT)
2) Centrifugation 10,000 g 10분, 4℃ → 상층액(1 mL정도) 빈 tube로 옮긴다.
3) DNA precipitation : 100% ethanol 500 μL add (EtOH : DNA zol = 1:2)
Inverting → Incubaion(1~2분, RT), Centrifuge(13,000 g, 15분, 4℃)
4) DNA wash(2번) : 모두 버린 후 75% ethanol 1.0 mL로 wash, Centrifuge (10,000 g 1~2분, 4℃)
5) DNA solubilization : D.D.W 40 μL로 suspension

(2) PCR Amplification

<table>
<tr><td>10×buffer</td><td>5 μL</td><td rowspan="7">Amplification cycle
94℃ 5분 → 94℃ 1분/50℃ 1분/72℃ 1분 : 35cycles
→ 72℃ 10분 → 4℃ 저장</td></tr>
<tr><td>dNTP</td><td>2 μL</td></tr>
<tr><td>AV3R(10pmol)</td><td>1 μL</td></tr>
<tr><td>AV5L(10pmol)</td><td>1 μL</td></tr>
<tr><td>Taq Polymerase</td><td>0.5 μL</td></tr>
<tr><td>DW treated DDW</td><td>35.5 μL</td></tr>
<tr><td>DNA Template</td><td>5 μL</td></tr>
</table>

I.D.	Sequence(5'→3')	증폭산물크기
AV3R	ATGTGGAAICAGGCKGTIGACAG	458 bp
AV5L	CGGTGGTGITTIAAIGGITTIACITTGAT	

3) 엔테로바이러스 PCR 시험

(1) RNA 추출(ZR Viral RNA kit 사용)

1) EP tube에 검체 : ZR viral RNA Buf를 1:3 비율로 넣고 vortex 인후도찰물이나 세포배양 검체 200 μL + ZR viral RNA Buf 600 μL
2) 1의 mixture를 모두(800 μL) column에 넣고 12,000 rpm에서 1분 centrifuge
3) wash buffer 300 μL를 column에 넣고 12,000 rpm에서 1분 centrifuge
4) collection tube의 내용물 버리고, 4를 반복하여 2회 washing

5) collection tube의 내용물 버리고, 빈 column 채로 1분간 centrifuge

6) DEPC water 10 μL 첨가 후 3~5분간 실온에서 방치, 2,000 rpm에서 20초 centrifuge

7) 즉시 실험에 사용할 경우 4℃ 보관, 그 이외는 −70℃보관

(2) Onestep RT PCR for Enterovirus(cDNA 합성 & PCR Amplification)

Enterovirus onestep Mastermix(Bioincell) 22 μL + Enzyme 0.5 μL + RNA3 μL

Condition : 42℃ 40분/94℃ 3분→[94℃ 30초/52℃ 30초/72℃ 45초]35cycle → 72℃ 7분 → 4℃ 저장

I.D.	Sequence	Region	증폭산물크기
ENTF	5'AAGCACTTCTGTTTCCCCGG 3'	5'NCR	437bp
ENTR	5'ATTGTCACCATAAGCAGCCA 3'	5'NCR	

VII. 신증후군출혈열 시험방법

1. 신증후출혈열(Hemorrhagic Fever with Renal syndrome, 유행성출혈열) HFRS

: 설치류가 매개하는 바이러스성 급성 열성 감염병

※ 4,800 mL의 증류수에 티오황산나트륨 100 g을 녹여 최종 5,000 mL의 용액을 제조하고 121℃, 15분간 고압증기 멸균한다.

가. 병원체 : (family) Hanta virus

(species) Hantaan virus, Seoul virus, Dobrava virus, Puumala virus 등

나. 원인체 : ① Hantaan virus(70%) > ② Seoul virus(20%) > 기타

※ Hantaan virus : 국내 한탄강의 등줄쥐에서 분리한 바이러스로 신증후군출혈열과 한타바이러스 폐증후군을 일으킴

※ Seoul virus : 국내 시궁쥐에서 분리한 바이러스

다. 발생 : 국내 전국적, 연중이나 가을 9월부터 다음해 1월까지 발생, 최근 10년간 평균 400여명 정도 발생

라. 쥐에서 바이러스 배출 : 뇨에서 360일

마. 치사율 : 신증후군출혈열(10% 이내), 한타바이러스 폐증후군(25~30%)

사. 환자에서 바이러스 항원 검출이나 바이러스 분리가 어렵다.

자. 증상 : 잠복기(2~3주) → 열(3~4일) → 저혈압(1~2일) → 무뇨기(3~5일) → 다뇨기

2) 진단법 : IFA(간접면역형광항체법)

가. 원리

① 혈청내 한탄바이러스에 대한 항체 존재 → ② 항원 슬라이드에 고정된 세포내 바이러스 항원에 결합 → ③ 2차 항체(FITC-conjugated)를 다시 결합시킴 → ④ 형광현미경 관찰(특이적인 형광을 나타냄)

※ 현증환자 진단에는 IgG 보다 IgM의 검출이 확실하나 IgM, IFA는 민감도가 낮음

나. 시약

① 항원슬라이드 ② 항체(FITC-conjugated anti IgG) : 소분하여 −20℃ 보관

③ PBS ④ 마운팅 용액(글리세린:PBS=9:1) ※sigma 10 mL(lot.RNBB 8866)

다. 초자 및 장비

① 형광현미경(암실) ② 피펫(5, 20, 155 μL) ③ 인큐베이터(37℃) ④ 초저온냉동고

⑤ 냉장고 ⑥ 항습상자 ⑦ 96well Plate ⑧ 커버글라스

라. 시험방법

① −70℃에 보관중인 항원 슬라이드를 공기 중에서 충분히 건조

② 검체 혈청 조제 : 96well을 세로로 놓고 1-1 well에 PBS 155 μL+검체혈청 5 μL(1:32)를 넣고 1-2부터 1-8까지 PBS 75 μL 넣은 후 1-1을 mix하여 단계 희석한다

※ 1-2well(1:64), 1-3(1:128), 1-4(1:256), 1-5(1:512).....1-8(1:4,096)

③ 항원슬라이드를 옆으로 놓고 왼쪽 첫칸(상:PC, 하:NC)을 제외한 1-2부터 위 well에서 단계 희석한 검체를 20 μL씩 떨어뜨린다(위 1-2 → 2-5, 아래 2-5 → 2-2)

※ 피펫팅은 Tip 하나로 항원슬라이드의 1:4,096(2-2)에 먼저 떨어뜨리고 다음 1:2,048 순으로

④ 항습 상자에 넣어 37℃ 항원배양기에서 30분간 반응

※ 습윤상자 : 도시락통에 화장지 물 묻혀서 바닥에 깔아서 제작

⑤ PBS로 5분간 2회 세척한 후 D.W로 1회 세척하여 건조

※ Stain jar에 넣어 좌우로 흔들어 줌

⑥ FITC-conjugated anti IgG(1:500)를 20 μL씩 각 well에 떨어뜨린다

⑦ 항습 상자에 넣어 37℃ 항원배양기에서 30분간 반응

⑧ PBS로 5분간 2회 세척한 후 D.W로 1회 세척하여 건조

⑨ 마운틴 용액을 한방울 떨어뜨리고 커버글라스를 올려 형광현미경으로 관찰

※ 마운틴 용액 처리후 냉장고 보관 가능

⑩ 양성 및 음성 대조 혈청의 정상반응 여부를 먼저 확인한 후 형광을 관찰할 수 있는 희석 배율 값을 항체가(titer)로 판독한다

※ 판정

1) 1차 혈청 : 보류 = 최종 항체가가 256 이하
양성 = 최종 항체가가 512 이상일 경우

2) 2차 혈청 : 음성 - 최종 항체가가 256 이하이며, 1차 혈청에 비해 항체가 상승이 4배 미만 일 경우
양성 - 최종 항체가가 512 이상이거나, 1차 혈청에 비해 항체가 상승이 4배 이상 일 경우

★ 결과 : 양성, 음성으로 판정하지 말고 역가(titer)만 적어줌

★ 역가 256-512 사이 잘 판독할 것, 보통 실험자마다 2배 정도 차이는 일반적임

※ 1) 위 96well

SA-1	1-1 (PBS 155 μL + Sa 5 μL)	-2 PBS 75 μL	1-3 PBS 75 μL	1-4 PBS 75 μL	1-5 PBS 75 μL	1-6 PBS 75 μL	1-6 PBS 75 μL	1-8 PBS 75 μL
	(1:32)	(1:64)	(1:128)	(1:256)	(1:512)	(1:1,024)	(1:2,048)	(1:4,096)
	mix 후 75 μL→							

2) 위 항원슬라이드

	PC (+)	0 (1:32)	← 0 (1:64)	0 (1:128)	← 0 (1:256)
	NC (-)	0 (1:4,096)→	0 (1:2,048)	0 (1:1,024)	0 (1:512)

VIII. SFTS 바이러스 유전자 검출 시험방법

1. 검체로부터 RNA 분리

: Viral Gene-spin Viral DNA/RNA Extraction Kit(iNtRON)

1) 200 μL 혈청을 1.5 mL EP tube (RNase-free)에 옮긴다.
2) 250 μL Lysis buffer를 첨가한다.
3) 15초간 vortex한다.
4) 상온에서 10분간 방치한다.
5) 350 μL Binding buffer를 첨가하여 부드럽게 vortex한다.
6) spin column을 2 mL tube에 장착한다.
7) 5번의 lysates를 각 column에 피펫팅하여 13,000 rpm에서 1분간 원심분리 한다.
8) 용액을 버린 후, 다시 column을 같은 2 mL tube에 장착한다.
9) 500 μL Washing buffer A를 column에 첨가한 후, 13,000 rpm에서 1분간 원심분리 한다.
10) 용액을 버린 후, 다시 column을 같은 2 mL tube에 장착한다.
11) 500 μL Washing buffer B를 column에 첨가한 후, 13,000 rpm에서 1분간 원심분리 한다.
12) 용액을 버리고 다시 column을 같은 2 mL tube에 장착한 후, 13,000 rpm에서 1분간 원심분리 한다.
13) column을 1.5 mL EP tube (RNase-free)에 장착한 후, 40 μL Elution buffer를 membrane에 첨가한다.
14) 상온에서 1분간 반응한 후, 13,000 rpm에서 1분간 원심분리 한다.
15) 5 μL의 용액을 RT-PCR 반응에 사용한다.

2. RT–PCR

: DiaStarTM 2X OneStep RT-PCR Pre-Mix (솔젠트)

1) PCR 반응액을 아래와 같이 제조한다.

Composition	Volume
2X OneStep RT-PCR Pre-Mix	15 μL
Primer F (10 pmol/μL)	2 μL
Primer R (10 pmol/μL)	
Template RNA	5 μL
DW	8 μL
Final volume	30 μL

2) 아래와 같은 조건으로 PCR 실시한다.

Temp (℃)	Time	Cycle
50	30 min	1
95	15 min 20 sec	1
95	20 sec	35
58	40 sec	
72	30 sec	
72	5 min	1

3) 2.0% agarose Gel에서 전기영동하여 증폭산물(560bp)을 확인한다.

Chapter
18 역학조사서 양식(바이러스 감염병)

인플루엔자 역학조사서

인플루엔자 의사환자 인적사항			
환자 성명		주민등록번호	
성　　별	□ 남자　　□ 여자	연　령	
과거병력(병력이 있는 경우에 해당란에 V 표시해 주십시오.)			
□ 당뇨병 □ 만성간질환	□ 고혈압 □ 악성종양	□ 만성호흡기질환 □ 면역저하질환	□ 신장질환 □ 기타(　　　　)
인플루엔자 백신 접종력(당해 유행절기 - 10월에서 다음해 4월 - 접종여부			
□ 접종함	□ 접종안함	□ 모름	
환자증상(증상이 있는 경우에 해당란에 V 표시해 주십시오.)			
□ 발열감 □ 오한	□ 기침 □ 복통	□ 가래 □ 두통	□ 근육통
발병일		검체채취일	
검사관련사항			
검체종류	□ throat swab □ nasal aspirate	□ nasal wash □ 혈액	
RAT결과	□ 양성	□ 음성	
검사의뢰	□ 바이러스 분리	□ 혈청검사	
		의뢰일 :　　　년　　월　　일 의뢰기관명 : 진단의사 성명 :	

홍역 환자 역학조사서

조사 연도-조사 월-지역번호-기관번호-개인번호
일련번호 : □□□□-□□-□□□-□□□-□□□□

조사 기관		설문작성일	
조사 방법	□ 면담　□ 전화	응 답 자	□ 본인　□ 환자의 ____
조사 이유	□ 유증상자　□ 접촉자　□ 집단발생	설문작성자	

1. 기초조사 내용

환자 성명		성 별	□ 남　□ 여	연 령	만 ____년 ____개월
주민등록번호	※ 소아의 경우 생년월일 기재		전화번호	- -	
※ 환자 세대주	성 명		주민등록번호		
주　소	______시 · 도 ______군 ______구,면(읍) ______동,리 ______번지 ________아파트 ____동 ____호				
소　속	□ 학교(________)　□ 유치원(________) □ 집단시설(________)　□ 기 타(____)		학생의 경우	____학년 ___반 ___번호	

예방접종력		백신종류	접종 횟수	최종 접종일
	□ 접종함 □ 접종안함 □ 모름	□ MMR 백신	총(___)회	____년 ____월 ____일
		□ 홍역단독 백신	총(___)회	____년 ____월 ____일

2. 임상적 특징

최초 증상		최초 증상 발병일	
동반증상 ※ 해당사항에만 표시	□ 발열 :　　℃	□ 콧물	□ 홍반성 구진
	□ 기침	□ 두통	□ 경련
	□ 결막염	□ 구강내 발진	□ 혼수상태
합 병 증	□ 없음 □ 있음 ⇒ □ 중이염　□ 크룹　□ 기관지염　□ 뇌염　□ 폐렴		
격리 상태	□ 해당 없음　□ 병원 격리　□ 가택 격리　□ 등교 중지		
위험요인	□ 집단발병 관련 있음　□ 가족내 발병　□ 기타 ________		

3. 감염원 조사 (※ 3주내 해당 증상에 ○ 표시 하시오.)

홍역 환자와 접촉력	☐ 없음 ☐ 있음 (______________) ☐ 모름									
가족구성 (동거인)	총 ______________명					가족 중 환자 또는 의심환자수		______________명		
	성명	관계	성별	연령 (만)	증상 발현일	발열	결막염	기침	구강내 발진	홍반성 구진
형제·자매형제										
친한친구										

4. 검사실태

검사실태	검체명	채취일시	검사방법	검사결과
☐ 검사 미실시	예) 혈청			양성 음성 미상
☐ 혈청학적 검사(Ig G)	______	년 월 일	______	☐ ☐ ☐
☐ 특이항체 검사(Ig M)	______	년 월 일	______	☐ ☐ ☐
☐ 바이러스 배양 검사	______	년 월 일	______	☐ ☐ ☐

유행성이하선염(볼거리) 환자 역학조사서

조사 연도-조사 월-지역번호-기관번호-개인번호
일련번호 : □□□□-□□-□□□-□□□-□□□□

조사 기관		설문작성일	
조사 방법	□ 면담 □ 전화	응 답 자	□ 본인 □ 환자의 _____
조사 이유	□ 유증상자 □ 접촉자 □ 집단발생	설문작성자	

1. 기초조사 내용

환자 성명		성 별	□ 남 □ 여	연 령	만 _____ 년 _____ 개월
주민등록번호	※ 소아의 경우 생년월일 기재		전화번호	- -	
※ 환자 세대주	성 명		주민등록번호		
주 소	_______ 시 · 도 _______ 군 _______ 구,면(읍) _______ 동,리 _______ 번지 __________ 아파트 _____ 동 _____ 호				
소 속	□ 학교(_________) □ 유치원(_________) □ 집단시설(_________) □ 기 타(_____)			학생의 경우	_____ 학년 ____ 반 ____ 번호
예방접종력	□ 접종함 □ 접종안함 □ 모름	백신종류	접종 횟수	최종 접종일	
		□ MMR 백신	총(____)회	_____ 년 _____ 월 _____ 일	

2. 임상적 특징

최초 증상		최초 증상 발병일	
동반증상 ※ 해당사항에만 표시	□ 발열 : ℃	귀 밑이 붓고 아픔	□ 없음 □ 있음( )
	□ 두통	턱 밑이 붓고 아픔	□ 없음 □ 있음( )
	□ 구토	고환이 붓고 아픔	□ 없음 □ 있음( )
	□ 전신권태감	아랫배가 아픔	□ 없음 □ 있음( )
합 병 증	□ 없음 □ 있음 ⇒ □ 고환염 □ 취장염 □ 수막염 □ 뇌염 □ 난청		
격리 상태	□ 해당 없음 □ 병원 격리 □ 가택 격리 □ 등교 중지		
위험요인	□ 집단발병 관련 있음 □ 가족내 발병 □ 기타 _________		

3. 감염원 조사 (※ 3주내 해당 증상에 ○ 표시 하시오.)

볼거리 환자와 접촉력	□ 없음 □ 있음 ( ) □ 모름									
가족구성 (동거인)	총 ______ 명					가족 중 환자 또는 의심환자수		______ 명		
	성명	관계	성별	연령 (만)	증상 발현일	발열	귀 밑이 붓고 아픔	턱 밑이 붓고 아픔	고환이 붓고 아픔	아랫배가 붓고아픔
형제·자매형제										
친한친구										

4. 검사실태

검사실태	검체명	채취일시	검사방법	검사결과		
□ 검사 미실시	예) 혈청			양성	음성	미상
□ 혈청학적 검사(Ig G)	______	년 월 일	______	□	□	□
□ 특이항체 검사(Ig M)	______	년 월 일	______	□	□	□
□ 바이러스 배양 검사	______	년 월 일	______	□	□	□

풍진 환자 역학조사서

조사 연도-조사 월-지역번호-기관번호-개인번호
일련번호 : □□□□-□□-□□□-□□□-□□□□

조사 기관		설문작성일	
조사 방법	□ 면담 □ 전화	응답자	□ 본인 □ 환자의 _____
조사 이유	□ 유증상자 □ 접촉자 □ 집단발생	설문작성자	

1. 기초조사 내용

환자 성명		성 별	□ 남 □ 여	연 령	만 _____년 _____개월
주민등록번호	※ 소아의 경우 생년월일 기재		전화번호	- -	
※ 환자 세대주	성 명		주민등록번호		
주 소	_____시·도 _____군 _____구,면(읍) _____동,리 _____번지 _________아파트 _____동 _____호				
소 속	□ 학교(_______) □ 유치원(_______) □ 집단시설(_______) □ 기 타(_____)			학생의 경우	_____학년 ____반 ____번호
예방접종력	□ 접종함 □ 접종안함 □ 모름	백신종류	접종 횟수	최종 접종일	
		□ MMR 백신	총(____)회	_____년 _____월 _____일	
		□ 풍진단독 백신	총(____)회	_____년 _____월 _____일	

2. 임상적 특징

최초 증상		최초 증상 발병일	
동반증상 ※ 해당사항에만 표시	□ 발열 : ℃	□ 홍반성 구진	□ 경련
	□ 피로	□ 경부 림프절 종창	□ 의식 혼탁
	□ 결막염	□ 관절통	□
합 병 증	□ 없음 □ 있음 ⇒ □ 관절염 □ 혈소판 감소증 □ 뇌염		
격리 상태	□ 해당 없음 □ 병원 격리 □ 가택 격리 □ 등교 중지		
위험요인	□ 집단발병 관련 있음 □ 가족내 발병 □ 기타 _________		

3. 감염원 조사 (※ 3주내 해당 증상에 ○ 표시 하시오.)

홍역 환자와 접촉력	□ 없음 □ 있음 ( ) □ 모름									
가족구성 (동거인)	총 명				가족 중 환자 또는 의심환자수		명			
	성명	관계	성별	연령 (만)	증상 발현일	발열	결막염	홍반성 구진	림프절 종창	관절통
형제·자매형제										
친한친구										

4. 검사실태

검사실태	검체명	채취일시	검사방법	검사결과		
□ 검사 미실시	예) 혈청			양성	음성	미상
□ 혈청학적 검사(Ig G)	______	년 월 일	______	□	□	□
□ 특이항체 검사(Ig M)	______	년 월 일	______	□	□	□
□ 바이러스 배양 검사	______	년 월 일	______	□	□	□

수인성/식품매개질환 역학조사서

조사 연도-조사 월-지역번호-기관번호-개인번호
일련번호 : □□□□-□□-□□□-□□□-□□□□

I. 기초조사 내용

(1) 작성자		(2) 설문 작성일	___월 ___일	(3) 응답자		□ 본인 □ 환자의 ___	
(4) 이름		(5) 주민번호	-		성 별	□ 남 □ 여	
(7) 나이	만 ___세	(8) 세대주		(9) 전화번호		- -	
(10) 주소	______시/군 ________구/면/읍 ________동/리 _________번지						
(11) 소속	□ 학교(______) □ 학원 (______) □ 유치원(_____) □ 집단시설(________) □ 직장(________) □ 기 타(____________)				(12)학년 반번호 (학생의 경우)	_____학년 _______반 _______번	
(13) 직업	□ 학생 또는 원생 □ 교직원 □ 식품 취급자 □ 방문객 □ 기타 직장명 ( )						

II. 임상적 특징

최근 3주 이내 설사 증상 유무		□ 있음 □ 없음 (증상이 없으면 설문 IV로 이동)			
(14) 발병일	___월 ___일 ____시	(15) 최초 발병시 주요 증상 (한가지)		________________	
설사의 특징	(16) 설사양상	□ 묽으나 노란색 □ 쌀뜨 물 □ 점액성 □ 혈변			
	(17) 설사기간	____일 동안	(18) 총 횟수	_____회	
	(19) 가장 심할 때 1일 설사 횟수(회/일)			하루 _____회	
동 반 증 상	(20) 발 열	□ 있음 □ 없음	(25) 후중기(뒤무직)	□ 있음 □ 없음	
	(21) 오 한	□ 있음 □ 없음	(26) 혈뇨	□ 있음 □ 없음	
	(22) 오 심	□ 있음 □ 없음	(27) 상대적 서맥	□ 있음 □ 없음	
	(23) 구 토	□ 있음 □ 없음	(28) 두통	□ 있음 □ 없음	
	(24) 복 통	□ 있음 □ 없음	(29) 피부발진	□ 있음 □ 없음	
(30) 검체 채취 여부		□ 채취 □ 미채취	(31) 채취일	________________	
(32) 분리 병원체					

III. 치료 현황

(33) 설사 증상 후 투약유무	□ 투약 □ 미투약

IV. 감염원 조사 (발병 1주일 이내의 과거력)

(34) 설사 환자와 접촉력	□ 있음 이름 ______ 환자와의 관계 ______ 접촉 일시 / 장소 ______ / ______ □ 없음
(35) 여행 유무	□ 있음 여행 일시 / 장소 ______ / ______ 동행자 ______ □ 없음
(36) 외식 유무	□ 있음 외식 일시 / 장소 ______ / ______ 섭취음식 ______ □ 없음
(37) 회식	□ 있음 회식 일시 / 장소 ______ / ______ 섭취음식 ______ □ 없음
(38) 식수원	□ 상수도 □ 간이 상수도 □ 우물 □ 개인 펌프
(39) 화장실	□ 수세식 □ 재래식
(40) 동거인	총 ______ 명 | (40) 동거인 중 설사 환자 수 | 총 ______ 명

	성명	관계	성별	연령(만)	설사 증상 유무	설사증상일	직장내업무	직장명
동거상황					□ 있음 □ 없음			
					□ 있음 □ 없음			
					□ 있음 □ 없음			
					□ 있음 □ 없음			
					□ 있음 □ 없음			
					□ 있음 □ 없음			

V. 집단 급식

* 급식에 대한 설문조사를 수행하는 경우, 식단표를 확보하여 집단 발병 이전 3일 동안 제공된 음식명을 조사한 후 급식일시 및 음식명을 기입하여 인쇄한 이후 설문조사서를 활용할 것

검사실태	□ 급식 □ 비급식 ("비급식"의 경우 설문 종료)		
섭 취 일	섭취시기(조/중/석식)	식 품 명	섭 취 여 부
월 일			□ 섭취 □ 비섭취 □ 모름
			□ 섭취 □ 비섭취 □ 모름
			□ 섭취 □ 비섭취 □ 모름
			□ 섭취 □ 비섭취 □ 모름
			□ 섭취 □ 비섭취 □ 모름
			□ 섭취 □ 비섭취 □ 모름
			□ 섭취 □ 비섭취 □ 모름
			□ 섭취 □ 비섭취 □ 모름
			□ 섭취 □ 비섭취 □ 모름
			□ 섭취 □ 비섭취 □ 모름

특이 사항 및 의심질환 ______________________________

____

급성열성 질환 역학조사서

조사 연도-조사 월-지역번호-기관번호-개인번호
일련번호 : □□□□-□□-□□□-□□□-□□□□

조사 기관		설문 작성일	
응 답 자	□ 본인 □ 환자의 ______	설문 조사자	

I. 기초정보

환자 이름		주민 번호		환 자 접촉력	□ 없음 □ 있음
성 별	□ 남 □ 여	나 이	만 세/개월 (년 월 일 생)		
세대주 이름		세 대 주 주민번호	-	전 화 번 호	) -
거 주 지 주 소	______특별시/광역시/도 ______시/군/구 ______읍/면/구 ______리/동 ______지 ______아파트 ______동 ______호				
직 업	□ 주 부 □ 무 직 □ 전문, 기술, 행정, 관리직 □ 사무관리직 □ 판매직 □ 서비스직 □ 생산, 운전기사, 노무직 □ 농 림 □ 수산업 □ 군 인 □ 기타 ______				

II. 임상적 특징

최초 증상		최초 증상이 나타났던 시기	년 월 일
현재 있는 증상 (모두 표시)	□ 발열 ☆체온을 측정한 경우 : ℃ □ 가피(escar) □ 발진 □ 점상 출혈 □ 결막충혈이나 출혈 □ 안구통 □ 안면 홍조 □ 두통 □ 근육통 □ 늑골철추각압통 □뇨단백 □ 요통 □ 복통 □ 오심/구토 □ 측복부통증 □객혈 □황달		
진 단 병	☆ 잠정적 진단명을 적어주시되 여러질환이 의심되는 경우 모두 적어주십시오.		

III. 위험요인에 대한 정보

1. 지난 1달 이내에 야외에서 작업한 과거력 (해당란에 모두 V표 하시오.)

□ 있다	□ 없다(다음 문항으로)			
야외작업시기	______ 년 월 일 ~ ______ 년 월 일 (약 ______ 일)			
야외작업 시간대	□ 새벽(1시-6시) □ 오전(6시-12시) □ 오후 (12시-18시) □ 저녁(18시-24시)			
작업시피부의상처	□ 없음 □ 있음			
야외작업의 형태 (모두 표시)	작업 장소	작업장소 선택	작업내용	보호구 착용여부
	① 논 ② 밭 ③ 풀밭 ④ 야산 ⑤산 ⑥ 기타( )	① 물 속 ② 습 지 ③ 건조지	① 벼 베기 ② 풀베기 ③ 탈곡 ④ 김매기 ⑤ 흙을 다루는 공사 ⑥ 기타 ( )	① 착용 안 함 ② 장갑 ③ 장화 ④ 긴 바지

2. 지난 1달 이내에 놀이, 성묘 등 기타 야외활동의 과거력 (해당란에 모두 V표 하시오.)

□ 있다	□ 없다(다음 문항으로)		
야외놀이시기	______ 년 월 일 ~ ______ 년 월 일 (약 ______ 일)		
야외놀이 시간대	□ 새벽(1시-6시) □ 오전(6시-12시) □ 오후 (12시-18시) □ 저녁(18시-24시)		
놀이시피부의상처	□ 없음 □ 있음	야외놀이장소명(시/도)	
야외놀이의 형태 (모두 표시)	놀이 장소 상태	놀 이 내 용	
	① 강/호수/바다 ② 산 ③ 풀밭 ④ 동물원 ⑤ 식물원 ⑥ 건조지 ⑦ 기타 ( )	① 수영/기타 물놀이 ② 낚시 ③ 산책 ④ 사냥 등 동물과 접촉 ⑤ 기타 ( )	

3. 예방접종력

접종 여부	접종 횟수	마지막 접종일
□ 신증후군출혈열예방주사 (한타박스)	총 회	년 월 일
□ 렙토스피라증 예방주사	총 회	년 월 일

뎅기열 설문조사표

본 설문지는 열대와 아열대 지역에서 여행 및 근무하실 때 뎅기열에 감염되었음 가능성을 확인하기 위한 것입니다. 해외근무의 노고에 감사드리며 본 설문 내용은 국립보건원 연구업무에만 사용될 것입니다.

설문 작성일시	20 년 월 일	의료 기관명	
담당 의사		전화 번호	

I. 환자 기초설문사항

검체번호						
환 자 명		주민등록번호	-		전화번호	
* 외국인 등 주민번호를 알 수 없는 경우만 기입☞	나이	만 세	성별	□남자 □여자	국 적	
현 주 소					직 업	

II. 임상적 소견(해외여행 근무기간 및 귀국 후 경험한 증세)

동반 증상	두통	□ 있 음	□ 없 음	오심/구토	□ 있 음	□ 없 음
	발열	□ 있 음	□ 없 음	백혈구 감소증	□ 있 음	□ 없 음
	근육/관절통	□ 있 음	□ 없 음	출 혈	□ 있 음	□ 없 음
	발진	□ 있 음	□ 없 음	뎅기쇼크 증후군	□ 있 음	□ 없 음
위 증세로 병원에서 치료받은 경우		□ 있 음	□ 없 음	병원에서 내린 진단	□ 있 음	□ 없 음

III. 해외 여행 목적

여행목적	□ 단순 관광	□ 해외취업	□ 해외지사근무

IV. 해외 여행 및 근무기간

여 행 지 역	근 무 지 역	체 류 기 간			
		□ 1주이내	□ 1주~1개월	□ 1~3개월	□ 3개월이상
		□ 1주이내	□ 1주~1개월	□ 1~3개월	□ 3개월이상

설사 환자 역학조사서

I. 설문 조사 현황

설문작성자		설문작성일	월 일	응답자	환자의 ________
환자 면담장소	□ 병의원(이름 ________) □ 학교 □ 보건소 □ 자택 □ 기타 :				
응답자 구분	□ 학생 □ 교사 □ 급식종사자 □ 지역주민 □ 기타 :				

II. 일반적 특성

1	이 름		2	성 별	□ 남자 □ 여자
3	나 이	만 세 (개월)	4	주민등록번호	
5	주소:동	□ (1) □ (2) □ (3) □ (4) □ (5) □ (6) □ (7) □ (8) □ (9) □ (10) □ (11) □ (12)			
6	주 소		7	전화번호	
8	직장명(학교,어린이집 포함)				
9	작장소재지(시,동,읍,면)				

III. 발병자의 임상적 특성

10	발병일시	월 일	11	최초발병시 주요증상(한가지)	
12	설사 증상	설사양상	□ 묽으나 노란색(1) □ 쌀뜬 물(2) □점액성(3) □혈변(4)		
		설사기간(일)	일 동안		
		가장 심할 때 1일 설사횟수(회/일)	하루 회		

13	증상	증상	유무	증상	유무
		복통	□ 있음 □ 없음	후중기	□ 있음 □ 없음
		구토	□ 있음 □ 없음	속이불편	□ 있음 □ 없음
		발열	□ 있음 □ 없음	메스꺼움	□ 있음 □ 없음
		오한	□ 있음 □ 없음	경련	□ 있음 □ 없음
		두통	□ 있음 □ 없음	섬망	□ 있음 □ 없음
		쇠약감	□ 있음 □ 없음	피부발진	□ 있음 □ 없음

IV. 발병 후 치료 양상

14	발병후 최초 방문 의료기관	□ 치료 안받음(0) □ 병의원(1) ____________ □ 약국(2) ____________ □ 보건소(3) ____________ □ 기타(6) ____________
	진료일시	________ 월 ________ 일

V. 현재 치료 현황 및 치료 결과

15	현재치료 의료기관	□ 치료 안받음(0) □ 병의원(1) ____________ □ 약국(2) ____________ □ 보건소(3) ____________ □ 기타(6) ____________
	치료기간	________ 월 ________ 일부터 ________ 월 ________ 일
	현재의 환자상태	

바이러스 감염환자 역학조사서

▣ 기초조사 내용

Serial No :	환자명 : (남, 여) 세	발병일 : 년 월 일
병 원 명 :	주민등록번호 : □□□□□□ - □□□□□□□	채취일 : 년 월 일
Chart No. :	주소 :	

▣ 임상적 특징 〔 V 〕해 주십시오.

분 류		내 용
1. 예방접종	독감	〔 〕( )차 접종함 / 〔 〕 접종 안함
	유행성 이하선염	〔 〕( )차 접종함 / 〔 〕 접종 안함
	홍역	〔 〕( )차 접종함 / 〔 〕 접종 안함
	무균성뇌막염	〔 〕( )차 접종함 / 〔 〕 접종 안함
	간염	〔 〕( )차 접종함 / 〔 〕 접종 안함
	기타( )	〔 〕( )차 접종함 / 〔 〕 접종 안함
2. 기존질환		〔 〕 무 〔 〕 유 - 〔 〕 심혈관 / 〔 〕 호흡기 / 〔 〕 신장 〔 〕 소화기 / 〔 〕 면역억제 상태 〔 〕 기타 (질환명:)
3. 증상	발열	〔 〕 38℃ 이상 / 〔 〕 38℃ 이하
	호흡기	〔 〕 기침 / 〔 〕 콧물 / 〔 〕 인후통 / 〔 〕 호흡곤란
	전신증상	〔 〕 두통 / 〔 〕 오심 / 〔 〕 근육통
	위장증상	〔 〕 복통 / 〔 〕 설사 / 〔 〕 구토
	신경증상	〔 〕 경련 / 〔 〕 의식저하
	기타( )	
4. 호흡기계 진단소견		〔 〕 인후염 / 〔 〕 비염 / 〔 〕 후두염 / 〔 〕 위장염 〔 〕 모세기관지염 / 〔 〕 기관지염 / 〔 〕 기관지천식 〔 〕 폐렴 / 〔 〕 결막염 / 〔 〕 부비동염 / 〔 〕 뇌염 〔 〕 중이염 / 〔 〕 경부임파선염 / 〔 〕 Reye 증후군 〔 〕 근염 /기타 ( )
5. 소화기계 진단소견		〔 〕 무균성뇌수막염 / 〔 〕 수족구 / 〔 〕 소아마비 / 〔 〕 결막염 / 〔 〕 위장관염/ 〔 〕 설사 / 〔 〕 발진
6. 가족력 유 · 무		〔 〕 무 〔 〕 유 - 질환명
7. 가검물 명		〔 〕 인후도찰물 / 〔 〕 분변가검물 / 〔 〕 뇨가검물 〔 〕 비분비물, 인후세척물 / 〔 〕 직장도포면 / 〔 〕 수포 〔 〕 척수액 / 〔 〕 생검물, 검시물 및 병소채취물
8. 치료	입원 치료	〔 〕 무 / 〔 〕 유 , 치료기간 : 부터 까지
	통원 치료	〔 〕 무 / 〔 〕 유 , 치료기간 : 부터 까지
9. 바이러스 검사결과		

년 월 일

( ) 병원 담당의사 : 인 (연락처 :)

( ) 보건환경연구원 담당자 : 인 (연락처 :)

부 록

해외여행자에게 필요한 성인 예방접종

입국에 필요하므로 투여하는 예방접종	【황열】 아프리카와 중남미의 황열 발생지역 중 황열백신 증명서를 요구하는 국가, 도착 10일전까지 1회, 10년마다 재접종 ǀ 국립의료원이나 검역소로 의뢰
	【수막알균】 사우디아라비아 성지순례, 도착 10일 전까지 1회 ǀ 3년마다 재접종
개발도상국 여행시 일반적으로 필요한 예방접종	【A형 간염】 개발도상국 모든 지역 ǀ 면역이 없는 모든 여행객(특히 30대이하) ǀ 2회 접종(0.6~12개월)
	【장티푸스】 인도, 파키스탄, 방글라데시, 네팔 ǀ 인도네시아, 필리핀, 파푸아뉴기니 ǀ 2주 이상 여행하거나 시골을 여행 ǀ 1회 주사 또는 3~4번 경구
	【수막알균】 아프리카 중부 국가들, 사우디아라비아 ǀ 선교 또는 의료봉사 ǀ 1회
	【수두】 개발도상국 모든 국가 ǀ 면역이 없는 일부 30대 이하 여행객 I 항체검사 필요 ǀ 2회(0, 1~2개월)
	【홍역-풍진-볼거리】 개발도상국 모든 지역 ǀ 면역이 없는 일부 20~30대 여행객 ǀ 항체 검사 불필요 ǀ 1회 접종
	【광견병】 남아메리카, 멕시코, 아시아 ǀ 동물 연구, 1개월 이상 여행, 시골 여행 ǀ 3회
	【황열】 아프리카와 중남미의 황열 발생 지역 ǀ 정글탐험가
	【인플루엔자】 남반구 ǀ 여름에 여행하는 인플루엔자 고위험군 ǀ 1회
통상의 관광여행이 아닌 경우 추가되는 예방접종	【페스트】 아프리카, 남아메리카, 베트남, 중국 ǀ 오지에서 동물을 다루는 여행 ǀ 국내에 백신 없음
	【진드기 매개 뇌염】 러시아, 동유럽 ǀ 여름에 삼림에서 활동 ǀ 국내에 백신 없음
	【콜레라】 난민보호소에서 봉사활동을 할 경우 ǀ 경구 백신이 권해지나 국내에는 주사만 있음
여행을 계기로 면역상태를 검사하거나 투여하는 예방접종 (표준 예방접종표 참조)	【A, B형 간염】
	【폐렴사슬알균】 65세 이상, 65세 이하 고위험군(추가예방접종표 참조)
	【인플루엔자】 10~11월에 고위험군 여행객에게 접종(추가예방접종표 참조)
	【파상풍-디프테리아-백일해(Td/Tdap)】
	【수두】
	【홍역-볼거리-풍진】
	【사람유두종바이러스】

Minimum Ages and Intervals Between Doses in Catch-up vaccination

Vaccine	Dose 1	Intervals, Dose 1 to 2	Intervals, Dose 2 to 3	Dose 4, Minimum Age
HBV	0~2개월	4주	8주(3차 : 6개월)	
DTaP	6주	4주	4주	12개월
Hib	6주	4주	4주	12개월
IPV	6주	4주	4주	
MMR	12개월	4주		
Varicella	12개월	4주		
PCV	6주	4주	4주	12개월

실험실의 안전관리

미생물을 취급하는 실험실은 주위에 있는 사람에게 뚜렷한 실험실 감염을 줄 수 있는 독특한 작업환경이므로 많은 경우는 감염원 취급시 부주의로 감염된다.

1. 실험실 안전조작의 원칙

1) 일차봉쇄(Containment): 감염원의 노출로부터 실험실 사람 및 실험실 환경을 보호하는 것

2) 이차봉쇄)Containment): 감염물질의 노출로부터 실험실 외부환경을 보호하는 것

3) 봉쇄의 3가지요소: 실험실 운용과 기술, 안전장비, 시설설계(병원미생물취급하는 위험도분류에 따라 특정설비규정)

2. 실험실의 안전장비

생물안전캐비넷, 폐쇄용기, 원심분리기, 안전컵, 개인 보호장비등

1) Clean Bench(무균상): 밑에 filter로 통하여 공기가 들어가서 실험대 밖으로 공기 나옴 - 실험물은 무균화하지만 인체 위해

2) Biohazard safety cabinet(생물안전 캐비넷, 무균작업대): 6가지 분류

- 생물 안전 캐비넷 Class I - 외부환경에의 노출을 방지(전면개방, Open front)
- 생물 안전 캐비넷 Class II - 물질이 외부감염에 의해 내부로 들어오는 것도 막는다(세포배양, 미생물배양)
  - A형: 공기 70% 재순환
  - B1형: 공기 30% 재순환, Hard duct로 배출
  - B2형: 공기순환 없음, Hard duct로 배출
  - B3형: 음압유지(공기흡입되어 모터통과하기 전에 배기시킴)

• 생물 안전 캐비넷 Class III - 완전 밀폐, 사람과 환경에 대해 가장 좋은 방어
이중 HAPA filter, 양압공기 장치

3. 생물학적 안전수준에 대한 기준

생물 안전 수준(biosafety level)은 독력, 병원성, 생물학적 안전성, 전파경로, 병원체의 전염성, 실험실의 기능 및 특성, 병원체를 다루는 과정과 처리, 병원체에 풍토성, 효과적 백신 또는 치료방법의 유용성 등에 의해 좌우된다.

1) 생물(학적)안전수준 1

- 고등학생 및 대학생 교육용 실험실, 그리고 건강인에게 질병을 일으키지 않은 미생물로 작업을 하는 시설들
- 표준 미생물 실습지침에 의존하는 봉쇄의 기초수준
- 공개된 테이블에서 수행
- 특별한 봉쇄장치 또는 시설설계는 요구되지 않는다.
- 세균의 위험도 1 : *Bacillus subtilis*, *E. coli* K 12, *Enterococcus faecalis*, 감염성 있는 canine hepatitis virus

2) 생물 안전 수준 2

- 실험자와 실험실 환경에 위험가능성이 있는 병원체를 다루는데 적절
- 여러 정도의 질병과 관련된 중정도 위험병원체를 폭넓게 다루는 임상, 진단, 교육 및 기타 시설에 응용
- 감염원이 알려지지 않은 사람 유래 혈액, 체액, 조직 작업이 이루어질 때 적절
- 1차적 위험들은 우발적인 경피 또는 점막노출, 감염원 흡입 등
- 수준 2는 수준 1과 다음과 같은 점에서 다르다.
  ① 실험자는 병원체를 다루는데 특별한 훈련을 받으며 감독자의 지도를 받는다.
  ② 작업중일 때는 실험실 출입이 제한된다.
  ③ 오염된 날카로운 것을 다룰 때는 세심한 주의가 필요하다.
  ④ 감염성 에어로졸이나 튀김이 발생하는 과정은 생물안전 캐비넷 또는 물리적봉쇄장치에서 수행한다.
- 세균의 위험도 2 : B형 간염 바이러스, *Salmonella, Toxoplasma* spp, *Clostridium, Shigella, Yersinia, Staphylococcus aureus*, HIV, 바이러스 배양, 복제연구

3) 생물안전 수준 3

- 호흡기 전염 가능성이 있는 외부의 병원체로 작업하거나, 치명적 감염을 일으킬 수 있는 임상적, 진단적, 교육적 연구 또는 생산시설
- 1차적 위험은 자가 접종, 섭취, 에어로졸 노출
- 모든 실험실 기구는 밀폐 에어로졸 발생실과 같은 생물안전 캐비넷 또는 다른 폐쇄된 장치에서 다루어져야 한다.

- 실험실로부터 감염원의 에어로졸이 방출되는 것을 최소화하는 특별한 환기장치 설치가 필요하다.
- 세균의 위험도 3: Mycobacterium tuberculosis, St. Louis encephalitis virus, Coxiella burnetii, Salmonella typhi, Yersinia pestis

4) 생물안전 수준 4

- 생명을 위협하는 질병을 유발하고 에어로졸로 전파되거나, 적절한 백신이나 치료가 없는 희귀 병원체를 다루는 작업에 적용
- 1차적 위험은 감염성 에어로졸의 호흡기 노출과 비말의 점막노출, 자가 접종
- Class Ⅲ 생물안전 캐비넷을 사용하거나 전신, 양압공기 장치가 된 작업복을 입어야 한다.
- 특별환기시설과 폐기물 관리체계를 갖춘 독립된 건물이거나 완전히 격리된 지역이어야 한다.
- 감독자는 위험을 측정하여 권장사항을 적절히 적용해야 한다.
- 출입구에는 에어 샤워를 설치하여 외부와 차단
- 배수는 모두 멸균한 후에 배출시켜야 한다.
- 세균의 위험도 4: Marburg, Congo Crimean hemorrhagic fever의 원인 virus

4. 실험실 등급 구분 및 역할

등급	기관명	역할	생물테러 가능 감염병					
			탄저	보툴리눔 독소증	페스트	야토	두창	바이러스성 출혈열
C	질병관리본부	의심검체 처리	○	○	○	○	○	○
		병원체 최종 확인 동정	○	○	○	○	○	-
		병원체 특성 규명	○	○	○	○	○	○
B21	시 · 도 보건환경연구원 (서울, 부산, 인천, 대전, 대구, 경기, 강원, 전북, 제주)	의심검체 수집, 채취 및 송부	○	○	○	○	○	○
		병원체(예비)동정 및 송부	○	-	○	○	-	-
B1	기타 시 · 도 보건환경연구원	의심검체 수집, 채취 및 균주 송부	○	○	○	○	○	○
		병원체 동정 및 송부	○	-	-	○	-	-
A	보건소2, 검역소	의심 검체 채취 및 송부	○	○	○	○	○	○
		9종 다중탐지키트2를 이용하여 의심검체에 대한 1차 확인	○	○	○	○	○	-
	병원 검사실	환자검체 채취 및 송부	○	○	○	○	○	○
		병원체 분리, 예비 동정 및 송부	○	-	-	○	-	-

▶ 1. 생 물안전실험실(BSL3)이 설치

2. One step 생물테러 병원체 및 독소 래피드 탐지키트 환경 중에 존재할 가능성이 있는 생물테러 병원체 및 독소 9종〔탄저포자, 보튤리눔독소, 페스트, 투라레미아, 콜레라, 브루셀라, SEB(포도상구균 B 독소), 리신, 폭스 바이러스(Pox virus)〕를 항원-항체간의 특이적인 면역학적 반응 원리 및 면역크로마토그래피 원리에 의해 동시에 1회 조작으로 20분 이내에 간편하게 검출해 내는 초고속 rapid 진단 키트

3. 해외유입 가능성이 있는 환경검체에 한해 검역소에서만 실시함

법정감염병의 분류, 원인병원체 및 검사의뢰 가능기관

분류	감염병명	원인병원체	실험실 진단검사법	검사의뢰 가능기관 ('16.10. 기준) *민간의료기관 제외
제1군 (6종)	콜레라	*Vibrio cholerae* O1 *Vibrio cholerae* O139	배양 검사	국립보건연구원 시도보건환경연구원
	장티푸스	*Salmonella* Typhi	배양 검사	국립보건연구원 시도보건환경연구원
	파라티푸스	*Salmonella* Paratyphi A *Salmonella* Paratyphi B *Salmonella* Paratyphi C	배양 검사	국립보건연구원 시도보건환경연구원
	세균성이질	*Shigella dysenteriae* *Shigella flexneri* *Shigella boydii* *Shigella sonnei*	배양 검사	국립보건연구원 시도보건환경연구원
	장출혈성대장균	Enterohemorrhagic *Escherichia coli*	배양 검사	국립보건연구원 시도보건환경연구원
	A형간염	Hepatitis A virus	유전자 검출검사	국립보건연구원 14개 시도보건환경연구원 (서울, 부산, 인천, 대구, 광주, 대전, 울산, 경기, 경기북부, 강원, 충북, 충남, 전남, 경남)
			항체 검출검사	국립보건연구원 7개 시도보건환경연구원 (부산, 인천, 대구, 대전, 울산, 충북, 전남)
제2군 (12종)	디프테리아	*Corynebacterium diphtheriae*	배양 검사	국립보건연구원
			유전자 검출검사	
	백일해	*Bordetella pertussis*	배양 검사	국립보건연구원 시도보건환경연구원
			유전자 검출검사	
	파상풍	*Clostridium tetani*	* 임상증상으로 진단하나, 배양검사, 독성검사 의뢰 가능	국립보건연구원
	홍역	Measles virus	배양 검사	국립보건연구원
			유전자 검출검사	국립보건연구원 시도보건환경연구원
			항체 검출검사	
	유행성 이하선염	Mumps virus	배양 검사	국립보건연구원
			유전자 검출검사	국립보건연구원 시도보건환경연구원
			항체 검출검사	
	풍진	Rubella virus	배양 검사	국립보건연구원 12개 시도보건환경연구원 (서울, 부산, 인천, 대구, 광주, 대전, 울산, 강원, 충북, 충남, 전북, 제주)
			유전자 검출검사	국립보건연구원 시도보건환경연구원
			항체 검출검사	
	폴리오	Poliovirus	배양 검사	국립보건연구원
	B형간염	Hepatitis B virus	항원 검출검사	-
			항체 검출검사	
	일본뇌염	Japanese encephalitis virus	배양 검사	-
			유전자 검출검사	국립보건연구원
			항체 검출검사	
			항원 검출검사	-

분류	감염병명	원인병원체	실험실 진단검사법	검사의뢰 가능기관 ('16.10. 기준) *민간의료기관 제외
	수두	Varicella Zoster virus	배양 검사	국립보건연구원
			유전자 검출검사	국립보건연구원 2개 시도보건환경연구원 (광주, 경남)
			항체 검출검사	국립보건연구원
	b형 헤모필루스 인플루엔자	*Haemophilus influenzae* type b	배양 검사	국립보건연구원
			항원검출검사(추정)	-
	폐렴구균	*Streptococcus pneumoniae*	배양 검사	국립보건연구원 2개 시도보건환경연구원 (경기, 경기북부)
			유전자 검출검사	-
			항원검출검사(추정)	-
제3군 (19종)	말라리아	*Plasmodium vivax* *Plasmodium ovale* *Plasmodium malariae* *Plasmodium falciparum*	현미경 검사	국립보건연구원 11개 시도보건환경연구원 (서울, 부산, 인천, 광주, 경기, 경기북부, 강원, 충남, 전북, 전남, 경남) 보건소(위험지역)
			유전자 검출검사	국립보건연구원 5개 시도보건환경연구원 (인천, 대구, 경기, 경기북부, 경남), 파주보건소
	결핵	*Mycobacterium tuberculosis* complex	현미경 검사	국립보건연구원 1개 시도보건환경연구원 (경남)
			배양 검사	
			유전자 검출검사	
	한센병	*Mycobacterium leprae*	현미경 검사	한국한센복지협회
			유전자 검출검사	
	성홍열	Group A β-hemolytic Streptococci	배양 검사	국립보건연구원 시도보건환경연구원
	수막구균성수막염	*Neisseria meningitidis*	배양 검사	국립보건연구원
	레지오넬라증	*Legionella* spp.	배양 검사	국립보건연구원 14개 시도보건환경연구원(서울, 부산, 인천, 대구, 광주, 대전, 경기, 경기북부, 충북, 전북, 전남, 경북, 경남, 제주)
			항체 검출검사	국립보건연구원 6개 시도보건환경연구원 (서울, 부산, 인천, 광주, 경기, 경기북부)
			항원 검출검사	-
	비브리오 패혈증	*Vibrio vulnificus*	배양 검사	국립보건연구원 시도보건환경연구원
	발진티푸스	*Rickettsia prowazekii*	배양 검사	-
			유전자 검출검사	국립보건연구원
			항체 검출검사	
	발진열	*Rickettsia typhi*	배양 검사	국립보건연구원
			유전자 검출검사	
			항체 검출검사	국립보건연구원 15개 시도 보건환경연구원 (서울, 부산, 인천, 대구 광주, 대전, 경기, 경기북부, 강원, 충북, 충남, 전북, 전남, 경북, 경남)

분류	감염병명	원인병원체	실험실 진단검사법	검사의뢰 가능기관 ('16.10. 기준) *민간의료기관 제외
	쯔쯔가무시증	*Orientia tsutsugamushi*	배양 검사	국립보건연구원
			유전자 검출검사	국립보건연구원 2개 시도보건환경연구원 (강원, 전남)
			항체 검출검사	국립보건연구원 시도보건환경연구원
			항원 검출검사	-
	렙토스피라증	*Leptospira* spp.	배양 검사	국립보건연구원
			유전자 검출검사	
			항체 검출검사	국립보건연구원 5개 시도보건환경연구원 (인천, 충남, 전남, 경북, 경남)
	브루셀라증	*Brucella melitensis* *Brucella abortus* *Brucella suis* *Brucella canis* 등	배양 검사	국립보건연구원
			유전자 검출검사	국립보건연구원
			항체 검출검사	국립보건연구원 시도보건환경연구원
			항원 검출검사	-
	탄저	*Bacillus anthracis*	배양 검사	국립보건연구원 13개 시도보건환경연구원 (서울, 부산, 인천, 대구, 광주, 대전, 경기, 강원, 전북, 전남, 경북, 경남, 제주)
			항체 검출검사	국립보건연구원
	공수병	Rabies virus	배양 검사	국립보건연구원
			유전자 검출검사	
			항체 검출검사	
			항원 검출검사	
	신증후군출혈열	Hantaan virus Seoul virus 등	배양 검사	-
			유전자 검출검사	-
			항체 검출검사	국립보건연구원 시도보건환경연구원
	인플루엔자	Influenza virus	배양 검사	국립보건연구원 시도보건환경연구원
			유전자 검출검사	
			항체 검출검사	-
	후천성면역결핍증	Human immunodeficiency virus	배양 검사	국립보건연구원
			유전자 검출검사	국립보건연구원 시도보건환경연구원
			항체 검출검사 * 보건소, 병의원, 임상검사센터, 병무청 등에서 항체검출검사를 통해 선별검사 실시	
			항원 검출검사	국립보건연구원
	매독	*Treponema pallidum*	현미경 검사	국립보건연구원 14개 시도보건환경연구원 (서울, 부산, 인천, 대구, 광주, 대전, 울산, 경기, 경기북부, 강원, 전북, 전남, 경남, 제주)
			항체 검출검사	국립보건연구원 시도보건환경연구원

분류	감염병명	원인병원체	실험실 진단검사법	검사의뢰 가능기관 ('16.10. 기준) *민간의료기관 제외
	크로이츠펠트-야콥병 및 변종크로이츠펠트-야콥병	변형 프리온 단백(abnormal prion protein)	* 프리온유전자 변이 확인 및 지표단백질 검사 * 실험실검사는 추정진단으로 활용하며, 조직면역학적 검사 결과, 부검결과 등을 종합하여 진단	국립보건연구원 * 한림대의료원 일송생명과학 연구소도 검사 의뢰 가능
제4군 (20종)	페스트	*Yersinia pestis*	배양 검사	국립보건연구원 11개 시도보건환경연구원 (서울, 부산, 인천, 대구, 광주, 대전, 경기, 강원, 전남, 경남, 제주)
			항체 검출검사	국립보건연구원
	황열	Yellow fever virus	배양 검사	-
			유전자 검출검사	국립보건연구원
			항체 검출검사	
			항원 검출검사	-
	뎅기열	Dengue virus	배양 검사	-
			유전자 검출검사	국립보건연구원 시도보건환경연구원
			항체 검출검사	국립보건연구원
			항원 검출검사	-
	바이러스성출혈열	Hemorrhagic fever viruses (Ebola virus, Marburg virus, Lassa virus 등)	배양 검사	-
			유전자 검출검사	국립보건연구원
			항체 검출검사	-
			항원 검출검사	-
	두창	Variola virus	현미경 검사	국립보건연구원
			유전자 검출검사	국립보건연구원 9개 시도 보건환경연구원 (부산, 대구, 광주, 대전, 경기, 강원, 전북, 경남, 제주)
	보툴리눔독소증	*Clostridium botulinum*	배양 검사	국립보건연구원
			독소 검출	
	중증급성호흡기증후군	Severe Acute Respiratory Syndrome-Coronavirus(SARS-CoV)	유전자 검출검사	국립보건연구원
	동물인플루엔자 인체감염증	Animal Influenza virus (H5N1, H7N9)	배양 검사	국립보건연구원
			유전자 검출검사	국립보건연구원 시도보건환경연구원
			항체 검출검사	국립보건연구원
	신종인플루엔자	Influenza virus	배양 검사	국립보건연구원
			유전자 검출검사	10개 시도보건환경연구원 (서울, 부산, 대전, 울산, 경기, 경기북부, 강원, 충북, 전남, 경북)
			항체 검출검사	-
	야토병	*Francisella tularensis*	배양 검사	국립보건연구원 11개 시도보건환경연구원 (서울, 부산, 인천, 대구, 광주, 대전, 경기, 강원, 전남, 경남, 제주)
			항체 검출검사	국립보건연구원

분류	감염병명	원인병원체	실험실 진단검사법	검사의뢰 가능기관 ('16.10. 기준) *민간의료기관 제외
	큐열	*Coxiella burnetii*	배양 검사	국립보건연구원
			유전자 검출검사	-
			항체 검출검사	국립보건연구원
	웨스트나일열	West Nile virus	배양 검사	-
			유전자 검출검사	국립보건연구원
			항체 검출검사	
			항원 검출검사	-
	신종감염병증후군	-	-	-
	라임병	*Borrellia burgdorferi* *Borrellia afzelii* *Borrellia garinii*	배양 검사	국립보건연구원
			유전자 검출검사	-
			항체 검출검사	국립보건연구원
			항원 검출검사	-
	진드기매개뇌염	Tick-borne Encephalitis virus(*flavivirus* genus)	배양 검사	국립보건연구원
			유전자 검출검사	
			항체 검출검사	
	유비저	*Burkholderia pseudomallei*	배양 검사	국립보건연구원
			항체 검출검사	
	치쿤구니야열	Chikungunya virus	배양 검사	-
			유전자 검출검사	국립보건연구원 시도보건환경연구원
			항체 검출검사	국립보건연구원
	중증열성혈소판감소증후군(SFTS)	Sever fever with thrombocytopenia syndrome virus	배양 검사	국립보건연구원
			유전자 검출검사	국립보건연구원 시도보건환경연구원
			항체 검출검사	국립보건연구원
			항원 검출검사	-
	중동호흡기증후군(MERS)	Middle East Respiratory Syndrome-Coronavirus	유전자 검출검사	국립보건연구원 시도보건환경연구원
	지카바이러스감염증	Zika virus	배양 검사	-
			유전자 검출검사	국립보건연구원 시도보건환경연구원
			항체 검출검사	국립보건연구원
제5군 (6종)	회충증	*Ascaris lumbricoides*	충란/충체 검사	국립보건연구원 1개 시도 보건환경연구원 (강원) 한국건강관리협회
	편충증	*Trichuris trichiura*	충란/충체 검사	국립보건연구원 1개 시도 보건환경연구원 (강원) 한국건강관리협회
	요충증	*Enterobius vermicularis*	충란/충체 검사	국립보건연구원 1개 시도 보건환경연구원 (강원) 한국건강관리협회
	간흡충증	*Clonorchis sinensis*	충란/충체 검사	국립보건연구원 1개 시도 보건환경연구원 (강원) 한국건강관리협회
	폐흡충증	*Paragonimus westermani*	충란/충체 검사	국립보건연구원 1개 시도 보건환경연구원 (강원) 한국건강관리협회

분류	감염병명	원인병원체	실험실 진단검사법	검사의뢰 가능기관 ('16.10. 기준) *민간의료기관 제외
	장흡충증	*Metagonimus yokogawai* 등	충란/충체 검사	국립보건연구원 1개 시도 보건환경연구원 (강원) 한국건강관리협회
지정	C형간염	Hepatitis C virus	유전자 검출검사	-
	수족구병	Enterovirus group	유전자 검출검사	국립보건연구원 8개 시도보건환경연구원 (서울, 부산, 인천, 광주, 대전, 울산, 강원, 전북)
	임질	*Neisseria gonorrhoeae*	현미경 검사	-
			배양 검사	국립보건연구원 2개 시도보건환경연구원 (서울, 충남)
			유전자 검출검사	국립보건연구원
			항원 검출검사	-
	클라미디아 감염증	*Chlamydia trachomatis*	배양 검사	국립보건연구원
			유전자 검출검사	
			항원 검사	-
	연성하감	*Hemophilus ducreyi*	배양 검사	-
			유전자 검출검사	-
	성기단순포진	Herpes simplex virus type II	배양 검사	국립보건연구원
			유전자 검출검사	
			항체 검출검사	
			항원 검출검사	
	첨규콘딜롬	Human papilloma virus	유전자 검출검사	국립보건연구원
	반코마이신 내성 황색포도알균(VRSA) 감염증	Vancomycin-resistant *Staphylococcus aureus*	배양 검사 (항생제 감수성 시험)	국립보건연구원 3개 시도보건환경연구원 (서울, 경기북부, 충남)
	반코마이신 내성 장알균(VRE) 감염증	Vancomycin-Resistant Enterococci	배양 검사 (항생제 감수성 시험 또는 유전자 검출검사)	국립보건연구원 3개 시도보건환경연구원 (서울, 경기북부, 충남)
	메티실린 내성 황색포도알균(MRSA) 감염증	Methicillin-Resistant *Staphylococcus aureus*	배양 검사 (항생제 감수성 시험 또는 유전자 검출검사)	국립보건연구원 4개 시도보건환경연구원 (서울, 경기북부, 충남, 경남)
	다제 내성 녹농균(MRPA) 감염증	Multidrug-Resistant *Pseudomonas aeruginosa*	배양 검사 (항생제 감수성 시험)	국립보건연구원 시도보건환경연구원 (서울, 충남)
	다제 내성 아시네토박터 바우마니균(MRAB) 감염증	Multidrug-Resistant *Acinetobacter baumannii*	배양 검사 (항생제 감수성 시험)	국립보건연구원 시도보건환경연구원 (서울, 충남)
	카바페넴 내성 장내세균속균종(CRE) 감염증	Carbapenem-Resistant *Enterobacteriaceae*	배양 검사 (항생제 감수성 시험)	국립보건연구원 시도보건환경연구원 (서울, 충남)
	살모넬라균 감염증	non-typhoidal *Salmonella* (*Salmonella* Enteritidis, *Salmonella* Typhimurium 등)	배양 검사	국립보건연구원 시도보건환경연구원
	장염비브리오균 감염증	*Vibrio parahemolyticus*	배양 검사	국립보건연구원 시도보건환경연구원
	장독소성대장균 감염증(ETEC)	Enterotoxigenic *Escherichia coli*	배양 검사	국립보건연구원 시도보건환경연구원
	장침습성대장균	Enteroinvasive *Escherichia*	배양 검사	국립보건연구원

분류	감염병명	원인병원체	실험실 진단검사법	검사의뢰 가능기관 ('16.10. 기준) *민간의료기관 제외
	감염증(EIEC)	*coli*		시도보건환경연구원
	장병원성대장균 감염증(EPEC)	Enteropathogenic *Escherichia coli*	배양 검사	국립보건연구원 시도보건환경연구원
	캄필로박터균 감염증	*Campylobacter jejuni* *Campylobacter coli*	배양 검사	국립보건연구원 시도보건환경연구원
	클로스트리듐 퍼프린젠스 감염증	*Clostridium perfringens*	배양 검사	국립보건연구원 시도보건환경연구원
	황색포도알균 감염증	*Staphylococcus aureus*	배양 검사	국립보건연구원 시도보건환경연구원
	바실루스 세레우스균 감염증	*Bacillus cereus*	배양 검사	국립보건연구원 시도보건환경연구원
	예르시니아 엔테로콜리티카 감염증	*Yersinia enterocolitica*	배양 검사	국립보건연구원 시도보건환경연구원
	리스테리아 모노사이토제네스 감염증	*Listeria monocytogenes*	배양 검사	국립보건연구원 시도보건환경연구원
	그룹 A형 로타바이러스 감염증	Group A Rotavirus	유전자 검출검사 항원 검출검사	국립보건연구원 시도보건환경연구원
	아스트로바이러스 감염증	Astrovirus	유전자 검출검사	국립보건연구원 시도 보건환경연구원
	장내 아데노바이러스 감염증	Adenovirus	유전자 검출검사 항원 검출검사	국립보건연구원 시도보건환경연구원
	노로바이러스 감염증	Norovirus	유전자 검출검사	국립보건연구원 시도보건환경연구원
	사포바이러스 감염증	Sapovirus	유전자 검출검사	국립보건연구원 시도보건환경연구원
	이질아메바 감염증	*Entamoeba histolytica*	현미경 검사	국립보건연구원
			유전자 검출검사	국립보건연구원 2개 시도보건환경연구원 (강원, 충남)
	람블편모충 감염증	*Giardia lamblia*	현미경 검사	국립보건연구원 시도보건환경연구원
			유전자 검출검사	국립보건연구원 2개 시도보건환경연구원 (강원, 충남)
	작은와포자충 감염증	*Cryptosporidium parvum* *Cryptosporidium hominis*	현미경 검사	국립보건연구원
			유전자 검출검사	국립보건연구원2개 시도보건환경연구원 (강원, 충남)
	원포자충 감염증	*Cyclospora cayetanensis*	현미경 검사	국립보건연구원
			유전자 검출검사	국립보건연구원 2개 시도보건환경연구원 (강원, 충남)
	아데노바이러스 감염증	Adenovirus	배양 검사	국립보건연구원
			유전자 검출검사	국립보건연구원 시도보건환경연구원
	사람 보카바이러스 감염증	Human bocavirus	유전자 검출검사	국립보건연구원 시도보건환경연구원
	파라인플루엔자	Parainfluenza virus	배양 검사	국립보건연구원

분류	감염병명	원인병원체	실험실 진단검사법	검사의뢰 가능기관 ('16.10. 기준) *민간의료기관 제외
	바이러스 감염증		유전자 검출검사	국립보건연구원 시도보건환경연구원
	호흡기세포융합 바이러스 감염증	Respiratory syncytial virus	배양 검사	국립보건연구원
			유전자 검출검사	국립보건연구원 시도보건환경연구원
	리노바이러스 감염증	Human rhinovirus	유전자 검출검사	국립보건연구원 시도보건환경연구원
	사람 메타뉴모바이러스 감염증	Human metapneumovirus	유전자 검출검사	국립보건연구원 시도보건환경연구원
	사람 코로나바이러스 감염증	Human coronavirus	유전자 검출검사	국립보건연구원 시도보건환경연구원
	마이코플라스마균 감염증	*Mycoplasma pneumoniae*	배양 검사 유전자 검출검사	국립보건연구원
	클라미디아균 감염증	*Chlamydophila pneumoniae*	배양 검사 유전자 검출검사	국립보건연구원
	리슈만편모충증	*Leishmania tropica* *Leishmania donovani* *Leishmania major* *Leishmania infantum* 등	현미경 검사 유전자 검출검사	국립보건연구원
			항체 검출검사	-
	바베스열원충증	*Babesia microti* *Babesia bigemina* 등	현미경 검사 유전자 검출검사	국립보건연구원
			항체 검출검사	-
	아프리카수면병	*Trypanosoma gambiense* *Trypanosoma rhodesiense* 등	현미경 검사 유전자 검출검사	국립보건연구원
	주혈흡충증	*Schistosoma japonicum* *Schistosoma mansoni* *Schistosoma haematobium* 등	현미경 검사 항체 검출검사	국립보건연구원
	샤가스병	*Trypanosoma cruzi*	현미경 검사 항체 검출검사	국립보건연구원
	광동주혈선충증	*Angiostrongylus cantonensis*	현미경 검사	국립보건연구원
	악구충증	*Gnathostoma spinigerum* 등	현미경 검사 항체 검출검사	국립보건연구원
	사상충증	*Wuchereria bancrofti* *Brugia malayi* *Oncocerca volvulus* *Loa loa* *Dirofilaria immitis* *Dirofilaria repens* 등	현미경 검사 유전자 검출검사 항체 검출검사	국립보건연구원
	포충증	*Echinococcus granulosus* *Echinococcus multilocularis*	현미경 검사 항체 검출검사	국립보건연구원
	톡소포자충증	*Toxoplasma gondii*	현미경 검사 유전자 검출검사 항체 검출검사	국립보건연구원
	메디나선충증	*Dracunculus medinensis*	현미경 검사	국립보건연구원
	엔테로바이러스 감염증	Enterovirus	유전자 검출검사	국립보건연구원 8개 시도보건환경연구원 (서울, 부산, 인천, 광주, 대전, 울산, 강원, 전북)

※질병관리본부 고시 제2016-2호 기준, 검사법에 대한 용어는 「감염병예방및관리에관한법률」 시행규칙 별표2 참조

국제생물재해표식

BIOHAZARD

ADMITTANCE TO AUTHORIZED PERSONNEL ONLY!!

임상바이러스학

2017년 1월 15일 1판 인 쇄
2017년 1월 20일 1판 발 행

정가 35,000원

대표저자 : 조경순
저 자 : 김우주 · 계인숙 · 김성대 · 김성원 · 김진목
성희경 · 이남걸 · 이동석 · 진성현

발 행 자 : 최 병 진

발 행 처 : 도서출판 **고 려 의 학**
(02880) 서울 성북구 성북로 9길 1 보문빌딩 3층
Tel. 765-0333, 0337
Fax. 743-2288

ISBN 978-89-7043-865-8
등록번호 : 제 1-519호 1978. 6. 29.